中国中医科学院研究生系列教材
供中医学类、中西医结合类等专业用

中医脊柱骨伤科学

主　审　孙树椿

主　编　朱立国

副主编　冷向阳　张　清　于　杰

编　委（以姓氏笔画为序）

于　杰（中国中医科学院望京医院）

冯敏山（中国中医科学院望京医院）

朱立国（中国中医科学院望京医院）

李金学（中国中医科学院望京医院）

李振华（长春中医药大学附属医院）

杨少锋（湖南中医药大学第一附属医院）

冷向阳（长春中医药大学）

张　清（中国中医科学院望京医院）

金哲峰（中国中医科学院望京医院）

贾育松（北京中医药大学东直门医院）

高景华（中国中医科学院望京医院）

魏　戍（中国中医科学院望京医院）

秘　书　李凯明（中国中医科学院西苑医院）

人民卫生出版社

·北京·

图书在版编目（CIP）数据

中医脊柱骨伤科学 / 朱立国主编 . —北京：人民
卫生出版社，2022.5
中国中医科学院研究生系列教材
ISBN 978-7-117-33033-6

Ⅰ . ①中… Ⅱ . ①朱… Ⅲ . ①脊柱病–中医治疗法–
研究生–教材 Ⅳ . ①R274.915

中国版本图书馆 CIP 数据核字（2022）第 059434 号

人卫智网	www.ipmph.com	医学教育、学术、考试、健康， 购书智慧智能综合服务平台
人卫官网	www.pmph.com	人卫官方资讯发布平台

中医脊柱骨伤科学
Zhongyi Jizhu Gushang Kexue

主　　编：朱立国
出版发行：人民卫生出版社（中继线 010-59780011）
地　　址：北京市朝阳区潘家园南里 19 号
邮　　编：100021
E - mail：pmph @ pmph.com
购书热线：010-59787592　010-59787584　010-65264830
印　　刷：三河市延风印装有限公司
经　　销：新华书店
开　　本：787×1092　1/16　　印张：21
字　　数：524 千字
版　　次：2022 年 5 月第 1 版
印　　次：2022 年 6 月第 1 次印刷
标准书号：ISBN 978-7-117-33033-6
定　　价：79.00 元

打击盗版举报电话：**010-59787491**　E-mail：**WQ @ pmph.com**
质量问题联系电话：**010-59787234**　E-mail：**zhiliang @ pmph.com**
数字融合服务电话：**4001118166**　　E-mail：**zengzhi @ pmph.com**

序

中医药学历史源远流长，是中国古代科学的瑰宝，也是打开中华文明宝库的钥匙。在新时代，中医药事业迎来天时、地利、人和的大好时机，习近平总书记在中国中医科学院建院60周年贺信中殷切嘱托"切实把中医药这一祖先留给我们的宝贵财富继承好、发展好、利用好"，全国中医药大会上明确要求"做大做强中国中医科学院"。中国中医科学院秉承"创新、协调、绿色、开放、共享"发展理念，发挥中医药行业"国家队"引领和示范作用。

中国中医科学院成立65年以来，成果丰硕，名医名家名师辈出，创新人才、优秀骨干桃李芬芳。我们坚持"传承精华，守正创新"，努力将人才培养和团队建设融铸到中医药科研、教育和医疗的核心中来。以高起点定位、高标准规划、高质量建设为目标，筹建培养高层次、复合型、创新型、国际化中医药人才的中国中医科学院大学，推动中医药人才培养模式改革，为做大做强提供坚实的人才支撑。

中国中医科学院研究生高层次人才培养工作始于1978年，至今已走过40余年的辉煌历程。作为国家级培育高层次中医药人才的重要基地，积累了丰厚的教学经验和教学资源，成为中医药人才传承培养的宝贵财富，也为我国传统学科的人才培养做出了优秀示范和突出贡献。当前，我院研究生教育迎来了快速发展阶段，全院导师数、在校研究生数双创历史新高；首届"屠呦呦班"九年制本科直博生顺利入学，开创中医科学院本科招生的新纪元。

"将升岱岳，非径奚为"。教材是教学的根本，是培养创新型人才的基础。教材建设直接关系到研究生的培养质量。中国中医科学院研究生教材立足于新时代中医药高层次人才培养的目标和需求，深入发掘40余年研究生培养的成功经验，紧扣中医药重点领域、优势学科、传统方法、高精技术、前沿热点，面向全国，整合资源。在两院院士、国医大师等权威专家领衔策划与指导下，既注重基础知识、基本方法和基本技能的培养，又密切吸纳前沿学科最新的科研方法和成果。教材建设，做到传承与创新相结合，普及与提高相结合，实用与实效相结合，教育与启发相结合，从而实现为高层次人才的素质培养与能力提升扬帆助力。

征途漫漫，惟有奋斗。我们要以习近平总书记对研究生教育工作作出的重要指示为根本遵循和行动指南，坚持"四为"方针，加快培养德才兼备的高层次人才。

本套教材是我院研究生教育阶段性成果的凝练与转化，同时也是我院科研、医疗、教育协同发展的成果展现。其编研出版必将为探索中医药学术传承模式与高层次人才培养机制起到重要的示范和积极的推动作用。同时，也希望兄弟院校的同道专家和广大学子在应用过程中提出宝贵建议，以利于这一持续性工作的不断修订和完善。

中国工程院院士
中国中医科学院院长 黄璐琦
二〇二一年一月一日

前　言

中医骨伤科学是一门运用中医学的理论与诊治方法研究骨关节及其周围筋肉损伤与疾病的学科，是中医学的重要组成部分，中医脊柱骨伤科学是其次级分科。面对脊柱的伤病日渐增多并趋复杂的社会现象，如何做好脊柱伤病的防治是当今整个医学界，特别是中医骨伤科学界的重大任务之一。本教材遵照《中共中央 国务院关于促进中医药传承创新发展的意见》要求，根据中国中医科学院研究生教材建设工作指导委员会基本指导思想与制定的编写大纲编写出版。

本教材在编写过程中贯彻"精品意识""质量意识"，注重素质教育和创新能力、实践能力的培养。根据中医药教材特点，在继承与发扬、传统与现代、理论与实践、中医与西医等方面进行合理整合。同时，从符合中医学研究生专业培养目标的实际出发，着眼于应用型和研究型教材的群体需求，既强调中医学术的系统性，又突出脊柱骨伤科的学术特点，贯彻"少而精"的原则，培养学生的辨证思维方法和临床实践能力。

全书共6章，分别为概论、脊柱常见疾病及现代研究、脊柱相关性疾病、脊柱手法及现代治疗、脊柱疾病微创治疗技术、脊柱疾病的基础研究。本课程开设的目的是使学生在学过中医骨伤科学的基础上，深入了解和掌握中医脊柱骨伤科学的基本理论、疾病诊断和治疗方法，为从事中医或骨伤专科临床工作打下扎实的基础。

本书编写分工如下：第一章由朱立国、高景华执笔；第二章由于杰、朱立国、张清、李金学、李振华、杨少锋、冷向阳、金哲峰、高景华执笔；第三章由于杰、冯敏山、朱立国、张清、杨少锋、金哲峰、高景华、贾育松执笔；第四章由冯敏山、朱立国、张清执笔；第五章由李振华、贾育松执笔；第六章由朱立国、魏戍执笔；附录部分由张清、李金学执笔。

本教材供中医学类（包括中医学、中医骨伤科学、针灸推拿学等）专业研究生使用，也可供骨伤科和临床相关学科的医务人员学习参考，希望能够起到承载交流学术、总结经验、培养人才的作用。本教材的编写虽历经数载，经过多次讨论和反复修改，但鉴于编者水平有限，内容可能还有疏漏或不足之处，恳请各院校师生在使用过程中及时提出宝贵意见，以便进一步修订提高。

编　者
2021 年 3 月

目　　录

第一章　概　论

第一节　脊柱骨伤科学的学科特点

中国传统医学源远流长，博大精深，对中华民族的繁衍昌盛和世界医学做出了不可磨灭的贡献。中医骨伤科学是中华民族长期与筋骨损伤疾患作斗争的智慧结晶。随着历史的发展，中医骨伤科学通过在临床中不断总结经验，不断传承与创新，其理论框架日臻完善，学术思想日渐成熟，临床研究也日臻细化，目前中医骨伤科学的研究内容包括了骨折创伤、关节疾病、脊柱疾病、老年骨科、小儿骨科、骨病及筋伤等方面。

脊柱骨伤科学作为中医骨伤科学的次级分科，它的产生和出现是骨伤科理论发展的必然趋势，也是当下时代人们生活方式转变的迫切需要。它是以中医基本理论为指导，结合现代科学和现代医学的理论技术，研究脊柱及脊柱相关系统疾病的发生、发展及其防治规律的一门临床学科。同时，脊柱骨伤科学作为中医骨伤科学的一部分，具有完整的理论体系、丰富的临床经验和科学的思维方法，同样也具有独特的学科特点。

一、根植于中医基础理论

脊柱骨伤科学的研究对象是脊柱相关的外伤和内损疾病，是需要在中医学整体观念的指导下辨证论治，才能更好地凸显其技术优势。而中国传统文化是中医学科理论体系思维及思想构建的基础。中国传统文化历经数千年的发展，以丰富的内容著称于世，其中尤以天人合一、阴阳五行等哲学思想更具特色，成为中华民族精神文化的基石。在漫长的历史进程中，先后形成了先秦哲学、两汉经学和宋明理学，从而构成了完整的哲学体系。中医学是中华民族在长期的生产与生活实践中认识人体与疾病的宝贵经验总结，是中国传统文化的结晶，在其发展过程中，不断吸取中国传统文化的哲学观念，构建了别具特色的医学体系。中医经典古籍《黄帝内经》融中国古典哲学于医学中，将天人合一整体观、元气论、阴阳五行等理论运用于阐述生长壮老、人体结构、生理病理、辨证治疗、保健养生中，初步建立了以整体观辨证论治及恒动论为特征的中医理论体系，为中医各临床学科如脊柱骨伤科学的形成，提供了坚实的理论基础。脊柱骨伤科学结合骨伤专科特点和优势，融"天人合一""阴阳五行"等古典哲学思想和气血津液、藏象经络、皮肉筋骨，以及内外病因等医学理论为一体，充分显示了脊柱骨伤科学与中医基础理论的密切关系。

二、与现代医学相结合

脊柱骨伤科学是从传统骨伤学科中分化出来的,这一学科的形成经历了实践-认识-再实践-再认识的过程。同样,脊柱骨伤科学的发展也经历了继承传统理论和接受现代理论的道路。脊柱骨伤科学传统的理论包括阴阳学说、气血学说、藏象学说、筋出槽骨错缝学说,以及病因病机学说等,这些均为骨伤科理论的基本内容。因此,对传统理论进行整理研究实属重要,应取其精华,去其糟粕,应用这些理论指导今日之临床实践,即所谓的"古为今用"。随着历史的发展,尤其在西方骨科传入中国后,脊柱骨伤科在沿着传统理论轨道发展的同时,不断地接受现代先进科学技术的影响,结合现代医学的理论和基础,形成了中西医结合的现代理论。即在传统理论中有机地结合了现代医学的解剖、生理、病理、药理及生物医学等学科内容,得到了长足发展,其科学性、规范化程度也越来越高。这部分理论,不少观点和传统理论是一致的,虽然宏观和微观的侧重点不同,学术名词有差异,但二者根本的医理还是一致的。在研究脊柱骨伤科基础理论时,既要重视传统理论的整理和继承工作,也不能忽略随着科学的进步,对传统理论进行充实和发扬的工作,只有这样,才能充分发挥中医的特色和优势,使脊柱骨伤科学不断发展完善。

三、多学科交叉的理论体系

脊柱骨伤科学以中医学理论为根基,而中医学本身就是多学科交叉的产物,是古代人们在从事生活实践中总结出来的宝贵财富,其理论体系的产生涉及古代哲学、天文学、气象学、地理学、物候学、生物学、植物学等学科。如脊柱骨伤疾病的诊断需要应用到精气血津液学说、阴阳学说和五行学说等,这些本就是中国古代的哲学思想,是朴素的唯物论和辩证法,属自然科学的范畴。如在疾病防治时强调"三因制宜",必然涉及生物学、天文学、地理学、社会学等学科。再比如在配伍方剂时,要以"君、臣、佐、使"为指导原则,这又涉及军事学学科。我国著名科学家钱三强曾经预言:本世纪末到下世纪初,将是一个交叉学科的时代。在21世纪的今天,医学交叉学科大量涌现的事实,正是这一时代在医学领域到来的标志。在现代背景下的脊柱骨伤领域,越来越多的研究人员尝试将形态学、现代生物化学、内分泌学、生物力学、细胞分子生物学、统计学等学科方法论融入脊柱骨伤科学的研究中,尝试揭示脊柱骨伤科基本理论的现代化本质、治疗手段的机制等,在极大丰富了脊柱骨伤科学理论体系的同时,也充分彰显了脊柱骨伤科学多学科交叉的发展趋势。

第二节 脊柱骨伤科学发展简史

脊柱骨伤科学属于中医骨伤科学范畴,在历史上有过"折疡、金疡、金镞、接骨、正骨"等不同称谓。中医骨伤科学的发展由来已久,从人类诞生之始,就面临着气候、环境、居住等严酷生活条件的挑战和威胁,运动系统伤病首当其冲,特别是脊柱的创伤,常常危及人的生命或造成严重后果。为了求得生存和生活质量的改善,人类从一开始就在有意无意当中探寻医治各种骨伤疾病的方法。从简单的用手抚摸到复杂的手法复位,从单味草药外用到复杂的内服方剂,从一般的就地取材包扎到特制各种固定器材进行固定,经历了一个漫长的历史发展过程,逐渐形成了理论体系相对完整、治疗方法独特有效的中医伤科学,为我国历代人民骨伤疾病的防治发挥了重要作用。可以说，骨伤科学经历了从偶然的发现到有意识地寻找，从个别的经验上升到一般的经验，从大量的经验积累逐渐形成了具有初步理论的原始骨伤科学。

一、自然哲学模式时期

早在石器时代，古人就学会了制作一些适用的工具，如砭刀、骨针、石镰、箴石等，如《山海经》所言"高氏之山，其上多玉，其下多箴石"。夏代的生产工具主要是石器，用以治病的是石针、骨针。商代伊尹创制了中药汤剂，极大地提高了药物疗效，对伤科疾病的内治具有重要意义。商代已达到青铜器的全盛时期，从而使原始的砭石被金属针刀代替，改进了医疗工具。周代开始制定医事制度，并进行了医学分科。《周礼》把医生分为食医、疾医、疡医、兽医四类，其中疡医"掌肿疡、溃疡、金疡、折疡之祝药、刮杀之齐"，即为外科医生，其中折和金就是指骨折和创伤，祝、刮和杀指的是外治方法。

春秋战国及两汉时期的政治、经济和文化都有显著发展，思想呈现百花齐放、百家争鸣的局面，这一时期也是中医学发展隆盛的时期。在临床医学发展的基础上，从医药的临床实践提高到医学理论的总结，并且涌现出了中医学的经典著作：《黄帝内经》《难经》《神农本草经》及《伤寒杂病论》，确立了中医学的理论体系，同时也奠定了骨伤科发展的基础。《黄帝内经》全面系统地阐述了人体的解剖、生理、病理病机、诊断、治疗等基础理论，其中《灵枢·骨度》对人体头颅、躯干、四肢各部骨骼的长短、大小标记出测量的尺寸，《黄帝内经》阐发的肝主筋、肾主骨、肺主皮毛、脾主肌肉、心主血脉及气伤痛、形伤肿等基础理论一直指导着骨伤科的临床实践。《神农本草经》记载王不留行、续断、泽兰、地榆等23种伤科相关药物。湖南长沙马王堆汉墓出土的《五十二病方》记载了金伤、刃伤、外伤出血等多种外伤疾病，以及多种止痛、止血，防止创伤愈合后造成瘢痕，洗涤创伤感染伤口的治疗方法和方药，可见当时伤科已取得了一定成就。汉代著名医家华佗发明了麻沸散，用于外科手术麻醉，还创立了五禽戏，指出体育疗法的作用和重要性。张仲景的《伤寒杂病论》以六经论伤寒，以脏腑论杂病，总结了汉代以前的医学成就，还创立了理、法、方、药结合的辨证论治方法，并记载了牵臂法人工呼吸、胸外心脏按摩等复苏术。

晋代以后，骨伤科在诊断和技术方面都有显著提高，骨伤相关的专科著作也相继问世。晋代葛洪的《肘后备急方》明确提出了在骨折局部敷药后用竹制小夹板治疗骨折的方法，"用竹片夹裹之，勿令转动"。他所提出的不超关节的夹板外固定原则一直是中医治疗骨折的基本原则。他也最早提出颞颌关节脱位的整复方法，首创了以口对口吹气法抢救猝死患者的复苏术。南北朝时期，龚庆宣所著《刘涓子鬼遗方》是我国现存最早的外伤科专著。隋代巢元方著《诸病源候论》是我国第一部病因症状学专著，书中明确提出了对开放性骨折应早期施行清创手术治疗，还介绍了骨折固定、血管结扎和异物清除等技术，并对创伤后所致的破伤风症状进行了详尽描述。及至唐代，蔺道人编写的《仙授理伤续断秘方》是中医骨伤科学的经典名著之一。全书论述内容有整骨手法和治疗方剂，并记载了伤损、脱臼、止血、手术复位、牵引、扩创、填塞、缝合等内容，是我国现存最早的一部骨伤科专著。《仙授理伤续断秘方》的学术思想源于《黄帝内经》和《难经》，以气血学说为立论依据，继承了《肘后备急方》《诸病源候论》《备急千金要方》《外台秘要》等骨伤科方面的学术成就，阐述了骨折的正确复位、夹板固定、功能锻炼、内外药物治疗四大法，对筋骨并重、动静结合的理论也做了阐发。

从宋代到元代，朝廷内部设有专门的骨伤科，宋代称为"疮肿兼折疡科"，元代称为"正骨兼金镞科"，把骨伤科提高到朝廷太医局内一个专科的位置，可见当时官方对骨伤科的重视程度。宋代的接骨医生遍布城乡，并建有专门的骨伤医院。治疗上广泛使用动物骨骼内服治疗骨折，目的是以骨补骨、促进骨折愈合。有关的方剂和治疗方法在《太平圣惠方》和《圣济总录》中有丰富的记载。宋慈的《洗冤集录》是我国现存的第一部法医学专著，书中介绍了很多检查外伤的方法。元代危亦林《世医得效方》在继承了唐代蔺道人临床经验的基础上，系统整理了元代以前的伤科成就，使伤科疾病的诊断原则、治疗方法更臻完善。危亦林采用"悬吊复位法"治疗脊柱骨折，开拓了中国骨伤科学脊柱骨折的治疗史，在世界医学史上是最早的，比1927年Davis介绍的同样方法治疗脊柱骨折早了580余年。危亦林也强调对脊椎骨折复位后，要用腰围夹板外固定，发明了脊椎骨折的外固定法。李仲南《永类钤方》中介绍了新的脊柱骨折复位方法，如治疗屈曲型脊柱骨折，其复位方法为伤者俯卧门板上，双手抓握门板一端，医者牵其两足并抬起，另一医者用手按压骨折处。李仲南还改进了张仲景的颈椎拔伸法，首次阐述应用"兜颈坐罂法"的布带悬吊牵引快速复位治疗颈椎骨折脱位的方法。这种方法是利用下垂重力和对抗拉力达到快速复位的方法，在当时的技术条件下，具有肯定的价值，其原理可循，但方法相当危险。

二、生物医学模式时期

明代以后，人类逐渐进入工业化时代，这是现代医学形成和发展的时期，也是中西方医学交流、碰撞和汇通的时期。许多独立的医学基础学科如解剖学、生理学、病理学等形成，并发展成为完整的基础、临床和预防医学体系。这一时期的骨伤科学发展也逐渐受到了现代医学的渗透，并逐渐走向中西医结合的道路。

明、清时期更加重视经验的总结，出现了一大批骨伤科的学术专著，有利地促进了骨伤科理论体系的发展，药物和外固定方法更加丰富。明朝正式开设了"正骨科"，也叫"正体科"，出现了医疗范围更加明确的独立专科和较有影响的私人诊所，学术上也开始分化，形成了各有特色的学术流派。永乐年间，朱橚等编纂的《普济方·折伤门》总结了15世纪以前的正骨技术。本书提出治疗颈椎骨折脱位的"牵头推肩法"：具体是让患者仰卧床上，医者坐在伤员头部上方，用手牵按患者头部，双足踏住双肩用力下推，通过头部固定，躯干被推以对抗牵引，使颈椎骨折脱位复位。这一方法较"兜颈坐罂法"简便，暴力较小，后世运用较多。王肯堂的《疡医准绳》中主张非暴力法复位骨折，对胸腰椎骨折首创非过伸复位法。清代吴谦的《医宗金鉴·正骨心法要旨》系统总结了清代以前有关骨伤科的诊疗经验，对人体各部位的骨度，损伤的内、外治法记述很详细，既有理论也重实践，图文并茂。书中将颈椎骨折分为屈曲、伸直两型，同时记载了颈椎骨折合并截瘫、颅脑损伤，肱骨骨折合并缺血性坏死或肌间隔综合征，等等。这种分类型（主要以移位方向分型）的诊断法，指导了临床的整复和固定，对治疗和预后有重要价值。《医宗金鉴》同时也对正骨推拿手法的操作做出了明确的阐释，它认为"故必素知其体相，识其部位，一旦临证，机触于外，巧生于内，手随心转，法从手出"，"法之所施，使患者不知其苦，方称为手法也"。该书亦明确提出了摸、接、端、提、按、摩、推、拿正骨八法，强调手法整复要手摸心会，识其体相，在了解人体骨骼结构和骨折脱位病理改变的情况下，通过手的触摸而体察其移位变化，采用轻、巧、稳、准的方法整复骨折脱位，同时介绍了采用"攀索叠砖法"整复胸腰椎骨折脱位。《伤科汇纂》发明了"腰部垫抗法"整复脊柱骨折脱位，现在临床中保守治疗胸腰椎骨折还在使用本法。

清代是中医骨伤科专著出现较多的时代，既有精品，也不乏庸作。但在正骨手法和脊柱伤病的治疗方面,有了较为系统的整理和发展。到了晚清时期,西方医学传入,但由于中西医两种医学体系的巨大差异,此时西医骨科对中医骨伤科实际并无多大影响。中医骨伤科仍保持着自己的学术系统,仍采用自己独到的理论和方法进行诊断和治疗。当时,无论在思想意识还是物质基础的准备上,都不具备与西方医学交流的条件,使得这种中西并存、互不来往的状态一直持续到中华人民共和国成立初期。

这一时期骨伤科医生大多散布于广阔的民间,以祖传和私人诊所的方式得以流传,使中医骨伤科的学术思想和各种治疗方法得以延续。这些私人诊所在当时不仅是医疗单位,也是教学场所,借这种方式,全国的骨伤科呈现出流派纷呈、各有特色的局面。当时比较出名的流派有:河南郭氏平乐正骨、北京刘氏正骨、上海石氏伤科、福建林氏正骨、辽宁苏氏正骨、四川郑氏正骨、上海魏氏伤科、天津苏氏正骨、北京罗氏正骨及湖北李氏伤科等。

中华人民共和国成立后,随着社会、经济、政治、文化的变革,中医骨伤科从民间流传的形式逐渐向集中的医院过渡。在医疗事业建设的基础上,各地也相继成立了骨伤科研究所。与此同时,党和政府制订了发展中医、振兴中医的决策,号召中西医相互合作,互相学习,扬长避短,推动促进了中国骨科的产生和发展。如中国著名骨科学家方先之、尚天裕、陶甫、郭巨灵等自1958年以来,虚心学习著名中医苏绍三的正骨经验,运用解剖、生理、病理、力学等现代科技手段,通过几十年的临床实践,总结出以"动静结合"为指导,小夹板固定为特点,手法整复和患者自觉功能锻炼为主要内容的中西医结合骨折新疗法。提出"动静结合、筋骨并重、内外兼治、医患合作"四项原则,这种中西医结合治疗骨折的方法,操作简便,治疗经济,效果卓著,很快在国内推广,中西医结合骨折治疗提高到一个新的水平。1962年,我国召开了第一次中西医结合骨科学术座谈会,会议总结了中华人民共和国成立以来中西医结合所取得的重大成果。1963年,方先之教授在意大利罗马举行的第20届国际外科学术会议上宣读了"中西医结合治疗前臂骨折"的论文,引起了国际骨科学术界的广泛重视。1966年,天津医院骨科撰写了《中西医结合治疗骨折》,并先后翻译成多国文字向世界传播,标志着中西医结合骨伤科事业的成功,为中西医骨伤科以后的发展奠定了基础。

在全国范围内,脊柱疾病的研究也取得了很大进展,在北京、上海、广州等地更是如此。例如杨克勤报道了脊髓型颈椎病的治疗,赵定麟描述了前路减压手术治疗颈椎病及颈椎骨折脱位。邱贵兴等设计了"PUMC脊柱侧弯分类",其分型与手术方案密切联系,应用于152例前瞻性观察,平均随访20个月,无失代偿,初步认为可靠性高于King系统。潘少川等积累了4 000例脊柱侧凸矫治的经验。宋献文研究了中医推拿治疗腰椎间盘突出症的机制分析。特别是杨克勤在采用西医手术治疗的同时,积极运用中医药的方法治疗颈椎病,后来还开发了治疗颈椎病的中成药——根痛平。魏征和龙层花主编的《脊椎病因治疗学》详细介绍了脊椎相关病的病因和治疗。李义凯主编的《脊柱推拿的基础与临床》全面介绍了与脊柱推拿相关的历史、假说、解剖学和生物力学基础。在脊柱推拿手法的生物力学研究方面,主要集中在脊柱旋转手法的机制研究上。颈椎病和腰椎间盘突出症是骨伤科临床上的常见病、多发病,在合并神经根炎症或术后恢复期,根据证型给予清热利湿、活血化瘀等治疗不仅能有效控制炎症和肿胀反应,而且能预防或减轻术后粘连。退行性腰椎管狭窄症病变涉及多个脊柱节段,病理呈慢性渐进性发展,中医补益肝肾、活血通络、养血柔筋等治疗可以取得较好的控制效果。但对于严重狭窄,又必须借助西医手术治疗。手术解除主要的狭窄压迫之后,退行性变仍在继续,中医药能继续发挥控制病变、增进手术效果的作用。在骨伤科临床上,有大量中西医治疗方法同时共用的情况,不仅有中医的综合疗法或治疗方案,也有中西医治疗方法共用的综合疗法或治疗方案。这在国家中医药管理局发布的中医诊疗方案和临床路径中得到了充分的体现。实践证明，在目前医疗水平下，这种综合治疗多能取得更好的临床疗效。

　　在骨伤科基础领域内，对民间正骨经验，中药促进骨折愈合，中药治疗风湿性关节病、骨肿瘤、骨髓炎等机制进行了深入的实验研究探索，取得了丰硕的成果。在应用现代医学实验科学知识研究骨折愈合、骨质疏松症、骨关节炎的机制、中药药理方面取得了显著成绩。20世纪初至今，是我国骨科走向世界的重大时期。经过几十年的锤炼，我国医学学科组织建设不断完善，理念不断更新，诊疗技术日益规范。随着社会科技的飞速发展，骨伤科学将会有更多的突破性进展。

第三节　脊柱骨伤科学相关的重要中医理论

　　脊柱骨伤科学是在中医理论指导的基础上，结合脊柱相关的独特理论、诊治思维而逐渐形成和完善的一门中医临床学科。中医理论是脊柱骨伤科学存在及发展的核心和灵魂，它始终贯穿于脊柱伤科疾病的生理、病理、诊断、治疗和预防的过程中，这是脊柱骨伤科学与西医脊柱外科学在理论体系上的一个主要区别点，同时也是脊柱骨伤科学的一大优势。因此，学习并掌握中医基础理论是入门脊柱骨伤科学等中医临床专业的第一步，也是最为基础的一步。脊柱骨伤科学相关的重要中医理论包括阴阳学说、气血理论、经络理论、筋骨理论等。

一、阴阳学说

　　阴阳学说，是研究阴阳的内涵及其运动变化规律，并用以阐释宇宙间万事万物的发生、发展和变化的一种古代哲学理论。阴阳学说贯穿于中医学理论体系的各个方面。《黄帝内经》曰："阴平阳秘，精神乃治"，"察色按脉，先别阴阳"，阴阳理论既可以用来说明人体的整体生命活动及生理功能，也可以阐释疾病的病因和病理变化，同时也是选择治疗方案的依据。人体的正常生命活动，是阴阳两方面保持着对立统一的协调关系，处于动态平衡的结果，疾病的发生标志着这种协调平衡关系的破坏，故阴阳失调是疾病发生的病理机制之一。

　　《黄帝内经》中关于阴阳学说的论述很多。《素问·生气通天论》："夫自古通天者，生之本，本于阴阳"，"阳气者，若天与日，失其所则折寿而不彰，故天运当以日光明"，"阳气者，精则养神，柔则养筋。开阖不得，寒气从之，乃生大偻"，"阴者，藏精而起亟也；阳者，卫外而为固也"。又《素问·阴阳应象大论》："阴静阳躁，阳生阴长，阳杀阴藏。阳化气，阴成形。寒极生热，热极生寒。寒气生浊，热气生清"。用于解释病理者，如《素问·阴阳应象大论》："阴胜则阳病，阳胜则阴病。阳胜则热，阴胜则寒。重寒则热，重热则寒。寒伤形，热伤气，气伤痛，形伤肿。故先痛而后肿者，气伤形也；先肿而后痛者，形伤气也"。《素问·生气通天论》："阴之所生，本在五味，阴之五宫，伤在五味……是故谨和五味，骨正筋柔，气血以流，腠理以密，如是则骨气以精"，"是以圣人陈阴阳，筋脉和同，骨髓坚固，气血皆从"。从这些原文可以看出，阴阳学说直接指导伤科临床实践，健康机体本无偏阴偏阳之别，感受外邪或体虚劳倦之后，导致脏腑不和、阴阳失调，具体可表现为阴阳偏盛或偏衰、阴阳互损等。因此，在临床中必须针对人体阴阳失常的现象辨证施治。

　　从阴阳角度来看，脊柱骨性关节炎或腰椎管狭窄症等退行性疾病正是人体阴阳失调的一种表现。在生理上,《素问·上古天真论》:"女子……五七,阳明脉衰,面始焦,发始堕。六七,三阳脉衰于上,面皆焦,发始白。七七,任脉虚,太冲脉衰少,天癸竭,地道不通,故形坏而无子也","男子……五八,肾气衰,发堕齿槁。六八,阳气衰竭于上,面焦,发鬓颁白。七八,肝气衰,筋不能动,天癸竭,精少,肾脏衰,形体皆极,八八,则齿发去"。生、长、壮、老、已是人体生命活动的正常演变过程,也是阴阳二气由盛至衰的生理转变表现。在这一过程中,阴阳始终处于动态平衡的协调状态。人体之阳气具有推动、温煦脏腑、经络、形体、官窍正常生理活动的功能,即"阳化气"。人体之阴气具有调控、凉润、防治过亢的功能,即"阴成形"。若"阳化气"功能不及,则"阴成形"功能就会太过,人体就会出现一系列凝聚的、有余的、寒凉的、抑制性质的病理表现。在脊柱退行性相关疾病方面,其临床症状多表现为肢体感觉异常、活动功能受限、全身或局部的怕凉与发热等,而在影像学上多表现为骨质增生、关节退变、椎间盘形态改变、韧带肥厚或骨化、肌肉、筋膜萎缩或肿胀等。

此外,阴阳学说可用于人体组织结构阴阳属性的划分,从而有助于对疾病病性的鉴别及诊断。人体是一个有机整体,就部位来说,上部、体表、背侧、四肢外侧为阳,下部、体内、腹侧、四肢内侧为阴,同时阴阳之中复有阴阳。脊柱相关疾病多表现为颈部、胸背部、腰部的异常症状伴活动受限,临床中可以根据患者的疾病病变部位、动静好恶程度进行疾病阴阳属性的划分,将阴阳理论与脊柱疾病的特有表现结合起来,从而确定阴阳的偏失。

二、气血理论

气血既是构成人体的精微物质之一,也是四肢百骸、脏腑经络的能源和动力。气血运行于全身,周流不息,外而营养皮肉筋骨,内而灌溉五脏六腑。同时气血也是各种疾病的病理基础,脏腑、经络等的病理变化无不影响气血。气血理论贯穿于中医全部的学术体系之中,它既可作为诊病时的辨证依据,也可作为治病时的治疗原则。气血理论与筋骨损伤的关系十分密切,因为筋骨损伤可引起人体经络、脏腑的功能紊乱,而首当其冲者便是伤及气血。

人是一个有机整体,气血周流全身而无处不至,凡损伤必伤及气血,或瘀积局部,或阻塞经络,或留滞脏腑,气血循行不得流畅,使体表的皮肉筋骨与体内的五脏六腑失去濡养,致脏器组织的功能活动发生异常,引起一系列局部和全身症状。人体一切伤病的发生、发展无不与气血有关,气血调和则阳气温煦、阴精滋养,气血失和则百病丛生。《素问·调经论》:"五脏之道,皆出于经隧,以行血气,血气不和,百病乃变化而生。"

脊柱外伤性或劳损性疾病与气血理论的关系最为密切。外伤或劳损过度均可引起脊柱局部肌肤、筋膜、骨骼失去正常的形态和功能,并由此引起气血、津液、脏腑等发生病变。如外伤所致的脊柱骨折,由于气机运行不畅和血脉运行阻滞,临床可出现疼痛、肿胀等症状,《素问·阴阳应象大论》:"气伤痛,形伤肿。故先痛而后肿者,气伤形也;先肿而后痛者,形伤气也。"伤后耗血过多、饮食减少可出现津伤口渴的表现,此外,外伤可引起内在脏腑功能失调,常见便秘、少尿等症状。气血与劳损外伤的关系极为密切,在临床上应根据病因、病机、部位、性质,以及全身与局部的症状表现,应用气血理论辨别是伤气或是伤血,是气血俱伤或为亡血过多。辨证明确,继而确定治疗原则,或以治气为主,或以治血为主,或气血兼治。所以,气血与损伤的关系是损伤病机的核心内容。

三、经络理论

经络是人体内经脉和络脉的总称,是人体内运行气血、沟通表里上下、联络脏腑肢节的系统。经脉是主干,主要有手三阴经、手三阳经、足三阴经、足三阳经,再加上督脉和任脉,被称为十四正经。络脉为分支,犹如罗网分布于全身,难计其数,分为别络、浮络、孙络等。此外,经络系统还包含十二经筋、十二皮部等连属部分。经络内连五脏六腑,外络四肢百骸,无处不至,将人体表里上下皮肉筋骨联络成一个统一的有机整体。

《灵枢·本脏》指出:"经脉者,所以行血气而营阴阳,濡筋骨,利关节者也。"经络具有协调机体平衡的功能,这是通过运行气血来完成的,因为经络是气血运行的通道。人体五脏六腑、五官七窍、皮肉筋骨、四肢百骸均需气血的濡养,在经络的协调下得以相互联系沟通而发挥各自正常的生理功能。此外,经络还具有传递信息的功能,这是通过运输"经气"来完成的。经络是通道,"经气"是信息载体。"经气"在经脉、络脉内运行,由经别的沟通周而复始,如环无端,从而不间断地传递着全身各组织器官的信息。

经脉与伤患的发生及传变有着密切关系,当人体遭受损伤后,必伤及气血,气血损伤,或气滞,或血瘀,都可以阻塞经络,经络受阻,其运行气血、传递信息、协调机体的正常功能就会受到影响。如外邪或疼痛刺激可通过经络的传递作用向内传入脏腑,影响脏腑的功能。反之,若脏腑发生病变,同样也会循着经络通路反映到人体体表,即所谓的"病在于内,症见于外"。由于经络系统能够有规律地反映若干证候,因此,临床上可依据患者的症状表现,视经络与部位的相关性,初步诊断某经的病变,这对确定病位、推求病因具有重要意义。

经络的病变可引起脊柱相关疾病的发生,如临床常见的腰痛与经络的病变密切相关,不同经络病变所致的腰痛可表现出不同的临床特点。《素问·刺腰痛》指出:"足太阳脉令人腰痛,引项脊尻背如重状……阳明令人腰痛,不可以顾……足少阴令人腰痛,痛引脊内廉……厥阴之脉令人腰痛,腰中如张弓弩弦。"《灵枢·经脉》:"膀胱足太阳之脉……脊痛,腰似折,髀不可以曲,腘如结,踹如裂"。除了正经之外,奇经八脉、络脉的病变也可导致腰痛。不同的经络病变选用不同的针刺部位和方法,《素问·刺腰痛》:"腰痛上寒,刺足太阳阳明;上热,刺足厥阴;不可以俯仰,刺足少阳;中热而喘,刺足少阴,刺郄中出血。腰痛,上寒不可顾,刺足阳明;上热,刺足太阴;中热而喘,刺足少阴。大便难,刺足少阴。少腹满,刺足厥阴。如折不可以俯仰,不可举,刺足太阳。引脊内廉,刺足少阴。"此外,由于督脉贯行于脊柱,《素问·骨空论》曰:"督脉者,起于少腹以下骨中央……合少阴上股内后廉,贯脊属肾,与太阳起于目内眦,上额交巅上,入络脑,还出别下项,循肩髆内,挟脊抵腰中,入循膂络肾",因此,督脉病变往往表现为脊背及下肢疼痛、活动功能受限等。

四、筋骨理论

筋骨属于中医理论"五体"的范畴,是中医骨伤科的重要内容之一,对骨伤科系统的生理关系,骨伤科疾病的发生、发展及转归具有重要的指导意义。筋骨理论的内容丰富,主要包括筋骨的内涵、筋骨的生理及病理关系等。筋的概念比较广泛,《灵枢·经脉》曰:"筋为刚",言筋坚劲刚强,能约束骨骼。《素问·五脏生成》曰:"诸筋者皆属于节",意为人体的筋都附着于骨上,大筋联络关节,小筋附于骨外。从现代医学的角度考虑,筋可能包括肌腱、韧带、筋膜、神经、肌肉、椎间盘及髓核等。骨包括全身的骨骼系统,《灵枢·经脉》曰:"骨为干",说明骨在人体主要起到主干、支撑的作用。

《素问·五脏生成》曰:"诸筋者皆属于节",《素问·痿论》曰:"宗筋主束骨而利机关也"。筋与骨并不是指单纯的解剖学组织,而是结构与功能的统一。骨的支撑作用离不开筋的维系、约束;筋的功能体现又需以骨作为依附。筋为阳,骨为阴;筋主动,骨主静;筋束骨,骨张筋;筋骨调和,则骨正筋柔,人体的肢体运动才能协调一致,发挥功能。筋骨平衡是一种动态的和谐状态,这一状态维持着骨与关节系统的平衡与稳定。就脊柱系统而言,人体脊柱的一系列复杂生理活动,包括屈曲、伸展、旋转,需要筋骨处于自然状态,即动态力学平衡。现代医学认为:脊柱的稳定性是由外源性和内源性系统共同维持的。前者主要指肌肉系统,这既是脊柱稳定的因素,也是脊柱活动的驱动力,是动态稳定系统。后者指脊柱及其韧带结构,诸如椎体、椎间盘、关节突、韧带和关节囊等脊柱基本力学结构和功能单位,是静态稳定系统。在上述两个系统的共同维系下,脊柱保持其稳定和正常的生理曲度,发挥正常功能。

反之,由于外在或内在的因素导致筋骨平衡的状态遭到破坏,就会出现"筋出槽、骨错缝"的病理状态。由于外伤或劳损导致椎间盘、脊柱附属的肌肉、韧带等损害或退变即为"筋出槽"的一种表现,而脊柱椎体、关节间的失稳、滑脱,或椎体骨折、脱位则是"骨错缝"的表现。在临床中,二者经常伴随存在,互相影响。因此,在治疗脊柱骨伤科相关疾病时,要以筋骨并重为原则,以筋骨平衡为目标,既要重视对"筋出槽、骨错缝"本身的治疗,也不能忽视对筋骨失衡的动态调整。如治疗老年性胸腰椎压缩性骨折的患者时,在行以局部制动、促进骨折愈合等措施的同时,也要鼓励患者尽早开始主动性的不负重功能锻炼,利用筋骨相辅相成的关系,共同促进骨折局部的稳定,提高治疗效果。

第四节　脊柱骨伤科学的现状及未来发展方向

中医骨伤科历史悠久、源远流长,是中华各族人民长期与筋骨相关疾患作斗争的经验总结,具有丰富的学术内容和卓越的医疗成就,对中华民族的繁衍昌盛和世界医学的共同发展产生了深远影响。然而,在鸦片战争后至中华人民共和国成立前,由于历史原因及西方文化的侵入,中医骨伤科的发展面临很大危机。中华人民共和国成立后,随着社会经济、政治文化的变革,中医骨伤科获得了新生。直至今日,中医骨伤科已经发展成为一门理论体系完整、组织机构完善、临床特色鲜明、科学研究先进的专业型学科。脊柱骨伤科学作为中医骨伤科学的一大分支,同样得到了长足发展,也取得了一系列新成果。

中华人民共和国成立以来,党和政府为促进中医事业的发展,极为重视中医组织机构的建设。1955年首先在北京成立中医研究院,随后各省市也先后成立中医药研究院、所,为中医学的理论总结、科学研究提供了依托。1988年5月国务院决定成立国家中医药管理局,完善了自国家至地方政府的中医药组织机构。随着整个社会经济、政治和科学文化事业的发展,中医骨伤科也逐渐成立了科研学术机构、临床医院,促使中医骨伤科在科研、实践方面蓬勃发展。在科研学术机构方面,上海市率先成立了骨伤科研究所,随后中国中医研究院(现中国中医科学院)也建立了骨伤科研究所,天津市中西医结合治疗骨折研究所也宣告成立,其他一些省市也纷纷成立了骨伤科研究所或专业组。同时为了加强中医骨伤科的学术交流,中医骨伤科在中华中医药学会的领导下成立了骨伤科分会及二级专业分会,以后各省市分会亦相继成立,全国的学术委员会定期组织学术交流会议,使中医骨伤科的理论与经验得到较快的普及和提高,同时也促进了青年人才队伍的建设。在人才培养方面,自20世纪50年代起,国家相继在各省市建立了中医学院和中医学校,使中医学有了正规的教育机构和培养中医药人才的基地。随后福建中医学院等20余所中医高校建立了骨伤系或骨伤专业,各地著名中医骨伤科专家先后到中医学院任教,并主持编写了全国高等院校中医骨伤科系列教材,人才培养的层次从专科发展到本科、硕士、博士。全国中医药院校不断加强中医骨伤科的学科建设,并招收脊柱骨伤或其他骨伤亚专业的研究生进行系统培养。在临床医院建设方面,中医骨伤科的医疗实践形式逐渐从散在的诊所发展成为规模较大的公立中医院,各省市中医院的临床科室均设置有专门的骨伤科,且多数为医院重点培养科室。中医骨伤科医疗、科研组织机构的完善与中医骨伤科的飞速进步是分不开的,它为学科的发展搭建了良好的平台、奠定了坚实的基础。

脊柱骨伤科理论学术内容是随着时代的发展逐渐丰富起来的。随着党和国家政策的颁发与正确指引,为了满足中医药现代化发展的需求,一大批中医骨伤科专家开始了对骨伤科传统理论的总结、整理工作,逐渐形成了一套理论完善、内容丰富的体系,同时对这一体系进一步细化,逐渐形成脊柱、关节、创伤等不同的亚专业方向,使骨伤科理论总结更加精准化,学术研究更加专业化。近年来,中医骨伤科队伍积极顺应时代发展潮流,主动学习和依托现代科学技术,对中医骨伤科传统理论进行了升华和创新,促进了中医药现代化发展。结合脊柱骨伤科的学科特性,其理论传承与学术创新主要体现在以下几方面:

1. 手法治疗的总结与创新　中医骨伤科手法治疗的历史源远流长,然而现代手法的名称较多,手法操作方式不尽相同,并且各自发展,缺乏互相借鉴。在发展潮流的引领下,各家学派开始对自家手法的操作进行理论性总结,加强了互相交流与学习。同时,为了丰富手法内涵、促进手法的科学性及认可度,众多手法专家对脊柱手法的作用机制进行了深入研究,包括从生物力学角度探讨手法对于人体组织如椎间盘、椎体小关节等的影响,从生物化学角度探讨手法对于局部组织如肌肉、神经、血液循环等的修复作用,从血液生化指标的角度探讨手法的镇痛、抗炎等机制。此外,为了促进手法的传承与临床推广,各骨伤专家学者利用现代科学技术手段,结合生物力学、运动学、表面肌电、虚拟仿真等对手法的操作过程进行量化分析,从而提高了手法的操作规范性及安全性。

2. 药物与方剂的总结与研究　骨伤科药物疗法内容丰富,对骨伤科药物的初期研究主要是以总结归纳和临床研究为主,利用计算机信息检索系统可以将骨伤科历史上运用的药物和方剂分门别类,进行数据统计分析,得到中医骨伤科药物与方剂的应用规律。发挥中西医结合的优势,开展中医药对骨伤科疾病影响的随机、对照、双盲临床试验及系统性评价研究,发现了一批创新性的治疗骨科疾病的中药新药。近年来,随着循证医学、精准医疗理念的提出,骨伤科中药与复方的研究逐渐从临床向基础研究过渡,从分子生物学角度探索药物的作用机制,使中医药走上科学化、规范化和标准化的道路,逐渐与国际接轨。

3. 对脊柱骨伤科基础理论的探索　骨伤科基础理论内容丰富,寻求骨伤科理论的现代化本质对于预防和治疗骨伤科疾病具有深远的意义。如从生物力学角度对脊柱"骨错缝、筋出槽"理论的探析,从分子生物学角度对"肾主骨"理论的研究等,这些探索是骨伤科理论从自然哲学角度向生物医学角度跨越的一次实践,也顺应了精准医疗的理念潮流,是对揭示脊柱骨伤科生理或疾病本质的重要补充,有助于发掘和创新新理论,促进脊柱骨伤科学的发展。

4. 诊疗手段的更新与丰富　传统脊柱骨伤科学的治疗手段是在中医理论的基础上制定的,随着西医骨科的快速发展及现代人们理念的转变,传统骨伤科诊疗也暴露出部分局限性。因此,脊柱骨伤科诊疗手段在发展的过程中逐渐更新和丰富,一方面,在传统诊疗手段的基础上探索符合现代诊疗模式的新方法;另一方面,吸纳西医骨科诊疗手段,取长补短,相互借鉴和参考,发挥中西医结合的优势。

总之,目前脊柱骨伤科理论学术内容已经较为丰富,并随着时代的发展展现出强大的守正与创新活力。

中医骨伤科在中华人民共和国成立以来取得的成就是有目共睹的。时下,中医骨伤科的发展正处于天时、地利、人和的大好环境中,未来必将发展至更高、更新的水平。然而,在抓住发展机遇的同时也面临着诸多挑战,随着时代的发展和人们思想观念的更新,新的问题将会不断出现。因此,结合时代发展趋势与现实情况,针对脊柱骨伤科学的特点,突破历史发展瓶颈,把握未来发展方向是永恒的话题。

首先,理论学术研究持续扩大深入。骨伤科基本理论是临床诊疗的纲领,在发掘和继承前人理论的同时,也要结合时势发展,借鉴现代科学技术,尝试多学科、多角度的研究模式,进一步探索骨伤理论的机制,这是脊柱骨伤科走向科学化道路的第一步。目前,骨伤科理论学术的研究已经初见端倪,未来依旧是脊柱骨伤科的发展方向之一,但研究的思路仍需深入,研究的范围有待扩大。如对"五体理论""肢体经络""气滞血瘀证"等理论的研究大多停留在个人经验的总结层面,还需要多角度、广思维、深层次地挖掘和研究。但是目前存在许多难题阻碍理论的深入研究:如什么样的方法论适合于骨伤科理论研究? 现代化手段如何与骨伤理论研究密切衔接? 研究的结果如何转化? 因此,脊柱骨伤科的理论研究需要多学科、多领域人才的共同探索,需要不断吸收和借鉴适合于自己的其他学科研究方法,同时也要结合自身的学科特点,扬长避短,优势互补。

其次,临床诊疗手段需要规范科学。中医骨伤科学是一门经验医学,其主要根据非实验性的临床经验、临床资料和对疾病基础知识的理解来诊治患者。由于骨伤科学科特点的特殊性,不同的骨伤科医生对同一种疾病会有不同的辨证方法和诊疗思路,对同一种治疗手段也会有不同操作经验,这就造成了临床诊疗手段的鱼龙混杂,缺乏可靠证据的支持,使临床诊疗进程步履迟缓。因此,学习临床研究的方法与思路,开展骨伤科特色疗法对疾患影响的随机、对照、双盲临床试验及系统评价等高级别证据研究,建立骨伤科特有的循证医学体系和骨伤科疾病循证临床实践指南就显得尤为迫切,这也是脊柱骨伤科未来的发展方向之一。而建立中医骨伤科临床研究的质控方案、提升临床人员的科研能力则是首要之务。

再次,骨伤科传承模式必须与时俱进。中医骨伤科学是一门实践性比较强的学科,由于历史的原因,其丰富的临床经验及传统手法等特色技术均散落在民间,其传承在很长一段时期都是或以父传子,或以师授徒,这种传承模式严重限制了中医骨伤科学的发展与提高。随着高校教育培养模式的开展,其教育方式单一、理论传授不深入、与实践脱轨等弊端逐渐显露出来,传统及现代的培养模式已经无法适应飞速发展的信息化时代。因此,如何找到既保留传统骨伤科特色而又适应时代潮流的高效传承模式是亟须解决的问题,也是骨伤科理论技术得以传承的未来发展方向之一。针对此问题,目前许多中医骨伤科专家已经进行了新的培养模式尝试和探索,如在脊柱手法传承方面,中国中医科学院首席研究员朱立国及其团队研制了旋提手法模拟操作考核系统;在临床教学方面,互联网＋的实践教学模式渐露头角。

最后,突出骨伤科治未病与康复理念。21 世纪是一个信息化的时代,人们的生活方式发生了巨大变化,随着越来越多的办公族、低头族的出现,脊柱相关的亚健康症状,如颈肩痛、腰背痛等在临床上越来越常见。《素问·四气调神大论》曰:"圣人不治已病治未病,不治已乱治未乱,此之谓也。夫病已成而后药之,乱已成而后治之,譬犹渴而穿井,斗而铸锥,不亦晚乎。"因此,治未病理念的大众化普及是解决亚健康疾病的有效手段之一。针对脊柱骨伤科,广泛的医疗知识普及、适度规律的脊柱功能锻炼及亚健康人群个性化诊疗方案的制定是时代发展的需求,也是未来的发展方向之一。此外,随着老龄化社会的到来,骨与关节退行性疾病经常困扰老年人的生活,使其生存质量下降,对于这种情况,西医骨科常常主张采用手术治疗,但外科手术并不是骨科临床医疗的终极目的,而是其中的环节之一,并且老年人通常合并严重的基础疾病,增加了手术风险。因此,追求先进的脊柱康复理念、规范的脊柱康复疗法同样是脊柱骨伤科未来的发展方向之一。脊柱骨伤康复必须以中医基础理论为指导,采用药物疗法和非药物疗法(手法、针灸、导引、理疗、情志等)使骨伤病残者最大限度地恢复功能、重返社会,其中多种方法简便易学、价格低廉,不仅在康复机构能够得以实施,还适应社区康复开展的需要,更适合目前我国的国情需要。因此,从时代的发展趋势及临床疾病发病规律来看,骨伤科治未病与康复领域是未来的发展热点。

第二章 脊柱常见疾病及现代研究

第一节 颈 椎 病

一、概述

（一）定义

颈椎病（cervical spondylosis，CS）是指颈椎椎间盘和小关节退行性改变及其继发病理改变累及周围组织结构（神经根、脊髓、椎动脉、交感神经等），并出现相应临床表现的一种综合征。国际上对应颈椎病的名称有 degenerative disc disease（退变性椎间盘病）、degenerative cervical spine（颈椎退变）、cervical syndrome（颈椎综合征）、cervical spondylopathy（颈脊椎病）、cervical radiculitis（颈脊神经炎）等，其中 cervical spondylosis 最为常用。

（二）认识过程

传统中医学中没有颈椎病这一名称，但对其病机、症候和治疗的论述很多。其相关的论述散见于"痹证""头痛""眩晕""项强""项筋急"和"项肩痛"等。如《素问·至真要大论》曰："诸痉项强，皆属于湿"，"湿淫所胜……病冲头痛，目似脱，项似拔，腰似折，髀不可以回，腘如结，腨如别"，描述了类似颈椎病的表现。汉代张仲景《伤寒论》有："项背强几几……桂枝加葛根汤主之。"描述了颈椎病的表现和治法，并且成为后世处方用药的重要依据。明代张璐在《张氏医通》中说："肾气不循故道，气逆挟脊而上，致肩背痛……肩背痛，脊强，腰似折，项似拔，此足太阳经气不行也，羌活胜湿汤。湿热相搏，肩背沉重而疼，当归拈痛汤。肩背一片冷痛，背脊疼痛，此有痰积也。有因寒饮伏者，近效附子白术汤，或观书对弈而致肩背痛等，补中益气汤加羌防。"描述了肩背臂痛的辨证施治，并指出肾气虚为致病之本，观书、对弈久坐者等职业、姿势因素是颈椎病重要的发病因素。

现代医学对颈椎病的认识始于 1817 年，James Parkinson 描述了颈椎神经受压的病例，成为近代对颈椎病最早的记载。1930 年，Peet 和 Echols 首先指出颈椎间盘突出可产生对脊髓的压迫而出现一系列临床表现。1956 年，Jackson 出版了《颈椎病》一书，被认为是国际性权威专著。国内对本病的现代研究开始于 20 世纪 60 年代初，范国声、杨克勤、吴祖尧、屠开元等都开展了颈椎手术研究，1965 年米嘉祥对本病作了综述，1975 年北京大学第三医院编写了《颈椎病》一书，对本病的病因和分型的论述使国内认识与国际趋于一致。1984 年（桂林）第一次颈椎病专题座谈会对颈椎病作了定义、分型和治疗的讨论。1992 年（青岛）第二

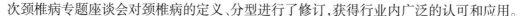

次颈椎病专题座谈会对颈椎病的定义、分型进行了修订,获得行业内广泛的认可和应用。

（三）发病情况

流行病学显示中国颈椎病患者的发病率约为 3.8%~17.6%,且每年新增颈椎病患者大约 100 万人,成为影响我国中老年人正常生活的常见疾病之一,给人们带来了躯体、心理和经济等方面的多重负担。文献报道中显示职业、年龄、工作姿势和时间、颈椎发育性因素、颈部外伤、环境潮湿度、颈部受凉、枕高、睡姿、驾车时间、咽炎、工作压力和精神紧张、体育锻炼等是颈椎病重要的发病因素。随着生活和工作方式的改变、电脑的广泛普及,颈椎病有迅速增加和年轻化趋势,将成为 21 世纪发病率最高的疾病之一。

二、病因病理及病机与分型

（一）病因病理

1. 病因　引起颈椎病发生的原因很多,除了退行性改变和劳损这两大常见原因外,其他如工作方式、生活习惯、环境因素都是发病诱因。同时,人的体质因素、疾病（如心脑血管病变、内分泌疾病）、外伤（颈椎骨折与脱位,反复失枕、扭挫伤）、畸形（或先天变异）都是发病的重要原因。常常是多种因素共同作用的结果,不应将颈椎病看成一个单纯的运动系统损伤性疾病。中医将人体看成是一个有机的整体,骨与关节疾病与自身体质、健康状况和人体疾病密切相关。人体功能活动需要协调平衡。在运动系统,更要强调运动协调平衡,动静有度。运动系统疾病的特点还在于要重视外在损伤（跌仆闪挫、金刃所伤以及过劳）和慢性积累性劳损。故可认为退行性病变为主的骨关节病与体质、衰老、外邪入侵、劳伤、疾病、运动、饮食、精神状态、环境、生活习惯等因素密切相关。

（1）退行性改变（图 2-1）：正常椎间盘髓核含水 80%、纤维环含水 65%。随着年龄的增大,含水量逐渐减少,髓核弹性和韧性逐渐降低。当椎间盘破裂或脱出后,含水量更少,椎间盘失去了支撑作用,椎间隙狭窄,脊椎弯曲时椎体前后移动而产生椎间不稳。纤维环外层有神经根后支分出来的窦椎神经（或称脊神经脊膜支）分布,当纤维环受到异常压力,如膨出、移动等,可刺激窦椎神经而反射到后支,引起颈肩痛、颈肌痉挛等症状。椎体后缘骨赘的形成首先是由于椎间盘变性,导致椎节不稳后,该椎节上下椎体出现异常活动,瞬时旋转中心改变,椎体所受应力加大,椎体发生代偿性肥大所致,主要表现为椎体前后缘应力集中点骨赘形成。骨赘也可由韧带、椎间盘反复创伤、劳损刺激下机化、骨化而不断增大变硬形成。小关节多为继发性改变。椎间盘形态和功能的变化,颈椎应力发生重新分布,小关节发生两个方面的变化:关节囊所受牵引力加大,产生充血、水肿和增生;关节软骨损害退变,波及软骨下,形成创伤性关节炎。晚期导致关节间隙变窄和小关节增生,椎间孔前后径及上下径均变窄,刺激脊神经根和窦椎神经产生临床症状。黄韧带的退变是颈椎椎节稳定丧失的一种代偿性表现。早期韧带松弛,后期增生、肥厚,也可骨化。增生的黄韧带使椎管变窄,对脊髓形成后方压迫。钩椎关节并非生来就有,它是在生长发育及退变过程中,由于颈部生物力学需要而形成的。但钩椎关节过度增生可刺激神经根。项韧带和颈部肌肉参与颈椎的力学平衡作用。随着年龄的增长,颈部神经肌肉的反应性降低,肌肉的劳损和痉挛可影响颈椎屈曲度,长期的不良屈曲度可加速椎间盘及其他骨性结构的退变。退行性改变是人体普遍存在的一种自然衰老现象,也是人的一种增龄性变化。它包括组织成分和结构的变化,以及功能衰退两方面的改变。在颈椎,主要表现为椎间盘水分减少、纤维化,间盘突出,椎间隙变窄,关节退变增生、移位,韧带增生肥厚、松弛,骨质疏松。这些被认为是颈椎病发病的主要原因。

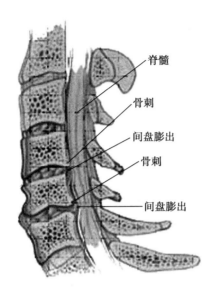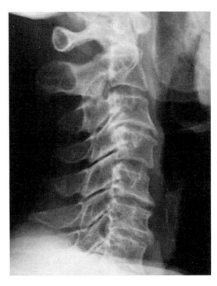

脊髓

骨刺

间盘膨出

骨刺

间盘膨出

图 2-1 颈椎的退行性改变图示（左）和 X 线片表现（右）

（2）劳损：慢性劳损是指超过正常生理活动范围最大限度或局部所能耐受值时的各种超限活动所引起的损伤，但明显有别于意外创伤，而是一种长期的超限负荷。常见的慢性劳损因素有以下几个方面：首先是睡眠姿势不良，枕头过高。在睡眠状态下，长时间的不良体位使椎间盘内部受力不均，影响其涵水作用。其次，颈部肌肉和关节亦因此平衡失调，加速退变。日常生活习惯不良，如长时间低头玩麻将、长时间看电视，尤其躺在床上高枕而卧都是不良习惯。以上习惯共同特征是颈椎长时间处于屈曲状态，颈后肌肉及韧带组织超时负荷，易引起劳损。从事计算机、观察显微镜、雕刻、刺绣等需要长时间低头工作的人员，在屈颈状态下，椎间盘压力大大高于正常体位，易加速颈椎间盘的退变和颈部软组织的劳损。颈椎的生理曲度是前突，此时颈椎处于放松的力学平衡状态。低头屈颈时颈部肌群处于负荷紧张状态，椎间盘所受压力加大，关节韧带紧张，在一定限度内人是可以承受的，但长期伏案、低头位工作学习，以及一些其他需要长时间屈颈的活动，反复且频率和时间超过了人的生理承受能力限度，就可以引起肌肉、韧带、间盘的损伤和退变。依据微创理论，这种看似不明显的损伤，长期反复发生，就可产生积累性损伤，达到一定程度就会对颈椎形成病理影响，颈椎的强度和功能就会下降，引发退变，产生症状。

（3）外伤：颈椎骨折、脱位、扭挫伤可直接对脊髓、神经、血管、关节、软组织造成伤害或刺激而发病。头颈部的外伤与颈椎病的发生和发展有明显关系，根据损伤的部位、程度，可在各个不同阶段产生不同的影响。垂直压缩暴力常致颈椎椎体压缩性骨折，造成颈椎生理前凸消失或弧度减小，受损节段椎间盘受力加大，加速颈椎退变。暴力导致颈椎间盘突出表现为程度不同的神经损害症状及颈部疼痛。外伤后继发的影响如关节移位、骨质增生、韧带松弛、软组织粘连钙化也可引起颈椎病的发生。

（4）其他疾病：高血压、糖尿病、高脂血症可引起血管硬化，造成椎动脉血供不足。咽部炎症可致寰枢关节紊乱、脱位（小儿尤为明显）。甲状腺功能亢进症和长期服用激素治疗的疾病可致骨质疏松，颈椎强度下降发生退变。

（5）外感风寒湿邪：颈部感寒受凉，如夏季贪凉，对着空调、风扇吹风，肌肉、韧带发僵，强度下降,血供减少,乳酸堆积,易致劳损和疼痛。"项背强几几"正是此理。

（6）不良生活方式:躺在床上看书、看电视,长期在电脑前工作、娱乐,爱好打牌、打麻将,这些都是造成颈椎慢性积累性损伤的因素。缺少运动和体育锻炼,骨和肌肉缺少应力刺激,代谢水平会降低,颈后肌群萎弱无力,进一步造成颈椎韧带和骨骼的损害,颈椎内外平衡失调,从而发生颈椎退变。

（7）体质因素:《灵枢·寿夭刚柔》说:"人之生也,有刚有柔,有弱有强,有短有长,有阴有阳。"退变和劳损性疾病的发生,个人体质起到了重大作用。先天性体质偏弱、颈椎肌弱无力者更易发生颈椎退变。

（8）椎动脉因素:正常情况下,椎动脉的长度和颈椎的长度相互适宜,双侧椎动脉在颈椎左右横突孔内垂直上行,椎动脉内血流通畅。随着年龄的增长,颈椎间盘发生退行性变,间盘弹性降低,髓核脱水,纤维环变性,使椎间隙变窄。由于诸节椎间隙均变窄,必然使颈椎的总高度缩短,椎动脉相对过长,这不仅破坏了椎动脉本身与颈椎之间原有的平衡,且易出现椎动脉的迂曲,以致血流受阻。随着年龄增长,中年以后全身动脉均可有不同程度的硬化,椎动脉亦然,而且由于颈椎的活动度较大,旋转、前屈、后伸动作较多,这些均可使椎动脉常处于受牵拉状态,更加速了其硬化性改变。富有弹性的椎动脉发生硬化后,回缩力减低,再加上椎间隙变窄,便形成了椎动脉的绝对延长。此外,动脉的硬化常可导致管腔狭窄,当血管壁上出现粥样斑块时,常可加速这一病理变化过程。上述多种因素的综合,必然会导致椎动脉走行发生弯曲,血流缓慢,甚至受阻中断,导致椎基底动脉供血不足,从而出现椎动脉型颈椎病的临床症状。椎动脉周围存在丰富的交感神经丛,主要来自星状神经节发出的分支,部分来自颈上和颈中神经节的分支。椎神经伴随椎动脉穿横突孔向上走行并不断发出分支分布在椎动脉,形成网状神经纤维,以颈3、4、5处分布最为密集。因而此段的颈椎失稳,钩椎关节增生,极易刺激攀附在椎动脉表面的交感神经,引起椎动脉的痉挛。

（9）交感神经因素:颈部交感神经纤维的节前纤维来自第1~2胸髓节灰质的外侧中间柱,节前纤维经脊神经前支发出的白交通支上行,在颈部组成交感神经干,有三个交感神经节。颈上神经节的节后纤维到达下位四对脑神经、上位四对颈神经、颈内动脉神经、颈外动脉神经、咽神经丛和心上神经丛。颈中神经节发出节后纤维到达颈总动脉丛、颈5、6神经、甲状腺下丛和心中神经。颈下神经节发出节后纤维到达颈7、8神经。一个颈脊神经内可以有来自2个以上的神经节的节后纤维。交感神经的节前纤维多与一个以上的节后神经元相接触。因此,节前神经元的支配范围较广,而且节段水平亦不易测定。这些交感神经节后纤维还在脊神经脊膜支返回椎间孔前参加其内,脊膜支为窦椎神经的一个组成部分,后者还包括躯体感觉神经纤维。窦椎神经供应硬脊膜、椎体后骨膜、椎间盘纤维环浅层、后纵韧带及硬膜外间隙内的血管和疏松结缔组织。因此,可以说颈部的交感神经分布十分广泛。颈椎较其他脊椎的活动度都大,活动快速而敏捷,在日常生活中经常受到压迫或牵张,因而颈椎关节易受到外伤和磨损,发生慢性创伤性炎症,从而出现颈椎病的症状。颈椎病的病理改变,不但能刺激硬脊膜、躯体神经、椎动脉,表现出相应的症状,亦能直接或反射性地刺激交感神经,出现交感神经紊乱的一系列症状。

（10）软组织因素:颈椎周围的软组织创伤后,结缔组织增生,形成瘢痕,可使椎动脉受压,或可使交感神经受刺激,引起椎动脉血流缓慢,甚至血流受阻中断。颈椎周围软组织的慢性劳损,可使颈深部肌肉产生痉挛收缩,紧张的肌肉改变了椎体间的力学平衡,小关节紊乱使椎间孔变小、椎动脉受压,或刺激局部交感神经,导致椎动脉痉挛。

2. 病理　Kirkaldy-Willis 等将脊柱退行性变分成三个阶段：①早退变期，也称功能失常期或功能障碍期，此期椎间盘退行性变程度较轻，小关节囊稍松弛，关节软骨纤维化，临床症状一般较轻。②不稳定期，此时椎间盘退行性变进一步加重，纤维环松弛、膨出，关节软骨退行性变明显，小关节囊松弛加重，影像学检查可见椎体及小关节轻度骨质增生。此期最容易发生椎间盘突出，并出现相应临床症状。③重退变期，也称固定畸形期，此时椎间盘退行性变呈 3~4 级，其高度明显减低，椎间隙变窄，椎体边缘骨质增生，小关节软骨退变、纤维化。由于关节突关节及椎间盘周围骨赘的形成，可以使脊柱重新获得稳定。从某种意义上讲，这可以视为机体的一种保护性反应。但固定畸形的出现可能导致或加剧中央椎管和神经根管的狭窄，从而使脊髓和神经根受压。

（1）椎间盘退变：通常认为椎间盘退变是颈椎病发生的主要原因。人随着年龄的增加，椎间盘的水分逐渐减少，这种情况在 40 岁以后表现明显，颈部负重的劳损变化可以提前发生。而颈部的急性创伤和慢性劳损也可直接导致椎间盘产生退行性变。由于后一原因的存在，出现了颈椎病发病年龄年轻化的趋势。随着髓核水分的减少，开始产生髓核的纤维性变，继之硬化，椎间隙变窄，同时纤维环也因变性而弹性减少，由于重力作用向周围膨隆。软骨板发生变性后萎缩、变薄，甚至边缘破裂，邻近软骨板的椎体缘由于间盘的硬化、磨损形成代偿性的骨质增生。由于间盘突出和骨质增生，使椎管变窄，并从前方、前外侧方刺激或压迫脊髓、神经根。椎体前缘的过度增生，形成鸟嘴样改变，可压迫食管，造成吞咽困难，导致颈椎病的发生。

（2）后关节与钩椎关节退变：后关节构成椎间孔的后壁，钩椎关节组成椎间孔的前壁，它们的变化影响着椎间孔的大小。由于劳损、退变，钩椎关节的关节囊增厚，关节缘受关节囊牵扯引起边缘增生，形成骨赘，从前方压迫神经根。后关节面接近水平，活动度大，长期劳损可致关节囊松弛造成关节失稳与磨损。早期关节囊肿胀充血从后面刺激神经根（这也是很多影像学改变不明显，而颈椎病症状明显的原因之一），逐渐发展则出现关节囊萎缩，可造成上椎体的下关节突向后移位，同时形成关节缘骨质增生，这两种变化使椎间孔变小，压迫神经根而发病，这种变化常见于 $C_{4~5}$ 与 $C_{5~6}$ 之间。

（3）韧带退变：当椎间盘退变，骨赘和纤维向椎管膨出，则后纵韧带也随之发生退变向后膨出压迫脊髓。关节囊韧带增厚则可从椎间孔压迫神经根。黄韧带正常情况下富有弹性，脊椎后伸时不会形成皱褶，当黄韧带变性增厚即黄韧带肥厚时，弹性减弱，颈椎后伸时形成皱褶向椎管突出，有时可达椎管前后径的 30%，能压迫脊髓引起脊髓症状。

（4）颈椎不稳、位移：椎间盘脱水、退行性变造成椎间高度丢失，纤维环松弛、膨出，关节软骨退行性变明显，小关节囊肿胀，继而松弛加重，造成颈椎动静力平衡失衡，形成颈椎不稳和位移，在生理、病理载荷下刺激、压迫神经根或脊髓，产生临床症状与体征（图 2-2）。

（5）颈部急性损伤：颈椎骨折、脱位，可造成出血，水肿，刺激或压迫神经、血管和引起软组织损伤而发病。碎骨片和移位的椎体波及椎间孔和椎管，或直接压迫颈神经根或颈脊髓。骨折后骨赘的形成，使椎管、椎间孔发生狭窄性改变，产生急性脊髓、神经根的受压症状。颈椎骨折、脱位扭挫伤，也可引起颈椎形态学改变，如颈椎的曲度变化，椎管、椎间孔容积变小，关节失稳造成移位，出血引起粘连和对神经血管的刺激，这些都是颈椎病的发病基础。它可直接造成或加快颈椎的退变而发病。有颈部外伤史的人发病率明显上升。

（6）脊髓、脊神经充血、水肿、变性：由于上述的变化，对脊髓、神经的直接压迫可引起充血、水肿和变性。如刺激、压迫到相关血管，也会造成脊髓、神经供血不足而产生症状或引起变性。

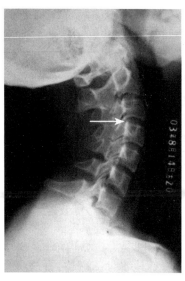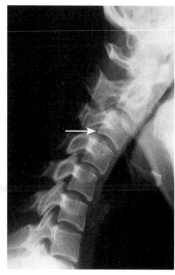

图 2-2　过屈过伸位 X 线片显示 C_{3-4}、C_{4-5} 失稳

（7）椎动脉血供不足：钩椎关节增生，骨刺可直接压迫其外侧的椎动脉影响血供。颈椎退变移位可造成椎动脉扭曲（椎动脉位于横突孔内）。颈椎退变、外伤，包括软组织炎症肿胀，可刺激、压迫支配椎动脉的交感神经，引起椎动脉痉挛形成供血不足。另外，高血压、糖尿病、高血脂可引起椎动脉狭窄、硬化，老年性血管硬化也会波及椎动脉。所有这些因素都会影响椎动脉血运，结果是颅内供血不足而发病，严重者可致脑栓塞。国外文献报道：椎动脉型颈椎病患者脑血管意外、脑萎缩、老年痴呆发病率提高了 5 倍。

（8）炎症反应：咽后壁为寰枢关节等上位颈椎，咽部感染性炎症会刺激或波及颈椎关节，引发炎症反应，造成关节松弛或移位，出现疼痛、功能障碍等症状，严重者可造成寰枢关节脱位。

（9）颈椎小关节紊乱：颈椎小关节紊乱是指颈椎的小关节超出正常的活动范围，小关节面之间发生微小的错位，即中医所指的"骨错缝、筋出槽"。颈椎的关节突较低，上关节面朝上，偏于后方，下关节突朝下，偏于前方，关节囊较松弛，可以滑动，横突之间往往缺乏横突韧带。由于颈椎的特殊解剖关系，故其稳定性较差，当颈部肌肉扭伤或受到风寒侵袭发生痉挛；睡觉时枕头过高或在放松肌肉的情况下突然翻身；工作中姿势不良，颈部呈现慢性劳损；舞台表演或游泳时做头部快速转动等特技动作时，均可使颈椎小关节超出正常的活动范围，导致颈椎小关节发生移位、错动，同时伴有椎体一定程度的旋转性移位，使上、下关节突所组成的椎间孔的横、纵径皆减小，导致颈椎平衡失调，颈椎失稳。颈椎小关节紊乱可经常复发，从而影响颈椎的稳定性，长期反复发作者可促使颈椎的退行性改变，加速颈椎病的发展。

（二）病机及分型

1. 病机　《素问·调经论》指出"百病之生，皆有虚实"。颈椎病主要为年老体弱而元阴元阳不足，筋骨之患迁延，或者外力致伤，精气不复，迁延劳损所致的退变性病症，主要发生年龄段在女子"六七"，男子"五八"前后，其时已"三阳脉衰于上，""肾气衰"乃至"太冲脉衰少""督脉衰损"。因此，从中医的病因病机上说，肾之精气不足也是颈椎病的一个重要原因。年高肝肾不足，筋骨懈惰，引起椎间盘退化、颈部韧带肥厚钙化、骨赘增生等病变影响到椎间孔变窄、神经根受压、脊髓和主要血管受压时,即逐渐出现颈椎病的各种症状。局部肢体产生慢性疲劳性损伤,导致气血失和,阳气虚衰不足,卫阳不固,腠理空疏,亦为风寒湿三气杂至,气血凝滞而为痹证的形成创造了致病基础。痹阻遂致气滞血瘀,血脉不通,久之失养,筋脉不荣亦加重了局部病症,形成痰瘀互结。

清代沈金鳌也总结"百疾之作,由于气血失常"。清代叶天士《临证指南医案》中有"平昔操持,有劳无逸……阳气大泄"之语,即属此类疾病。清代胡廷光在《伤科汇纂》中所说的"无形之伤",也指此类疾患。劳伤是劳损之渐,金代刘完素在《伤寒直格》中指出:"不因一时所伤而病,乃久以渐积,脏腑变动,久衰而病者,是曰因气变动也",多伤及人身之气。因过度、长期的劳力,积渐而使体质衰弱,元气损伤,为虚证。元气虚损,可使经脉之气不及贯穿,气血养筋之功失其常度,故易见肩背酸痛、肢疲乏力,动作无力等症。《素问·宣明五气》说:"五劳所伤,久视伤血,久卧伤气,久坐伤肉,久立伤骨,久行伤筋",椎间盘、关节囊属于筋的范畴,外伤和劳损引起椎间盘、颈部关节囊、韧带的损伤,加速颈部的退行性变化,逐步产生症状;中老年体质逐渐虚弱,腠理疏松,气血不足,筋骨失于濡养,风寒湿邪侵袭,容易痹阻经络而肢体酸痛不仁。上述诸因素杂合而致颈椎病。

总之,颈椎病属于本虚标实之证,以肝肾、脾胃受损,气血不足,筋骨失养为本;风寒湿邪或痰瘀痹阻,经脉不通为标。本病发展由轻到重、由经到络,主要病机是气血痹阻不通,筋脉关节失于濡养所致。

颈椎病的主要病位在颈部,同时可以迁延头部、四肢等部位。在颈部走行的这些经脉中,尤以循行于项部的足太阳膀胱经、督脉、手少阳三焦经及足少阳胆经等对颈椎病的影响最大。在颈椎病的发生发展中,往往首先是这些经脉的功能失调,并由此进一步导致脏腑的功能障碍。根据经络的循行和分布,手足三阳都联系头部,故称"头为诸阳之会",这些经络亦循行于颈,从而使颈部成为诸经的循行要道。头下肩上部位统称为颈,或指舌骨至胸骨体上缘的部位。手足阳明经、手少阴心经、手太阳小肠经、足少阴肾经、手足少阳经、足厥阴肝经、任脉、阴维脉、阴跷脉等行经颈部。肩上头下之后部为项部,即从枕骨到大椎之间。手足少阳经、足太阳膀胱经、督脉、阳维脉、阳跷脉等行经项部。柱骨为颈椎的统称,手阳明大肠经上出于柱骨之会上、督脉所过之处。

2. 分型

(1)颈型颈椎病:主要表现为颈肩痛、颈椎活动受限等,中医辨证分型可参考神经根型颈椎病。

(2)神经根型颈椎病:①风寒阻络证:患肢窜痛及麻木,以疼痛为主,颈部活动受限,僵硬怕风畏寒,有汗或无汗,舌苔薄白,脉浮紧或缓;②寒湿阻络证:患肢沉重无力或疼痛麻木,手指屈伸不利,伴头疼、胸闷、纳呆,颈部活动受限,舌苔胖大,边有齿痕,脉沉或弦滑;③气滞血瘀证:头、颈、肩、背以及上肢疼痛麻木,呈胀闷感,疼痛呈刺痛样,痛有定处,拒按,夜间痛甚,舌质紫暗,有瘀斑瘀点,脉弦涩;④气血亏虚证:患肢及指端麻木,手部肌肉萎缩,指甲凹陷无光泽,皮肤枯燥发痒,头晕眼花,面色不华,惊惕不安,脉弦细或细涩;⑤肝肾亏虚证:患肢麻木疼痛,颈膝酸软,两目干涩,头晕眼花,耳鸣,失眠多梦,咽干口燥,舌体瘦,舌质红绛,少苔或无苔,脉弦细或细数。

(3)脊髓型颈椎病:根据患者的临床表现主要分为痹证型和痿证型。①痹证型:患者表现以疼痛为主,主要为颈肩部疼痛,一侧或双侧肢体疼痛伴麻木,肌张力增高,腱反射亢进,舌暗或有瘀斑,脉弦紧。痹证型为风寒湿瘀阻脉络,经脉不通,气血瘀阻,发为痹痛。

②痿证型：患者表现以肢体无力为主，主要为一侧或双侧肢体无力伴随麻木，行走困难，肌张力增高，腱反射亢进，病理反射阳性，舌淡，苔薄白，脉沉缓。痿证型为肝肾亏虚，骨髓失养，气血精微亏耗，脉络失养，发为痿证。

（4）椎动脉型颈椎病：临床上一般分为外感风寒型、气虚下陷型、痰瘀交阻型、肝肾不足型等四型。①外感风寒型：眩晕，头痛，畏寒，全身酸痛，颈项强硬，舌质淡，苔薄白，脉浮紧；②气虚下陷型：眩晕喜卧，颈部不适疼痛，心悸气短，眼睑下垂，面色㿠白，少气懒言，舌质淡嫩，舌苔薄白，脉沉细无力；③痰瘀交阻型：眩晕欲吐，形体肥胖，颈项刺痛，失眠多梦，舌质紫暗有瘀点，舌苔厚腻，脉濡细；④肝肾不足型：眩晕耳鸣，颈项酸痛，腰膝酸软，听力下降，记忆力减退，舌质淡，脉沉细。

（5）交感神经型颈椎病：目前，交感神经型颈椎病尚无公认的辨证分型，可以参考椎动脉型颈椎病的分型。

三、诊断

目前，多依据1992年第二次青岛颈椎病专题会议标准：①具有颈椎病的临床表现；②影像学检查显示颈椎间盘或椎间关节有退行性改变；③影像学征象与临床表现相应，即影像学所见能够解释临床表现。此诊断标准强调临床表现和影像学检查结果同时出现且能相互印证、解释。随着影像学的发展，MRI等先进技术广泛应用，颈椎MRI在颈椎病的诊断和鉴别诊断中起到重要作用。

颈椎病是一个包括各种病理改变的临床综合征，病变复杂，表现繁杂，临床诊断一般分为不同类型。但是，国内颈椎病的分型尚未完全统一，一般可以分为颈型颈椎病、神经根型颈椎病、脊髓型颈椎病、椎动脉型颈椎病、交感神经型颈椎病和混合型颈椎病等几种类型。

（一）颈型颈椎病

颈型颈椎病主要表现为颈肩痛而无神经体征，影像学改变尚不典型，是诊断为颈椎病，还是诊断为肌筋膜炎等软组织病变尚有争论。我们认为，颈型颈椎病一般能通过影像学显示颈椎退变（MRI示椎间盘退变）及继发的生物力学改变（X线片示颈椎生理曲度、稳定性变化），符合颈椎病诊断要素。而且，颈型颈椎病较为常见，能体现颈椎病病理变化的初始阶段，与颈椎病不同病理变化过程中出现的其他各种类型的颈椎病有密切关系，如不及时治疗或治疗不当，可能发展、转换为其他类型颈椎病，故颈型颈椎病的防治对于各类型颈椎病的防治都有重要的临床意义。所以，我们将颈型颈椎病列为颈椎病类型之一。但是，颈型颈椎病诊断必须严谨，要满足颈椎病诊断的条件，禁忌诊断泛滥。

1. 临床表现　颈痛和颈项僵硬是颈型颈椎病的临床特征之一，颈痛比较明显，疼痛部位可在颈项部、耳后、枕顶部，直至前额，有时可有肩部甚至上肢放射性疼痛，有时可伴有耳鸣、头晕、听力减退、眼痛，颈椎活动时有声响，头颈部活动因疼痛而受限。疼痛反复发作，时轻时重，也就是未经任何医疗措施，患者的症状可以在一段时间内减轻或者消失，当超时超负荷活动或受到冷刺激后症状又可复发或加重。

2. 物理检查　急性期颈部活动轻度受限明显。颈肌紧张并有明显的压痛点，压痛点多在横突、椎板棘突间等软组织附近部位。椎间孔挤压试验和臂丛神经牵拉试验阴性，无肌乏力、肌萎缩表现，上下肢肌腱反射正常，无病理反射。

3. 影像学检查和测量　X线片上所见到的颈椎发生改变与临床表现的不对称，部分患者可见颈椎生理曲度变直，颈椎椎体间隙轻度变窄，椎体可有轻度增生。动力摄片上可显示

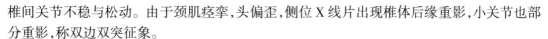

椎间关节不稳与松动。由于颈肌痉挛,头偏歪,侧位 X 线片出现椎体后缘重影,小关节也部分重影,称双边双突征象。

4. 诊断标准

（1）颈肩部疼痛、不适、活动受限及压痛点,常于过劳和受凉后加重;

（2）X 线片显示颈椎生理曲度改变、失稳等变化,MRI 显示颈椎间盘脱水、变性、突出;

（3）除外颈部扭伤、落枕、肩周炎、肌筋膜炎、神经衰弱等其他疾患。

5. 鉴别诊断

（1）颈部扭伤:俗称落枕,多由于睡眠中颈部体位不良以致局部肌肉被扭伤。其发病与颈型颈椎病相似,多于晨起时发病,因此两者易被混淆。颈型颈椎病的压痛点多见于棘突部。程度多较轻,用手压之患者可忍受,一般不伴有颈部肌肉痉挛,颈椎牵引症状减轻或缓解。痛点封闭多无显效。落枕者的压痛点则见于肌肉损伤局部,以两侧肩胛内上方处为多见,急性期疼痛剧烈,压之难以忍受,可触及伴有明显压痛之条索状肌束,检查者用双手稍许用力将患者头颈部向上牵引时疼痛加剧,痛点封闭效果明显。

（2）肩关节周围炎:又称冻结肩,因多在 50 岁前后发病,故又称"五十肩"。其好发年龄与颈椎病者相似,且多伴有颈部受牵症状,两者易混淆。颈型颈椎病所引起的疼痛多以棘突及椎旁处为中心,而肩关节周围炎患者的疼痛则多局限于肩关节及其周围处。颈型颈椎病一般不影响肩部活动;而肩关节周围炎患者的肩关节活动范围均明显受限,尤以外展时为甚,呈"冻结"状。

（3）风湿性肌纤维组织炎:为一种慢性疾患,多与风寒、潮湿等有关,除颈肩部外,全身关节、肌肉酸痛（可有游走性）。咽部红肿（扁桃体多伴有炎症）,红细胞沉降率增快,类风湿因子阴性和抗链球菌溶血素"O"测定多在 500U 以上。位于颈肩部的肌纤维组织炎需与颈型颈椎病鉴别。

（二）神经根型颈椎病

神经根型颈椎病（cervical radiculopathy）是颈椎病各类型中诊断明确、临床常见的类型。是由颈椎椎间盘组织退行性改变及其继发病理改变刺激,压迫颈部脊神经根,并出现相应节段的上肢放射性疼痛、麻木等临床表现者。

1. 临床表现　症状发作过程可为急性或慢性,急性发作者年龄多在 30~40 岁,常发生于颈部外伤之后数日或以往有颈部外伤史。症状以疼痛为主,表现为剧烈的颈痛及颈部活动受限,颈痛向肩、臂、前臂及手指放射,同时可有上肢无力及手指麻木。疼痛严重时患者甚至无法入睡。而病程表现为慢性者多系由急性发展而来,相当一部分患者为多根神经根受累。年龄多高于急性发作者,表现为颈部钝痛及上肢放射痛,并可有肩胛部麻木感。常见诱因有劳累、受寒、搬运重物等。

症状可为一侧性或两侧性,通常为单根神经根受累,也可由多节段病变致两根或多根神经根受累。颈椎病变主要见于颈 4~5 节段以下,以颈 5、颈 6 与颈 7 神经根受累最为多见。

颈痛是颈椎疾患最为常见的临床症状,但并非神经根型颈椎病所特有。神经根型颈椎病的疼痛可向肩部及肩胛骨内侧放射,也可伴有颈椎活动受限、椎旁肌肉痉挛以及椎旁压痛等,同时常伴有头痛。根性痛是神经根型颈椎病最重要的临床表现,有时甚至是唯一的临床表现。由于多为单根神经根受累,疼痛常局限于颈、胸或上肢某一特定区域。颈椎旋转、侧屈或后伸可诱发根性痛或使其加剧。疼痛的原因目前尚不明确,可能与颈椎椎间盘纤维环及韧带中非特异性感觉神经受到刺激有关,也可能与椎旁肌肉痉挛有关或继发于小关节的骨性关节炎,还可能与椎间盘引起的自身免疫性反应及炎症反应有关。

2. 物理检查　常用的检查有:①椎间孔挤压试验:也称 Spurling 试验,使患者头侧屈向患侧同时后仰,检查者用双手自患者头顶向下按压,诱发或加剧患侧肩部及上肢疼痛时为阳性;②Jackson 试验:检查者一手扶持患者头部将其屈向健侧,同时以另一手向下压迫健侧肩部,诱发或加剧患侧肩部及上肢疼痛时为阳性;③臂丛神经牵拉试验:使患者头部侧屈向患侧并稍后仰,同时维持上肢于伸肘伸腕位,外旋肩关节诱发或加剧患侧肩部及上肢疼痛麻木时为阳性。

病变时间长者可以出现肌力减退与肌萎缩,据 Henderson 和 Hennessy 统计一组 846 例神经根型颈椎病结果,肱三头肌、肱二头肌、三角肌及手内在肌受累的病例分别为 37%、28%、1.9% 和 0.6%,共有 68% 的患者有不同程度的肌力减退。肌力减退程度较轻时对上肢运动影响轻微,病程进展缓慢时受损肌肉的功能尚可被其他肌肉代偿,患者常不易察觉,因此系统详细的体检对于诊断具有重要意义。腱反射有时可减弱,体检时应注意两侧对比。

3. 影像学检查和测量

(1)X 线检查:正位片可见钩椎关节(Luschka 关节)骨赘形成。侧位片示椎间隙变窄,椎体前、后缘骨赘形成,颈椎生理前凸可减小或消失。斜位片上钩椎关节及关节突关节的骨关节炎表现则更为清晰,椎间孔变得狭小(图 2-3)。这些改变可随年龄增加愈加明显,以颈4~5 最为多见。

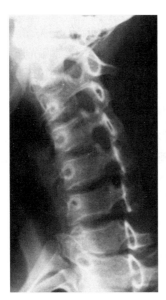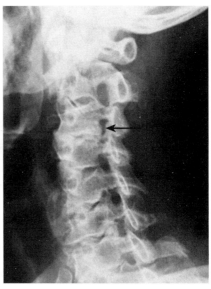

图 2-3　斜位 X 线片显示正常(左)和变形狭窄的椎间孔

(2)脊髓造影:正位、侧位及斜位片上均可显示病变节段神经根的充盈缺损。正位片所示充盈缺损偏向患侧,而在斜位片充盈缺损更为明显。由侧位片观察,充盈缺损位于前方,与椎间盘水平相一致,但程度较轻。一般不能很好地显示椎间孔内压迫。

(3)椎间盘造影:注入造影剂后椎间盘呈不规则影像,造影剂向四周弥散,甚至可漏入 Luschka 关节以至椎管内。造影剂注入时应注意患者的疼痛反应是否与临床症状相同,并要求与邻近关节对比。一般用于判断椎间盘源性疼痛。

(4)CT 检查:突出的椎间盘组织呈密度增高影,而 CT 显示椎间孔的骨性结构尤其出

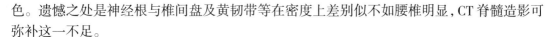

色。遗憾之处是神经根与椎间盘及黄韧带等在密度上差别似不如腰椎明显,CT脊髓造影可弥补这一不足。

（5）MRI检查:颈椎椎间盘的信号一般要强于腰椎,其中央的髓核信号明显强于周围纤维环。脊髓组织信号为中等强度,其周围的脑脊液及硬膜囊信号较低。在T_2加权图像上,椎间盘的信号较T_1加权像明显增强,退变后的椎间盘信号则明显降低。MRI可较为准确地显示突出的颈椎椎间盘组织对脊髓、神经根的压迫,其中以轴位像更具诊断价值。但在Luschka关节增生肥大时与突出的椎间盘在T_1加权像上较难区分。

4.诊断标准

（1）颈痛伴上肢放射痛。

（2）受压神经根皮肤节段分布区感觉减弱,腱反射异常,肌萎缩,肌力减退。

（3）臂丛神经牵拉试验或椎间孔挤压试验阳性。

（4）颈椎X线可见椎体增生,钩椎关节增生明显,椎间隙椎间孔变小。

（5）MRI、CT显示椎间盘膨出、椎体后骨赘及神经根管变窄,脊神经根肿大。

此外,在各自不同的部位还可以有感觉减退或过敏、肌肉萎缩或肌腱反射减弱等表现。上肢肌力减弱为运动神经受损引起的症状,表现为患者持物费力,部分患者持物时易脱落。肢体骨骼肌由2根以上的神经共同支配,单独神经受损表现为轻度肌力减弱,主要的神经根受累可出现明显的运动功能障碍。

颈椎间盘退变后向侧后方突出或钩椎关节出现增生骨赘,可刺激压迫相应节段的神经根,并出现相应的临床表现。不同颈椎病变的节段可刺激或压迫不同的神经根,从而产生不同的表现,其各自具体的临床表现如下:

颈椎3~4间隙以上的病变:可刺激或压迫颈3或颈4神经根,患者常感脖子痛,串向头枕部,风池穴附近可有压痛,枕部皮肤可有麻木感。但一般颈3~4间隙以上节段出现退变发生颈椎病者较少见。

颈椎4~5间隙病变:可刺激或压迫颈5神经根,患者常常感到疼痛经肩顶部,肩胛骨内缘上部、肩部,放射至上臂外侧,很少到前臂。医生检查时,可发现肩部及上臂外侧可有痛觉过敏或痛觉减退区,上臂外展、上抬的三角肌肌力减退,严重者可发现肩部的三角肌、斜方肌及冈上肌的肌肉萎缩,直视下可以发现上述肌肉萎缩后,失去正常丰满的外形而塌陷。

颈椎5~6间隙的病变:可刺激或压迫颈6神经根,患者除颈部、肩胛骨内缘、肩部、前胸部及前臂桡侧(前臂的拇指侧)疼痛、麻木外,还可放射到上臂外侧、前臂桡侧(前臂的拇指侧)以及拇指和食指。医生检查时,可发现上臂外侧、前臂桡侧(前臂的拇指侧)以及拇指和食指痛觉过敏或减退;屈肘力量(肱二头肌力)较弱,肱二头肌腱反射减退。可发现肱桡肌腱反射减弱或消失;严重者可出现肱二头肌肌肉(即上臂前边的肌肉)萎缩。

颈椎6~7间隙病变:可刺激或压迫颈7神经根,患者感疼痛沿颈肩上臂放射至前臂背侧、食指及中指。医生检查时,可发现患者食指及中指痛觉过敏或减退,伸肘力量减弱,肱三头肌腱反射减弱或消失,伸腕与伸指肌力有时也可减弱。

颈椎7与胸1间隙的病变:可刺激或压迫颈8神经根,患者疼痛在颈部、肩部、肩胛骨内下缘,并常沿上臂内侧和前臂尺侧(即前臂的内侧或小指侧)放射至环指和小指,手的精细活动功能障碍较大。医生检查时,可发现患者小指及环指痛觉过敏或减退,食指、中指、环指与小指屈曲以及分开与并拢的力量常有减弱,严重者可见手部肌肉萎缩明显,一般无腱反射改变。

5. 临床分期

（1）急性期：也称为炎性水肿期。临床主要表现为：颈肩部疼痛，颈椎活动受限，稍有活动即可使颈肩臂部疼痛加重，疼痛剧烈时难以坐卧，被动以健肢拖住患肢，影响睡眠。

（2）慢性期：也称为缺血期。临床主要表现为：颈僵，颈肩背部酸沉，颈椎活动受限，患肢窜麻疼痛，可以忍受。

（3）恢复期：颈肩部及上肢麻痛症状消失，但颈肩背及上肢酸沉症状仍存在，受凉或劳累后症状加重。

6. 鉴别诊断

（1）脊髓型颈椎病：脊髓型颈椎病的典型临床表现主要为上肢的下运动神经元损害和下肢的上运动神经元损害，前者主要反映了受压节段脊髓的损害严重程度，而后者则是由于皮质脊髓侧束及脊髓丘脑侧束同时受到累及所致。当病变仅累及脊髓的中央灰质尤其是脊髓的前角和/或后角时，临床表现主要为双侧上肢的下运动神经元性瘫痪，腱反射减弱或消失，但下肢检查并无异常发现。对于这一特殊类型的脊髓型颈椎病以往文献中很少提及，而实际上这一特殊类型的颈脊髓损害并非少见。当脊髓型颈椎病表现为一侧上肢症状时容易混淆，此时 MRI 检查所提供的信息常具有重要价值。神经根型颈椎病还可与脊髓型颈椎病同时存在。

（2）枕骨及寰枢椎疾患：枕颈部伤病常引起枕大神经痛。枕大神经为颈 2 神经后支组成的感觉神经，与颈 3 神经根损害所致疼痛较难鉴别，影像学检查有助于明确病因，必要时还应进行脑神经、小脑功能及眼底检查。

（3）颈椎其他疾患：如椎管狭窄、后纵韧带骨化、感染、肿瘤等，影像学检查可明确诊断。

（4）肺、纵隔肿瘤：如肺上沟肿瘤，可侵犯臂丛引起肩臂疼痛，体检可在锁骨上窝触及肿块，影像学检查可明确肿瘤所在部位及范围。

（5）胸廓出口综合征：主要病因包括颈肋、前斜角肌肥厚，以及锁骨、肩胛骨喙突或第1肋骨畸形愈合或不愈合等。最常见的症状为上肢的疼痛、麻木或疲劳感，其次为肩部和肩胛部的疼痛，再次为颈部的疼痛。根据受压成分的不同可以神经、动脉或静脉受压症状为主，其中多数主要表现为神经受压症状，以臂丛下干受累机会为多，故常表现为尺神经支配区的损害症状。常用的体检方法包括 Morley 试验、Adson 试验、Wright 试验、Eden 试验及 Roos 试验等。本病的诊断应根据临床症状及上述试验结果综合判断，常规摄 X 线片，必要时可行臂丛神经电生理检查。

（6）臂丛神经炎：急性或亚急性起病，首发症状为一侧肩部及上肢的剧烈疼痛，并可伴有发热等全身症状。

（7）肩部疾患：如肩关节周围炎、肩袖损伤等。以肩部疼痛、活动障碍为突出症状，二者可合并存在，肩关节造影及 MRI 检查有助于明确诊断。

（8）颈肩臂综合征：以自颈部向肩、臂及手指的放射疼痛为主要症状，与颈椎不良姿势体位引起的肌肉疲劳有关。

（9）颈肩手综合征：又称 Steibrocker 综合征，表现为上肢自主神经功能异常，除肩、手指疼痛外，尚有手指肿胀及颜色、温度改变，随后发生骨质疏松。

（10）上肢周围神经卡压：如腕管综合征、尺管综合征及迟发性尺神经损害等，根据相应症状、体征及神经电生理检查多可明确诊断。应指出的是，颈椎病患者可同时合并上肢周围神经卡压。

（三）脊髓型颈椎病

脊髓型颈椎病（cervical spondylotic myelopathy，CSM）是颈椎病各类型中最为严重的类型，且多隐性发病，易误诊为其他疾病而延误诊治时机。它是退变的颈椎间盘及椎体后缘的骨质增生等继发病理改变，刺激、压迫脊髓而引起脊髓传导功能障碍。

1. 临床表现　40~60 岁患者多见，发病慢，脊髓型颈椎病约占颈椎病的 10%~15%。其临床症状繁多，有感觉或运动方面的障碍；有颈神经或脊髓的病变；可因轻微外伤致急性起病，发病时即有截瘫，经过若干时日，瘫痪虽有好转，最后多遗留有神经功能障碍；大多数没有或仅有轻微的颈、肩疼痛症状，而神经、脊髓功能障碍的表现在发病早期常不易引起人们的重视，随着病情的发展，可逐渐出现明显的脊髓受压症状，甚至四肢瘫痪，一般发病顺序是先下肢表现，再出现上肢表现。因此，了解脊髓型颈椎病的早期症状，对于早期诊断和及时治疗本病有积极意义，现对 CSM 早期症状分类如下。

（1）下肢症状：出现一侧或两侧下肢的神经功能障碍，有表现为单纯下肢运动障碍，无力、不稳、发抖、打软腿、易摔倒，有些表现为单纯下肢感觉障碍者，如双足感觉异常、双下肢麻木，亦有表现为感觉、运动障碍同时存在。

（2）上肢症状：出现一侧上肢或双上肢的单纯运动障碍，单纯感觉障碍或者同时存在感觉及运动障碍。常见症状有麻木、酸胀、烧灼或发凉、疼痛或无力，持物易脱落、发抖。可发生于一个手指或多个手指，有时仅在五指尖部，有些表现在肩胛、肩部、上臂或前臂；有些同时发生于上肢近端或远端；亦有些沿神经根走行放射。

（3）四肢症状：可表现为单纯感觉障碍如双足小腿及双手尺侧麻木，有的短期四肢陆续出现感觉、运动障碍者，如低头长时间工作后次日即出现左手环、小指麻木，继而出现右手环、小指麻木，接着表现为双下肢麻木无力，抬腿困难、步态不稳、易摔跤。

（4）骶神经症状：表现为排尿、排便障碍，如肛周或会阴部感觉异常，出现尿频、尿急、尿不尽感或尿等待，大便秘结。

一旦出现上述早期症状，应想到本病的可能性，患者症状时好时坏，呈波浪式进行性加重，如表现为：下肢各组肌肉发紧，抬步慢，不能快走，更不能跑步；双脚出现踩棉花样感觉；颈发僵，颈后伸时易引起四肢麻木，接着出现一侧上肢或双上肢麻木、疼痛，手无力，持小物件易脱落，不能扣衣扣；重者写字困难，甚至不能持筷或匙进餐；部分患者出现尿潴留；有些同时表现为胸、腹等处发紧，即"束带感"。这些典型症状对于提示 CSM 早期诊断具有重要意义，如果早期症状出现后能够意识到 CSM 的可能性，经过详细的物理检查及影像学检查，就可缩短治疗时间，明显提高治愈率，减少病残率。

2. 物理检查　感觉减退最早出现于下肢，逐渐向上，感觉平面不规则，肌张力增高，腱反射亢进，Hoffman 征及 Babinski 征阳性，腹壁反射、提睾反射等减弱或消失。

3. 影像学检查和测量

（1）X 线检查：正侧位片上颈椎变直或向后成角，多发性颈椎间隙变窄；骨质增生，尤以后骨赘刺更为多见；钩椎关节骨赘形成。斜位片上可见椎间孔缩小、小关节重叠或有项韧带骨化。国人正常颈椎管矢状径在 16~17mm，若小于 13mm 则认为存在椎管狭窄，若小于 10mm 常有脊髓功能障碍；颈椎侧位片椎管中矢径 / 椎体中矢径 <75%，认为存在有发育性颈椎管狭窄；从颈椎过屈过伸侧位片，可分析颈椎不稳定节段，颈椎不稳可从以下方面进

行判断：即椎体后缘连线与滑移椎体下缘的连线相交一点至同一椎体后缘之距离≥2mm 或椎体间成角 >11° 及椎体滑移 2~3mm 为不稳定。目前认为颈椎不稳定是一个值得重视的问题，是脊髓型颈椎病发病机制中的重要因素之一。颈椎伸屈活动时，脊髓在椎体后缘反复摩擦，尤其对存在发育性颈椎管狭窄及退变性后骨赘等形成时，引起脊髓微小创伤致脊髓病理损害。

（2）CT 检查：对椎体后缘骨赘刺、椎管大小、后纵韧带骨化情况、黄韧带钙化、椎间盘突出都可表现出来（图 2-4）。

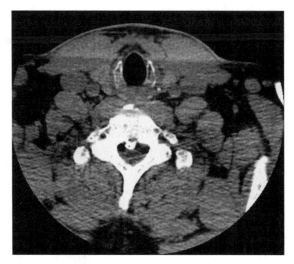

图 2-4 椎间盘突出伴钙化

（3）MRI 检查：分辨能力更高，可见椎间盘退变及信号改变，尤其可分辨多节段退变椎间盘突出椎管情况，可见硬膜囊、脊髓有无受压及压迫情况，以及有无脊髓背腹受压及压迫情况，脊髓是否变细（萎缩）、变性，是否有空洞肿瘤等情况（图 2-5、图 2-6），MRI 现已逐步替代脊髓造影检查。

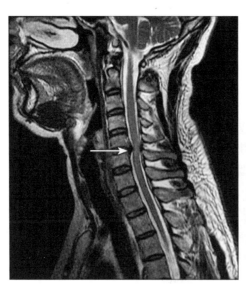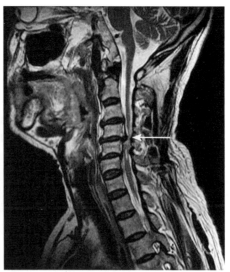

图 2-5 颈椎间盘突出伴椎管狭窄，脊髓受压变性

（4）腰椎穿刺（奎肯施泰特试验）：有完全梗阻或部分梗阻者，表示脊髓受压，但不能定出压迫原因和部位，有梗阻者，脑脊液蛋白往往高于正常（40mg%），若蛋白高于200g/L（200mg%），则应考虑脊髓肿瘤。对于早期上肢、下肢或四肢感觉、运动变化，在除外脑神经损害的基础上，应重视脊髓型颈椎病的发生，如能仔细询问病史，认真查体，详细阅读分析颈椎X线片则不难作出诊断，对于典型肢体感觉运动功能障碍及/或骶神经损害表现，锥体束损害明显者，可进一步行CT或MRI检查，可帮助明确诊断及指导选择手术等治疗方案。

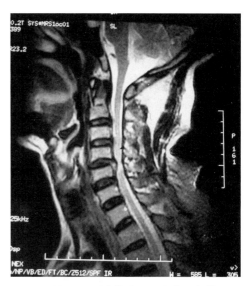

图2-6　MRI可以清楚地显示突出间盘等组织对脊髓、神经根的压迫

4. 诊断标准

（1）临床上出现颈脊髓损害的表现，颈无不适但手动作笨拙，细小动作失灵，胸部有束带感，步态不稳，易跌倒；

（2）肢体肌张力增高，逐渐出现四肢痉挛瘫痪、腱反射亢进，Hoffmann征阳性，可出现踝阵挛和髌阵挛；

（3）躯干及下肢麻木或出现感觉障碍平面，减弱区呈片状或条状；

（4）颈椎X线侧位片或CT片显示椎体后缘骨质增生，椎管狭窄；

（5）MRI示脊髓受压呈波浪样压迹，严重者脊髓可变细，或呈串珠状。

5. 鉴别诊断

（1）脊髓肿瘤：患者有颈、肩、臂、手指的疼痛或麻木，同侧上肢为下运动神经元的损伤，下肢为上运动神经元的损伤。症状逐渐发展到对侧下肢，最后到达对侧上肢。压迫平面以下感觉减退及运动障碍的情况开始为Brown-Sequard综合征，最后发展为脊髓横贯性损害现象。其特点是：①X线片显示椎间孔增大、椎体或椎弓破坏；②脊髓碘油造影，梗阻部位造影呈倒杯状，奎肯施泰特试验（Queckenstedt test）阴性；③在完全梗阻病例，脑脊液呈黄色，易凝固，蛋白含量增高。

（2）颈椎后纵韧带骨化症：由于后纵韧带的骨化使椎管狭窄，影响脊髓血液循环。严重者可以压迫脊髓引起瘫痪。脊髓造影和CT及磁共振对其诊断有很大帮助。

（3）枕骨大区肿瘤：其症状是枕后痛，同侧上肢痉挛性麻痹，并发展到下肢、同侧下肢和对侧上肢。手和前臂肌肉有萎缩现象。有时可出现感觉改变。其特点是：①脊髓造影，梗阻的位置较高，碘油难以到达颅腔；②可出现颅凹脑神经的症状；③晚期可引起脑压升高，有眼底水肿、脑膜刺激征。

（4）脊髓空洞症：本病与延髓空洞症均属慢性退行性病变，以髓内空洞形成及胶质增生为特点，其病程进展缓慢，早期影响上肢呈节段性分布，当空洞逐渐扩大时，由于压力或胶质增生不断加重可使脊髓白质内的长传导束也被累及。本病临床上易与脊髓型颈椎病混淆，好发于颈胸段，有时感到臂部疼痛。其特点是：①发生于年轻人，多为20~30岁；②痛觉与其他深浅感觉分离。以温度觉减退或消失为明显。

（5）脊髓粘连性蛛网膜炎：其表现为脊神经感觉根（前根）和运动根（后根）的神经症

状,或有脊髓的传导束症状。Queckenstedt 试验有不全梗阻或完全梗阻。细胞数及蛋白的增加无一定数值。其特点是:脊髓造影时,碘油通过蛛网膜下腔时困难,呈蜡泪状变化。

(6)原发性侧索硬化症:这是一种原因不明的神经系统疾病,当侵犯皮层脊髓运动束时,表现为双侧锥体束损伤,肌张力增高,浅反射消失,肌肉萎缩。其特点是:①无感觉障碍;②Queckenstedt 试验通畅;③脊髓造影无阻塞现象。其运动神经元变性仅限于上运动神经元而不波及下运动神经元,主要表现为进行性、强直性截瘫或四肢瘫无感觉及膀胱症状,如病变波及皮质延髓束时则可出现假性延髓麻痹(假性球麻痹)征象。

(7)肌萎缩性侧索硬化症:本病属于运动神经元疾患中的一种类型,是一种原因不明的脑干运动核、皮层脊髓束和脊髓前角细胞损害的疾病。其病因至今尚不明了。发病缓慢,好发于中年人的颈膨大部。在临床上主要引起以上肢症状重于下肢的四肢性瘫痪,因此易与脊髓型颈椎病相混淆。本病目前尚无有效的(甚至在术中即可发生)疗法,预后差,手术可加重病情或引起死亡,而脊髓型颈椎病患者则需及早施术,故两者必须加以鉴别,以明确诊断及选择相应的治疗方法:①上肢肌肉萎缩性瘫痪,小肌肉明显,手呈鹰爪形;②下肢痉挛性瘫痪,腱反射活跃或亢进;③病变发展到脑干时,可发生延髓麻痹而死亡。

(8)共济失调症:本病多有明显的遗传性,视其病变特点不同而分为少年脊髓型共济失调、脊髓小脑性共济失调、小脑性共济失调等数种,且亚型较多。本病不难与脊髓型颈椎病鉴别,关键是对本病要有一个明确认识,在对患者查体时应注意有无肢体共济失调、眼球震颤及肢体肌张力低下等症状,阳性结果有助于对本病的判定。

(9)颅底凹陷症:近年来发现本病并非罕见,因无特效疗法,患者常求治于各医院门诊之间。由于其可引起脊髓压迫症状,因此应与脊髓型颈椎病加以鉴别。鉴别要点:本病属先天畸形,有其固有的临床特点:①短颈外观:主要因上颈椎凹入颅内所致。②标志测量异常:临床常采用的为以下两种:一种为颅底角,指蝶鞍和斜坡所形成的角度,取颅骨侧位片测量之正常为 132°,如超过 145° 则属扁平颅底;另一种为硬腭 - 枕大孔线,又名 Chamberlain 线,即硬腭后缘至枕大孔后上缘的连线,在正常情况下,枢椎的齿突顶端低于此线,如高于此线则属扁平颅底。③其他:本病患者发病年龄多较早,可在 20~30 岁开始发病;临床上多表现为四肢痉挛性瘫痪,且其部位较脊髓型颈椎病患者为高,程度较重;多伴有疼痛性斜颈畸形及颈椎骨骼其他畸形;病程后期如引起颅内压增高,则可出现颅内症状。

(10)多发性硬化:本病为一种病因尚不十分明了的中枢神经脱髓鞘疾患,因可出现锥体束症状及感觉障碍而易与脊髓型颈椎病相混淆。鉴别要点:①好发年龄:多在 20~40 岁之间,女性多于男性;②精神症状:多有程度不同的精神症状,常呈欣快状情绪,易冲动;③发音障碍:病变波及小脑者可出现发音不清甚至声带瘫痪;④脑神经症状:以视神经受累为多,其他脑神经亦可波及;⑤共济失调症状:当病变波及小脑时可出现。

(11)周围神经炎:本病系由于中毒感染及感染后的变态反应等所引起的周围神经病变,主要表现为对称性或非对称性(少见)的肢体运动、感觉及自主神经功能障碍。可单发或多发,其中因病毒感染或自体免疫功能低下而急性发病者,称为急性感染性多发性神经根炎(Guillain-Barré 综合征)。鉴别要点:①对称性运动障碍:通常表现为以四肢远端为重的对称性弛缓性、不完全性瘫痪,此不同于颈椎病时的不对称性痉挛性瘫痪;②对称性感觉障碍:可出现上肢或下肢双侧对称性似手套 - 袜子型感觉减退,颈椎病患者亦罕有此种改变;③对称性自主神经功能障碍:主要表现为手足血管舒缩出汗和营养性改变。根据以上三点不难与脊髓型颈椎病鉴别。此外,尚可参考病史、X 线片、MRI 及 CT 等其他有关检查。非病情特别需要一般无须脊髓造影。

（12）颈髓过伸性损伤：颈髓过伸性损伤又名脊髓中央管综合征,属于颈部外伤中的一种类型,临床易与在颈椎病基础上遭受过屈损伤所造成的脊髓前中央动脉综合征相混淆,前者大多需要先采用保守疗法,后者则需及早手术,故对两者的鉴别具有现实意义。鉴别要点:①损伤机制:两者均发病于头颈部外伤后,过伸性损伤者大多因高速行驶的车辆急刹车所引起,由于惯性的作用,乘客面颌、颏部遭受正前方的撞击,使头颈向后过度仰伸。此时已被拉长的脊髓（椎管亦变得相对狭窄）易突然被嵌夹于前突内陷的黄韧带与前方骨纤维性管壁之中,引起脊髓中央管周围损害。而脊髓前中央动脉综合征患者则多系在椎体后缘骨刺或髓核突出的基础上,突然遭受使头颈前屈的暴力,以致脊髓前方被撞击到骨性或软骨性致压物上引起脊髓前中央动脉的痉挛与狭窄,并出现供血不全症状。②运动障碍:由于过伸性损伤的病理改变位于脊髓中央管周围,因此最先累及上肢的神经传导束而先出现上肢瘫痪,或是上肢重、下肢轻,尤以手部最为明显,而脊髓前中央动脉综合征患者则完全相反,其瘫痪是下肢重而上肢轻。③感觉障碍:脊髓前中央动脉综合征患者感觉功能受累较轻,而过伸性损伤患者不仅症状明显,且可出现感觉分离现象,即温痛觉消失,而位置觉、深感觉存在,此主要是由于病变位于中央管附近所致。④影像学改变:X线片上两者有明显差异,过伸性损伤者在侧位观察可以发现患节椎间隙前方呈增宽状且椎体前阴影明显增宽,多超过正常值1倍以上,而脊髓前中央动脉综合征患者由于多在骨刺形成的基础上发病,因此不仅多有骨赘存在,且椎管一般较狭窄（宽椎管者不易发病）。⑤其他:尚可参考面颌部或头后部有无软组织损伤,以及患者年龄及病史等加以鉴别。一般无须脊髓造影。

（13）其他疾患:对颈椎椎间盘炎、颈椎椎体骨髓炎或其他引起脊髓症状的病变均应注意鉴别。

（四）椎动脉型颈椎病

椎动脉型颈椎病（vertebral artery type of cervical spondylosis）是近年争议最多的类型,诊断没有统一的标准,尽管其病因、病理复杂多样,最终导致椎基底动脉供血不足而产生一系列症状。它主要是指颈椎钩椎关节退行性改变引发的骨质增生、侧方椎间盘突出等继发病理改变刺激、压迫椎动脉,造成脑供血不足者（图 2-7）。

1. 临床表现　椎动脉型颈椎病的临床症状来源广泛,表现复杂,可见于内耳、脑干、小脑、间脑、大脑枕叶、颞叶及脊髓等部。可有枕部疼痛及发作性眩晕、恶心、耳鸣及耳聋等,可同时发生猝倒,上述症状每于头部过伸或旋转时出现,其眩晕特点是常于颈椎位于某一位置时发生,猝倒数秒后恢复,无意识障碍、无后遗症。头部到中立位时症状立即消失或明显好转,椎动脉血栓形成后可出现延髓外侧综合征,表现为共济失调、吞咽困难、病侧面部感觉异常、软腭瘫痪及霍纳综合征,以及对侧肢体痛、温觉紊乱等。还可出现视觉不清,有的病例有后颅窝神经症状,出现声音嘶哑、呐吃、吞咽困难,有的可有动眼神经症状,出现复视。同时还可以有记忆力减退、健忘、寐差,且多梦、易惊等伴随症状。

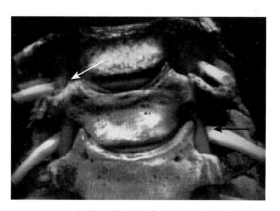

图 2-7　钩椎关节增生等病理改变可刺激、压迫椎动脉

2. 物理检查　棘突侧缘及关节囊部有压痛,转颈试验阳性。椎动脉转颈试验是诊断本病的重要手段之一,实践证明其简便易行,阳性率高。Burke认为头颈转向对侧会加重椎动脉于 C_{1-2} 间的狭窄或梗阻而引起症状。若颈部活动可诱发或加重一般症状,或伴有颈肩、枕部病与神经根症状,或有脑干受损的其他表现,查体有典型的椎动脉扭曲试验阳性,即为初步诊断。也有学者认为颈后部触诊上颈椎或其他颈椎有移位,相应的关节囊部肿胀、压痛亦可为诊断标准之一。

3. 影像学检查和测量

(1)X线检查:正位片可见钩椎关节退变改变如钩突骨赘,关节间隙模糊变窄。侧位片可有颈椎生理曲度的改变,如弧度变直、反曲、双曲等,椎间孔变窄及裂隙征,即增生肥大的钩突投影于上位椎体,横突孔及结节间沟处骨质增生、硬化,小关节间隙变窄等。还有学者观察认为由于颈椎退变、失稳引起的位移引发本病,其中颈3~4、颈4~5的X线位移改变最具诊断意义。

(2)CT检查:CT扫描可见钩椎关节骨质增生物向前外方发展,并突向骨性横突孔内,双侧横突孔退行性狭窄并变形。CT椎动脉血管造影(CTA)首先应用于颅内椎,由于常规CT扫描速度慢,血管增强扫描又离不开含碘造影剂,故CTA的发展受到限制,且迟于增强核磁血管造影(MRA)的发展。

(3)MRI检查:其优点可直接显示出椎动脉受累情况,如椎动脉受压、移位、迂曲、梗阻、畸形或粥样硬化,不用造影剂,是非侵入无创性检查,并免受离子辐射,安全可靠,操作简单,可以在任意方位行录像动态观察椎动脉情况,避免重叠和伪影干扰,成像清晰,时间短。其缺点为:价格昂贵、不易定位、检查时间较长、技术要求较高,有些细微病变可能漏诊,基层单位无条件使用。

4. 实验室检查

(1)椎动脉造影:包括普通血管造影和数字减影血管造影(digital subtraction angiography,DSA),不仅是本病的一项可靠检查,而且能为制订手术方案提供可靠依据。尤其是后者精确率高,更清晰。经推广,现已成为常规检查。DSA准确率高、清晰度高,能够准确发现椎动脉狭窄和扭曲的部位及范围,明确与周围组织的关系,确定椎动脉狭窄和扭曲的原因。若同时与转颈试验结果对照可提高确诊率。转颈试验是诊断椎动脉型颈椎病的重要手段之一,转颈活动可引起椎动脉狭窄或加重此病变,一般转向患侧阳性率高,在阳性病例中主要由钩椎关节增生所致,颈椎不稳或血管自身因素等与转颈方向无关。

(2)经颅多普勒超声(transcranial Doppler,TCD):TCD技术是利用超声频谱多普勒来检测颅底主要动脉血流动力学及各血流参数的检查方法,具有无创、仪器体积小、检查成本低、可重复和动态观察等优点。TCD可直接获得椎基底动脉(VBA)血流动力学指标,较准确判断VBA供血状况,有取代椎动脉(VA)造影之势,并可作为颈椎病简单分型的依据,又可同时排除VA本身的疾病,以利颈椎病的鉴别诊断。

(3)彩色多普勒血流成像(color Doppler flow imaging,CDFI):CDFI是一种无创的诊断技术,其不仅能像TCD一样显示血流频谱,还能在二维上动态显示椎动脉血管形态、走行和管腔内部情况,并测量椎动脉内径,彩色多普勒可显示椎动脉彩色血流充盈情况和血流束宽度,并根据彩色多普勒的引导,对椎动脉各显示段脉冲定点取样,采集多普勒频谱,测量血管搏动指数(PI)、阻力指数(RI)、收缩期峰值流速(PSV)、平均流速(Vm)和舒张末期流速(EDV)。CDFI还能显示椎动脉型颈椎病患者是否存在椎动脉走行变异,观察椎动脉是否伴有各种类型之粥样硬化斑块形成。但是超声多普勒对椎动脉型颈椎病有一定的检出率,特别是椎动脉痉挛已缓解者就可能无阳性表现。

5. 诊断标准

(1)曾有猝倒发作,伴有颈源性眩晕;

(2)旋颈试验阳性;

(3)X线片显示节段不稳或钩椎关节骨质增生;

(4)多伴有交感神经症状;

(5)除外眼源性、耳源性眩晕及椎动脉Ⅰ段和椎动脉Ⅲ段受压所引起的椎基底动脉供血不足。

6. 鉴别诊断

(1)内耳疾患:所谓内耳疾患,主要指梅尼埃病,是由于内耳淋巴回流受阻引起局部水肿所致。本病在临床上具有以下三大特点:发作性眩晕,波动性、进行性和感音性听力减退,耳鸣。鉴别要点:由于椎动脉型颈椎病患者亦可出现与上述相似的症状,因此需要将二者加以区别。事实上如对内耳前庭功能认真地进行专科检查不难排除。因此,凡诊断为椎动脉型颈椎病者,应常规请耳科医师进行会诊,以除外耳源性眩晕。此外,MRA、DSA 等检查均有助于两者的鉴别。

(2)眼源性眩晕:本病大多因眼肌麻痹及屈光不正(尤其是散光)所致,在青少年中的发病率尤其高,应注意加以鉴别。鉴别要点:①闭目难立征阴性;②眼源性眩晕,眼球震颤试验多呈异常反应;③眼科检查有屈光不正,其中以散光为多见;④闭目转颈试验阴性。

(3)颅内肿瘤:本病因肿瘤组织对前庭神经或其中枢连接直接压迫,在临床上除有眩晕症状外,多伴有颅内压增高等其他症状,临床上如能注意检查,一般不难与颈源性眩晕相鉴别,对个别鉴别困难者可行 MRI 或 CT 检查。

(4)动脉硬化:主要是由于在全身血管硬化的同时(多伴有高血压)椎动脉本身亦出现硬化之故。其病理改变除管壁增厚、硬化及弹性减弱或消失外,可出现结节样变。因其所产生的症状可与颈源性椎动脉供血不全者相似,因此多需依据 MRA、DSA 或椎动脉造影确诊。当然,长期的高血压史可作为参考依据之一。

(5)胸骨柄后方肿块:胸骨柄后方肿块以肿瘤及胸骨后甲状腺肿为多见,可直接压迫椎动脉第一段而引起椎动脉供血不全症状。诊断除可依据有无颈椎骨质异常改变、颈源性眩晕及其他颈椎病症状外,确诊仍需依据 DSA、MRA 或椎动脉造影检查。

(6)其他:除上述五种病变外,其他凡可引起眩晕症状者,均需加以鉴别,其中包括:①药物中毒性眩晕:以链霉素中毒为多见;②流行性眩晕:为群发性,与战争、天灾及意外突发事件有关,多为一过性,预后佳;③体位性眩晕:多因贫血或长期卧床而引起;④损伤性眩晕:外伤致内耳、听神经及中枢前庭核等受累时均可引起;⑤神经官能症:多因长期失眠所致。以上诸病如能注意加以检查,则不难诊断。

(五)交感神经型颈椎病

交感神经型颈椎病(sympathetic type of cervical spondylosis)是指由于颈椎退行性变后或受到外伤等因素,椎体节段间不稳,刺激了颈部的交感神经,使之兴奋或受到抑制,而表现出多种多样症状的疾病。正因为交感神经型颈椎病临床表现复杂多样,多为主观症状,诊断上缺乏特异的客观指标,所以,交感神经型颈椎病的诊断较难确定。

1. 临床表现　总的来说,交感神经型颈椎病的特点是患者主诉多但客观体征少,症状多种多样,由于缺乏颈椎病常见的肢麻、颈项疼痛,医生在遇到中老年男性患者时首先想到的是心脑血管系统的疾病。如为中年女性患者则将症状归咎于围绝经期综合征或神经官能症,从而延误诊治。概括起来不外乎两大类,第一类是交感兴奋症状,比较多见;第二类是交感抑制症状,比较少见。

（1）交感神经兴奋症状:①头部症状:头痛和偏头痛,疼痛部位主要位于枕部或前额,性质为钝痛。有时伴有头晕,转颈时不加重,患者常主诉头脑不清,昏昏沉沉,有的甚至出现记忆力减退;有些患者还伴有恶心、呕吐。症状多因过劳、睡眠欠佳等诱发。②五官症状:眼胀痛,干涩,眼冒金星、视物模糊,甚则失明,瞳孔扩大,眼裂增大。咽喉不适或有异物感。耳鸣、听力减退或耳聋。发音不清,甚至失音。③周围血管症状:肢体发凉怕冷,可有一侧肢体少汗,遇冷则有刺痒感或麻木疼痛。局部皮温降低,痛、温觉正常。④心脏症状:一过性心动过速和血压升高,心律不齐,心前区疼痛。⑤血压异常:高血压。⑥发汗异常:多汗,以头面、颈项、双手、双足、一侧躯干多见。⑦括约肌症状:膀胱逼尿肌舒张,括约肌收缩,排尿困难或尿不尽,便秘。

（2）交感神经抑制症状:①头部症状:头昏眼花、头沉;②五官症状:眼睑下垂、眼球内陷、瞳孔缩小、流泪、鼻塞、流涎;③周围血管症状:指端发红、发胀,或有烧灼感,怕热喜冷,项胸背亦可有灼热感;④心脏症状:心动过缓;⑤血压异常:低血压;⑥出汗异常:无汗或少汗,多在夜间或晨起时较重;⑦括约肌症状:尿频、尿急或腹泻。

2. 物理检查　交感神经型颈椎病的客观体征较少,一般查体颈部可扪及棘突、横突旁肌及肩胛上区等部位僵硬及压痛。屈颈试验及臂丛牵拉试验可为阳性。

3. 影像学检查和测量　交感神经型颈椎病的影像学改变与椎动脉型颈椎病影像学变化相似,常见颈椎的一般退行性改变。颈椎 X 线检查可发现有不同程度的颈椎骨质增生、退行性变,或有椎间隙变窄,椎体失稳,尤其是 $C_{3\sim4}$、$C_{4\sim5}$ 为较常见的椎节失稳节段,前后纵韧带钙化及生理曲度变直等变化。但有的患者 X 线表现可无任何异常表现。

4. 实验室检查　目前,交感神经功能的实验室检查在临床较少应用,对于诊断有辅助作用。

（1）交感缩血管反射（sympathetic vasoconstrictor reflex, SVR）:有学者将 SVR 用于显示交感神经系统活动。其原理是:进行深吸气激发试验,可引起短暂的交感反应和皮肤血管收缩。同时有学者使用激光多普勒血流仪,测量两手指端的皮肤血流,以频率 20Hz 采集数据,使用实验室软件计算深吸气后血流变化的比值。

（2）皮肤交感反应（sympathetic skin response, SSR）:SSR 被用于测量交感神经活动。可用于脊髓损伤、颈椎病、椎管狭窄等患者,对其交感神经系统功能异常进行评定。但 SSR 波幅可受到被有效激动的中间神经纤维数目的影响。SSR 是提供交感神经系统客观信息的一种有价值的实验。潜伏期是 SSR 的稳定成分,而波幅具有易变性,并可因频繁刺激而产生适应性衰减,双侧潜伏期差和波幅比相对稳定。

（3）肌肉交感神经电活动（muscle sympathetic nerve activity, MSNA）:取仰卧位,以钨微电极在右侧腘窝部直接记录腓神经的电活动。

（4）以皮肤血流变动为指标观察交感神经功能:采用激光多普勒血流计于右耳记录血流变动。用描笔或记录器记录基础波（basic wave,皮肤血管 1 分钟内有 5~10 次的规则性周期性活动,是起因于交感神经活动之血管自动运动的反映）,同时用数字描绘器每 10 秒记录一次血流量。交感神经活动变化,通过基础波周期性活动的变化间接地使血流量发生变化。

5. 诊断标准 交感神经型颈椎病缺乏特异的辅助检查来明确诊断，目前还没有诊断本病的确切依据。颈椎 X 线片是最重要的检查手段，但因其显示的病变程度多与临床症状不平行，还需要一些其他的诊断手段。事实上，在门诊患者中，有相当一部分头痛、头晕、视物模糊、耳鸣或心动过速的交感神经型颈椎病患者被误诊为神经科或内科疾病，直接影响到治疗效果。根据目前的临床经验，诊断可遵循以下原则：

（1）出现交感神经兴奋症状或交感神经抑制症状。

（2）多无明显体征，有些患者可能有颈部屈伸或旋转时略感不适。

（3）X 线片上显示颈椎退行性变，或有椎间隙变窄，椎体失稳，尤其是 C_{3-4}、C_{4-5} 为较常见的椎节失稳节段。但有的患者 X 线检查可无任何异常表现。

（4）除外与交感神经型颈椎病相似症状的脑、眼、耳和心脏等器质性病变，如青光眼、梅尼埃病以及神经官能症、围绝经期综合征等。

（5）交感神经功能的实验室检查包括交感缩血管反射（SVR）、皮肤交感反应（SSR）、肌肉交感神经电活动（MSNA），以皮肤血流变动为指标观察交感神经功能。

（6）经颈部星状神经节阻滞、高位硬膜囊外封闭和颈椎制动等诊断性治疗手段，有效者也支持交感神经型颈椎病的诊断。

6. 鉴别诊断

（1）梅尼埃病：梅尼埃病又称梅尼埃综合征，临床上常将颈椎病误认为梅尼埃病。二者最主要的区别是梅尼埃病引起的眩晕属于周围性眩晕，其特点为眩晕发作有规律性，持续时间短，可伴有水平性眼球震颤，缓解后毫无症状，检查发现前庭功能试验不正常。而颈椎病引起的眩晕多为中枢性，发作与头颈转动有关，伴有颈神经症状，颈椎影像学检查骨质有异常改变。

（2）内耳动脉栓塞：内耳动脉为基底动脉的终末支，又无侧支循环，所以栓塞后会突然发生耳鸣、耳聋和眩晕，症状可持续数月、数年，甚至终身。与颈椎病发作性眩晕易于区别。

（六）其他类型颈椎病

另外，还有学者认为还有其他型颈椎病，如颈椎椎体前缘增生等原因引发吞咽困难为主诉的食管型颈椎病。还有以某一突出症状命名的，如高血压型颈椎病、听力降低型颈椎病、视力降低型颈椎病、失语型颈椎病等。但是，由于这些类型的病理改变、发病率等原因，在临床尚未得到公认。

（七）混合型颈椎病

以上几种类型颈椎病中的两种或两种以上同时发生于同一患者身上时称为混合型颈椎病。临床上，混合型颈椎病比单一类型颈椎病更为常见。当颈椎及软组织发生一系列的病理改变累及颈脊神经根、颈段脊髓、椎动脉或颈交感神经等结构，往往不仅累及一种组织，而常同时刺激或压迫几种组织。例如，颈椎间盘退变突出，椎间隙狭窄，导致椎间孔狭窄，神经根受压，窦椎神经亦受压，椎动脉迂曲变形，椎间失稳，黄韧带皱褶，使椎管管径变小、脊髓受压。再如，钩椎关节增生，可同时或依次刺激、压迫脊髓、脊神经根、椎动脉及交感神经等组织。而且，早期表现为单一类型的颈椎病，后期又可演变为混合型。所以，混合型颈椎病更为常见。

四、治疗

对于颈椎病的疗法临床应用有多种，可以概括为非手术治疗和手术治疗两大类。非手术治疗主要包括西药、中药、颈围制动、牵引、手法、理疗、针刀和经皮电刺激、功能锻炼等,手术治疗又可分为切开手术和微创手术。目前报道,约有90%的颈椎病患者经过非手术治疗获得痊愈或缓解,脊髓型颈椎病是主要的手术类型。

(一)颈型颈椎病

颈型颈椎病主要表现为颈肩痛、颈椎活动受限等,如不及时治疗或治疗不当可能转换为其他类型颈椎病。对于颈型颈椎病的积极治疗,是"治未病"理念的内容之一,要引起医生和患者的高度重视。具体操作方法可以参考神经根型颈椎病的治疗方法。

(二)神经根型颈椎病

1. 非手术治疗

(1)手法治疗:是目前治疗颈椎病最为常用的方法之一,颈型颈椎病和神经根型颈椎病可采用以下手法治疗。一般认为脊髓型颈椎病是手法治疗的相对禁忌证,但文献报道也有采取手法治疗者,如见病理征、椎管狭窄者,则为绝对禁忌证。椎动脉型颈椎病的手法治疗可以参考神经根型颈椎病,但要注意操作的和缓、柔和,避免暴力刺激,尤其在枕后三角区域,操作尤为小心,避免不良刺激引发椎动脉痉挛,造成眩晕加重,甚至猝倒。手法治疗交感神经型颈椎病可使颈椎及周围组织、肌肉、韧带的血液循环发生动力变化,解除颈周肌肉痉挛,也有助于交感神经型颈椎病的恢复。手法治疗颈椎病可分为三步。

第一步:放松手法。根据患者的病变部位、程度和体质酌情选择以下手法,一般持续5~10分钟。放松痉挛僵硬的颈肩肌群,促进局部血液循环,达到舒筋通络、宣通气血、解痉镇痛的效果,同时也为下一步手法的运用打好基础。①揉法:医生用大鱼际、掌根或拇指指腹沿颈后中线、颈旁肌、胸锁乳突肌及斜方肌,由上到下依次揉捻3~5次。操作时,指或掌应紧贴皮肤不移,使皮下组织随指或掌的揉动而滑动,可于风池、风府、肩井等穴位及痛点(阿是穴)重点揉捻,力量沉稳柔和,频率每分钟50~100次。②点按法:医生用手指、掌或肘沿经络或肌肉循行路线,尤其是风池、风府、肩井等穴位及痛点(阿是穴)重点点按,手法操作要求指端在穴位处按压方向垂直,放稳后缓慢加力,由轻到重,稳而持续,使刺激充分透达到机体组织深部。临床上常与揉法配合使用,使之刚中兼柔。③弹拨法:医生用拇指和食指指腹相对提捏肌肉或肌腱,再迅速放开使其弹回的手法,称为弹法;医生用指端置于肌肉、肌腱等组织一侧,做与其走行垂直方向滑动的手法,称为拨法,二者多同时应用。医生用拇指和食指指腹重点对颈后、颈旁软组织的条索硬结进行弹拨,对提捏肌肉或肌腱具有疏通经络、畅通气血、解除软组织粘连等作用。操作时力量应由轻到重,动作要有柔和感和弹性感,操作数次即可。④㨰法:医生要以腕的灵活摆动带动掌指关节部的运动,滚动时腕关节要放松,滚动速度一般以每分钟60~90次为宜,并要有轻重均匀交替、持续不断的压力作用于治疗部位上,着力点必须紧贴皮肤,切忌来回摩擦而造成皮肤损伤。⑤击法:医生用拳、指、掌背或掌尺侧击打患处而治疗疾病的手法,本手法属"刚劲"手法,刺激性较大,医生应用时一定要注意技巧,可单手进行,随起随落,轻松自然,使手法刚中有柔,避免生敲硬打。⑥拿法:医生用拇指与其他四指相对,捏住某一部位或穴位提拿揉捏的手法,应用时要将皮下肌肉组织拿住后再缓缓提起,一定要注意操作技巧。⑦散法:医生用掌根部着力于体表,腕部做快速的左右摆动推进动作,操作时注意掌根部应紧贴治疗部位,并施加一定压力于皮下组织,避免在表皮上搓擦。速度由慢到快,向前推进,反复数遍。

第二步:旋提手法。①患者端坐位,颈部自然放松,医者采用按法、揉法、㨰法等手法,放松颈部软组织后站于患者身后；②让患者的头部水平旋转至极限角度，最大屈曲，达到有固定感；③医生以肘部托患者下颌，轻轻向上牵引3~5秒钟；④嘱其放松肌肉，肘部用短力快速向上提拉。操作成功可以听到一声或多声弹响。

第三步：善后手法（可以采用放松手法中的揉、击、拿、散等法），放松颈肩部肌群，进一步解除肌肉痉挛，改善血液循环，增加局部血液供应，消除软组织的炎症反应，从而起到疏风通络、消炎止痛、调和气血之功。

（2）中医分型施治：①风寒阻络证：患肢窜痛及麻木，以疼痛为主，颈部活动受限，僵硬怕风畏寒，有汗或无汗，舌苔薄白，脉浮紧或缓。以颈部僵硬，患肢疼痛麻木，汗出恶风，脉缓为辨证要点。治则：祛风散寒，通络止痛。方剂：桂枝加葛根汤或葛根汤（《伤寒论》）。②寒湿阻络证：患肢沉重无力或疼痛麻木，手指屈伸不利，伴头疼、胸闷、纳呆，颈部活动受限，舌苔胖大，边有齿痕，脉沉或弦滑。治则：散寒除湿，温经止痛。方剂：羌活胜湿汤（《内外伤辨惑论》）加减，寒湿较甚者加细辛、附子，四肢不温者加桂枝；蠲痹汤（《百一选方》）加减，疼痛甚者可加延胡索。③血瘀气滞证：头、颈、肩、背以及上肢疼痛麻木，呈胀闷感，疼痛呈刺痛样，痛有定处，拒按，夜间痛甚，舌质紫暗有瘀斑、瘀点，脉弦涩。治则：活血化瘀，行气止痛。方剂：桃红四物汤（《医宗金鉴》）加减，若血瘀较重，可加丹参，加大桃仁、红花用量；血瘀化热，可加黄芩、丹皮；气滞较甚者，可加香附、路路通、枳壳。身痛逐瘀汤（《医林改错》）加减，肩、臂痛甚者可加姜黄、桑枝、延胡索，颈项部疼痛不适可加葛根。④气血亏虚证：患肢及指端麻木，手部肌肉萎缩，指甲凹陷无光泽，皮肤枯燥发痒，头晕眼花，面色不华，惊惕不安，脉弦细或细涩。治则：补益气血，养筋止痛。方剂：归脾汤（《济生方》）加减，气虚较甚者可合补中益气汤，血虚较甚者可合四物汤，疼痛较甚者可酌加地龙、桃仁、红花；八珍汤（《正体类要》）加减，疼痛较甚者可酌加地龙、桃仁、红花。⑤肝肾亏虚证：患肢麻木疼痛，颈膝酸软，两目干涩，头晕眼花，耳鸣，失眠多梦，咽干口燥，舌体瘦，舌质红绛，少苔或无苔，脉弦细或细数。治则：补益肝肾，通络止痛。方剂：二仙汤（《中医方剂临床手册》）合芍药甘草汤（《伤寒论》），偏于阴虚者可合六味地黄丸，偏于肾阳虚者可合金匮肾气丸；独活寄生汤（《备急千金要方》）加减，疼痛较甚者可酌加地龙、桃仁、红花，寒邪偏重者可加附子，湿邪偏重者可加防己。

（3）西药：尚无特效药，临床主要应用消炎镇痛药物，多以世界卫生组织（WHO）用于癌痛治疗的三阶梯治疗方法为参考：治疗的第一阶梯采用非阿片类镇痛药，第二阶梯采用弱阿片类镇痛药，第三阶梯采用强阿片类镇痛药，只有当非阿片类镇痛药不能满足镇痛需要时，才选择阿片类镇痛药。其中，第一阶梯的非甾体抗炎药（nonsteroid anti-inflammatory drug，NSAID）占神经型颈椎病治疗的主要地位，2005年美国食品药品管理局（FDA）公布了NSAID的最新分类，针对NSAID的作用机制，将其分为非选择性NSAID（如双氯芬酸、美洛昔康、布洛芬等）与选择性环氧化酶-2（COX-2）抑制剂（如塞来昔布、罗非昔布、伐地昔布）两大类。但是，非选择性NSAID药物大多有胃肠道、心血管、神经系统、肝脏、血液系统、肾脏损害和免疫反应等不良反应。胃肠道损害是最常见的不良反应，轻者出现恶心、呕吐等，重者表现为胃十二指肠溃疡及胃肠穿孔和出血等。所以，NSAID的最佳服用时间为餐后2小时，禁止饮酒，老年人宜适当减量，用药最多不超过5天。选择性COX-2抑制剂可以明显降低胃肠道损害等不良反应，具有较好的镇痛疗效与安全性。但是，近年研究也发现选择性COX-2抑制剂可能诱发心血管疾病，应引起临床警惕。

针对神经型颈椎病的主要表现和病理变化，除了消炎镇痛，临床还常采用肌肉松弛、利尿脱水、营养神经以及糖皮质激素等药物。

（4）针灸治疗：针灸治疗颈椎病临床报道很多，其不同点主要在于穴位选择、针具选择、行针手法、针刺配合其他疗法等。①穴位选用：单个穴位的选用频度从高到低排列依次为：颈夹脊、曲池、外关、合谷、风池、肩井、后溪、大椎、天宗、阿是穴、天柱、大杼、列缺、手三里、肩外俞、肩中俞、百会、中渚、养老等；组穴如腹针穴（中脘、关元、商曲、滑肉门、神阙、石关）、四天穴（天牖、天容、天鼎、天窗）、肩三针（肩髃、肩贞、肩前）、大椎八阵穴等。其他还有四肢远端的穴位如三间、腕骨、阳池、内关、足三里、阳陵泉、悬钟、承山、血海等；背俞穴如肺俞、肝俞、脾俞、肾俞等；头面部穴位如太阳、印堂、翳风、率谷、头维、上星等，经外奇穴如落枕、新设、八邪、安眠、四神聪和外劳宫等。②针灸疗法：一般取颈 5~6 夹脊穴；如出现枕大神经痛，取颈 2~4 夹脊穴；肩外沿上臂外侧痛，伴有前臂桡侧至手腕窜麻及酸麻感，取颈 4~5 夹脊穴；若疼痛窜麻至拇、食指，取颈 5~6 夹脊穴；疼痛窜麻至中、环指，取颈 6~7 夹脊穴；疼痛窜麻至环、小指，取颈 7、胸 1 夹脊穴。取穴时患者端坐，微低头，医者以 30 号 1~1.5 寸毫针，从夹脊穴快速刺入至棘突根部，有沉紧感后进行调气，平补平泻，使气感向患者项、肩、臂传导。针后溪穴：在第五掌指关节尺侧后方，赤白肉际处取后溪，行常规消毒后，快速直刺 0.5~0.8 寸，平补平泻，使针感向掌背手指及肩肘放射。电针：采用电针仪，负极接夹脊穴留针，正极接后溪穴留针，电流强度根据患者耐受力由小到大，逐步调至最适宜状态，一般以中等刺激量为宜。采用连续波，每次 30 分钟，每日 1 次，10 次为 1 个疗程。

（5）针刀治疗：患者反坐在靠背椅上，双手平放在靠背上，低头使前额放在双手上；或取俯卧位，胸前垫高枕，使颈部向前伸，以充分暴露颈项部。依据 X 线、CT 和 MRI 提示，结合临床体征，在病变部位触按寻找压痛条索或结节等阳性反应点，在阳性点用甲紫做标记后，常规消毒，铺无菌洞巾，术者戴一次性帽子、口罩及无菌手套，选 4 号或 3 号针刀。按针刀疗法的四步进针法，刀口线与神经、血管、肌纤维平行，针刀垂直于皮肤进针，用针刀松解棘间韧带和相应的肌肉、韧带筋膜、关节囊。先纵行切开或剥离，再横行剥离，如有结节需切开剥离。出针后压迫针孔片刻，使不出血为止，再用创可贴贴敷针眼。对于颈、肩、背、臂等处的软组织损伤，可同时进行针刀治疗。

（6）颈椎牵引：多采用坐位，颌枕吊带法。牵引力方向与躯干呈前倾 20°，以使椎间孔和椎间隙增至最大。牵引力开始时为 3~4kg 或略多，渐增至 10kg 左右，每次治疗 20~30 分钟，每日 1~2 次，10~20 次为 1 个疗程。重症者可卧位牵引。若牵引力过大，患者感觉颞颌关节不适、头晕，甚至虚脱，应立即终止治疗。

（7）其他治疗：颈椎病的治疗方法较多，根据病情还可选用硬膜外腔注射、颈部椎旁注射、电脑中频、高压氧、刮痧、经皮颈椎棘上韧带和棘间韧带松解、颈神经根阻滞、砭石、穴位埋线、穴位贴敷等方法。

2. 手术治疗　颈椎病手术治疗又可分为开放性前后路手术和微创手术，如经皮颈椎间盘髓核成形术（PCDN）、经皮激光椎间盘减压术（PLDD）、射频消融髓核成形术、显微内镜治疗术等。

约 90% 的颈椎病患者经过非手术治疗可痊愈或缓解，脊髓型颈椎病是主要的手术治疗对象。约有 94% 的神经根型颈椎病可经非手术治疗得到临床控制或缓解，了解手术治疗颈椎病的适应证和主要方法对医师和患者都是必要的。神经根型颈椎病手术治疗的适应证为：①经正规而系统的非手术治疗 3~6 个月以上无效，或治疗虽有效但是反复发作且症状严重者；②临床症状、体征与 X 线检查神经定位一致，疼痛剧烈，有急性进行性肌萎缩；③有多

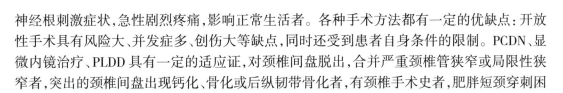

神经根刺激症状,急性剧烈疼痛,影响正常生活者。各种手术方法都有一定的优缺点:开放性手术具有风险大、并发症多、创伤大等缺点,同时还受到患者自身条件的限制。PCDN、显微内镜治疗、PLDD具有一定的适应证,对颈椎间盘脱出,合并严重颈椎管狭窄或局限性狭窄者,突出的颈椎间盘出现钙化、骨化或后纵韧带骨化者,有颈椎手术史者,肥胖短颈穿刺困难者,神经官能症者不宜采用。

3. 神经根型颈椎病疗效评定标准(表2-1)

表2-1 神经根型颈椎病疗效评定体系(35分法)

指 标	评分标准
颈臂疼痛 (具体数值)	0分 无疼痛
	1~3分 轻度疼痛:不影响工作、生活
	4~6分 中度疼痛:影响工作,不影响生活
	7~9分 重度疼痛:影响工作及生活
	10分 疼痛剧烈,无法忍受
颈椎活动度	0分 侧屈或前屈或后伸 >40°,或侧旋 >75°
	3分 侧屈或前屈或后伸 30° ~40°,或侧旋 60° ~75°
	6分 侧屈或前屈或后伸 20° ~29°,或侧旋 45° ~59°
	9分 侧屈或前屈或后伸 <20°,或侧旋 <45°
颈肩压痛 压力值为( )kg	0分 无压痛
	1分 轻度压痛:压之诉疼痛
	2分 中度压痛:压之诉疼痛伴有痛苦表情(皱眉)
	3分 重度压痛:压之诉疼痛伴关节退缩(躲闪)
上肢麻木	0分 正常:无麻木
	1分 轻度:偶有麻木,很快缓解
	2分 中度:经常麻木,但有间断,能缓解
	3分 重度:持续麻木,无间断,不缓解
上肢感觉障碍	0分 无减弱
	1分 轻度减退
	2分 明显减退
上肢肌力	0分 正常(肌力 5 级)
	1分 轻度减弱(肌力 4 级)
	2分 明显减弱(肌力 0~3 级)
上肢肌腱反射	0分 正常
	1分 腱反射减弱
	2分 腱反射消失
臂丛神经牵拉试验	0分 阴性
	2分 阳性
椎间孔挤压试验	0分 阴性
	2分 阳性

（三）脊髓型颈椎病

1. **非手术治疗**　可以参考神经根型颈椎病。中医分型施治：①痹证型：患者表现以疼痛为主，主要为颈肩部疼痛，一侧或双侧肢体疼痛伴麻木，肌张力增高，腱反射亢进，舌暗或有瘀斑，脉弦紧。痹证型为风寒湿瘀阻脉络，经脉不通，气血瘀阻，发为痹痛。治则：祛风散寒，活血通脉。方剂：身痛逐瘀汤（《医林改错》）加减。②痿证型：患者表现以肢体无力为主，主要为一侧或双侧肢体无力伴随麻木，行走困难，肌张力增高，腱反射亢进，病理反射阳性，舌淡，苔薄白，脉沉缓。痿症型为肝肾亏虚，骨髓失养，气血精微亏耗，脉络失养，发为痿证。治则：补肝肾，填精髓，生气血，荣经脉。方剂：补阳还五汤（《医林改错》）加减。

2. **手术治疗**　脊髓型颈椎病是颈椎病各类型中手术比例最大的类型，手术时机选择在可能发生严重不可逆转的神经功能丧失之前进行最为合适，有明确的脊髓功能障碍者，不宜观望和消极等待，外科干预是恢复脊髓功能的重要手段，多数学者主张早期手术减压，以使受压脊髓得以恢复。但并非所有患者均可获得理想疗效，临床研究发现，脊髓型颈椎病的手术疗效与病程和脊髓损害程度密切相关，病程越长，脊髓损害越重，疗效越差。尽早手术治疗是争取脊髓型颈椎病获得最佳疗效的重要因素之一。

脊髓型颈椎病的手术适应证为：①保守治疗无效，症状、体征加重；②脊髓压迫症状持续 6 个月或以上；③脊髓压迫比率小于 0.4；④脊髓的横断面积小于 $40mm^2$。手术治疗的目的是解除对脊髓的压迫，同时保持脊柱稳定。衡量手术效果的标准为：脊髓是否得到彻底减压，是否恢复了正常的椎间隙高度和颈椎生理曲度，是否恢复了与脊髓相应的椎管容量和形态；是否创伤最小，并发症最少；是否功能有较好的恢复，有较为持久的疗效。

脊髓型颈椎病的手术根据入路分为前路和后路。前路手术的目的是彻底减压，稳定颈椎；后路手术的目的是扩大椎管，解除脊髓压迫。从手术选择的角度，可把脊髓型颈椎病分为两类：①脊髓多节段受压，尤其是腹背侧均受压者，如发育性和退变性颈椎管狭窄，颈椎后纵韧带骨化，常采用后路椎板成形、椎管扩大术（双开门、单开门）；②脊髓单节段受压，而椎管与椎体比值小于 0.75，颈椎后凸畸形或有明显不稳定者，采用前路减压、椎体间植骨融合术。对于伴有局限性椎管狭窄的脊髓型颈椎病、局限性后纵韧带骨化，应采用椎体次全切除术。实践证明，对于脊髓型颈椎病合并发育性颈椎管狭窄者，如果采取前路减压，往往出现减压范围不够、减压不彻底、容易复发，甚至无效等现象。因此，术前仔细阅片，确定是否存在发育性颈椎管狭窄，选择合理术式，是提高手术疗效的重要因素。

（1）前路手术：通过颈前路径能解除脊髓压迫，改善脊髓功能，并通过植骨融合达到稳定颈椎的作用。随着颈前路内固定系统（ACPS）和技术的不断改进，在行颈前路减压、植骨的同时，行 ACPS 内固定已成为新的手术方法。目前，临床上应用的 ACPS 的种类很多，有 Orion、Secuplate、Zephir 等，这些 ACPS 具有操作简单、术后即刻稳定、防止植骨块移位、术后无须石膏外固定等优点，同时可显著提高植骨融合率。

此外，在行颈前路减压后植入椎体间融合器（Cage）是治疗 CSM 的一种新的手术方法。Cage 具有术后支撑、稳定和诱导成骨作用，可避免取髂骨植骨带来的供骨区并发症。但由于 Cage 的材料与颈椎骨质的弹性模量相差太大及局部植骨量有限，颈椎椎间融合器与椎体的接触面积较小，应力相对集中，术后有的病例出现 Cage 陷入椎体和假关节形成，故应慎重使用。

颈椎显微外科手术分辨率高,微创操作,在直视下切除致压物的同时能确保硬脊膜及神经的安全,减少脊髓的激惹,保留终板,为减少术后并发症、提高疗效打下了基础。保留终板能显著增加受压区椎体的抗压强度,对防止植骨块沉陷、维持椎间高度、最大可能重建颈椎生理功能有重要作用。前路手术重建椎间高度和颈椎生理曲度后,可恢复黄韧带的张力,由此可以解除由于椎间高度丧失使黄韧带松弛、肥厚、突入椎管而形成的对脊髓及神经根的压迫,对缓解脊髓内张力、改善脊髓功能及神经功能具有重要意义。

前路手术的优点是神经周围并发症较少,入路简易,在椎体次全切除后更能方便去除致压物。如手术疗效不佳,可再行后路手术,不必担心因第一次手术引起的不稳。对于数个节段病变,应该考虑选择其中病变明显的节段施行手术,因为切除越多,椎体负荷越大,日后相邻椎间隙的非融合节段退变越快,颈部运动功能丧失越重。

(2)后路手术:前路手术为直接减压,即直接去除致压物,而后路减压属于间接减压,其原理是利用颈椎生理前凸与脊髓形成的"弓弦原理",使脊髓向着张力小的方向移动,从而避开前方的压迫,完成减压。因此,后路减压必须做到多节段,即从 C_2 或 C_3 到 C_7 或 T_1,才能够做到充分减压。对于 3 个节段以上的脊髓压迫,特别是伴有发育性椎管狭窄(Pavlov 比值小于 0.8,椎管矢状径小于 11mm),同时存在后方黄韧带肥厚、皱褶突入椎管而形成的脊髓压迫,尤其是对伴有脊柱前凸的患者,倾向于后路椎管减压。其缺点是易造成术后颈椎不稳加重,减压不彻底,易发生鹅颈畸形。因此,有人建议椎板切除术后同时进行植骨融合术,以防止畸形发展,但也不可避免地带来了一定程度的运动范围丧失。颈部僵硬与轴性症状是后路手术长期存在的问题,因此,在颈椎病手术治疗过程中,必须严格掌握适应证,合理选择手术方式,在充分减压前提下最大限度地保护颈椎功能。

近年来的颈椎侧块钢板固定技术不仅缩短了术后需制动的时间,也在防止术后后凸畸形上起到了一定作用。另外,颈椎椎弓根螺钉由于生物力学方面的优越性而被诸多学者推崇,并进行了一些临床应用,无严重并发症发生,术后效果满意。但因病例数少,随访时间相对较短,远期效果尚待进一步考察,且由于置钉难度及危险性较大,此项手术目前尚不能广泛开展。随着计算机导航技术的发展,颈椎椎弓根螺钉技术将逐渐成熟并得到发展。

鉴于椎板切除减压的不足,一些日本学者提出了多种椎管扩大成形术,在对脊髓减压的同时防止脊柱的后凸畸形,且因未行融合术,术后不丧失运动节段。但在椎管成形术后,仍发现有术后某种程度的运动节段丧失。

近年来,人工椎间盘置换术的研究和应用成为热点问题,它是针对融合术牺牲病变节段的活动度,以及远期造成相邻节段退变的问题而设计,临床初步应用取得了很好的疗效,但缺乏长时间的观察。人工椎间盘尚无法模拟椎间盘的三维运动能力、黏弹性、抗压剪力、重新分配和衰减负荷等多种作用,假体磨损等问题还有待观察。微创手术近年来发展迅速,如经皮螺钉、内镜、激光消融、椎体成形等已得到广泛应用。颈椎手术中使用显微镜能够减少对硬膜囊、神经根的刺激,减少了脊髓的激惹。导航技术使解剖结构可视化,提高了手术精度和准确性,尤其对颈部手术更具优势。这些技术在不断改进和提高后,颈椎病的手术疗效将会越来越好。

3. 脊髓型颈椎病疗效评定标准(表 2-2)

表 2-2 颈椎病脊髓功能状态评定法（40分法）

指 标	评分标准	
上肢功能（左右分别评定，每侧8分，共16分）	0分	无使用功能
	2分	勉强握食品进餐，不能系扣、写字
	4分	能持勺进餐，勉强系扣，写字扭曲
	6分	能持筷进餐，能系扣，但不灵活
	8分	基本正常
下肢功能（左右不分，共12分）	0分	不能端坐、站立
	2分	能端坐，但不能站立
	4分	能站立，但不能行走
	6分	拄双拐或需人费力搀扶勉强行走
	8分	拄单拐或扶梯上下楼行走
	10分	能独立行走，跛行步态
	12分	基本正常
括约肌功能（共6分）	0分	尿潴留或大小便失禁
	3分	大小便困难或其他障碍
	6分	基本正常
四肢感觉（上、下肢分别评定，共4分）	0分	有麻、木、痛、紧、沉等异常感觉或痛觉减退
	2分	基本正常
束带感觉（指躯干部，共2分）	0分	有紧束感觉
	2分	基本正常

（四）椎动脉型颈椎病

1. 非手术治疗 可参考神经根型颈椎病。中医分型施治：①外感风寒型：眩晕，头痛，畏寒，全身酸痛，颈项强硬，舌质淡，苔薄白，脉浮紧。治则：解表散寒，通经活络。方剂：桂枝加葛根汤（《伤寒论》）加减。②气虚下陷型：眩晕喜卧，颈部不适、疼痛，心悸气短，眼睑下垂，面色㿠白，少气懒言，舌质淡嫩，舌苔薄白，脉沉细无力。治则：补中益气，升阳举陷。方剂：补中益气汤（《内外伤辨惑论》）加减。③痰瘀交阻型：眩晕欲吐，形体肥胖，颈项刺痛，失眠多梦，舌质紫暗有瘀点，舌苔厚腻，脉濡细。治则：化痰除湿，活血祛瘀。方剂：温胆汤（《备急千金要方》）加减。④肝肾不足型：眩晕耳鸣，颈项酸痛，腰膝酸软，听力下降，记忆力减退，舌质淡，脉沉细。治则：滋阴柔肝，益精补肾。方剂：六味地黄汤（《小儿药证直诀》）加减。

2. 手术治疗 多数椎动脉型颈椎病宜采用非手术治疗，对于椎动脉型颈椎病症状严重，多次出现猝倒症状，经非手术治疗无效者，并经选择性椎动脉造影或MRA证实者，可有针对性地选择手术治疗。①单纯性横突孔狭窄、变形或有增厚组织牵拉、压迫椎动脉者，应用横突孔切开减压术；②钩椎关节退行性变压迫椎动脉者，行横突孔切开减压并钩椎关节切除术；③颈椎节段性失稳者或伴有椎间盘突出者，行椎间植骨融合术，若伴有钩椎关节增生压迫椎动脉者，应同时进行钩椎关节切除术；④椎管扩大成形术能够缓解前方椎管组织对分布于后纵韧带和硬膜囊上的交感神经纤维的刺激。

3. 椎动脉型颈椎病疗效评价标准（表2-3）

表 2-3 椎动脉型颈椎病症状与功能评估量表

指 标	评分标准
眩晕（16 分）	A. 程度 8 分：无症状 6 分：轻度眩晕，可忍受，能正常行走 4 分：中度眩晕，较难受，尚能行走 2 分：重度眩晕，极难受，行走有困难，需扶持或坐下 0 分：剧烈眩晕，几乎无法忍受，需卧床 B. 频度 4 分：无症状 3 分：每月约 1 次 2 分：每周约 1 次 1 分：每天约 1 次 0 分：每天数次 C. 持续时间 4 分：无症状 3 分：几秒至几分钟 2 分：几分钟至 1 小时 1 分：几小时 0 分：1 天或以上
颈肩痛（2 分）	2 分：无症状 1.5 分：轻度，可忍受 1 分：中度，较难受 0.5 分：重度，极难受 0 分：剧烈，几乎无法忍受
头痛（2 分）	2 分：无症状 1.5 分：轻度，可忍受 1 分：中度，较难受 0.5 分：重度，极难受 0 分：剧烈，几乎无法忍受
日常生活及工作（4 分）	A. 发病期间日常生活需帮助情况（2 分） 2 分：不需要 1.5 分：偶尔需要 1 分：经常需要，尚可自理 0.5 分：大量需要，离开帮助自理有困难 0 分：完全依赖，离开帮助无法自理 B. 发病期间工作情况（2 分） 2 分：与原来完全一样 1.5 分：需适当减轻，能上全班 1 分：需明显减轻，尚能上全班 0.5 分：需大量减轻，只能上半班 0 分：无法上班工作

续表

指　标	评分标准				
心理及社会适应（4分）		没有	极少	偶有	常有	一直有
	觉得闷闷不乐，情绪低沉	☐	☐	☐	☐	☐
	比平时容易激动、生气、烦躁	☐	☐	☐	☐	☐
	对自己的病情感到担心	☐	☐	☐	☐	☐
	睡眠比往常差	☐	☐	☐	☐	☐
	难像往常一样与人相处	☐	☐	☐	☐	☐

粗分：没有（4分）；极少（3分）；偶有（2分）；常有（1分）；一直有（0分）

标准分：按粗分得分折算，4分：17~20；3分：13~16；2分：9~12；1分：5~8；0分：0~4

（五）交感神经型颈椎病

绝大多数交感神经型颈椎病患者均可采用非手术治疗，且疗效明显。药物治疗以1个月为1个疗程较为稳妥。其中地西泮疗效稳固，但不宜长期使用；扩血管药物要考虑患者的血压。目前比较常用的是酚妥拉明静脉给药，应用酚妥拉明前先静脉注射普萘洛尔2mg，用以预防酚妥拉明引起的心动过速。

中药治疗可以参考椎动脉型颈椎病进行辨证论治。

对于少数椎体不稳较为严重的交感神经型颈椎病患者，如诊断明确，症状非常严重，反复发作，且保守治疗无效，在明显影响生活和工作的情况下，可考虑行不稳定节段椎间盘切除＋椎体间植骨融合术治疗。

目前尚无明确的颈型颈椎病和交感神经型颈椎病的疗效评价标准，颈型颈椎病部分症状评价可以参考神经根型颈椎病，交感神经型颈椎病部分症状评价可以参考椎动脉型颈椎病。

五、康复与调护

1. 健康指导　①枕头与睡眠姿势：枕头要合适，用圆形枕头。枕头高度一般为11~15cm，枕芯软硬以舒适为准。枕头应置于颈后，保持头部轻度后仰的姿势，使其符合颈椎的生理曲度。侧卧时枕头应与肩同高，保持头与颈在同一个水平。②工作姿势：坐位工作应尽量避免驼背、低头，不可伏在桌子上写字，看书时不要过分低头，尽量将书和眼睛保持平行。看书、写字、使用计算机、开汽车等时间不宜太长，一般工作45分钟做1~2分钟的头颈部活动或改变姿势。③日常生活与家务劳动：行走要挺胸抬头，两眼平视前方，不要躺在床上看书，手工劳动、看电视时不要过分低头，时间不宜太长，要经常改变姿势。

2. 食疗　①葛根赤小豆汤：适用于颈椎病急性发作痛，温热型者；②鲤鱼天麻汤：适用于颈椎病，肝风眩晕夹湿阻者；③红烧二菇仙：适用于颈椎病发作痛缓解后，瘀阻寒凝者。

3. 功能锻炼　①前屈后伸：站立位，颈肩放松，颈椎缓慢向上拔伸，缓慢前屈，达最大幅度，静力保持5秒钟，再回复至中立位；颈椎缓慢后仰，达最大幅度，尽力保持5秒钟，再回复至中立位。如此重复10次。②旋颈望踵：站立位，双足分开与肩同宽，双手自然下垂，颈肩放松，颈椎缓慢向上拔伸，头颈左旋，双眼向后下方尽力望对侧足后跟，在最大幅度用力拔伸颈部，保持约5秒钟，还原后右侧重复同样动作。如此重复10次。③回头望月：站立位，双足分开与肩同宽，双手自然下垂，颈肩放松，颈椎缓慢向上拔伸，头颈左旋，双眼向左侧后上

45°眺望,在最大幅度用力拔伸颈部,保持约 5 秒钟,还原后右侧重复同样动作。如此重复 10 次。④雏鸟起飞:站立位,双足分开与肩同宽,双手在身后相握用力向后拉伸,双肩上耸,同时头颈缓慢向上拔伸,尽力后仰,颈肩背部肌肉用力收缩保持 5 秒钟,颈肩部肌肉放松恢复至中立位。如此重复 10 次。⑤摇转双肩:站立或坐位,双手自然下垂,同时双肩依次由中立位向后、后上、前上、前到中立位做最大幅度缓慢摇转 10 次,再由前向后缓慢摇转 10 次。每次锻炼持续 5 分钟,每天坚持 2 次。

4. 自身按摩　①以大、食、中三指滑动提拿颈项部肌肉(包括点揉风池、风府、颈夹脊、大椎、肩井等穴位);②仙鹤点水式:以下颌前屈抵前胸,向前、向上、向后,反复做屈伸颈动作;③空掌拍打颈项部(由上往下,再由下往上)。以上 3 种方法每次进行 5~10 遍,每日 2~3 次。

六、转归与预后

绝大多数颈椎病患者可经非手术治疗得到临床控制或缓解,但是,临床上多数患者经非手术治疗后存在部分残留症状,愈显率低,复发率高,仍然持续困扰日常生活和工作。如果出现以下变症:①经正规而系统的非手术治疗 3~6 个月以上无效,或治疗虽有效但是反复发作且症状严重者;②疼痛剧烈,有急性进行性肌萎缩;③多次出现猝倒症状;④短期内症状、体征进行性加重等,宜采用手术治疗,以阻断神经、脊髓等组织的损伤加重。如果手术中意外损伤神经、脊髓等组织,可采用中医药治疗促进神经恢复。

同时,颈椎病在发生、发展过程中还可以引起其他系统的病变。

1. 吞咽障碍　吞咽时有梗阻感、食管内有异物感,少数人有恶心、呕吐、声音嘶哑、干咳、胸闷等症状。这是由于颈椎前缘直接压迫食管后壁而引起食管狭窄,也可能是因骨刺形成过速使食管周围软组织发生刺激反应所引起。

2. 视力障碍　表现为视力下降、眼胀痛、怕光、流泪、瞳孔大小不等,甚至出现视野缩小和视力锐减,个别患者还可发生失明。这与颈椎病造成自主神经紊乱及椎基底动脉供血不足而引发的大脑枕叶视觉中枢缺血性病损有关。

3. 颈心综合征　表现为心前区疼痛、胸闷、心律失常(如期前收缩等)及心电图 ST 段改变,易被误诊为冠心病。这是颈背神经根受颈椎骨刺的刺激和压迫所致。

4. 高血压颈椎病　可引起血压升高或降低,其中以血压升高为多,称为"颈源性高血压"。由于颈椎病和高血压皆为中老年人的常见病,故两者常常并存。

5. 胸部疼痛　表现为起病缓慢的顽固性单侧胸大肌和乳房疼痛,检查时有胸大肌压痛。这与颈 6 和颈 7 神经根受颈椎骨刺压迫有关。

6. 下肢瘫痪　早期表现为下肢麻木、疼痛、跛行,有的患者在走路时有踏棉花的感觉,个别患者还可伴有排便、排尿障碍,如尿频、尿急、排尿不畅或大小便失禁等。这是因为椎体侧束受到颈椎骨刺的刺激或压迫,导致下肢运动和感觉障碍所致。

七、现代研究

中医学对颈椎病的治则治法体现了对疾病认识的整体观,总结起来有六大优势:①多样性:中药、推拿、针灸、功能锻炼等疗法种类多样,特色明显;②有效性:近年研究显示,中医药治疗该病疗效明显,有效率达 90% 以上;③简廉性:操作简便,场地和设备要求低,价格低廉,适于推广;④安全性:中医方法较之化学药物的毒副作用、手术的高风险,具有较高的安全性;⑤互补性:各种中医方法可以配合使用,在选用手术前后、治疗失败或疗效不全时,中医药往往可补救,部分病例可有显著效果;⑥持续性:根据本病发生、发展的进程和规律特点,各阶段运用中药长期治疗,可寓防于治,使预防、治疗和康复统一于一体。在颈椎病的预防中,主要以患者的自主功能锻炼为主。

(一)中医药治疗颈椎病的机制研究

1. 改善血液循环　研究表明,颈椎病患者血管形态迂曲、畸形明显,大多数管壁增厚,弹性降低,管腔粗细不均,各管径值均有增高。流态改变主要是血管运动性减弱或消失。血流呈粒流或粒缓流,血黏度增高,血色暗,袢顶瘀血,大部分血管有渗出。颈椎病患者甲襞微循环形态、流态、袢周积分和总积分均高于正常人,症状越重,血管形态积分值越高。中成药、针刀配合手法整复等对椎动脉型颈椎病患者微循环有明显改善作用。

脊髓受压后血液循环障碍,动脉供血不足,静脉回流不畅。微循环障碍是脊髓损伤的主要病理机制。活血化瘀中药具有改善血流动力学和血液流变学,抗血栓形成,改善微循环等作用。韦贵康等通过动物实验发现兔颈脊髓慢性持续受压后,会出现脊髓微血管显示减少,分布短小,造成脊髓组织的血液循环障碍。使用中药脊髓康具有调节促进血管修复、再生,改善血液循环的作用。陈锋等建立脊髓型颈椎病动物模型,观察发现脊髓微循环改变与脊髓受压程度呈正比,益气化瘀利水中药具有较好的减轻脊髓内压,改善血液循环,恢复血液供应的作用。

颈椎病属中医学血瘀证、痹证范畴,而血瘀证、痹证与血液流变学异常有密切关系。研究发现,椎动脉型颈椎病患者血细胞比容、全血黏度和血浆黏度、纤维蛋白原明显增高,红细胞电泳减慢,血液呈浓、黏、凝聚状态。这些变化提示,血液流变学异常可能是造成椎动脉型颈椎病的重要原因。

椎动脉是椎基底动脉系统的主干动脉,主要供应小脑、脑干及大脑枕部组织。在椎动脉型及混合型颈椎病患者中,往往由于颈椎不稳,交感神经受到刺激而发生反射性钩椎关节、骨刺等压迫或刺激动脉,导致发作性脑动脉痉挛,或在动脉硬化基础上,向后突出的椎间盘、钩椎关节、骨刺等压迫或刺激动脉,导致发作性眩晕、视物障碍、耳鸣等椎基底动脉供血不足的临床表现。颈椎病患者 TCD 的改变一般以单侧的椎动脉流速降低为主要特点。当头颈不运动时,如果一侧椎动脉"匀称性狭窄",即内径≤2.6mm时,健侧椎动脉可以出现代偿,缓解椎基底动脉血液供应的不足;但并不能代偿头颈运动不慎时狭窄侧椎基底动脉系的缺血,以及由此引起的椎动脉型颈椎病症状的发作。颈椎病所致椎动脉形态与结构改变是引起血流动力学变化的解剖学基础,而左右椎动脉流速的失衡状态则导致了椎基底动脉供血不足。因此,临床上以改善椎动脉或椎基底动脉的血流动力学作为判断疗效的标准之一。

2. 消除炎症　脊髓型颈椎病脊髓受压后产生慢性炎症,炎症是其发病的重要病理生理学机制。郑清波等用中药益气化瘀利水方进行动物实验,发现该药有减轻脊髓受压后的血管源性水肿,延缓脊髓继发性损害的作用。这与益气化瘀利水方抑制前列腺素 E_2(PGE$_2$)、5-羟色胺(5-HT)等炎症介质的释放,降低血管通透性,从而减轻炎症反应有关。施杞等发现服用中药麝香后,CSM 动物模型退变的颈椎间盘中组胺、5-羟色胺、前列腺素 E 及 6-酮 -PGF 明显降低,对缓解疼痛起重要作用。张俊忠认为应用中药治疗脊髓型颈椎病药物虽不能直接溶解骨刺和髓核,也不能改变椎管的宽窄,但是能够使突出的椎间盘周围组织炎症反应减轻或消失,减轻炎症因子对神经组织的刺激而缓解症状。

3. 生物力学调整作用　骨骼肌张力的异常升高以及肌肉痉挛时,肌肉的形态结构、组织性质、解剖位置和生化等方面并无病理改变,只是功能上出现非协调性的异常收缩。在临床触诊时可以摸到收缩变硬的肌肉或僵硬无弹性的条索状肌腹。除准备手法(点、按、揉、捻、搓等法)松解痉挛僵硬的颈肩肌群,快速推扳和旋转也可突然牵拉松解肌肉的高张力,使异常的肌肉张力恢复正常。

颈椎关节的位置异常致使椎间孔变小和横突孔狭窄扭转位移,刺激、压迫神经根,引发神经根受损的症状。旋转手法可调整椎间盘与神经根的位置、调整钩椎关节、恢复正常的颈椎关节解剖序列,有利于组织水肿的消退、静脉的回流、神经根周围炎症的减退,达到治疗目的。

孙树椿等采用二方向定位摄影术观察模拟旋转手法对已造成 C_{3-4} 和 C_{4-5} 椎间小关节紊乱的颈椎标本的作用过程:维持纵向牵引力的同时用力旋转,使处于交锁状态的各椎间、横突关节间与小关节突之间的骨质接触被纵向牵引力拉开;在椎间盘与韧带的牵拉下,尤其是有小关节紊乱的椎体间,受扭转的椎间盘和牵拉的韧带更为紧张,被牵拉的椎体向受牵拉方向相反的方向运动,使紊乱的小关节得到调整,紧张的椎间盘、韧带等软组织得到放松。模拟旋转手法主要作用于 C_{3-5} 有小关节紊乱的椎体,移位量远大于其他无椎间小关节紊乱的椎间活动度。

Triano J、Refshauge K M 研究认为钩椎关节、小关节、神经根周围以及颈椎管内的某些粘连是造成临床症状的原因之一。颈神经根的肿胀粘连促使椎间孔狭小,引发神经症状。关节周围的软组织粘连,致使关节活动受限和疼痛。颈椎管是一个可扭曲的有效套管,以容纳脊髓。由于各椎体及椎弓均由韧带连接,故椎管是可动的,这就为颈椎旋转手法的操作提供了解剖学依据。旋转手法可使神经根和关节周围的粘连得到一定程度的松解。旋转手法时一般伴有颈椎的侧弯,有研究在新鲜尸体上直接观察颈椎侧弯时椎管结构发生的变化。旋转手法对颈椎管内解剖结构的改变,如椎管截面积、椎管矢状径、神经根袖等具有较明显的作用。旋转时,对侧神经根袖位移明显,这有助于解除神经根袖处的某些粘连。侧弯时,对侧神经根袖位移较明显。前屈旋转对下位神经根位移的影响较大,有利于松解神经根袖处和椎管内的某些粘连,从而达到治疗目的。

欧洲脊柱推拿治疗者提出,脊柱小关节间的滑膜嵌入是造成脊柱活动受限和疼痛的主要原因。脊柱解剖学研究认为,脊柱小关节内的半月板样结构是颈椎、腰椎小关节的解剖学特征,该结构受压很可能造成颈痛或反射性肌肉痉挛。因为椎间小关节有独立的关节囊,关节囊内滑膜皱襞上有丰富的感觉神经纤维和 P 物质(substance P, SP),当颈随头做各个方向的运动,椎间关节间隙增大时,关节囊内层的滑膜或滑膜皱襞就有可能嵌入,成为疼痛源。颈部的推扳或旋转手法可使嵌入的滑膜或滑膜皱襞得到解除,从而缓解疼痛。但实验未能证明推拿能改变小关节的咬合状态。旋转手法中同侧关节突上下关节面远离并做切面旋转运动,关节突张开,而对侧关节面靠紧,有利于关节复位,解除嵌顿滑膜及半月板受压,并松解神经根管内容和小关节粘连,消除不良刺激,缓解疼痛,此类急性颈痛在脊柱推拿后立即缓解。对脊柱结构神经支配的研究,有助于明确脊柱源性疼痛的周围神经解剖学,对改善临床的手法治疗有益。

4. 生物化学的调整 周军等发现退变颈椎间盘磷脂酶 A_2(PLA_2)活性明显升高,葛根汤具有下调 CSM 模型动物退变颈椎间盘中 PLA_2 活性的作用,从而可减少多种炎症介质的合成,延缓颈椎间盘的退变,缓解临床症状,这可能是其治疗颈椎病的作用机制之一。另有研究表明,中药复方葛根汤能抑制 PGE_2 的合成酶环氧合酶(COX)的活性,减少 PGE_2 的合成,使炎症介质大量减少,从而缓解颈椎病症状。

自由基学说认为,自由基可以氧化细胞内外多种化学成分,造成膜结构和功能损伤及核酸蛋白质等生物大分子异常,直接影响细胞的各种功能。颈椎病退变区及其邻近组织,可因长期受压而出现微循环障碍,使组织处于慢性缺血缺氧状态,而缺血缺氧是引发体内自由基代谢紊乱的重要原因。研究证实,颈椎病患者与健康对照组相比,血液及尿液中的自由基内源性清除剂超氧化物歧化酶(SOD)、过氧化氢酶(CAT)下降,谷胱甘肽过氧化物酶(GsH-Px)上升;而反映自由基代谢紊乱的过氧化脂(LPO)含量上升,GsH-Px 活力下降,经推拿、牵引、针灸、中药等治疗,上述指标显示相反变化。并且,这些酶与生化代谢物在血及尿中的升降变化与疗效之间有着明显的平行关系,表明颈椎病的发病与自由基损伤有关。

脊髓型颈椎病脊髓受压损伤后,自由基生成增加,新生自由基介导细胞膜的脂质过氧化反应是脊髓继发性损害的重要环节。都兴林等发现丹参舒颈丸可减少自由基的生成,促进氧自由基的排泄,从而降低了局部自由基的含量,表明丹参舒颈丸具有一定的抗氧化作用,通过促进体内自由基的清除,减轻脊髓的继发性损伤。

一氧化氮(nitric oxide, NO)广泛存在于神经系统中,能促进神经递质的释放,是一种重要的信号介质,同时又有很大的细胞毒作用,在病理条件下可对组织造成损害。李志强等认为 NO 在中枢神经系统损伤中起重要作用,通过动物实验发现从中药三七中提取的活性有效成分三七总皂苷(panax notoginseng saponins, PNS)具有 Ca^{2+} 通道阻断作用,通过减少细胞内 Ca^{2+} 的蓄积而抑制 NO 的活性,减少 NO 的生成,从而达到对脊髓损伤神经元的保护作用。

内皮素(endothelin, ET)是血管内皮细胞产生的生物活性肽,可引起血管痉挛和组织器官功能损伤。缺血、缺氧及多种细胞因子均可增加 ET 的合成和释放。脊髓型颈椎病脊髓周围的机械性压迫及脊髓因受压而导致的缺血、缺氧及各种细胞因子的参与,导致脊髓型颈椎病患者血浆中 ET 升高。王羽丰等发现补肾活血中药可使 CSM 动物模型病变脊髓部位的微循环血流量增加,毛细血管开放数目增多,并能改善局部缺血缺氧状态,降低 ET 值,从而阻断了脊髓缺血缺氧—水肿—加重压迫—脊髓缺血缺氧的恶性循环,改善脊髓的病理变化。

韦贵康等发现应用中药脊髓康对颈脊髓慢性持续受压后神经细胞的损害,具有减少神经细胞坏死、凋亡,保护脊髓神经的功能。施杞等发现痉证方、痿证方对脊髓慢性损伤后脊髓组织神经细胞和胶质细胞的凋亡有抑制作用。李振鹏等发现针刺能使 B 细胞淋巴瘤/白血病 -2 基因(Bcl-2)表达增加,兔抗人单克隆抗体(Bax)表达减少,抑制了细胞凋亡,引起脊髓的血管和生化机制的变化,最终促进脊髓再生。

(二)颈椎病辨证用药研究

张军等运用颈椎 I 号治疗神经根型颈椎病 56 例的临床疗效观察显示,该方可明显改变前列腺素 I_2 及血栓素 A 的含量,从而起到活血化瘀、消除瘀血的作用,可以明显抑制毛细血管通透性的升高,消除肿胀。此外,还有明显的抗炎、镇痛功效。

朱继武等运用颈痛舒颗粒治疗神经根型颈椎病 30 例的临床疗效观察显示,颈痛舒颗粒组总有效率为 93.33%,根痛平对照组总有效率为 76.67%($P<0.05$),观察组疗效明显优于对照组,且在改善颈项疼痛、畏寒肢冷,消除肢体麻木及臂丛神经牵拉试验转阴率方面有显著性差异。

梁志强等采用五子散热敷贴颈项部,同时内服中药治疗神经根型颈椎病 88 例,并与单纯内服中药治疗的 79 例做对照。治疗组的治愈好转率及达到好转所需的时间均优于对

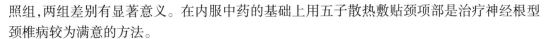

照组,两组差别有显著意义。在内服中药的基础上用五子散热敷贴颈项部是治疗神经根型颈椎病较为满意的方法。

林楠等报道中药治疗神经根型颈椎病的现状、分期、分型治疗,以葛根、桂枝、威灵仙、川芎、白芍、延胡索、当归、桂枝等为主的方药,对神经根型颈椎病所引起的颈背部、上肢疼痛、麻木等症状具有良好的疗效。颈椎病多属于中医"痹证"范畴,在整理文献时,更多是根据临床报道使用中药的频率进行归纳总结,结果显示,葛根、木瓜、白芍、羌活、川芎、桂枝等药物在治疗颈椎病时用药频度最高。在日后的研究中,对于方药的探讨是一个方向。

（三）康复

颈椎病大都是在颈椎退变的基础上,多重诱发因素共同造成的,尤其不健康的生活和工作习惯起到非常大的作用,如果这些相关因素不重视,将极大地影响到预后。所以颈椎病的康复要认清发病因素及所起的作用,采取针对措施进行康复。

黄漫等认为颈椎病复发的原因与颈椎的生理功能有关。颈椎是脊柱中活动度最大,又是结构最薄弱的节段,稳定性差。各种可能破坏颈椎椎体稳定性的不良因素都会引发新的错位和症状复发。张雅萍等通过单因素分析结果显示,颈椎病发生的相关危险因素为职业、睡眠状态、精神紧张度、颈椎发育性因素、颈部外伤、环境中的潮湿度、颈部受凉、颈部锻炼、年龄。经多因素 Logistic 回归分析显示,颈椎病发生的高危因素为睡眠习惯、颈部外伤、颈部锻炼、颈部受凉、颈椎发育性因素。与精神紧张度、环境中的潮湿度、年龄有关,与性别无关。陈香仙等调查显示,学生体质下降,活动量过少,免疫减弱,扁桃体炎、咽喉炎诱发颈椎产生无菌性炎症;长时间伏案学习和体位不当(如躺着看书、看电视)、长时间使用电脑是导致青少年颈椎病的最主要因素。空调冷空气长期刺激,睡姿不当,睡觉枕头过高或过低,急性损伤、中学时代背负沉重书包、矮桌子与高凳子、肩部受凉都容易诱发颈椎病。王冰等对颈椎病患者的生活习惯调查显示,生活中喜高中枕者（>12cm,6~12cm）占 80.03%,低枕（<6cm）占 19.97%,工作环境紧张、长期伏案工作者占 59.75%。Jackson 观察显示低头伏案工作的人群颈椎病发病率是非低头工作者的 4~6 倍,长期伏案的脑力劳动者的发病率是非长期伏案的脑力劳动者的 2.22 倍。孙波等通过 Logistic 回归分析结果显示工作姿势及伏案时间与颈椎病患病密切相关。胡亚洲等研究表明,颈椎病患者中颈部受凉为主要诱因者占 18.6%,以环境潮湿为主要诱因者占 17.3%,认为颈部受凉、环境潮湿是老年颈椎病患者的主要诱因。梁秋发等研究显示颈椎病患者中高枕睡眠者占 16.5%,精神紧张诱发者占 14.0%,认为长期处于精神紧张、压力较大环境中的人,易患神经衰弱,而神经衰弱会影响骨关节及肌肉的休息,长此以往,颈痛的感受更为明显,医学上称为紧张性头痛或颈痛。

颈椎病作为一种常见的慢性退行性疾病,会引起患者心理上的改变和异常,产生情绪的不稳定性、消极、孤独、心理不健康等不良情绪和心理反应,同时这些心理反应又反过来影响临床疗效。

目前,对于颈椎病复发的防治研究主要侧重于生活指导和功能锻炼两方面。

1. 生活指导　颈椎病的发生、发展是一个复杂问题,涉及前期治疗和后期生活、工作中与其相关的多重、复杂因素。颈椎病的复发相关因素与其发病因素相似,都是在颈椎退变基础上,多重诱发因素共同造成,尤其原有的生活和工作习惯起到非常大的作用,如果这些相关因素不重视,将极大影响预后。建立颈椎病生活指导具有重大意义。

人有近1/3的时间睡在枕头上。如枕头过低,头颈势必过度后仰,前凸曲度加大,使椎体前方的肌肉和韧带过度紧张,时间长了会出现疲劳,甚至引起慢性损伤,加速退行性变。

相反,枕头过高,头颈过度前屈,则颈椎后方的肌群与韧带易引起劳损,同时椎管硬膜囊后壁被拉紧,脊髓前移,并对脊髓造成压迫。苏翠娟提出仰卧时枕头最高点(支点)应在颈后正中间(相当于第4颈椎处),使枕、颈部同时贴枕头,保持枕颈部的生理曲度;侧卧时使枕头的支点位于颈部侧方的中央,头部要略低一点,使患者感觉舒适,容易入睡;枕头以长柱形最为实用,长度以45~55cm,直径以12~14cm为宜;枕芯填充不要太满,约为枕头容量的80%即可;仰卧时枕头高度以6~12cm最好,侧卧时枕头高度以7~15cm为宜;枕芯以松软、可调节高度为原则,常用的有荞麦皮、谷子皮、蒲绒和绿豆皮等;枕头的布料以棉布最优,枕芯使用的布料要严密,防止细碎的内容物漏出。对于枕高也有提出仰卧的高度约10cm,侧卧的高度与单肩的宽度、高度一样;枕高等于肩高,正睡时以枕高等于患者本人一拳高,侧睡时等于一拳半高的原理来塑形;枕头高度应以自己拳头高度为宜;宽度最好宽及肩下等几种建议。

柏伟、林铃等建议应用质地柔软的木棉或荞麦皮,枕高与颌肩线(下颌角与肩峰的距离)或手掌横径相等,一般为10cm左右,为防止颈部悬空,枕头应垫在颈部下面;避免头颈部长时间向一个方向转动,每间隔30~40分钟应进行一次与平时相反方向的姿势锻炼,并在数秒钟内反复数次;不能在沙发或床上长时间以歪坐、倒卧等不良姿势看电视;长期伏案的工作人员最好使用与桌面呈10°~30°斜面的工作板,当伏案工作1小时左右时起立活动颈部;避免手持或搬、抬、抛掷重物,防止加重软组织劳损或椎关节紊乱,急性期患者应使用颈围和颈托;应力求减少头颈部外伤,防止突然转头,驾车或乘车时要系好安全带,乘车时尽量侧坐,防止发生急刹车时颈椎过伸性损伤;平时注意保暖;室内空调温度要适宜,避免颈部受凉,减少其肌肉痉挛的发生;咽喉疾病患者及时治疗,避免咽喉部反复感染;戒烟限酒;加强颈部功能锻炼;注意休息,尤其急性期或病情严重者应卧床休息2~3周;经常参加体育锻炼,如游泳、放风筝等;介入心理干预,使患者心态乐观,更好地配合治疗。

2. 功能锻炼　《素问·宣明五气》中说:“久视伤血,久卧伤气,久坐伤肉,久立伤骨,久行伤筋,是谓五劳所伤。”说明视、卧、坐、立、行等活动、姿势超过正常生理限度,都会成为致病因素。随着社会的发展,体力活动减少,脑力活动和坐姿增多,加之生活节奏加快,体育锻炼减少,久而久之,造成现代社会中高血压、高血糖、高血脂及颈椎病等病的高发。同时,随着生活水平的提高、健康知识的普及,现代人对体育锻炼的需求也迅速增加。

现代文献多对这些功法继承、发展,针对颈椎特点和病变机制进行颈部功能锻炼方法的编制。功能锻炼方法一般侧重缓解颈部肌肉痉挛、增加颈椎活动功能、增强颈部肌肉力量几方面,一般认为颈椎功能锻炼能够增强颈肩部肌肉力量以保持颈椎的稳定性,恢复和增进颈椎的活动功能,并改善颈部血液循环,解除肌肉痉挛,使颈椎达到平衡和稳定状态。另外,锻炼时要求和缓用力,意气相随,也有助于调节压力,改善情绪。

李世刚等编排与项争力势、哪吒探海势、犀牛望月势、金狮摇头势等四势,认为能增强颈肩背部肌筋组织的弹性和韧性,促进炎性水肿的吸收,增强脊柱的稳定性,恢复因肌肉痉挛所致周围组织的变化,提高应急能力,促进全身或局部组织的血液循环,减少神经源性介质的产生,消除或减轻神经根的水肿与局部的无菌性炎症,改善或预防肌肉萎缩,增强肌力,提高疗效。翟向阳等使用的锻炼方法包括头部运动、头部助力运动、头部助力抗阻运动、双手交叉托天运动、放松运动等几步,结合手法治疗取得89.8%的有效率。

McKenzie诊疗法由新西兰物理治疗师Robin McKenzie创造,是用于治疗脊柱疾病的一套独特诊断和治疗体系,近年引入国内。McKenzie方法认为颈椎病的发生与平时反复低头和不良坐姿有密切关系,颈部后缩和伸展等运动可恢复颈椎的力学平衡,从而消除失衡后一系列变化导致的脊神经根的压迫和刺激。McKenzie诊疗法提倡采用良好的姿势和合适的运动方向让患者进行自我整复运动,缓解急性期的疼痛,预防复发。

第二节　寰枢关节不稳

一、概述

寰枢关节不稳(atlantoaxial instability, AI),又称为寰枢椎不稳。寰枢关节不稳在临床上较为常见,外伤、炎症、先天性畸形均可引起寰枢椎解剖关系上的紊乱,导致寰枢椎失稳引起一系列临床症状,若处理不及时或处理不当,可随时发生压迫脊髓的危险,甚至危及生命。

二、病因病理

(一)病因

1. 外伤　如齿状突、寰枢椎椎弓骨折,横韧带损伤等。

2. 先天性发育不良　如齿状突发育畸形。

3. 自发性脱位　与劳损或发育不良有关。

4. 感染　如寰枢椎炎症、结核等。

5. 慢性退行性变　是最常见的原因。寰枢椎缺乏椎间盘且活动度大,其稳定性靠椎间关节、附属韧带和周围肌肉共同维持,长期不良姿势与应力会导致这些结构退变松弛,当椎体间移位超过其正常生理活动范围,则出现失稳。

6. 其他　①睡眠时枕头位置不适,可造成十字韧带、翼状韧带受伤,肌力不平衡,或颈曲紊乱,均可导致寰枢关节移位,损伤颈神经和椎动脉;②颈椎曲度紊乱或侧弯,也可导致枢椎齿状突旋转、倾斜,进而导致寰枢关节移位,损伤颈神经和椎动脉。

(二)病理

由于寰枢椎相对位置发生旋转、偏移或倾斜等微细改变,使椎动脉受到不同程度的牵拉、扭曲或压迫,造成供血不足,当头颈转动或某些动作对椎动脉的影响超过其代偿限度时,即可突然诱发症状,而呈现病态。这些解剖位置的改变,也可影响交感神经,从而出现其支配范围的血管紧张性改变,出现头痛、血压异常以及头部器官如眼、耳等功能紊乱,或影响内脏系统的功能,较常见的是影响心血管功能。寰枢椎相对位置改变,并处于一种“交锁”状态,难以自动复位,故在不同条件影响下,症状可时轻时重,时隐时现,反反复复。若致病始于小儿,长期头倾向一侧,则可引起发育不平衡,面颜歪斜不对称,一侧面部宽大,另一侧面部短窄,这也是造成半侧面肌萎缩的重要原因之一。

1. 寰枢关节由寰枕关节、寰枢外侧关节、寰枢中关节构成,寰枢关节的运动几乎是唯一的轴性旋转,因受翼状韧带的限制,范围是29°~54°。寰枢外侧关节,常被分类为平面关节,但其关节面具有更复杂的形状,一般在冠状面上呈凹形,而矢状面上内侧部又微凸,特别是枢椎。软骨性关节面通常稍微凹陷。纤维性关节囊附着于其边缘,薄而疏松,内被覆滑膜。后内侧有副韧带,向下附着于枢椎近齿突基底部椎体上,向上附着于近横韧带,附着的寰椎侧块上前面有前纵韧带连接着椎体,坚固而厚的纤维束向上附着于寰椎前弓前结节下缘,向下附着于枢椎椎体前面。椎体后面有黄韧带连接，向上附着于寰椎弓下缘，并延伸到枢椎椎弓板上缘。这些韧带在寰枢关节水平为一层薄膜，外侧有第 2 颈神经穿过。旋转寰枢关节的肌肉，主要作用于颅骨、寰椎横突和枢椎棘突，包括头下斜肌、头后大直肌和一侧的头夹肌以及对侧的胸锁乳突肌。

2. 翼状韧带由两部分构成，其中一部分连接齿状部与枕骨的髁状突，另一部分在寰椎外侧块上插入，其功能是限制寰椎轴向旋转、侧弯和屈曲拉伸；横向韧带固定齿状部，向上延长到达枕部，向尾部延伸到达枢椎体的后面，形成寰椎的十字韧带，其功能是限制头屈曲以及寰椎向前移位。

3. 颈 1、2、3 神经于枕大、枕小神经交汇，支配头皮及皮下组织、肌肉、颅骨骨膜，同时与颈上交感神经节相交通，此交感神经节又与迷走神经耳支、舌咽神经、面神经交通，因此，颈神经损伤可影响到耳大神经、面神经和舌咽神经所支配的组织产生病变。

4. 颈椎椎动脉经寰椎横突孔后组成基底动脉，营养小脑，并参与脑桥的血运。此外，动眼神经的血液营养亦源自基底动脉，椎动脉受损可使上述组织同时受到损害。

5. 按脊柱圆运动规律和脊椎轮廓平行四边形几何图形法则，腰骶角与寰颈角（侧位寰椎与颈椎构成的角度）应保持相对平衡，如腰骶角紊乱，可继发寰枢关节错位。

三、诊断

（一）临床表现

外伤导致的寰枢椎不稳多在伤后即出现枕项痛及神经与脊髓受压迫症状，其他原因所致的不稳在早期可能仅有枕颈部局部症状，随着颈椎活动量增加、颈椎退行性变及颈椎病变的发展，进一步加重不稳，才会引起更严重、更典型症状。

1. 头颈部症状

（1）枕颈痛：一般为持续性上颈部疼痛伴枕部放射痛。

（2）颈肩与肩臂痛：颈肩部活动时可牵拉关节囊、韧带、肌腱的感受器，产生反射性紧张和疼痛；也可刺激神经根鞘及硬膜出现相应部位的疼痛。

（3）颈部活动受限：尤以颈部旋转或后伸受限明显，头部多呈前屈位。正常的枕颈弯曲度变直。严重者低头屈颈时，四肢可有触电样麻木，枕颈部自觉无力或僵硬。

2. 神经系统症状

（1）脊髓受压症状：可表现为步态不稳，腱反射亢进，锥体束征阳性。

（2）脊髓中央管综合征：损伤平面以下痛、温觉消失，上肢肌力减退重于下肢。

（3）枕大孔综合征：表现为颈脊髓受压及小脑受损症状。

（二）物理检查

1. C_2 棘突偏歪　是本病主要体征，触诊可得 C_2 棘突不同程度地偏向一侧，该侧椎旁胀满，此征触诊检查与 X 线片对照符合率高，故熟练地触诊，可作为诊察本病的重要手段。

2. 棘旁压痛　多在 C_2 棘突偏向的一侧，部分患者双侧均有压痛，但偏向侧多较明显，少数人在棘突偏向对侧压痛，无放射。发病期多伴有该侧颈肌紧张、压痛。

3. 头面部歪斜　部分患者在发病期明显头面斜向一侧，非发病期部分患者可出现不自觉地头倾向一侧，各年龄组均有此种现象。头倾斜发生于儿童、少年期者，部分人可出现面部发育不对称，一侧宽、一侧短窄。

4. 活动受限　发病期可因转头疼痛，而致颈椎活动受限，非发病期则活动自如，无明显活动障碍。

5. 转头或改变体位时症状加剧或突然诱发,主要为头晕、枕后痛或偏头痛、发麻等。

（三）影像学检查与测量

1. X 线检查　本病的 X 线检查具有重要意义,可发现有骨折、脱位、畸形或颅底凹陷,寰枢椎变性、移位等。但轻微的寰枢椎不稳在 X 线片上的改变多不明显,故常被忽视。通过临床治疗证明,此种轻微改变确有一定的临床意义,故对此种微细变化的 X 线征象,应行具体分析和给予重视。寰枢关节错位的 X 线片改变,尤其在开口位 X 线片表现得更明显。

（1）侧位片:寰齿前间距多在正常范围,但变化时呈"Ｖ"或"Λ"形改变;部分人寰椎紧贴枕骨或寰椎后方与枕骨距离增宽;部分人则寰椎后结节与枢椎棘突间距增宽,示寰椎与枕骨之间有前倾后仰现象。

（2）正位片:常规正位片,C_1、C_2 多难显示,少数可见 C_1、C_2 影像,但无法观察其变化。部分患者显示头颅与上颈段倾向一侧,这种改变者,触诊时要注意,因为有时触诊棘突偏歪方向与 X 线征方向有矛盾。

（3）开口位片:凡考虑寰枢关节不稳的患者,必须拍开口位片,多可见 C_1、C_2 解剖位置异常(图 2-8)。虽然改变程度轻重不一,但多数具有实际意义,其表现有:①水平旋转型:齿状突居中,与寰椎两侧块之间隙基本对称,C_2 棘突偏向一侧。②侧偏旋转型:寰齿间隙不对称,齿状突偏向一侧,C_2 棘突偏向对侧。③侧向偏移型:寰齿间隙不对称,齿状突和 C_2 棘突向同侧偏移,齿状突的纵轴偏离寰椎两侧块外下角连线的垂直平分线。④侧倾型:齿状突向一侧倾斜,其纵轴与寰椎两侧块外下角连线的垂直平分线互成夹角,双侧寰齿间隙形成一侧上宽下窄,另一侧上窄下宽,双侧寰枢关节突关节间隙也出现相应的变化,齿状突倾向侧较宽,而另一侧较窄。⑤前倾型:寰椎或颅骨前倾,C_2 棘突与枕骨或寰椎后结节的距离明显增宽。若枕枢角大于 30°,则要注意寰枢关节脱位的可能,个别人可见寰齿前间隙出现"Ｖ"或"Λ"形改变。⑥其他:有的人寰枢关节突关节面宽窄失调,不偶合;有的左右关节面倾斜度不对称;有的寰枢关节间隙明显变窄,这些改变均可成为寰枢关节不稳的潜在因素。

2. CT 检查　CT 检查可以直接观察病变结构,影像清晰,易于确诊(图 2-9)。适用于 X 线片及断层片无法确诊时。

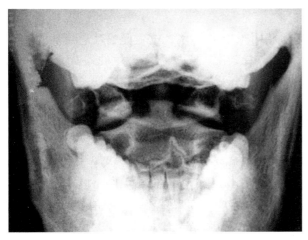

图 2-8　齿状突不居中,与寰椎两侧块之间隙不等宽

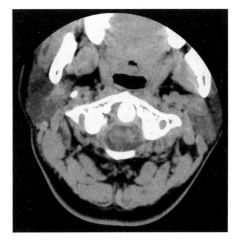

图 2-9　CT 显示齿状突偏向一侧

（四）诊断标准

目前临床上缺乏诊断寰枕关节不稳的统一标准,可参考国内相关学者提出的诊断标准。

1. 有相应的临床症状。

2. 寰枢椎旁有压痛或肌紧张。

3. X线征象,并可排除齿状突偏心生长,枢椎上关节面两侧倾斜度不一致等先天畸形。

（五）鉴别诊断

1. 梅尼埃病 为内耳膜迷路积水,表现为发作性眩晕、波动性听力减退及耳鸣。其特点是耳鸣加重后眩晕发作,眩晕发作后耳鸣逐渐减轻或消失,耳鼻喉科检查可协助诊断。

2. 脑桥小脑脚病变 表现为眩晕及一侧听力进行性减退,行走不稳。CT 或 MRI 可见病侧脑桥小脑脚处占位性病变,X 线照片可显示病侧内听道扩大,张口位寰枢椎无错位。

3. 三叉神经痛 三叉神经分布区内反复发作的阵发性剧烈疼痛,而不伴三叉神经功能破坏的表现。常于 40 岁后起病,女性较多。为骤然发生的剧烈疼痛,发作时患者常紧按病侧面部或揉擦面部以减轻疼痛,严重者可伴有同侧面部肌肉的反射性抽搐,所以又称"痛性抽搐"。每次发作仅数秒钟至 1~2 分钟即骤然停止。患者面部某个区域可能特别敏感,稍加触碰即引起疼痛发作,如上下唇、鼻翼外侧、舌侧缘等,这些区域称之为"触发点"。此外,在三叉神经穿出骨孔处,常有压痛点。

4. 急性缺血性脑血管病 因血管血栓形成栓塞导致脑缺血,引起脑功能短暂丧失,严重者因缺血而发生坏死。临床上短暂脑缺血多见于中年以上,发作 2 分钟即出现以下症状,但多在一刻钟内恢复,无后遗症。表现为对侧肢体或面部肌肉无力、瘫痪、麻刺感,或感觉消失,构音障碍;或者突然眩晕,或口周麻刺感,双侧肢体感觉异常,或出现共济失调。CT、MRI 可排除局限性脑梗死或脑出血。局限性脑梗死是因脑动脉供血不足致脑急性缺血性坏死,俗称"中风",多为中年以上的高血压、糖尿病、心脏病或高血脂患者,表现为一侧头痛、眩晕、呕吐,对侧身体感觉异常、偏瘫、言语不清、手足麻木等中风症状。CT、MRI 可协助诊断。

四、治疗

（一）非手术治疗

非手术治疗适用于症状较轻微,无锥体束征的轻度寰枢椎不稳及脱位和自发性寰枢椎脱位。

1. 手法治疗 症状较轻微的寰枢关节不稳可采用手法治疗,尤其是慢性退行性变引起的失稳更为适用,外伤引起骨折、脱位等造成的失稳禁用。实践证明,熟练的颈椎触诊,既可作为主要诊察方法,也是治疗的依据,即通过手法复位以纠正 C_2 棘突变化,使寰枢椎的关系恢复正常。可根据不同类型的改变,而采用不同的手法。手法复位有操作方便快捷、安全、痛苦小、见效快、疗效高等特点。手法复位前后都应行松解类手法,可放松颈部肌肉,解除痉挛,促进血液循环,以利于复位和康复。

（1）坐位旋转复位:适用于水平旋转型及侧偏旋转型患者。分单人操作与双人操作。①单人操作:患者端坐矮凳上,全身放松,术者站于其后,视患者 C_2 棘突偏向哪一侧而决定操作方法,例如棘突偏向左侧,术者用右手拇指扶按棘突之左旁,控制患者将头微向前屈,使前上颈椎处的皮肤有拉紧感为度,再俯身用胸部压住患者头部,使其保持于此角度。术者左手屈肘,用肘弯勾托患者下颏部,用前臂及手抱住患者头面部,即将患者头部用胸部、肘弯、前臂及手抱夹,以便协调控制头部,使之在保持一定前屈角度下做旋转活动。嘱患者身体不动,头颈放松,并随术者之带动而转向左侧,当转至最大限度时,术者再用一巧劲,使患者头部继续向左超限转动,同时用右手拇指向对侧推拨 C_2 棘突,即可感到颈椎被推动和发出的响声(注意:有的人响声不明显,勿片面以响声作为推动颈椎的复位标志),再将头颈部复回中立位,检查复位效果,若复位不完全,可再用手法纠正复位,若已复位,则做颈部按摩,放松软组织,使其恢复。棘突向右偏时,操作方法同上,唯方向相反。②双人操作:需助手一人,用双手代替术者扶按患者头部,术者改肘弯勾托为掌部扶托,其余操作及注意事项同单人操作。手法要轻巧,忌用暴力。

(2)仰卧牵抖复位法:适用于前倾型和半脱位的患者。患者仰卧床上,全身放松,术者坐于床头外,面对患者头部,双掌扶托患者头部两侧,食、中指扶压于 C_2 棘突处,轻轻提拉头颈部,在患者放松情况下,突然向上抖动头颈部,即可使前倾或半脱位之寰椎复回原处。

(3)仰卧侧摆复位法:适用于侧向偏移型及侧倾型患者。患者姿势及术者预备动作与牵抖复位法相同,唯改向上抖动为侧向摆动,即向棘突偏向的对侧摆动。

2. 中药外洗　可以采用具有舒筋、活血、行气、通络等作用的中草药局部熏洗或热敷。

3. 西药　可选用镇静、止痛及抗炎药物。如吲哚美辛、安络痛、萘普生、伊达拉克、氯唑沙宗、萘丁美酮、氨芬酸钠等。

4. 物理治疗　以热疗为主,如红外线照射,短波或超短波透热,电兴奋或脉冲电刺激等,可促进局部血液循环,解痉镇痛,有利于康复。

5. 注射疗法　对疼痛较剧烈者,可行封闭治疗:曲安奈德 10~20mg、盐酸利多卡因 1ml、生理盐水 1ml 在局部痛点行封闭治疗。注射前应回吸以免误入血管。病程较长、局部僵硬难以手法复位者,可先行封闭治疗,再行复位。

6. 颈椎牵引　手法复位时不能配合,效果不满意,或颈项僵硬难以用手法复位者,可用颈椎牵引法进行复位治疗。取坐位时,可用颌枕套,牵引力 5~10kg(依各人情况调节,原则是轻量持续性牵引),每次 20 分钟,每日 1 次,个别需要超过此牵引重量者,应相对缩短牵引时间。卧位牵引原理与坐位相同,患者平卧,枕后部一定用软枕垫实,保持颈椎同牵引线水平位。

7. 牵引复位后外固定　此法适用于骨折或骨折后脱位及横韧带损伤者,常用的方法包括牵引复位、持续牵引或外固定术,牵引方法系采用枕颌带牵引,取中立位牵引,重量为3~4kg,持续 1~3 周。骨折复位后,即行头颈胸石膏固定,维持 3~4 个月。

8. 其他疗法　颈围制动、改善脑缺血与脑缺氧治疗等。

(二)手术治疗

经非手术治疗无效和有神经功能损害的寰枢椎不稳者,应考虑手术治疗。

1. 寰枢椎固定融合术　适用于寰枢椎不稳经牵引达到复位又无脊髓受压症状者,术后应采用头颈胸石膏外固定。

2. 枕颈融合术　适用于无脊髓受压或牵引后脊髓压迫症状已消失,而寰枢椎未能复位的不稳,术后应限制枕颈部活动。

五、康复与调护

避免受寒,注意保暖,日常生活及工作中应保持正确姿势,积极进行颈部肌肉锻炼;术后患者应限制颈部活动。

第三节　急性腰扭伤

一、概述

（一）定义

急性腰扭伤（acute lumbar sprain, ALS），俗称"闪腰""岔气"，是指腰骶、骶髂及腰背两侧的肌肉、筋膜、韧带、关节囊及滑膜等软组织急性损伤，从而引起腰部疼痛和活动功能障碍的一种病症，属临床常见病、多发病。由于目前本病的实质并未阐明，基础及临床对其认识尚不统一。"急性腰扭伤"的命名仅仅是从病因及病程的角度出发。腰扭伤的原因多种多样，损伤后的临床表现也轻重不一，从损伤的软组织上讲，可能包括腰骶部的肌肉、筋膜、棘上韧带、棘间韧带，也包括腰部椎间关节、腰骶关节、骶髂关节乃至椎间盘等深层组织。

（二）认识过程

本病多因剧烈运动或负重不当，以及不慎跌仆、外伤、牵拉和过度扭转等原因引起肌肉、韧带、血管等软组织的痉挛、损伤，以致气血瘀滞局部而造成。既往的报道和教科书中大多指出本病多见于重体力劳动者如搬运工人和机械工人等，但随着社会的发展，新型职业的兴起和工作方式的改变，其发病人群也发生了相应的变化。长期强迫体位工作与不良坐姿者，如司机、电脑操作人员、制衣厂工人以及流水线工人等，长期坐位工作，尤其是长期超时（每天工作超过 10~15 小时）强迫体位导致腰部肌肉劳损是其主要诱因。重体力劳动者，大多是搬运重物时用力过猛和 / 或姿势不当，而所搬运的重物离人体的中轴线又太远，使肌肉和关节负荷过重或者不协调所致。运动员和体育爱好者，多因剧烈运动或运动前准备活动不充分所致。长期长时间站立位工作，多伴有不同程度的腰肌劳损，多见于服务行业等（以女性为多）。其他不明显或不常见诱因，如弯腰取物，开门时转身，伸腰，咳嗽、喷嚏，长期不运动后突然间剧烈运动等，这些常发生在中老年患者，其腰椎常有一定程度的退行性变。

（三）发病情况

本病可发生于任何年龄，临床中以青壮年、中年发病为主，女性多见，约为男性的 3 倍。急性腰扭伤一般多见于青壮年体力劳动者、体育运动者、长期缺乏锻炼者、电脑操作员、久坐及腰部长时间受震荡的长途运输或出租司机。中年女性，经期、妊娠、产后或哺乳期妇女，舞蹈和京剧演员并不少见，还见于体重过重、肥胖、消耗性疾病，后关节、腰骶角异常者等。当腰扭伤时，一方面腰骶部肌肉等软组织撕裂而产生炎症反应；另一方面由于脊椎两侧后关节的关节突受到肌肉张力的牵拉造成关节面轻微错动，使腰椎后关节解剖位置发生改变，后关节囊滑膜受到过度牵扯，从而引发腰痛。有学者认为腰骶部位于躯干和骨盆交界处，活动最多、范围最大，变异畸形也多，故腰骶部肌肉和腰 5/ 骶 1 后关节容易遭受损伤为临床常见。其损伤与扭伤时外力的作用程度有关，或与扭伤时腰部的位置和应力的大小有关。

二、病因病理及病机与分型

（一）病因病理

现代医学认为，急性腰扭伤多引起腰部肌肉、筋膜、韧带、关节等组织的撕裂伤，使部分肌腱、韧带纤维断裂,脊椎小关节错缝,滑膜嵌顿交锁。损伤后局部软组织渗血,深部形成血肿,局部疼痛,肌肉痉挛。如不及时治疗,深部形成纤维化,最后形成瘢痕、粘连,致使血液循环受到障碍,局部肌肉组织发生退行性病变,由急性腰扭伤转变成难以治愈的慢性腰痛。

本病发病原因:一是有明显外伤史,常因搬运重物等腰骶部体位姿势不当、二人共同抬起重物时配合不善、生活中跌跤摔倒等引起;二是无明显外伤史,常因突然间的扭转、弯腰和挺腰等体位改变,生活中弯腰扫地、刷牙洗脸、挂窗帘、踏空、取物、咳嗽、打喷嚏、舞蹈和京剧演员练功时等引起;三是有腰部疲劳史,常因不良姿势久坐、长时间弯腰劳作或腰部受震荡等引起;四是腰椎后关节退变,椎间盘和腰椎后关节退变以及韧带、关节囊等支持结构松弛致椎间关节活动度增加,其中腰 4/5 和腰 5/ 骶 1 后关节最明显(26~45 岁有 15% 腰椎后关节退变,而 45 岁以上此关节骨关节炎高达 60%),常因在某一运动时出现腰椎后关节不稳而发生半脱位引起;五是解剖生理变异,因腰骶部解剖结构异常(23%~32% 腰椎后关节不对称)或女性内分泌改变(经期、妊娠、产后或哺乳期妇女因全身激素因素致韧带、关节囊松弛)等引起。关于致痛原因,既可因损伤后局部组织出血、水肿,产生损伤性炎症反应,释放内源性化学炎性递质(如 K^+、组胺、5- 羟色胺、激肽类、前列腺素等物质)刺激所致,也可由于组织错位、粘连使神经末梢受压引起。疼痛不但可引起反射性的腰部肌肉痉挛,也可引起身体保护性反应,使腰部活动受限。同时,继发性肌肉痉挛又可加重疼痛,影响腰部活动,故三大症状可互为因果。

腰椎是脊椎负重最大、活动较灵活的部位,从事各种复杂的运动,它在身体各部运动时起枢纽作用。急性腰肌筋膜扭伤多发生在腰骶、骶髂部和两侧的骶棘肌。因此,动作不慎或者用力过猛和过度,使腰肌、韧带、筋膜、关节囊和 / 或滑膜等软组织挫伤造成局部气血瘀滞,经络阻塞不通而发生肿胀、疼痛,腰部功能活动受限。同时,由于腰椎后关节结构的特殊性,当腰部突然闪扭,或突然弯腰前屈或旋转时,腰椎后关节间隙张开,由于负压的吸引可能造成小关节滑膜的嵌顿,或者运动幅度过大造成关节突关节面软骨的错位,从而引起腰部的剧烈疼痛并功能障碍。滑膜和关节囊有丰富的感觉和运动神经纤维,对于刺激和炎症反应极为敏感,嵌顿造成滑膜损伤,导致其充血和水肿,会引起剧烈的疼痛和反射性痉挛。如果不能及时解脱嵌顿,则会产生关节炎而致组织粘连,形成慢性腰痛。同时,无论是腰肌筋膜扭伤,还是急性腰椎后关节滑膜嵌顿,如果治疗不当,长期疼痛不愈,都可转为慢性腰痛。

(二)病机与分型

中医学认为本病多由于外力所伤、自身用力不当及感受风寒等因素所致。急性腰扭伤中医列为腰部伤筋范畴,古代文献称"暨腰痛",又称为"瘀血腰痛""挫闪腰痛。"《素问·刺腰痛》有云:"衡络之脉令人腰痛,不可以俯仰,仰则恐仆,得之举重伤腰。"腰椎负重量大,活动较多,前方为柔软的腹腔,且无骨性结构保护,故极易受到损伤。《难经·二十二难》云:"经言是动者,气也;所生病者,血也……气留而不行者,为气先病也,血壅而不濡者,为血后病也。是故先为是动,后所生病也。"就是说在经络病变中,最早出现的是经气不利,气血运行不畅,然后才会导致血瘀等病变。《金匮翼》指出:"瘀血腰痛者,闪挫及强力举重得之。盖腰者,一身之要,屈伸俯仰,无不由之。若一有损伤,则血脉凝涩,经络壅滞,令人卒痛,不能转侧,其脉涩,日轻夜重是也。"中医认为腰为肾之府,腰部猝受暴力,经脉损伤,足太阳膀胱经经气受损,经脉凝滞不通,局部气血受阻,不通则痛。从中医病机分析,本病发生机制为跌闪腰筋,气滞血瘀,经络不通。治疗不当或日久失治,易致肝肾不足,且容易导致"风、寒、湿三气杂至,合而为痹",转为慢性腰痛。故治宜舒经通络、活血化瘀、理气止痛,兼补肝肾、祛风、除湿、散寒。《医宗金鉴》中说："因跌仆闪失,以致骨缝开错,气血郁滞,为肿为痛,宜用按摩法,按其经络,以通郁闭之气;摩其壅聚,以散瘀结之肿,其患可愈。"综上所述,本病可分为以下三型:气滞络阻、血瘀气滞和肝肾亏虚。

三、诊断

（一）临床表现

急性腰扭伤的主要临床表现是疼痛与功能障碍。伤后立即出现剧痛,严重者甚至倒下不能翻身。疼痛为持续性,活动时加重,休息后也不能消除。患者可能有慢性腰痛史,此次发作多因腰部轻微扭伤。腰痛可逐渐加剧,也可在损伤后立即出现腰部剧烈疼痛或伴交锁感,腰部运动及负重功能受限,站、坐、弯腰、挺腰、翻身困难,常保持一定强迫姿势,或以两手扶住腰部。改变体位时腰痛加重,患者常需自我寻找合适角度进行体位的改变。腰痛可连及患侧臀部及大腿,但一般不超过膝关节,其部位及疼痛性质较模糊。

（二）物理检查

1. 棘上或棘间韧带张力试验　患者仰卧,尽量屈髋压膝,检查者将其双膝向腹部抬压,如腰部疼痛加剧,多为棘上或棘间韧带损伤。

2. 骶髂关节扭转试验　阳性时多为骶髂关节扭伤。

3. 椎间小关节损伤　腰椎被动扭转时,如旋转受限并引起腰部疼痛。

4. 直腿抬高试验　该试验可因引起骨盆旋转活动而产生疼痛,呈阳性,但加强试验常为阴性,说明不是坐骨神经痛而是反射痛。

5. 有肌疝者,在腰背用力时,局部可摸到弹性肿块,肌肉放松时肿块消失,有时可摸到筋膜破口的边缘。

6. 局部痛用利多卡因注射后,如能立即止痛,可协助定位诊断;如不能止痛,说明病变不大,局部应做进一步检查。

7. 有学者认为腰痛主诉点比损伤关节偏低 2~3 个椎骨平面,应重视神经根刺激体征、"4"字试验、骶髂关节局部压痛、髂后上棘是否等高和 X 线检查等。

（三）影像学检查

影像学检查常无特异性表现。

（四）诊断标准

参照国家中医药管理局颁发的《中医病证诊断疗效标准》有关急性腰扭伤的诊断标准:①有腰部扭伤史;②腰部一侧或两侧剧烈疼痛,活动受限,不能翻身、坐立和行走,常保持一定强迫姿势以减少疼痛;③腰肌和臀肌痉挛,或可触及条索状硬块,损伤部位有明显压痛点,脊柱生理弧度改变;④X 线摄片检查排除骨折和其他疾病,排除骨质损伤及病变。

（五）分类和分型标准

1. 分类　临床上常将急性腰扭伤分为急性腰肌扭伤,棘上、棘间韧带损伤,腰椎小关节紊乱三类。

2. 分型　临床多分为两型:中央型,腰部压痛点在背中央督脉走向中,多为腰骶棘上韧带、棘间韧带损伤;侧位型,腰部压痛点在背中央两侧膀胱经络走向中,多为竖脊肌、胸腰筋膜深层损伤。

（六）鉴别诊断

急性腰扭伤应与急性胸腰椎压缩性骨折、胸腰椎结核或肿瘤、急性腰椎间盘突出症以及外伤所致的急性腰椎滑脱等相鉴别。本病与严重的棘上、棘间韧带断裂,棘突、关节突骨折、横突骨折、椎体压缩骨折相鉴别,除拍正位 X 线片以外,必要时让患者腰椎屈曲位拍摄侧位和斜位 X 线片,以显示上述病理改变。如棘上、棘间韧带断裂者,则可见棘突间隙加宽。本病与腰椎间盘突出症急性发作期不易鉴别,尤其是未出现下肢放射痛以前,更不易鉴别。应行 X 线检查,CT 或 MRI 扫描常可明确鉴别。

四、治疗

（一）非手术治疗

1. 手法治疗　主要手法:推、拿、揉、拨、点按、扳法等。手法治疗后 1~2 天,要求患者仰卧抱膝早晚各 5~8 次,每次维持 2~3 分钟。3 天以后,腰部肌肉的痉挛大多完全解除,患者可以在床上坐位弯腰前屈,以双手尽量触及脚尖为度,反复 5~10 次。或站立位做腰部的前屈、后伸、侧屈、旋转运动,动作宜缓慢,逐渐加大幅度。1 周后要求患者开始腰背肌肉的力量锻炼,防止经常性复发。

2. 辨证施治

（1）气滞络阻证:腰痛时轻时重,痛无定处,重者腰部活动受限,行走困难,咳嗽震痛,舌红,苔薄,脉弦数。

治则:理气通络、和营止痛。

方剂:泽兰汤加羌活、乳香、没药。

（2）血瘀气滞证:腰痛局限一侧,局部瘀肿,压痛明显,腰部活动受限。或有腹胀,大便秘结,舌质红略有瘀点,苔薄黄,脉弦紧。

治则:活血行气,通络止痛。

方剂:复元活血汤加减。

（3）肝肾亏虚证:症见腰部酸痛,腿膝无力,遇劳更甚,卧则痛轻。偏阳虚者面色无华,手足不温,舌质淡,脉沉细;偏阴虚者面色潮红,手足心热,舌质红,脉弦细数。

治则:偏阳虚者治以温补肾阳,偏阴虚者治以滋补肾阴。

方剂:偏阳虚者用金匮肾气丸或右归丸,偏阴虚者用六味地黄丸或左归丸。

3. 西药　必要时可使用非甾体抗炎药及肌松剂等。

4. 物理治疗　电针加神灯（TDP）、电脑中频治疗仪、红外线照射、半导体激光照射、磁疗、药物离子导入等。

5. 注射疗法　对急性腰损伤,疼痛剧烈伴有肌肉痉挛者,可采用 0.5% 普鲁卡因 20ml 痛点处封闭。推药前先行回抽,证明无血液回流时方可。每间隔 1~2 天 1 次,4~5 次为 1 个疗程,一般无须另加其他药物。

6. 针灸治疗

（1）体针:可针刺闪腰穴、阿是穴、腰阳关穴、委中穴、后溪穴,用平补平泻或泻法,留针 10 分钟。

（2）刺络拔罐:用梅花针重叩压痛部至微出血,再拔火罐,留针 10~15 分钟。

（3）耳针:取腰骶、皮质下、神门、肾上腺穴,中强刺激,留针 10~30 分钟,每日或隔日 1 次。

7. 其他疗法　腰部制动、牵引、中药热敷、熏洗、刮痧、针刀疗法等。

（二）手术治疗

一般无须手术治疗。

（三）中西医结合治疗策略和特点

目前治疗急性腰扭伤各派手法甚多，各有所长，疗效各异。

中医学认为急性腰扭伤后局部组织轻微撕裂伤，致气血瘀阻而运行不畅，不通则痛。因足太阳膀胱经夹脊柱行于腰部，下属委中穴，而委中是足太阳经之合穴，根据"腰背委中求"的治疗原则而利用上病下取的法则，在委中放血直接发挥疏通上部经络气血瘀阻的作用。临床多采用综合性疗法，如手法按摩、推拿、中药外敷、内服药及理疗针灸等。

西医认为急性腰扭伤是因外力或自身用力不当而引起的腰部肌肉、韧带等软组织损伤所致的无菌性炎症反应。损伤时，肌肉、韧带除撕裂外，多有不同程度的移位，严重时可出现断裂或附着点的撕脱。软组织损伤后，肌肉筋膜出现挛缩性反应。可予封闭疗法：采用麻醉、镇痛或止痛等药物注入痛点、患处及神经相关处，药效直接作用于患部，药物吸收从而缓解肌肉痉挛，促进炎症水肿的吸收，达到治疗目的而缓解疼痛。

五、康复与调护

为了避免急性腰扭伤所带来的痛苦，生活工作中要积极预防，预防措施主要有以下几点。

1. 改善劳动条件，以机械代替繁重的体力劳动，劳动时注意力要集中，减少意外发生，特别是集体扛抬重物时，应在统一指挥下，齐心协力，步调一致。

2. 搬运重物时注意姿势要正确，避免弯腰时用力，如扛抬重物时要尽量让胸腰部挺直，髋膝部屈曲，起身时以下肢用力为主，站稳后再迈步；搬提重物时，应取半蹲位，使物体尽量贴近身体。

3. 加强保护措施，在做重体力劳动时，可以使用护腰带，将腰部束紧，以协助稳定腰部脊柱，增强腹压，增强肌肉工作效能。若在寒冷潮湿环境中工作后，应洗热水澡以祛除寒湿，消除疲劳，尽量避免弯腰性强迫姿势工作时间过长。

4. 经常锻炼腰背肌肉，如平卧床上挺腰或倒走，可增强对外伤的承受力。

5. 做好充分准备活动，合理地安排锻炼时间和强度。具体腰部功能锻炼方式包括：①仰卧位背伸肌锻炼：五点支撑法、三点支撑法、四点支撑法等；②俯卧位锻炼：伸直抬双腿、抬头挺胸抬腿等；③腰部回旋运动等。

六、转归和预后

一般预后良好。治疗及时，运用恰当的疗法，疗效良好；若治疗不当或失治，可致损伤加重而转变成慢性腰痛，影响劳动和生活质量。

七、现代研究

中医外治法，如针灸、推拿、拔罐、刮痧等治疗急性腰扭伤，疗程短，效果好，单用或综合运用，均能有效地缓解疼痛。在治疗的同时，如果结合患者的自身运动，往往能收到更好的效果。积极的腰背肌功能和力量锻炼可加强脊柱的稳定性与协调性，再加上注意避免腰部的劳损，可有效减少腰扭伤的再次发生。

黎波等人认为，急性腰扭伤患者在早期因损伤、血肿、炎症刺激疼痛惧怕活动，从而较长时间保持制动体位，耽误了最佳治疗时机，针刺远端取穴即刻发挥镇痛效应和提高患部痛阈，患者自感疼痛减轻，敢于小幅度活动。随着针刺和活动配合应用，其本体感觉得以较快的恢复,增加了患者活动的信心,使其逐渐加大活动的幅度和频率,腰部的适度活动也起到相应的良性循环治疗作用。本病及时选用针刺运动疗法,可促其自身早期活动,继而使肌组织得以较快修复,改善了疼痛和功能障碍症状,同时缩短了恢复时间,足见运动与针刺相结合治疗此病协同作用的重要性。

手法治疗急性腰扭伤疗效显著,疗程短。由于其方法简单,治疗费用经济,患者也容易接受。准确诊断,严格地掌握适应证,正确的手法及操作是成功的关键。推拿疗法的安全性争论已久。哪些手法应当用于急性腰扭伤的治疗,其具体适应证与禁忌证是什么,手法的力度应控制在什么范围之内,目前并没有明确的结论。不论损伤部位痛点的点拨法还是脊柱扳法整复,都可能使局部肌肉、筋膜、关节囊的损伤及炎症加重,手法后出现腰痛不减或腰痛加重者,临床并不少见。

总之,对于急性腰扭伤的认识近年来有很大进展,临床治疗及基础研究有一定的提高。但必须认识到由于急性腰扭伤是一临床综合征,需要在诊断明确的基础上,采用具有针对性的方法进行治疗。这样才利于进一步提高临床疗效,减少不良反应。

第四节　腰椎后关节紊乱症

一、概述

腰椎后关节紊乱症(disturbance of postlumbar joint)是指由于腰椎关节突关节位置关系异常,如腰部的扭闪顿挫、退行性改变及先天性畸形等造成腰椎后关节的"错缝"而引起的腰痛等症状,又称"腰椎小关节错位""腰椎后关节半脱位""关节突综合征",好发于青壮年。此时大多合并滑膜嵌顿。但对其病名的认识不甚统一,有人称之为"腰椎小关节错缝",有人称之为"腰椎后关节滑膜嵌顿",从发病机制和临床表现上既有不同之处,又相互联系,从治疗上来说基本相同,因此将其统称为腰椎后关节紊乱症。

二、病因病理及病机与分型

(一)病因病理

腰椎后关节是微动关节(图 2-10),其关节面除第五腰椎与第一骶椎之间呈冠状位外,其余多呈矢状位。关节囊外层为纤维层,内层为滑膜层。滑膜层有丰富的感觉和运动神经纤维,对刺激和炎症反应极敏感。后关节囊受脊神经后支之内侧支发出的关节支支配。上述解剖特点决定了脊柱过度前屈时,腰椎后关节相对位移最大。若改变体位、突然转体、过久从事弯腰劳作等,使关节突关节面受力不均匀,极易发生错位或半脱位。中老年人的脊柱有一段失稳期,极易因小幅度的活动造成后关节的紊乱。

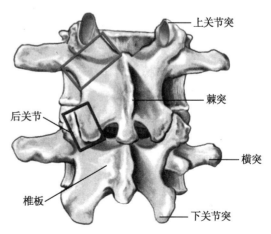

图 2-10　腰椎后关节的结构

由于腰部负重和活动度大,故后关节的损伤机会较多,常发生于腰3以下的椎间关节。如腰部慢性劳损或反复损伤,可致后关节发生损伤性炎症改变,产生下腰痛或伴有下肢放射性疼痛。

1. 后关节滑膜嵌顿 腰椎小关节的关节囊由纤维结构和滑膜两层组成。腰段的关节面排列近似矢状面,前方有黄韧带加强,后方有部分棘间韧带加强,腰椎的旋转活动受到小关节突的限制。当腰椎小关节突受到旋转暴力作用时,很容易发生损伤。脊柱屈曲50°~60°,主要发生在腰段。腰前屈时,小关节分离。腰后伸时,小关节会聚。椎体发生扭转时,小关节一侧合拢,另一侧张开。随年龄增长,椎间盘、韧带等组织均发生不同程度的退行性改变。如果在没有充分准备的情况下,突然做脊柱旋转活动,如腰部扭转、弯腰取物、扫地等,均会因椎体及椎间组织在不稳定情况下承受较大的力,而使小关节咬合不良或错位。腰5的活动范围较大,容易发生小关节张开。当其张开时,小关节腔内的负压增加,关节囊滑膜被吸入、嵌夹,形成小关节滑膜嵌顿。滑膜上有丰富的血管和神经。小关节突的神经由脊神经后支所支配,后支分为内、外侧支,两只均有小的分支,它是一种很丰富的神经结构,即小关节感受器。当滑膜受到机械性或化学性刺激后,便产生明显的疼痛。

腰骶关节面介乎于冠状位和矢状位之间的斜位,关节松弛,活动度大,可做屈伸、侧弯和旋转运动。当腰部做前屈旋转动作时,可使关节间隙加大,滑膜突向关节腔。在突然伸直时,滑膜被嵌夹于腰骶关节面之间。故后关节滑膜嵌顿,多发生于腰骶关节。

2. 后关节错位 常在腰部负重或激烈运动时,不在意的扭转、闪腰,使脊椎扭斜,腰肌紧张,关节囊、韧带受到牵拉,使后关节移位,引起剧烈腰痛,其疼痛程度较滑膜嵌顿为轻。

从解剖上来看,腰椎小关节由上位椎体的下关节突与下位椎体的上关节突所组成。关节面被透明软骨覆盖,具有一小关节腔,其周围有小关节囊包绕。关节囊松而薄,内层为滑膜,能分泌滑液,以利于关节的活动。当腰椎受到垂直负荷应力或是腰椎过分旋转的剪力作用时,小关节容易发生损伤性滑膜炎,导致关节面软骨营养不良,软骨表面变薄,出现裂隙及关节面不平整。软骨下的松质骨也会发生退行性改变,骨质变硬。关节囊在承受负重和受到旋转应力作用下可以撕裂,并形成纤维瘢痕化。当椎间盘退变、椎间隙变窄,可致小关节囊松弛,直接造成小关节半脱位。

另外,腰部在用力活动时,还必须以呼吸来调节,如搬抬重物时,首先吸气充实腹部,腹部变成实体后才有力量。用力大小,以呼吸来调节,呼吸与动作失调,就可伤及小关节及肌肉。因此没有精神准备的突然抬物、转身泼水、翻身坐起、抬搬重物等,由于呼吸与肌肉配合失调,致使关节不稳而随外力方向扭滑向侧方,引起小关节突间错位。

3. 后关节炎(又称后关节劳损) 多因后关节错位处理不当,或因椎间盘变性,引起后关节负重增加。当腰部后伸活动时,上下关节突间关节面发生冲撞、磨损,使关节面的软骨破坏。长期的不良刺激,造成关节面硬化,关节突变尖锐,关节滑膜增厚,引起腰部疼痛和僵硬。习惯性姿势不良,可对后关节活动产生不利的影响,久之,则出现慢性腰痛。

(二)病机与分型

本病应归属中医学"腰痛"范畴。《备急千金要方》:"凡腰痛有五:一曰少阴,少阴肾也。十月万物阳气皆衰,是以腰痛。二曰风痹,风寒着腰,是以腰痛。三曰肾虚,役用伤肾,是以腰痛。四曰暨腰,坠堕伤腰,是以腰痛。五曰取寒眠地,为地气所伤,是以腰痛。痛下止,引牵腰脊,皆痛。"腰痛可因感受寒湿、湿热,或跌仆外伤,气滞血瘀,或肾亏体虚所致。其病理变化常表现出以肾虚为本,感受外邪,跌仆闪挫为标的特点。本病一般分为气滞血瘀、风寒湿痹、肝肾亏虚等型。

三、诊断

（一）临床表现

1. 多有腰部前屈旋转或扭闪受伤史。

2. 急性发作时，腰部疼痛剧烈，腰部活动后疼痛加重，疼痛可放射至臀部、大腿或骶尾部，疼痛部位较深，且区域模糊。下肢放射痛一般不按神经根分布区域扩散。慢性期腰痛以酸痛为主，晨起疼痛较重，活动后腰痛症状略减轻，劳累后症状又加重。

3. 久病患者，长时期固定一个姿势工作，腰部出现僵硬，疼痛加重。症状之轻重与气候变化有关。晨起时腰部剧痛、僵硬，轻微活动后疼痛减轻，过劳后又使疼痛增剧。休息加重，活动减轻是本症之特征。

（二）物理检查

1. 慢性期腰部活动一般正常，少数患者在弯腰及坐后站起不便。

2. 滑膜嵌顿时，可产生固定性的腰椎后凸或平腰侧倾位。俯卧时多采用腹部垫枕，拒绝别人搬动。站立时须髋膝关节半屈位、双手扶膝支撑腰部。因腰骶部筋肉明显紧张，压痛点不易查出。

3. 单侧腰肌呈索条状紧张，患椎棘突偏歪，偏歪棘突旁压痛，多不向下肢放射，棘上韧带钝厚、压痛，棘间隙无明显改变。

（三）影像学检查和测量

X线片有时可见腰椎生理曲度发生改变，间隙不等宽，棘突偏歪。轻度的小关节错位表现不明显，严重时可见关节排列不对称，或代偿性脊柱侧弯。

（四）诊断依据

1. 有急性腰部扭闪外伤史，或慢性腰部劳损史。

2. 主诉腰下部剧痛，或单（双）侧腰肌酸胀痛，可引起臀部、骶尾部或大腿上部牵扯样疼痛。

3. 腰椎后关节错位或滑膜嵌顿时，腰部正常生理曲线异常，站、坐和过伸活动时疼痛加剧，腰前屈时疼痛可稍减轻，腰部其他方向的活动受限制且痛剧。

4. 腰部筋肉紧张、僵硬，急性者更著，痛点不易查出，肌痉挛缓解后，患椎棘突或关节突部压痛。

5. 卧床休息翻身时痛剧，轻微活动或改变体位后疼痛减轻，直腿抬高受阻，一般无神经刺激性体征。

6. 错位整复或嵌顿解除后，腰部疼痛可缓解。

（五）鉴别诊断

本病需与众多腰部疾病相鉴别，如腰背肌筋膜炎等。但临床往往不易区分，需详细询问病史，反复仔细查体。

1. 腰椎间盘突出症　本病以腰痛伴腿痛为主，疼痛沿坐骨神经走行方向放射，直腿抬高试验单侧或双侧阳性，加强试验阳性，腰部压痛向下肢放射，受累神经根支配区的感觉、运动、反射均有不同程度改变。

2. 第三腰椎横突综合征　本病是以第三腰椎横突部位明显压痛为特点的腰部疼痛综合征，是由于腰肌及腰背筋膜等组织的损伤性、无菌性炎症所致。症状、体征以腰痛、第三腰椎横突部位压痛明显为主。

3. 急性腰肌损伤　有突然扭闪的外伤史,腰部疼痛仅局限于损伤部,病变部位压痛明显,单侧或双侧腰部肌肉紧张痉挛。X线片一般无异常发现。

4. 腰椎压缩性骨折　患者多有明显的外伤史,如坠落史或跌倒时臀部先着地损伤史,腰部功能受限并剧烈疼痛,损伤椎体棘突压痛、叩击痛明显。X线片可作出明确的定位诊断。

四、治疗

(一)非手术治疗

1. 手法治疗　有斜扳法、背法、旋转复位法等。在手法复位前,宜在腰背患处先行按摩,使肌肉放松,以按揉、弹拨松筋、推挤腰骶、按压振颤等手法松解腰部软组织,对确有棘突偏歪者可在放松手法后给予卧位斜扳或坐位定点旋转复位等手法。

(1)用双手拇指沿棘突两侧由上而下直推 3~5 分钟。

(2)用按揉法施于腰部脊柱两侧 6~8 分钟,以放松肌肉。

(3)患者仰卧,做单侧屈膝屈髋运动,先健侧,后患侧;然后做双侧屈膝屈髋运动;最后做屈髋伸膝动作。时间 3~5 分钟。

(4)做腰部旋转复位扳法或腰部斜扳法,以纠正关节紊乱。具体操作:患者侧卧位,下侧髋关节伸直,上侧屈髋屈膝,在上位的肩部后仰。术者站在患者前面,一手扶患者上位的肩部,另一手按扶上位的髂嵴。让患者全身放松后,医者双手同时做相反方向斜扳,使肩向后旋转,臀部向前旋转,此时可听到腰部发生"咔嗒"声。斜扳可使关节突关节张开,利于被嵌顿的滑膜及错位的关节复位。让患者按相反的方向侧卧,用同法操作。斜扳后,如果错位的小关节复位与嵌顿的滑膜被还纳,患者顿时可感到腰痛减轻,翻身自如。如效果欠佳,还可重复斜扳 2~3 次。

(5)在患者局部施掌摩法、轻柔的按揉手法约 2 分钟,使紧张、痉挛之筋肉放松,活血止痛。

(6)直擦腰部两侧膀胱经和督脉,以透热为度。

此外还有以下手法:

(7)侧背法:适用于腰部侧屈受限者。患者站立,术者立于患者健侧,患者健手扶于术者肩上,术者用远患者之手握住患者手腕,另一手则托住患者腰部,侧腰背之,使患者足离开地面,背晃 4~5 次,待患者不备时,突然将患者弹起,即为手法完毕。进行此手法时应有一助手在侧扶之,以防患者不慎仆倒。

(8)反背法:患者站立,术者立于患者身后,二人背靠背,并两手后伸,以自己肘窝挎住患者肘窝,以自己臀部顶住患者腰骶部,弯身背起患者,使其足离开地面,待患者肌肉放松后,先左右摇摆 3~5 次,再颤抖 3~5 次,即为手法完毕。

(9)牵抖法:患者俯卧位。一助手双肘牵住患者腋下,术者握患者双踝关节,做对抗牵引,持续 1 分钟后,用力将患者上下抖动数次。此法能使小关节牵开,亦能收到较好的效果。

(10)背伸按压法:患者俯卧位。术者以两手拇指点按委中、委阳、承山、承筋等穴各 1分钟,继而在病变腰椎两侧以分筋手法上下反复进行治疗 3 遍,使腰部肌肉痉挛得以缓解。然后嘱患者双手用力抓住检查床头侧缘,助手立于检查床尾部床面上,双手握住患者双踝,将双下肢向上提起并向床尾方向拔伸,使腰部呈背伸状,此时患者双下肢及腰部离开床面,约与床面呈 25°~30°,术者立于患者健侧,双手掌根部重叠按压在腰椎病变椎间隙处,快速用力向下并略向患侧方向按压,反复 3~4 次,有时可闻及弹响声。

在进行手法整复时,要用巧劲,不可用蛮力。本病如诊断明确,手法得当,能起到立竿见影的效果,但患者在 2~3 天内不宜做重体力劳动或脊柱旋转活动。对于腰椎椎体后缘及后关节增生明显者,应慎用或禁用腰椎旋转复位扳法。

2. 辨证施治

（1）气滞血瘀证:有外伤史、急性发作疼痛,腰部功能受限者。

治则:理气活血,舒筋活络。

方剂:活血止痛汤加减。

（2）风寒湿痹证:慢性发病者,平时有腰痛病史,疼痛遇寒冷或气候变化时加重,得温痛减。

治则:祛风除湿,舒筋活络。

方剂:麻桂温筋汤。

（3）肝肾亏虚证:平时有腰膝酸困,或经常习惯性发病,或年老体弱者。

治则:补肾强筋,舒筋通络。

方剂:补肾壮筋汤加减。

3. 中药外治法

（1）可用麝香止痛膏、伤湿止痛膏、祖师麻膏药外贴。

（2）正骨水、红花油等涂擦。

（3）可用舒筋活络药膏、消肿止痛药膏、消瘀膏、寒痛乐等外敷。

（4）中药热敷及熏洗:可用当归、红花、乳香、没药、威灵仙、川芎、伸筋草、透骨草、木瓜、海桐皮,用上药装入布袋封口,加水 1 500ml,煮沸 20 分钟,于患处热敷,每日 2 次。

4. 西药　药物是非手术治疗中的重要一环,对解除肌肉痉挛、消炎止痛、改善症状、加速康复具有良好作用。

急性期可给予甘油果糖 250ml 或甘露醇 250ml 或生理盐水 250ml+β 七叶皂苷钠 10~20ml 静脉滴注,每日 1 次,脱水消炎,缓解神经根水肿;对于无糖尿病、疼痛剧烈的患者可给予地塞米松 5~10mg,静脉滴注 3~5 天;配合生理盐水 100ml+ 注射用赖氨匹林 0.5~1.0g,静脉滴注 5~10 天,解热消炎止痛。缓解期可以配合改善微循环和营养神经的药物静脉滴注或肌内注射治疗,如丹参、甲钴胺、腺苷钴胺等。

（1）赖氨酸阿司匹林类:是目前治疗本病的常用药物,具有解热、镇痛、抗风湿作用,可较快缓解本病腰腿痛症状。但长期应用亦可诱发胃肠道出血或溃疡,应在医生的指导下应用。

（2）非甾体抗炎药:常用药物有盐酸乙哌立松、氨糖美辛、布洛芬、双氯芬酸二乙胺等。该类药镇痛作用强于阿司匹林,消炎及抗风湿作用也较强。可根据病情选择使用。药物副作用包括胃肠道反应、皮疹、头痛、肝肾功能损害等,故需在医生指导下应用。

（3）氯唑沙宗片:中枢性肌肉松弛剂,对缓解肌肉疼痛有一定作用。

（4）激素类药:常用药物如泼尼松片、地塞米松片及泼尼松龙、地塞米松针等,可消炎消肿,迅速解除水肿组织对神经根的压迫而缓解疼痛。

（5）维生素类药:常用药物如维生素 B_1 和维生素 B_{12} 等,可营养神经、缓解麻木等症状。

5. 物理治疗　如红外线、半导体激光、超短波、离子导入、磁疗、蜡疗、神灯、干扰电等,每日 1 次,10 日为 1 个疗程。

6. 注射疗法　用复方倍他米松 1mg、盐酸曲安奈德 40mg 或泼尼松龙 25mg 加入 1% 普鲁卡因或 2% 利多卡因 5ml，于棘突旁 1.5cm 小关节压痛处局部封闭，每周 1 次。

7. 针灸疗法　取穴：肾俞、环跳、委中、殷门、阳陵泉、阿是穴。用泻法，每日 1 次，10 次为 1 个疗程。

8. 牵引　对于症状严重者可行骨盆牵引，牵引重量为体重的 1/10，每日 1 次，7 日为一疗程。

9. 卧床休息　手法治疗后卧硬板床休息，促进疼痛消退。急性发作或手法复位的患者，应适当卧床休息，以消除骶棘肌痉挛，促使关节水肿消退并减轻疼痛。

（二）手术治疗

本病一般无须手术治疗。

五、康复与调护

1. 整复后 3 天内宜卧床休息，1 周内勿做腰部前屈及旋转活动。

2. 工作及日常生活中变换体位不宜太快；搬抬重物前适当进行准备活动，搬抬重物时应先下蹲；床要软硬适中，使腰肌得到充分休息；避免腰部受到风寒侵袭；用腰时间过长时应改变腰的姿势，多做腰部活动。

3. 坚持腰部保健运动，经常进行腰椎各方向的活动，使腰椎保持生理应力状态，加强腰肌及腹肌练习。

第五节　腰椎间盘突出症

一、概述

（一）定义

腰椎间盘突出症（lumbar disc herniation，LDH）是指由于各种原因（退变、劳损、损伤等）导致腰椎间盘纤维环部分或全部破裂，髓核组织从破裂口向后突起或突出，刺激或压迫腰脊神经根、马尾神经而引起腰腿窜痛或膀胱、直肠功能障碍，即腰痛伴根性坐骨神经痛或大、小便功能障碍等症状者，也有人称为腰椎间盘纤维环破裂症或髓核脱出症（图 2-11）。

（二）认识过程

中医学没有腰椎间盘突出症这一病名，但从其临床表现来看，应将其归属于"腰腿（脚）痛""痹证"等范畴。《素问·痹论》指出："风寒湿三气杂至，合而为痹。"巢元方《诸病源候论》："夫伤之人，肾气虚损，而肾主腰脚，其经贯肾络脊，风邪乘虚，卒入肾经，故卒然而患腰痛。"又曰："肾气不足，受风邪之所为也，劳伤则肾虚，虚则受于风冷，风冷与正气交争，故腰脚痛。"王肯堂《证治准绳》："腰痛牵引足膝脚腘，彻夜疼痛。"《医学心悟》："腰痛拘急，牵引腿

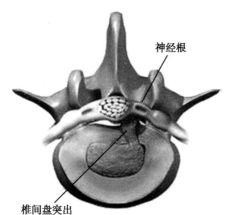

神经根

椎间盘突出

图 2-11　腰椎间盘突出示意图

足。"以上资料说明古人已认识到腰痛引起脚痛的因果关系,并且认识到本病主要与肝肾亏虚、六淫杂感、痰浊瘀血等有关。

现代医学对腰椎间盘突出症的认识始于 1934 年,Mixter 和 Barr 首先通过手术证实和治愈了腰椎间盘突出压迫神经根所致的坐骨神经痛。同年 Love 成功进行了硬膜外椎间盘切除术,并提出有限手术暴露的理念。腰椎间盘病变被确认后,相关的基础研究开始取得进展。1945 年,Conventry 报告 20 岁椎间盘即开始发生退变。1976 年,Gershater 将硬膜外静脉造影术用于腰椎间盘突出患者的辅助诊断。1979 年,邓相华、吴祖尧提出了引起腰椎间盘突出症临床表现的 3 种主要学说:①机械受压学说;②化学性神经根炎学说;③自体免疫学说。CT 和 MRI 的先后出现使人类对腰椎间盘病变的认识得到进一步提高。国内,自方先之 1952 年首先报道 47 例椎间盘切除手术疗效以来,手术治疗椎间盘突出症在全国逐渐得到推广和普及。近年来,中医学对本病从理论探讨、试验及临床研究方面做了大量工作,在治疗上,除传统的药物内治、外治、推拿和针灸等方法外,尚有与现代科学相结合而创造出来的中药药物离子导入、硬膜外中药治疗等新疗法的出现。

（三）发病情况

1. 年龄　本病好发于青壮年,其中约有 80% 发生在 20~40 岁之间,因为椎间盘的退化,特别是纤维环的退变此时已经开始,加之青壮年的运动量相对较大,导致腰椎间盘突出的机会也多。

2. 性别　男性的发病率高于女性,比例约为（4~12）:1。这主要是因为男性劳动强度大,腰部活动范围大,腰椎劳损重、退变重等原因。女性产前、产后及更年期为腰椎间盘突出的危险期,特别是怀孕后期,由于腹内胎儿不断长大,造成孕妇腰椎过度前凸,增加了腰部负担。产后由于内分泌的改变尚未恢复,骨关节及韧带都较松弛,也易发生腰椎间盘突出。更年期妇女,因为内分泌的改变,骨质疏松及骨关节、韧带退化等,也可导致发病率增高。

3. 体型　一般过于肥胖或过于瘦弱的人易致腰椎间盘突出。

4. 职业　一般认为从事重体力劳动者椎间盘退变重。另外,伏案工作人员、司机及经常站立的售货员、纺织工人等较多见。但是,脑力劳动者的发病率也并不低,这可能与其长期处于坐位和活动量少有一定关系。

5. 生活和工作环境　经常处于寒冷或潮湿的环境,在一定程度上成为诱发腰椎间盘突出症的条件。

6. 先天性腰椎发育不良或畸形的人,甚至精神过于紧张的人易患腰腿痛,吸烟的人可能与咳嗽会引起椎间盘内压及椎管内的压力增高,使其易于发生退行性改变有关。

7. 遗传因素　腰椎间盘突出症有家族性发病的报道,国内相关研究较少。

二、病因病理及病机

（一）病因病理

1. 病因　现代医学认为本病的内因是腰椎间盘的退行性改变及解剖学上的弱点;外因则是外伤、慢性劳损,或受寒冷（凉）、潮湿等因素综合作用,使腰椎间盘纤维环发生破裂,以致髓核突出所致。其主要病理改变为纤维环破裂、髓核膨出和患椎骨间关节错位、椎间韧带损伤、椎体旋转、椎间孔的前后径变窄,产生脊神经根受压症状。如神经受压长期得不到解除,则可出现损伤处的神经根变性,与周围组织粘连在一起,同时可伴有腰臀部筋肉的代偿性损伤。具体病因及诱发因素如下:

（1）椎间盘自身解剖因素的弱点：①椎间盘在成人之后逐渐缺乏血液循环，修复能力也较差，尤其是在上述退变产生后，修复能力更差；②椎间盘后外侧的纤维环较为薄弱，而后纵韧带在腰5、骶1平面时，宽度显著减少，对纤维环的加强作用明显减弱。

（2）腰椎间盘退行性改变：在正常情况下，椎间盘经常受体重的压迫，加上腰部又经常进行屈曲、后伸等活动，更易造成椎间盘较大的挤压和磨损，尤其是下腰部的椎间盘，从而产生一系列的退行性改变。

人过20岁，椎间盘退行性改变就已经开始，纤维环变性、增厚、弹性减小；30~40岁时椎间盘蛋白多糖减少，髓核趋向胶原化，失去弹力及膨胀性能。椎间盘退行性改变常以髓核的退行性改变进展为最快，软骨板随着年龄的增长也变薄和不完整，并产生软骨囊样变性及软骨细胞坏死。纤维环的附着点亦松弛，加之腰椎间盘纤维环后外侧较为薄弱，而纵贯椎骨内椎体后方的后纵韧带到第一腰椎平面以下逐渐变窄，至第五腰椎和第一骶椎间的宽度只有原来的一半，因而造成了自然结构方面的弱点。因椎间盘没有血液循环、修复能力较差，腰椎间盘受到来自不同方位的应力，最易发生萎缩、弹性减弱等退行性病变。

（3）外力及诱发因素：对临床病例的观察表明，外力是椎间盘突出的重要因素，特别是儿童与青少年的发病，与之密切相关。在脊柱轻度负荷和快速旋转时，可引起纤维环的水平破裂，而压应力主要使软骨终板破裂。亦有人认为，外伤只是引起椎间盘突出的诱因，原始病变在于无痛的髓核突入内层纤维环，而外伤使髓核进一步突出到外面有神经支配的外层纤维环，从而引起疼痛。外力及诱发因素大致有以下几种：①腹压增加：临床上约有1/3的病例于发病前有明确的增加腹压的因素，诸如剧烈的咳嗽、喷嚏、屏气、用力排便，甚至"虚恭"动作等，即可使腹压升高而破坏椎节与椎管之间的平衡状态。这是形成纤维环破裂的主要原因。②腰部外伤：突然的腰部负荷增加，尤其是快速弯腰、侧屈或旋转，在暴力较强、未引起骨折脱位时，有可能使已退变的髓核突出。此外，进行腰穿检查或脊椎麻醉后也有可能产生椎间盘突出。③姿势不当：起床、起立等日常生活和某些工作中，若腰部处于屈曲位时，突然给予一个外加的旋转动作，可使椎间隙内的压力增高，易诱发髓核向后方突出。④突然负重：一个训练有素者，多先做准备活动，或从小重量开始负重（如举重、挑担等）以防腰部扭伤或椎间盘突出，但如果突然使腰部负荷增加，不仅有可能引起腰部扭伤，也易引起髓核突出。⑤受寒受湿：寒冷或潮湿可引起小血管收缩、肌肉痉挛，使椎间盘的压力增加，也可能造成退变的椎间盘破裂。⑥妊娠：妊娠期间整个韧带系统处于松弛状态，后纵韧带松弛易于使椎间盘膨出。相关研究亦表明，孕妇腰背痛的发生率明显高于正常人。

总之，引起腰椎间盘突出症的因素较为复杂，目前虽进行了各种试验，但由于动物实验的推论性，新鲜尸体标本的失真性，以及去脊柱周围组织生物力学测试的局限性等，目前尚未真正找出诱发本病的确切因素及其机制，还有待今后进一步研讨。

2. 发病机制　1934年Mixter和Barr确定腰椎间盘突出症为产生"坐骨神经痛"的主要原因。近20年来，随着现代科学技术的发展，利用分子生物学、细胞培养、免疫组织化学等先进技术，着重探讨了LDH的发生机制，对包括LDH在内的腰部疾患的诊断方面取得了长足进步。从临床上讲，LDH病变的实质是椎间盘纤维环破裂、髓核突出，引起邻近神经根（含其他相关组织）受压与炎症刺激的病理程度，但由于活体研究的困难、研究方法的局限，以及病理模型建立的非特异性等诸多问题，一直困扰着人们对该病的深入了解。单从临床症状的有无与程度轻重而言，由于椎间盘纤维环的破裂程度，髓核突出的大小、方向、椎管内占（移）位程度及其与受累神经根的相对位置等诸多相关因素在不同患者个体之间或同一患者不同的病程阶段,客观上存在着一定差异,加上个人腰椎退变的情况不同,从而造成临床症状在性质、部位、程度等诸多方面的多样化和复杂性,甚至不同个体之间尚存在着同样退变突出的椎间盘组织却表现为临床症状有与无的两种性质完全不同的现象。现将其发病机制大概归纳为以下几个方面。

（1）神经受压机制:腰椎间盘突出压迫神经根后,可产生直接的机械效应和损害神经血液供应的间接效应,其病理机制是相同的,都可导致神经根内部产生张力性水肿,神经根受压产生的机械效应包括神经纤维变形,郎飞结移位和周围髓鞘剥脱,而神经血液供应损害对于神经传导功能的影响更甚于压力本身,当压力达到平均动脉压时,神经内部血管系统的血流中止。神经节段发生缺血,更高的压力即使压迫时间很短,也会引起神经结构的改变和功能障碍。因此,造成的神经功能障碍程度与其受压的压力大小有关。压迫可导致神经根传导功能障碍,临床上表现为感觉和运动缺失,而坐骨神经痛的症状与神经肌肉功能过强有关,如感觉过敏和肌肉痉挛、疼痛是感觉神经元过度活动的结果。有学者认为,椎间盘突出后的坐骨神经痛是由于高浓度的磷脂酶 A 损伤神经根,引起神经处于超敏状态,如果此时存在椎间盘突出物的机械压迫,则引起坐骨神经的持续性疼痛。轻度的压迫造成微静脉和毛细血管瘀滞,代谢产物在神经组织内聚集,而这些代谢产物本身可以致痛,在休息时,若受压的神经血流恢复,代谢产物被清除,疼痛即可消失,这是间歇性跛行的病理生理基础。

（2）化学炎症机制:破碎型腰椎间盘突出产生的疼痛主要机制为损伤撕裂的椎间盘修复过程产生的炎症反应,包括炎症反应引起的充血、水肿、渗血、血管长入和细胞浸润,病变局部形成闭合病灶,内压升高,往往引起剧烈腰痛。随着现代医学的发展,Yamashita 等研究认为椎间盘可能会有"伤害感受器",在正常情况下不易被激发,但在组织损伤或炎症形成时易被致病化学物质所激发。这些致病化学物质可能来源于突出的椎间盘髓核。现已证明了在退变的椎间隙内,髓核和神经根之间存在着某种通道,髓核内的组胺、糖蛋白等物质可由此进入硬膜外腔,在神经根周围产生炎症反应,从而引起化学性神经根炎,导致疼痛、静脉淤血、神经内张力性水肿和电生理方面的改变。通过炎症介质的酶产物可造成神经炎性反应,同时也可造成机械性刺激伤害感受器的阈值降低,从而在生理免疫状态下发生腰腿痛。位于后纵韧带或纤维环外侧的伤害性感受器也是炎症所致伤害性刺激反应和疼痛的重要部位。

（3）自身免疫反应机制:椎间盘髓核组织是体内最大的、无血管的封闭结构组织,与周围循环毫无接触,其营养主要来自软骨盘的弥散作用。故与机体免疫系统之间相互隔绝,一旦椎间盘破裂导致髓核脱出,在修复过程中新生血管长入髓核组织,髓核与机体免疫机制发生密切接触,髓核基质里的糖蛋白和 β 蛋白成为抗原,机体在这种持续抗原刺激后,则免疫系统产生自身免疫反应,损伤脊神经节。由于免疫反应,一个阶段的椎间盘突出还可以引起其他阶段的椎间盘变性和引起疼痛。实验证明,将髓核组织移植到硬膜外腔,可引起相应神经根形态学和功能的改变,推测是某些炎症介质影响背根神经节的一级感觉神经元所致。脊神经节损伤后,脊髓背根组织中谷氨酸、天门冬氨酸含量显著增加,脊髓背角 c-fos 样免疫反应也显著增加。在外周神经受到各种刺激或损伤时,大量释放,脊髓背角兴奋性氨基酸（EAAS）受体持续性过度激活和异常兴奋,以及由此而引发的细胞内外的级联反应,导致神经行为异常,改变免疫反应。Takahashi 对突出和退变的髓核进行免疫组织分析,有炎症性细胞因子产生,其中有白介素（interleukin, IL）-1α、IL-1β、IL-6、TNF-a、PGE$_2$ 等,可测知椎间盘突出后细胞免疫反应的存在。

3. 病理

（1）腰椎间盘突出症致腰腿痛的病理解剖基础：现代研究表明，所有脊柱结构都富有神经分布，而且都是多节段重叠性的，只有椎间盘的内层纤维环和硬膜囊的背侧缺乏神经支配，多种脊柱的组织结构都可直接或间接地引起疼痛，但是由于脊柱组织的紧密性和神经分布的丰富和重叠，难以区分明确的致痛组织。

1）椎间盘：脊柱的功能单位是运动节段，由上下两个椎骨和其间的软组织构成；运动节段包括前部相邻的椎体、椎间盘和前、后纵韧带及后部的椎弓、椎间关节、横突、椎板、棘突和后部的韧带。两椎体间的物质即是椎间盘。椎间盘由椎体软骨板、髓核及纤维环三部分组成。椎间盘的总厚度占脊柱全长的 1/5~1/4，其形状与脊柱的生理弯曲相适应，对脊柱具有连接、稳定、增加活动及缓冲震荡的弹性垫作用。

椎间盘的解剖结构包括：

软骨板（软骨终板）：覆盖于椎体上、下面骺环中间的骨面，为一透明无血管的软骨组织，胎儿时期有自椎体供应髓核的血管穿过，10 岁左右此血管通道大部分闭锁。其外周大约 1mm 厚，越到中心越薄。软骨板含有高浓度的水和蛋白多糖。正常软骨终板主要有三个功能：①保护椎体使之不易被压缩；②限制纤维环和髓核在它们的解剖界限内；③作为半透膜，依靠渗透作用促进纤维环、髓核和椎体之间的液体交换并作为椎间盘营养物质的通路。

纤维环：位于髓核的四周，成年后，纤维环与髓核互相延续，两者之间无明确分界线。纤维环分为外、中、内三层：外层由胶原纤维带组成，内层由纤维软骨带组成。细胞排列与分层的纤维环走向一致。各层之间有黏合样物质，使彼此之间牢固地结合在一起，而不相互交叉穿插。纤维环连接相邻椎体，使脊柱在运动时作为一个整体，纤维环甚为牢固，紧密附着于软骨终板上，保持脊柱的稳定性。这种排列和走向，可限制扭转活动和缓冲震荡。

髓核：是一种富有弹性的胶状物质，可随外界压力改变其位置和形状。髓核中大部分为水分，其含水量可随年龄的增长而变化。纤维环和软骨板将髓核固定，使整个椎间盘似一个水袋，髓核在其中滚动，将所受压力均匀地传递到纤维环和椎体软骨板。髓核的主要作用是：一方面承担上下椎体之间的压力，保持二者之间的一定距离，另一方面在承受突然外力的情况下，起吸收振荡作用，腰椎运动时，髓核起类似轴承的作用。

成人的椎间盘除第 1、2 颈椎之间缺如外，共有 23 块，最上一个在第 2、3 颈椎体之间，最末一个在第 5 腰椎体与骶骨底之间。在脊柱运动时，椎间盘可相应地改变形状。当脊柱向一侧弯曲时，椎间盘被挤压的一侧变薄，而对侧增厚，同时髓核也可向对侧轻微移动，伸直时则又恢复原状。

新生儿的脊柱是由胸椎后凸和骶骨后凸形成的向前弯曲，这两个弯曲可以最大限度地扩大胸腔、盆腔对脏器的容量。婴儿出生时，颈部始呈稍凸向前的弯曲，当生后 3 个月，婴儿抬头向前看时，即形成了永久性向前凸的颈曲，以保持头在躯干的平衡。在生后 18 个月幼儿学习走路时，又出现了前凸的腰曲，使身体在骶部以上直立。这样脊柱出现了人类所特有的 4 个弯曲，其中两个原发后凸，两个继发前凸。腰椎正常生理曲度的存在，是脊柱自身稳定和平衡的表现。

正常站立时，躯干、双上肢和头部的重量可经椎间盘均匀传到椎体各部。姿势不正时，如腰椎前凸增加，则重力后移到关节突关节，可引起关节退变，而胸椎后凸增加时，则易引起韧带慢性劳损。坐位时腰椎的负荷比站立时大，此时骨盆后倾，腰椎前凸消失，身体重力中心移向脊柱前方，椎间盘受压大。直坐时骨盆前倾，腰椎前凸，腰椎负荷较上述小，但仍比直立时大,当坐有腰托的坐椅时,腰椎前凸接近直立位置,负荷也较小。

2）供应脊柱的动脉:主要来自节段性动脉。腰椎的血运来自起于腹主动脉的4对腰动脉和来自骶正中动脉的第5对腰动脉。腰动脉在绕行椎体前及侧面时,发出中心支入椎体,并发出升支及降支形成网状,在接近骺板处穿骨入椎体。腰动脉在椎间孔处发出3组分支:前支分为腹壁支,沿神经干至腹壁肌;后支向后入骶棘肌,在邻近椎弓处分支入骨,供给椎板及棘突的血运;中间支为椎管支,又称脊椎动脉,经椎间孔入椎管。脊椎动脉在后纵韧带处分为前侧支、背侧支和中间支。主要供应腰5、椎弓根、横突、椎板、棘突、关节突、神经根袖及脊髓的血运。

3）椎间关节:椎间关节及其有关结构都受来自脊神经下行背支的丰富支配。来自椎间关节的传入纤维主要是Ⅲ型和Ⅳ型纤维,其丰富的神经末梢在关节囊形成细密的神经丛。关于滑膜皱襞的痛觉神经分布颇有争议,最近有人通过电镜、嗜银染色和免疫荧光染色,发现椎间关节内隐窝和滑膜皱襞内滑膜下组织有神经纤维和P物质,这提示了该区域内神经感受器具有疼痛感觉功能。显然,椎间关节神经的多重支配性与椎间盘相似,因而前述的疼痛机制都可发生于椎间关节。但椎间关节也有其特殊性,它是有血液供应的,因此,炎症反应的血管作用更大,这对愈合有利,但也可导致过度增生,引起椎间关节的退行性变,椎间孔狭窄而压迫神经根。滑膜炎、退变和滑膜皱襞的嵌顿也是椎间关节疼痛持续和复发的原因。

4）神经根:椎管内"紧密"的解剖特点意味着一种组织的炎症或移动将刺激或影响其他组织,并造成一个第二疼痛源。机械的压迫和炎性致痛物质的存在会降低痛阈,因而引起疼痛。这种紧密构造,使神经根处在变成第二疼痛源的危险之中。从结构上看,神经根易于损伤,它是包裹在一层薄膜中,无神经外膜抵御机械应力。神经根的压迫性损伤可以造成神经内毛细血管通透性增高,导致水肿形成;同时,由于神经内液压的升高而影响神经根的营养输送。这一机制对于被结缔组织紧密包裹的神经根节段尤为重要,因此椎间孔部的神经根比中央的马尾神经更容易发生所谓"嵌压综合征"。

神经根的血供近端来自脊髓血管,远端来自节段动脉中间支。这两个系统在神经根的外三分之一相吻合,该部的血管网发育不充分,是一个易损伤部位。周围神经内毛细血管网,存在有类似于血-脑屏障的血-神经屏障,神经根是否有类似屏障尚有疑义。实验研究表明,神经根毛细血管内血浆白蛋白向神经内的运转少于背根节和周围神经。如果神经根中确实有血-神经屏障,发育程度也不及周围神经,因此,神经根就更容易发生水肿。Parke等认为,静脉淤血是造成神经根性疼痛的一个重要因素,他们发现,严重椎管狭窄伴有间歇性跛行患者的神经根中动脉未见明显血管闭塞,而静脉却明显减少,大量的动、静脉短路开放。

5）背根节:从解剖学角度来看,背根节是机体内、外环境与脊髓联结的纽带。背根节中的感觉细胞体对机械移位高度敏感,可自发性放电,这种自发放电受周围神经损伤的显著影响。背根节神经膜本身就是十分敏感的机械刺激所激活。Lindblom首先提出背根节是腰痛的调节器,他认为,鉴于背根节的血供特点和其紧张的关节囊,机械压迫可以导致神经内水肿,并进一步造成细胞体的供血减少,而背根节功能障碍和疼痛可能与之有关。背根节是多种神经肽的制造场所,许多神经肽是炎症前体(如P物质),它们由细的初级传入神经中释放出来后,作用于肥大细胞,引起一系列其他炎症因子的释放,如组胺、血清素和白三烯等,这些因子使血管扩张和通透性增强,促发炎症,同时又使疼痛感受器敏感。由此可见,背根节与放射性皮区疼痛和痛觉过敏有关。

（2）腰椎间盘突出症的病理生理

1）腰椎间盘的退变：脊柱是人体直立的支柱，将头部及躯干的载荷传到盆骨，它承受压力、牵引、剪切、弯曲、旋转等应力，提供三维空间的生理活动。这些机械应力对造成疲劳、磨损，退行性变的进程有明显意义。椎间盘在相邻椎体间起着缓冲垫的作用，在各种不同的载荷下，它产生相应的变形来吸收冲击，稳定脊柱。腰椎间盘是身体负荷最重要的部分，不仅是椎骨的连接结构，还参与构成运动节段和三关节复合体。椎间盘由软骨板、纤维环、髓核三部分构成，纤维环能抗张力负荷，保持椎间盘强度及脊椎的稳定性；保持髓核形态及水分。髓核是缓冲装置，能吸收震荡，具可塑性，不被压缩，在椎体间具有弹力垫及滚珠的作用，并起轴承作用；保持各方向应力平衡。软骨终板作为椎间盘与椎体间液体和营养交换的通道，也具有缓冲、吸收震荡作用。

成人的软骨板为无血管无神经的组织，损伤时不产生疼痛，也不能自行修复。纤维环由含胶原纤维束的纤维软骨构成，与软骨板一起将胶状髓核密封。椎间盘是体内最大的无血管结构，主要通过软骨终板中央和周围纤维环获取营养，它的无血管特性，意味着发生在椎间盘内的结构性破坏没有愈合能力，任何裂隙和断裂不可能自愈，不会增生恢复其结构上的完整性。20 岁以后，椎间盘即开始退变，髓核中蛋白多糖含量下降，胶原纤维增多，髓核含水量逐渐减少，椎间盘的弹性和抗负荷能力也随之减退。尸检研究表明，典型的椎间盘结构性退变开始于青春期，表现为椎间盘内出现裂隙。在日常生活中椎间盘反复承受挤压、屈曲、扭转等外力作用，容易在腰椎间盘受应力作用最大处，即纤维环的后部由里向外产生裂隙，逐渐加大，使此处的纤维环逐渐变得薄弱。在此基础上，随着退变和积累性损伤的纤维环进一步破裂，使椎间隙狭窄，纤维环退变及松弛，形成了椎间盘退变的基础。椎间盘的退变严重地降低了其抗压、抗拉、抗剪力、黏弹性等生物力学性质，吸收冲击能力减退，不能将冲击均匀地分布到软骨板。椎间盘的退变导致椎体间连接失稳，在椎体承受负荷时，椎间盘内压力明显增高，引起软骨终板的破裂，椎间盘物质通过裂口进入椎体，此谓 Schmorl 结节，终板破裂可发生在任何部位，它同椎体的分离，妨碍了椎间盘营养的供应，更加快了椎间盘退变和突出的发展。椎间盘退变与年龄、负荷、姿势、职业等多种因素有关。腰椎间盘纤维环后外侧较为薄弱，腰骶部又是承受动、静力最大的部分，这就造成了椎间盘自然结构的弱点，使髓核易向后方两侧突出。

关节突关节主要是引导运动阶段的活动。关节突也承受挤压负荷，特别是后伸时更为显著，约为总负荷量的 30%，前屈加旋转时负荷量也很大。侯铁胜等对椎间盘摘除前后关节突承受的压力进行分析，发现屈曲、后伸及侧弯时均有明显增加。Dunlop RB 认为，关节突应力增加造成关节面微小损伤，引起关节突增生，侧隐窝狭窄，进而神经根管狭窄，压迫神经根。Cyron 等在尸体标本试验中发现，小关节不对称增加了纤维环的扭转应力，会使间盘损伤或变性机会增加。

2）腰椎间盘突出的病理变化过程，大致可以分为以下 3 个阶段。

突出前期：退变的纤维环因反复损伤而变薄或产生裂隙，退变的髓核因损伤而变为碎块，或呈瘢痕样组织。此期患者可有腰部不适或疼痛，但无放射性下肢痛。

突出期：由于各种原因使腰椎间盘内压力增加时，髓核挤压薄弱的纤维环，形成椎间盘突出，突出物刺激或压迫神经根，发生放射性下肢痛，或压迫马尾神经发生大小便功能障碍。根据髓核突出的程度可分为膨出型、突出型、游离型。

突出晚期：椎间盘突出时间长，发生一系列继发性病理改变。髓核突出后，可以消散、吸收,神经痛也随之减轻或消失。如果髓核已变性或钙化,则可能长期压迫神经根,发生粘连、变性或萎缩,使其支配区引起明显、持久的神经痛。在吸收过程中,局部留有血管的结缔组织增多,侵入椎间隙,以修复缺损的纤维环和吸收变性的髓核。髓核突出后椎间盘的支撑作用减弱,除椎间隙逐渐变窄和椎体的相对边缘发生反应性硬化外,还可发生椎体间失稳、关节突及椎体增生,黄韧带变性增厚,以及椎管狭窄等继发的病理改变。

　　腰椎间盘突出的病理过程,可同时发生在腰椎的多个节段或全部节段,在不同节段其进展的速度可能不同。基于神经根的发出点和行径与椎间盘的比邻关系,下位腰椎间盘突出,都是通过硬膜压迫将要发出的下一条神经及马尾神经。腰 4~5 椎间盘突出的后外侧型压迫腰 5 神经根,腰 5~ 骶 1 间盘突出则损及骶 1 神经根。如为偏中央型或中央型,可能影响再下一条或更多马尾神经;如为极外侧的突出,则可能压迫同一节段的上位神经。

　　3)病理分型:病理分型对于判断预后和选择治疗方法有重要指导意义。分类方法很多,如 Spengler 将 LDH 分为三型:凸起型、突出型和游离型。国内周秉文结合病理观察及临床实践,提出凸起、破裂、游离三型分类法。国际腰椎研究会(ISSLS)和美国矫形外科学会(AAOS)提出退变型、膨出型、突出型、脱出型(后纵韧带下)、脱出型(后纵韧带后)和游离型 6 型分类法(图 2-12)。不论如何分类,不外乎以下四种病理形态和基本概念。

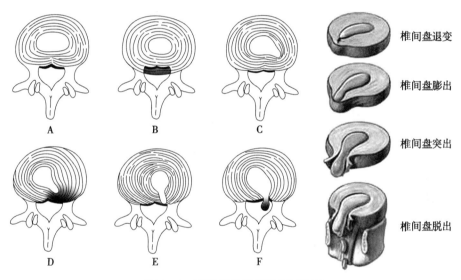

图 2-12　腰椎间盘突出的病理分型

A. 正常椎间盘;B. 椎间盘膨出;C. 椎间盘局限性突出;D. 椎间盘突出;E. 椎间盘脱出;
F. 椎间盘游离

　　膨出(bulging):为生理性退变,其纤维环松弛但完整,髓核脱水皱缩。表现为纤维环均匀超出椎体终板边缘,常出现椎体前缘的牵拉性骨赘,一般无临床症状,有时可因椎间隙狭窄、节段性不稳、关节突继发性改变,出现反复腰痛,很少出现根性症状。如同时合并发育性椎管狭窄,则表现为椎管狭窄症,应行椎管减压,如行髓核摘除势必膨出更加严重,出现越治越重的临床结果。

　　突出(protrusion):纤维环大部分破裂,髓核破入纤维环内,但纤维环外层尚完整,表现为椎间盘局限性向椎管内突出,大多数无症状,部分患者出现典型根性症状和体征。此型通过牵引、卧床等保守方法可回纳,但由于破裂的纤维环愈合能力较差,也会继续突破纤维环而成为脱出型或游离型。

脱出（extrusion）：后纵韧带尚完整，纤维环完全破裂，由于后纵韧带的回纳作用有限、纤维环愈合困难。对于有明显症状的脱出多难于自愈，保守治疗效果相对较差，多需手术治疗。也有少数出现突出组织重吸收。根据突出的部位（后外侧、中央型）、大小及其与神经根的关系表现为不同临床特点，而且可以突破后纵韧带变为游离型。

游离（sequestration）：突出髓核与相应椎间盘不连接，可游离到硬膜外，也可游离到病变节段的上或下一节段、椎间孔等，其转归表现为或与神经根粘连、或重吸收，与此相对应的临床表现为持续性根性症状、椎管狭窄症状或者吸收自愈。此型常需手术治疗。

（二）病机

中医学认为腰椎间盘突出症的发生主要与肾精虚损，筋骨失养；跌仆闪挫，气血瘀滞；外邪入侵有关。病机是由于素体禀赋虚弱，加之劳累过度或房劳过甚，或年老体衰，以致肾精亏损，无以濡养筋骨致椎间盘退化，或腰部用力不当或强力负重，损伤筋骨，经脉气血瘀滞留于腰部而发为腰痛。腰椎间盘突出症发生的关键是肾气虚损，筋骨失养。跌仆闪挫或受寒湿之邪为其诱因。经脉困阻，气血运行不畅是疼痛出现的病机。

三、诊断

（一）临床表现

腰椎间盘突出症的典型症状是腰痛及腿部放射性疼痛。但由于髓核突出的部位、大小、椎管管径、病理特点、机体状态及个体敏感性等不同，临床表现也有一定差异。

1. 腰痛　95% 以上的腰椎间盘突出症患者有此症状。患者自觉腰部持续性钝痛，平卧位减轻，站立则加剧，一般情况下尚可忍受，腰部可适度活动或慢步行走，另一种为突发的腰部痉挛样剧痛，难以忍受，需卧床位息，严重影响生活和工作。

2. 下肢放射痛（坐骨神经痛）　80% 患者出现此症，常在腰痛减轻或消失后出现。表现为由腰部至大腿及小腿后侧的放射性刺激或麻木感，直达足底部。重者可为由腰至足部的电击样剧痛，且多伴有麻木感。疼痛轻者可行走，呈跛行状态；重者需卧床休息，喜欢屈腰、屈髋、屈膝位。

3. 下肢麻木、冷感及间歇性跛行　下肢麻木多与疼痛伴发，少数患者可表现为单纯麻木，有少数患者自觉下肢发冷、发凉。主要是因为椎管内的交感神经纤维受到刺激所致。间歇性跛行的产生机制及临床表现与腰椎管狭窄相似，主要是由于髓核突出的情况下可出现继发性腰椎管狭窄症的病理和生理学症状。

4. 马尾神经症状　主要见于中央型髓核脱出症，临床上较少见。可出现会阴部麻木、刺痛，大小便功能障碍。女性可出现尿失禁，男性可出现阳痿。严重者可出现大小便失控及双下肢不全性瘫痪。

5. 定位　疼痛及麻木的部位与病变椎间盘损伤的程度与位置有关。$L_{3\sim4}$ 椎间盘突出刺激或压迫 L_4 神经根，其疼痛可沿坐骨神经放射至大腿外侧及膝部的前内侧，表现为小腿前内侧麻木，股四头肌无力；$L_{4\sim5}$ 椎间盘突出刺激或压迫 L_5 神经根，其疼痛可放射至小腿前外侧、足背及大趾背侧，表现为小腿外侧包括踇趾、足背麻木，偶有足下垂；$L_5\sim S_1$ 椎间盘突出刺激或压迫 S_1 神经根，其疼痛可放射至小腿后外侧、外踝、足底及足背腓侧区，表现为小腿后外侧、足底包括外踝及外侧足趾、足背麻木，足跖屈及屈趾无力。中央型突出多在 $L_{4\sim5}$ 或 $L_5\sim S_1$ 之间，压迫马尾神经，出现腰背痛，双侧大腿及小腿后侧疼痛，表现为间歇性跛行，马鞍区、足底及会阴部麻木,膀胱及肛门括约肌无力或麻痹等。

6. 急性发作期以刺痛和"过电"样放射痛为主;中期为放射性窜痛和麻木感同时存在;慢性期主要表现为麻木,肢体发胀、发沉。这些症状的轻重常与劳累及天气变化有关。

(二)物理检查

腰椎间盘突出症的体征有两组,一组是腰部及脊柱体征,另一组是神经根体征。

1. 腰椎局部体征

(1)脊柱侧弯:患者脊柱多有侧弯,侧弯是使神经远离突出物,使压迫缓解,减轻疼痛的保护性措施。如果突出物在神经根的内侧(腋下),则凸向健侧,相反,如果突出物在神经根的外侧(肩部),则凸向患侧。

(2)腰椎曲度改变:由于突出的椎间盘刺激或压迫神经根而引起疼痛,为了使突出的椎间盘张力减小,椎间隙的后方变宽(高),因而出现腰椎生理前凸变浅,在严重患者,腰椎生理前凸可完全消失,甚至出现腰椎后凸。这也是患者为减轻疼痛的一种保护性措施。

(3)脊柱活动受限:脊柱各方向活动,如后伸、前屈、侧弯及旋转,均有不同程度限制。

(4)压痛点:腰椎间盘突出症棘旁可有压痛并向下肢放射,压痛明显处在患侧相应棘旁。有人统计:压痛有放射痛的出现率为61.5%,只有压痛而无放射痛的为38.5%。压痛点多位于肌肉、韧带或筋膜的附着处。临床上常见于骶棘肌、棘上韧带、棘间韧带、后关节、骶髂关节、腰椎横突尖部等处。为了避免遗漏,可按各部位循序进行。一般检查次序为:①脊肋角:明显压痛,可能为泌尿系统疾患或第一腰椎横突损伤。由脊肋角向下,压迫各个腰椎横突和覆盖其上的骶棘肌。轻压痛,为骶棘肌劳损或腰背筋膜损伤。重压痛者,则可能为横突骨折。②腰椎棘突和棘间韧带:在寻找压痛点的同时,要注意棘突有无变位、畸形,如后凸、偏歪等。棘间隙压痛,多为棘间韧带扭伤或劳损所致。棘突部压痛,多为棘上韧带损伤。③腰5骶1小关节:压痛多为腰骶关节或骶棘肌劳损所致。④骶骨背面:压痛常见于附着于其上的筋肉扭伤或劳损。⑤髂嵴:髂嵴与第4腰椎棘突在同一平面,压痛可能为髂肋肌的起点损伤。⑥髂腰角:此处深部有第5腰椎横突、髂腰韧带及骶棘肌,压痛可能表示这些组织的损伤或劳损。第5腰椎横突单侧肥大有假关节形成时,此处亦有压痛。⑦髂后嵴和髂后上棘:压痛在髂后嵴者,示肌肉损伤或劳损;髂后上棘压痛,示骶髂关节扭伤。⑧腰骶棘突间:此处的压痛更为多见,常为腰骶部棘间韧带劳损,或椎间盘突出等引起,同时可能有椎弓崩裂的存在。⑨骶髂关节:此处深部有骶髂韧带,在骶髂关节炎或骶髂关节损伤时,则有较明显的压痛点。臀上皮神经由骶髂关节的前面经过,然后由坐骨大切迹处出盆腔,故任何使骶髂关节前面组织肿胀的病害,均可影响臀上皮神经而引起疼痛。⑩骶尾交界处:压痛示骶尾部挫伤、韧带损伤或骨折、脱位。⑪坐骨神经干:股骨大转子与坐骨结节之间,在臀裂处,为坐骨神经通过,此处压痛示坐骨神经因腰骶部病害而致敏。

2. 神经根体征

(1)直腿抬高试验:患者双下肢伸直仰卧,检查者一手托于一侧腿踝部的后方,另一手压于膝前方,在保持膝关节伸直的同时,用托于踝部的手将下肢徐徐抬高,直至患者感到下肢有放射性疼痛及检查者感到有明显阻力,此时下肢与床间所形成的角度,即为直腿抬高度。

一般正常人直腿抬高可达90°左右,并且不发生疼痛,直腿抬高的程度在个体间可有较大差异,舞蹈演员、练武功者、杂技演员等直腿抬高往往可超过90°,幼年人、青年人直腿抬高也常大于中、老年人。如抬不到70°,患者即有电击样疼痛或腰痛,即为试验阳性。其阳性率为90%以上,且都在15°~65°之间即出现放射痛。做此试验检查时必须注意以下四点：①主动与被动直腿抬高的角度及疼痛部位；②如为单侧疾病，应进行两侧腿对比，并记录两侧腿的抬高度；③在抬高受限制的同时，必须有臀部、下肢的放射痛，方可定为阳性；④健侧抬高而患侧痛也有意义，一般称为交腿试验阳性。

直腿抬高试验多用于腰椎间盘突出、腰椎侧隐窝狭窄、腰椎后小关节增生、腰椎神经根管狭窄及黄韧带肥厚等刺激或压迫腰神经根疾病的诊断与鉴别诊断，其原理是当直腿抬高时，坐骨神经受牵拉而紧张，加重了突出椎间盘对神经根的压迫和刺激。值得注意的是，并非所有腰椎间盘突出症都呈阳性，如上腰椎椎间盘突出症患者此试验可能是阴性。

（2）抬头屈颈试验：患者仰卧，双下肢伸直平放，慢慢抬头屈颈，此时出现下肢放射性痛即为阳性。主要是屈颈时，从上方牵扯硬脊膜和脊髓，刺激了神经根。

（3）感觉障碍：被挤压的神经根支配区有感觉（包括痛觉、触觉及温度觉）障碍。椎间盘突出主要侵及下位两条腰神经及骶1神经根，确定感觉改变区，有利于定位。早期为痛觉过敏，稍后痛觉减退。

（4）运动障碍：受侵神经根所支配的肌肉肌力下降，严重者患肢萎缩。腰4~5椎间盘突出压迫腰5神经根，使所支配的踇背伸力减弱。骶1神经根受损时，踇及足跖屈力减弱，常不能单用患侧足尖着地站立。

（5）反射改变：膝反射在腰3、4椎间盘突出症时可降低，在腰4、5椎间盘突出时可无改变，腰5骶1突出时跟腱反射减退或消失。

（6）股神经牵拉试验：患者俯卧位，髋、膝关节伸直，将下肢抬起使髋关节处于过伸位，出现大腿前方痛为阳性。此试验可使股神经张力增高，从而刺激被突出椎间盘所压迫的神经根。临床上，腰2~3和腰3~4椎间盘突出时多为阳性。

（7）坐骨神经压迫试验：患者平卧，髋、膝关节各屈90°，然后膝关节逐渐伸直，至开始有坐骨神经痛时停止，再将膝关节稍屈曲至刚刚不痛的位置。检查者在此位置上用手指深压股二头肌内腘窝部的坐骨神经，此时如有由腰至下肢的放射性痛即为阳性。多见于腰椎间盘突出症，其他腰部疾患多为阴性。因此，本试验可以用来鉴别腰椎间盘突出症与腰部其他疾患。

（8）轴位牵引试验：患者仰卧，两肘伸直，双手握床头的栏杆或由一助手自患者腋下固定躯干。检查者用手沿其躯干的纵轴方向牵引健侧下肢，并让患者膝伸直位抬高患侧下肢，观察抬高的角度或足跟与床面的距离，与不牵引时相比，抬高的角度是否增加及有无疼痛弧消失。抬高的角度增加且疼痛弧消失者，说明是可复位的腰椎间盘突出症；否则，可能有粘连或为固定的突出。

（三）影像学检查

1. X线检查与测量　腰椎间盘突出症最常用的检查方法就是拍腰椎正侧位X线片。它除了可帮助诊断，还有助于与其他疾患的鉴别诊断。例如：腰椎结核、肿瘤、强直性脊柱炎、腰椎退变性骨关节病等，均可通过X线片与腰椎间盘突出症大致区分。因为椎间盘纤维环及髓核均属软组织，所以，X线片上是不显像的，看不出髓核是否突出，因而有的医生认为腰椎间盘突出症拍X线片主要用于排除腰椎肿瘤、结核、畸形等，其实不然，虽然纤维环、髓核不显像，但由于椎间盘突出，引出腰椎部位许多改变。根据这些，通过X线片，再结合查体，可以帮助推断是否有椎间盘突出。常见的改变是：

（1）腰椎侧弯畸形：最常见，有时X线片表现为生理弯曲消失而无侧弯。正常腰椎前弯度（站立位侧位片，自T_{12}椎体后下缘A至S_1椎体后上缘B做一直线，此线与沿各椎体后缘所形成的弧线构成一弓，测量弓顶至AB的距离）弓顶应在第3腰椎，间距为18~22mm。

腰椎滑脱时此值常代偿性增大,腰椎间盘突出时此值常变小。

（2）椎间隙的改变：随着腰椎侧弯的出现,椎间隙也出现不等宽,凹侧窄、凸侧宽、前方窄、后方宽。突出的椎间盘不一定是椎间隙变化最明显的部位,而常是在变化最明显间隙的下一个间隙是突出间隙。椎间隙绝对变窄是椎间盘退化所引起的,病史较长的椎间盘突出症可有此变化,但结核也可使椎间隙变窄,且结核的椎间隙变窄更为多见。

（3）椎体后翘和骨质增生唇样变：这种征象对诊断有重要意义,后翘与唇样变不同,它是椎体后缘稍稍突出而无骨质增生硬化。唇样变是椎间盘退行性变或突出后引起椎体缘软骨增生和韧带附着处骨化而形成骨性突起。

骨赘的 Nathan 分度：

Ⅰ度：骨边缘为孤立的增生点,密度增高,略有凸起;

Ⅱ度：骨赘较大,有水平突出;

Ⅲ度：骨赘呈鸟嘴样,末端呈弧形;

Ⅳ度：相邻椎体骨赘融合成骨桥。

（4）"游离"骨块：椎体后缘游离骨块比较少见,骨块向后突出或游离在椎管内。

（5）脊柱不稳：在侧位片上若发现椎体后缘的序列在两个椎体间有轻微的前后移位时,应高度怀疑腰椎不稳,椎间盘突出时可发生椎体不稳。

（6）腰椎的旋转移位：可以用腰椎旋转度（Nash-moe 法）来描述,腰椎正位片,将椎体的一半分成三等份,即 3 个象限,由外向内分别为第 1、第 2、第 3 象限。观察椎弓根投影象限所处的位置和椎弓根的形态,将其分为五度（Ⅳ度）,即：

0 度：双侧椎弓根对称,均位于第 1 象限,记为 0;

Ⅰ度：凸侧椎弓根移向中线,但仍在第 1 象限内,凹侧椎弓根移向椎体边缘,变小,但仍可看见,记为 +;

Ⅱ度：凸侧椎弓根移到第 2 象限内,凹侧椎弓根已消失,记为 ++;

Ⅲ度：凸侧椎弓根移至第 3 象限内,凹侧椎弓根消失,记为 +++;

Ⅳ度：凸侧椎弓根超越中线,进入凹侧,记为 ++++。

2. 造影检查　造影检查也是较老的技术,但诊断准确率较高,即使有了 CT 等检查方法的出现,它的确诊率也不比 CT 差,目前仍是不能废除的一种检查方法。常用的有脊髓造影、椎间盘造影、静脉造影、硬膜外造影、神经根造影等。椎管造影术不但对诊断腰椎间盘髓核突出有很重要的意义,更重要的是能排除椎管内肿瘤及其他占位性病变。可显示神经根袖阙如、硬膜囊受压（突出部位的充盈缺损）及椎管梗阻的情况。

3. CT 检查　CT 主要是通过多个或单个 X 线束对腰椎部位进行断层扫描,根据穿透各种不同组织后的 X 线强度不同,再通过转换装置和电子计算机处理而呈现特殊的断层图像。以横断面的形式来观察椎管内的变化情况,它能清晰地显示出突出物的大小及部位,神经根及硬膜囊的受压情况等（图 2-13）,对本病的定位

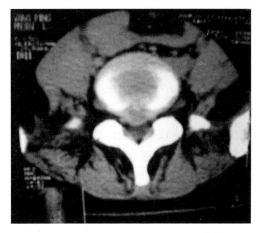

图 2-13　髓核向后突出,压迫硬膜囊

定性有很重要的临床意义。CT 为非侵入性检查,患者无痛苦,可较明确地反映突出的部位,但因检查节段不能过多,需先准确选定检查节段,而且由于 CT 扫描仅代表几个断层的断面,所以,有时会将几个断层间的病变遗漏。临床可见:

（1）椎间盘后缘变形:正常情况下,椎间盘后缘与椎体骨性断面的边缘平行;在髓核突出的患者,椎间盘后缘有一局部突出。根据局部改变的形态与性质,可区分椎间盘膨出、突出或脱出(破裂),前者为退行性变的早期表现,后两者则属中、后期改变。

（2）硬膜外脂肪消失:正常情况下,腰椎区域,尤其是腰 4~5 和腰 5~ 骶 1 平面,硬脊膜囊通常有丰富的硬膜外脂肪,硬膜外透亮区的形态和大小对称。当椎间盘破裂时,脱出的髓核可以替代低密度的硬膜外脂肪,在椎间盘破裂的平面上,两侧对比观察,密度并不对称。

（3）硬膜外间隙中的软组织密度增高:突出或脱出髓核的密度高于硬脊膜囊和硬膜外脂肪,硬膜外间隙中的软组织密度阴影代表突出的碎片(大小和位置)。当碎片较小而外面有后纵韧带连着时,其软组织块影与椎间盘影相连续。当碎片已破裂到后纵韧带外面,且与椎间盘失去连续性和从纤维环破裂处游离时,可出现分离状影像。根据椎间盘破裂的部位,软组织密度可能位于中线或后外侧缘,若破裂完全发生在外侧缘,则软组织密度位于椎间孔内。当突出的碎片较大时,在病变椎间盘平面以外的层面上也可显示软组织密度。根据碎片游离方向,可能位于椎间盘下方的椎体后缘,或紧靠椎弓根的侧隐窝内;亦可能位于椎孔内,颇像增大的神经节。

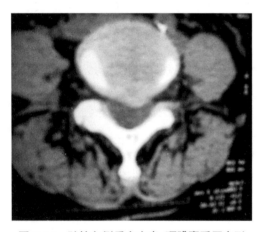

图 2-14　髓核向侧后方突出,硬膜囊受压变形

（4）硬脊膜囊变形:硬脊膜及其内容物的密度低于椎间盘。在上部腰椎区域,整个骨性椎管全部由脊膜囊占据。脊膜囊缘和椎间盘边缘之间由于密度差的关系,分界清楚。当椎间盘突出时,硬脊膜囊可受压变形(图 2-14)。在下部腰椎区域,硬脊膜囊并不充盈整个骨性椎管,也不与椎间盘后缘接触,仅当椎间盘突出相当大,足以将硬膜外脂肪堵塞并压迫脊膜囊壁时,光滑圆形的脊膜囊轮廓才出现变形,突出的碎片可能压迫神经根;亦有少数病例并不引起脊膜囊变形。

（5）神经根鞘的受压移位:在正常情况下,神经根鞘在硬膜外脂肪对比下表现为软组织密度,其位于骨性椎管的后侧、椎弓根的内侧,在椎弓根稍下方的平面上,当碎片向骨性椎管后侧突出时,将根鞘向后推移,根鞘与突出的碎片常无法区分,这本身就是神经根受压的一种征象。

（6）突(脱)出髓核的钙化:髓核突(脱)出时间较久者,可逐渐形成钙化,并在 CT 检查中出现相一致的改变。碎片与椎间隙边缘可以相延缓。

（7）CTM 检查技术:CT 检查技术对椎间盘突出的诊断准确率为 80%~92%。此外,用水溶性造影剂做脊髓造影与 CT 检查结合(CTM),能提高诊断的准确性。在 CTM 检查时,上述征象更为明显。在大多数椎间盘突出症患者,受椎间盘压迫的神经根和硬膜囊在同一平面。游离型椎间盘脱出则可发生于椎管内的其他部位。

4. MRI 检查　主要是通过测定各组织中运动质子的密度差来判定病变部位,诊断范围较其他检查更为广泛,对患者无危害,以矢状面的形式来观察椎管内的变化情况,它可以显示出椎间盘对硬膜囊的压迫情况及髓内的变化情况。诊断准确率高,但它对含水少的组织显影还不如 CT。MRI 图像上所表现的信号,大体上分为高、中、低三种强度。通常,在 T_1 加权条件下,骨皮质、韧带、软骨终板和纤维环为低信号强度;富有脂肪组织的椎体、棘突等骨松质则表现中等信号(由于含多量骨髓组织之故);椎间盘介于前两者之间。脂肪组织为高强度信号,脊髓和脑脊液次之。T_2 加权对椎间盘组织病变显示更明显,在 T_1 加权图像上显示较低信号,T_2 加权反而加强。由于 T_2 加权脑脊液信号强而发亮,致使椎间盘突出压迫硬膜囊时的显示更加清楚。MRI 检查对椎间盘突出症的诊断具有重要意义。通过不同层面的矢状面影像及所累及椎间盘的横切位影像,可以观察病变椎间盘突出的形态及其与硬膜囊、神经根等周围组织的关系。MRI 检查除了可以获得三维影像用于诊断(阳性率可达 99% 以上),更为重要的是此项技术尚可用于定位及分辨"膨隆""突出"与"脱出"(图 2-15),从而有利于治疗方法和手术入路的选择。

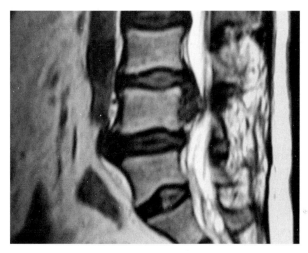

图 2-15 MRI 显示 L_{4-5} 髓核脱出后沉入椎管内

(四)实验室检查

1. 肌电图检查 肌电图检查可记录神经肌肉的生物电活动,借以判定神经肌肉所处的功能状态,从而有助于对神经肌肉疾患的诊断。对神经根压迫的诊断,肌电图有独特的价值。通过测定不同阶段所支配肌肉肌电图,根据异常肌电位分布的范围,判定受损的神经根,再由神经根和椎间孔、椎间盘的关系,可推断神经受压的部位。在受累神经根所支配的肌肉内可出现失神经的纤颤电位或正锐波、V 波、H 波等异常肌电图。大 P 波或纤颤电位。

(1)检查方法:主要检查腰椎段脊神经所分布、支配的肌组。分以下两种情况:

1)常规双侧对比检查。主要检查以下肌组:①腓骨长肌:由腰 4、5 脊神经支配;②胫前肌:亦由腰 4、5 脊神经支配;③腓肠肌:内、外侧头分别测之,由腰 5、骶 1 脊神经支配。

2)此外,尚可根据神经受损节段而酌情加测:①股四头肌:由腰 3、4 脊神经支配;②趾长伸肌:由腰 4、5 脊神经支配;③蹋长伸肌:由腰 4、5 脊神经支配。

(2)结果判定:主要根据受测肌肉肌电图的波形是否出现异常判定。

1)腰 3~4 椎间盘突出:主要累及股四头肌及其他肌组。

2）腰 4~5 椎间盘突出：主要波及胫前肌及腓骨长肌。

3）腰 5~ 骶 1 椎间盘突出：主要波及腓肠肌（包括内、外侧头）。

（3）影响肌电图准确性的因素

1）肌电图检测仪本身的质量。

2）突（脱）出髓核的部位与受累脊神经根椎节定位的关系。

3）在肌组上采样点的部位与数量。

4）个体肌节的差异及脊神经根与椎间孔的变异。

5）操作者的技术水平。

2. 诱发电位　为近年来开展较多的研究项目，主要依靠测定 H 波（Hoffmann 波的简称）潜伏期是否延长（与健侧对比）及诱发电位幅度是否消失或低于正常来推断脊神经根是否受累。由于此项检查所用设备价格昂贵，且检测时受各种因素影响，因此临床上主要用于研究工作及对脊柱畸形纠正术的术中监护，而对腰椎间盘诊断上的实用价值，目前尚有争议。

3. 实验室检查

（1）脑脊液检查：除中央型引起椎管完全阻塞者可出现蛋白含量增高、潘氏试验及奎肯施泰特试验阳性外，通常均属正常。

（2）其他化验：诸如红细胞沉降率、类风湿因子、胶体金试验等化验检查，主要用于鉴别诊断。

（五）诊断标准

1. 诊断标准　根据国家中医药管理局发布的《中医病证诊断疗效标准》腰椎间盘突出症中所规定的内容及胡有谷主编的《腰椎间盘突出症》，制定本病的诊断标准。

（1）有腰部外伤、慢性劳损或受寒湿史。大部分患者在发病前有慢性腰痛史。

（2）常发生于青壮年。

（3）腰痛向臀部及下肢放射，腹压增加（如咳嗽、喷嚏）时疼痛加重。

（4）脊柱侧弯，腰生理弧度消失，病变部位椎旁有压痛，并向下肢放射，腰活动受限。

（5）下肢受累神经支配区有感觉过敏或迟钝，病程长者可出现肌肉萎缩。直腿抬高或加强试验阳性，膝、跟腱反射减弱或消失，踇趾背伸力减弱。

（6）X 线摄片检查：脊柱侧弯，腰生理前凸消失，病变椎间盘可能变窄，相邻边缘有骨赘增生。CT 检查可显示椎间盘突出的部位及程度。

2. 病期诊断

（1）急性期：发病后 1 周内。表现为腰腿疼痛剧烈，活动受限明显，不能站立行走转侧，不能入睡，生活质量受到严重影响。

（2）缓解期：发病后 1~2 周。表现为腰腿疼痛、活动受限好转，但仍有痹痛，不耐劳，不能久坐、久站、久行，生活质量受到一定影响。

（3）康复期：发病 2 周后。表现为腰腿疼痛症状基本消失，但有腰腿乏力，久站、久坐、久行受限得到进一步改善，可从事基本日常生活工作，生活质量得以控制。

3. 证候诊断

（1）血瘀证：腰腿痛如刺，痛有定处，日轻夜重，腰部板硬，俯仰旋转受限，痛处拒按。舌质暗紫，或有瘀斑，脉弦紧或涩。

（2）寒湿证：腰腿冷痛重着，转侧不利，静卧痛不减，受寒及阴雨加重，肢体发凉。舌质淡,苔白或腻,脉沉紧或濡缓。

（3）湿热证:腰部疼痛,腿软无力,痛处伴有热感,遇热或雨天痛增,活动后痛减,恶热口渴,小便短赤。苔黄腻,脉濡数或弦数。

（4）肾虚证:腰酸痛,腿膝乏力,劳累更甚,卧则减轻。偏阳虚者面色㿠白,手足不温,少气懒言,腰腿发凉,或有阳痿、早泄,妇女带下清稀,舌质淡,脉沉细。偏阴虚者,咽干口渴,面色潮红,倦怠乏力,心烦失眠,多梦或有遗精,妇女带下色黄味臭,舌红少苔,脉弦细数。

（六）分型、分级、分期和分度标准

1. 分型

（1）病理分型

1）单侧椎间盘突出:下腰痛伴一侧下肢放射痛,脊柱侧弯,腰椎生理前凸减小或消失,病变椎间盘患侧椎旁压痛,可沿坐骨神经向下肢放射,直腿抬高试验阳性。CT 检查:椎间盘向椎管一侧突出。

2）双侧椎间盘脱出:下腰痛,伴双侧下肢放射痛,脊柱侧弯,腰椎生理前凸减小或消失,病变椎间盘两侧椎旁均有压痛,可沿坐骨神经向下肢放射,双下肢直腿抬高试验阳性。CT 检查:椎间盘向左右突出,并可见游离块。

3）中央型椎间盘脱出:除出现腰腿痛的症状外,还可出现会阴部麻木和大小便功能障碍等马尾神经压迫症状。CT 检查:椎间盘向正中方向突出。

4）上下型椎间盘脱出:大部分患者仅有腰腿痛症状,X 线检查病变椎间盘可见 Schmorl 结节。

（2）胡有谷区域定位划分:依据腰椎间盘突出的病理和程度,突出的椎间盘组织可在腰椎运动节段椎管内的任何部位。从三维立体来表达,即突出椎间盘组织在矢状位、水平位和冠状位均有相应的位置（图 2-16）。

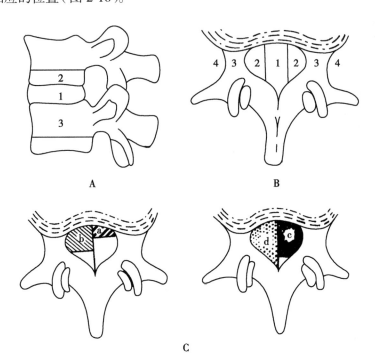

图 2-16　腰椎间盘突出区域定位

1）矢状位：将椎节分为 3 个层面。椎间盘层面为 I 层面；椎间盘上层面即上一椎体的椎弓根下切迹椎体平面至椎间盘上界，此层高约椎体高度的 1/3，为 II 层面；椎间盘下层面即椎间盘下界至下一椎体的椎弓根下切迹椎体平面，此层高约为椎体高度的 1/3，为 III 层面。

2）水平位：将横断面椎体后缘分为 4 个区。将两侧椎弓根内界即椎管前界分为 3 等份，中 1/3 即为 1 区，左右 1/3 分别为左右 2 区，1 区称为中央区，2 区称为旁中央区；3 区称为外侧区，即椎弓根内、外界之间，亦即在椎间孔界之间；4 区称为极外侧区，为椎弓根外侧以外。旁中央区、外侧区和极外侧区尚有左、右侧之分。

3）额状位：从椎体后缘中线至棘突椎板前缘骨界为骨性椎管矢径，将此矢径分为 4 等份，自前向后分别命名为：a、b、c、d 域。I 层面和 II 层面均有相同的区和域。III 层面即椎间盘下层面，该处的外侧区即 3 区被椎弓根所占，为无实际区域的空间区。

4）CT 确定区域定位：CT 若无特殊三维重建图像软件难以观察到腰椎运动节段的矢状面图像，但能从水平面图像来确定矢状位椎间盘上、下层面和椎间盘层面的椎间盘突出。此三层面因为不同组织的 CT 值可显示出不同的图像。CT 扫描时，以椎间隙为中心平行椎间盘向椎间盘上下扫描，扫描层距 5mm。

依据上述 CT 不同层面所见，即可了解突出椎间盘组织在椎管矢状面上所占据的位置，同时也从层面中确定突出椎间盘所占的区和域。区域定位可反映出不同病理类型、不同严重程度的椎间盘突出及精确的定位诊断，为治疗的选择和手术方法的实施提供了重要的参考依据，也为评定术后效果提供了客观标准。

有人认为当椎间盘突出至 c 域或 d 域时，症状显著，应采取手术治疗。而当突出物位于 a 域时，宜保守治疗。

（3）CT 病理分型

1）膨出型：为生理退变，其纤维环松弛但完整，髓核皱缩，表现为纤维环均匀超出椎体终板边缘。一般无临床症状，有时可因椎间隙狭窄，椎节不稳，关节突继发性改变，出现反复腰痛，很少出现根性症状。如同时合并发育性椎管狭窄，则表现为椎管狭窄症，应行椎管减压。

2）突出型：为髓核突入纤维环内但后纵韧带未破裂，表现为椎间盘局限性向椎管内突出，可无症状，部分患者出现典型神经根性症状、体征。此型通过牵引、卧床、病灶注射等保守方法可缓解，但由于破裂的纤维环愈合能力较差，复发率较高。

3）脱出型：纤维环、后纵韧带完全破裂，髓核突入椎管内，多有明显症状和体征，脱出多难自愈，保守治疗效果相对较差，大多需要微创介入或手术治疗。

4）游离型：破裂脱出的髓核、纤维环及其碎片，部分软骨板向外脱出，甚至与椎间盘完全分离，可游离到椎管内病变间盘的上或下节段、椎间孔等，其临床表现为持续性神经根症状或椎管狭窄症状，少数可出现马尾神经综合征，此型常需手术治疗。

（4）Macnab 分型：Macnab 将椎间盘突出分为五种病理类型。

1）周围性纤维环膨出：即整个椎间盘纤维环均匀性向外凸起，不引起严重的神经压迫。

2）局限型纤维环突出：椎间盘纤维环的内层断裂，髓核组织部分突出。

3）椎间盘突出：椎间盘纤维环大部分断裂，仅有外层纤维环尚完整，将髓核局限于椎间盘内，切开纤维环自行突出。

4）椎间盘脱出：椎间盘纤维环完全断裂，移位的髓核穿过纤维环突出于椎间盘外，为后纵韧带所约束而位于后纵韧带之下。

5）椎间盘游离：髓核组织突破纤维环和后纵韧带,游离于椎管内,或硬膜内、椎间孔等处压迫神经根与马尾神经。

（5）周秉文分型：周秉文等结合病理观察与临床实践,提出了凸起型、破裂型、游离型三型。

1）凸起型：纤维环内层破裂但表层完整,因髓核压力而局限性凸起,突出物光滑呈半球形孤立凸起于椎间盘的后外侧,居神经根外前方或内下方。

2）破裂型：纤维环全层破裂,或几乎全层破裂。已纤维化的髓核或破碎的纤维环,甚至部分软骨板向后移入椎管。突出物表面高低不平,仅有薄膜覆盖。突出范围一般较凸起型广泛,与神经根可有粘连。可同时压迫两条神经根或产生马尾神经障碍。

3）游离型：突出物已离开椎间盘的突出空洞移至椎管内,甚至破入硬膜囊内,压迫硬膜或刺激神经根。

（6）根据髓核突出顶点与神经根位置关系分型

1）根肩型：髓核突出位于神经根的前外侧（肩部）,将神经根压向后内方,引起根性放射痛。腰椎多向健侧弯曲（凸向患侧）,健侧椎旁肌产生保护性痉挛。

2）根腋型：髓核突出位于神经根的前内方（腋部）,将神经根压向后外方,引起根性放射痛。腰椎多向患侧弯曲（凸向健侧）,患侧椎旁肌产生保护性痉挛。

3）根前型：髓核突出位于神经根前方,将神经根向后挤压,引起根性放射痛。腰椎生理前凸消失,前屈后伸活动受限,多无侧凸。少数情况下,神经根可左右滑动,引起交替性侧凸。

（7）根据患者年龄分型

1）青少年型：椎间盘无明显退变,其弹性优于成人,不易发生椎间盘突出,但其椎间关节较松弛,活动范围较大,肌肉和韧带又较弱,在活动中易发生椎间关节失稳,进而累及椎间盘。青少年突出,多有明显的外伤史,症状一般较少而客观体征较多。可表现为腰椎生理前凸减少或后凸,腰椎侧弯,骶棘肌痉挛、腰椎活动受限、直腿抬高 30°以下阳性,健腿抬高试验（＋）。但因青少年脊柱的韧性与活动度较大,加之没有黄韧带肥厚、关节增生内聚等椎管内退行性病变,故神经根严重受压的体征（感觉、肌力、腱反射改变）较少。对其治疗,学术界看法不一：有人主张以保守治疗为主,但绝大多数医师主张手术治疗。以脊柱微创手术为首选。

2）壮年型：25~50 岁之间。

3）老年型：50 岁以上或 60 岁以上。大多数 50 岁以上的腰椎间盘突出症患者常合并有黄韧带肥厚、关节突增生内聚、神经根管甚至中央椎管狭窄等病变,以致临床表现不典型,治疗效果欠理想。可分为 A、B 两型：

A 型：发病急,病程短,≤ 6 个月,临床表现典型。此类患者多由轻微外伤导致明显退化变脆、已有内层断裂的纤维环全层破裂,椎间盘巨大脱出,腰腿痛明显,直腿抬高试验（＋）,多不合并椎管狭窄的临床表现。

B 型：缓慢起病,病程长,>6 个月,临床表现不典型。有反复多次腰痛和 / 或腿痛病史,病程常在 1 年以上,甚至长达数十年。神经根性症状多不明显,均合并有椎管狭窄的表现。

（8）根据突出椎间盘的数量分型

1）单节段型：单一神经根或脊神经受损。

2）多节段型：病程较长,有多处神经根或脊神经受损表现,病变过程复杂,常伴有硬膜囊或神经根广泛粘连、黄韧带肥厚、腰椎管狭窄等表现。

（9）根据临床症状与体征分型

1）中央型：腰痛伴大小便功能障碍、鞍区感觉障碍，肛门反射减弱或消失，可有一侧或双侧下肢根性症状。

2）旁侧型：腰痛伴下肢根性症状与体征，无马尾神经损伤表现。可为一侧，亦可双侧旁侧型突出（哑铃状突出或双侧突出交替出现），有双下肢根性表现。根据突出物顶点与神经根的关系，又可将旁侧型分为根肩型、根腋型和根前型。

3）极外侧型（图2-17）：根性腰腿痛，腿痛重于腰痛；疼痛与腹压关系不大，与活动关系明显；多有明显的间歇性跛行；无马尾神经损伤表现；腰部最明显的压痛部位不在椎板间隙，而在椎旁肌外侧缘处。如术前临床症状很典型，术中椎管内没有找到突出病变或椎管内病变不能解释临床症状，就应探查下一个间隙是否存在极外侧型突出，以免遗漏病变。

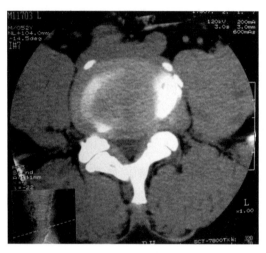

图2-17　极外侧型椎间盘突出

4）单纯腰痛型：临床上仅表现为腰背痛和/或臀部疼痛（疼痛深在，定位不清），病变间隙棘间和/或椎板间隙有固定性深压痛，下肢无任何根性刺激或压迫症状与体征；部分患者直腿抬高试验达最高点时可诱发腰痛。此型多见于青壮年。常有膨隆型、Schmorl结节及经骨突出型或中央型（影像学分型）。临床上易误诊为腰扭伤、腰肌劳损、腰椎退变、小关节紊乱等。

2. 分度标准（长谷川）（图2-18）

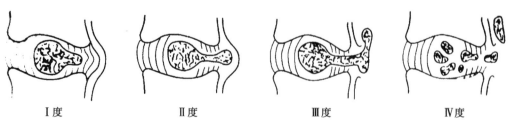

Ⅰ度　　　　　Ⅱ度　　　　　Ⅲ度　　　　　Ⅳ度

图2-18　腰椎间盘突出的分度标准

Ⅰ度：髓核的一部分移动至深层纤维环的龟裂部,浅层纤维环保持正常结构;

Ⅱ度：脱出的髓核顶破浅层纤维环,可顶起后纵韧带;

Ⅲ度：脱出的髓核顶破后纵韧带,一部分在椎管内移动;

Ⅳ度：脱出的髓核形成碎片,有时碎片会在椎管内游走。

（七）鉴别诊断

1. 腰椎管狭窄症　本病可与腰椎间盘突出症伴发（约占 50% 以上）,基本症状虽与后者有相似之处,但也有自己的特点。

（1）间歇性跛行：即由于步行引起椎管内相应椎节缺血性神经根炎,以致出现明显的下肢跛行、疼痛及麻木等症状,稍许蹲下休息即可重新再行走;之后再次发作,又需再次休息方可继续行走。如此反复发作,并有间歇期,故称为"间歇性跛行",在腰椎间盘突出症合并本病时可同时发生。单纯腰椎间盘突出症虽有时也可出现类似现象,但其休息后仅稍许缓解,难以完全消失。

（2）主客观矛盾：指此类患者主诉很多,而在体检时由于检前候诊时的休息而使神经根缺血性炎症症状消失,以致无阳性发现。此与腰椎间盘突出时出现的持续性根性症状及体征明显不同。

（3）腰后伸受限,但可前屈：由于腰后伸时腰椎椎管内有效间隙更加减小而使症状加重,并引起疼痛。因此,患者腰部后伸受限,并喜欢采取能使椎管内容积增大的前屈位。由于这一原因,患者可骑自行车,但难以步行。此与腰椎间盘突出症者明显不同。

（4）X 线片：正位示关节突增生肥大,关节面硬化,椎弓根间距变短,椎板内聚,椎间隙狭窄等;侧位示腰曲变直,椎体后缘骨赘形成,椎间隙变窄,椎体滑脱,椎弓根变短,腰骶角增大等;斜位示椎间孔变小,关节间隙狭窄,椎体骨质增生等。一般认为腰椎管的矢状径数值小于 13mm 者即为椎管狭窄,在 10~12mm 者为相对椎管狭窄,在 10mm 以下者即为绝对椎管狭窄。

（5）CT 扫描：可直接显示椎管横断面的形态,以了解椎管狭窄的真正病理状态,有定性定位的价值,对本病有助于诊断。

（6）脊髓造影：可显示"蜂腰状"缺损、神经根袖受压中断及节段性狭窄或完全梗阻等影像。

（7）MRI 检查：能提供椎管狭窄纵、横断面的状态,并能显示脊髓有无长期受压而致变性等情况。

2. 坐骨神经盆腔出口狭窄症　此为引起坐骨神经干性痛的常见病,易与腰椎间盘突出症相混淆,需鉴别（但有时二者可伴存）。本病的主要特点是：

（1）压痛点：位于坐骨神经自盆腔穿出的部位,即"环跳"穴,并沿坐骨神经向下放射达足底部。有时"腘点"与"腓点"亦伴有压痛。

（2）下肢内旋试验：双下肢内旋时可使坐骨神经出口部肌群处于紧张状态,以致该出口处狭窄加剧而引起坐骨神经放射痛。腰椎间盘突出症时则无此现象。

（3）感觉障碍：本病时表现为范围较广的多根性感觉异常,并多累及足底出现麻木感等。而腰椎间盘突出症时,则以单根性感觉障碍为主。

（4）其他：本病时屈颈试验阴性,腰部多无阳性体征。对个别鉴别困难者可行其他特殊检查。

3. 梨状肌损伤综合征　梨状肌体表投影区有明显压窜痛,并可触及条索状隆起的肌束,慢性者可见臀部肌肉松软或肌肉萎缩。患肢直腿抬高在60°以前,臀部及下肢疼痛剧烈,当抬腿超过60°时,疼痛减轻。梨状肌紧张试验阳性。

4. 马尾部肿瘤　为临床上易与中央型腰椎间盘突出症相混淆的疾患,且后果严重,应注意鉴别。二者共同的症状特点是:多根性或马尾神经损害,双下肢及膀胱、直肠症状,腰部剧痛及活动障碍等。但马尾部肿瘤时的以下特点可与腰椎间盘突出症相鉴别。

(1)腰痛:呈持续性剧痛,夜间尤甚,甚至必须用强镇痛药才能使患者入眠;而腰椎间盘突出症者平卧休息后即腰痛缓解,且夜间多明显减轻。

(2)病程:多呈进行性,虽经各种治疗仍无法缓解或停止进展。

(3)腰椎穿刺:多显示蛛网膜下隙呈完全性阻塞,脑脊液中蛋白含量增高,以及潘氏试验阳性等。

(4)其他:必要时可行磁共振或CTM等检查确诊及判定病变定位;对有手术指征者,可行椎管探查术。

5. 下腰椎不稳症　为老年者的多发病,尤以女性为多。本病特点如下:

(1)根性症状:虽常伴有,但多属根性刺激症状。站立及步行时出现,平卧或休息后即缓解或消失,体检时多无阳性体征发现。

(2)体型:以肥胖及瘦弱两类体型者多发。

(3)X线片:动力性平片可显示椎节不稳及滑脱征(故本病又称为"假性脊柱滑脱")。

(4)其他:屈颈试验、直腿抬高试验等多属阴性。

6. 腰椎增生性(肥大性)脊椎炎　亦属需鉴别的常见病之一。本病特点为:

(1)年龄:患者多系55岁以上的老年人,而腰椎间盘突出症则以中青年患者多见。

(2)腰痛:晨起时出现,活动后即消失或减轻,劳累后又复现。

(3)腰部活动:呈僵硬状,但仍可任意活动,无剧痛。

(4)X线片:显示典型退变性改变。本病不难鉴别,一般无须特殊检查。

7. 盆腔疾患　为中年以上妇女的常见病,包括附件炎、卵巢囊肿、子宫肌瘤等,致使盆腔内压力增高,刺激或压迫盆腔内骶丛而出现多干性症状。其特点如下:

(1)性别:90%以上病例见于中年以后女性。

(2)症状:系多个神经干受累症状,其中尤以坐骨神经干、股神经干及股外侧皮神经干为多见,阴部内神经及闭孔神经亦可受累及。

(3)盆腔检查:对女性患者应请妇产科进行内诊检查以确定有无妇产科疾患。

(4)X线片:患者易伴发髂骨致密性骨炎等疾患,应注意观察。

8. 盆腔肿瘤　虽属于腹部外科疾病,但骨科亦常可遇到,尤其是压迫坐骨神经时易与本病混淆。其特点与前者相似。

(1)症状:以多干性神经症状为主。

(2)体征:于盆腔内(肛门指诊等)可触及肿块。

(3)其他:清洁灌肠后拍片或做钡剂灌肠检查以确定肿块部位。必要时行B型超声、CT或MRI等检查。

9. 腰部扭伤　一般病例易于鉴别,伴有反射性坐骨神经痛者易混淆,其鉴别要点为:

(1)外伤史:较明确。但腰椎间盘突出症亦有可能见于腰部扭伤后,应注意。

(2)压痛:多位于腰部肌肉附着点处,且较固定,并伴有活动受限。

(3)封闭试验:对肌肉扭伤处封闭后,不仅局部疼痛缓解,且下肢放射痛亦消失。

（4）其他：屈颈试验、直腿抬高试验等多为阴性。

10. 腰肌筋膜炎　中年人发病最多。多因肌肉过度运用,或因剧烈活动后出汗受凉而起病。亦可因直接受寒或上呼吸道感染之后而出现症状。患者主要感觉脊背疼痛,常见部位为附于髂嵴或髂后上棘的肌群,如骶棘肌和臀肌。其他部位的肌肉和肌筋膜、腱膜等也可受累。腰骶部纤维织炎时,窦椎神经受到刺激,可引起局部疼痛和下肢牵涉痛。疼痛常因寒冷和较长时间不活动而加重,亦可与天气变化和姿势有关。运动有助于减轻症状。因受累的肌肉疼痛,可使脊柱活动受限。此种腰背痛病程长短不一,短者几天,长者可数年,并且常在首次发病后反复发作。归结纤维织炎的主要表现为:

（1）局限性、弥漫性边界不清的疼痛。

（2）局限性软组织压痛点。

（3）在软组织扪及结节或条索感。

11. 急性腰扭伤　急性腰扭伤系指发生在腰骶部或骶髂部的肌肉、筋膜、韧带、关节囊或滑膜等软组织的急性损伤。

12. 腰椎结核　当结核发生在 L_{4-5} 或 $L_5\sim S_1$ 椎体上、下缘靠近椎管处的时候,由于结核破坏了纤维环组织,间盘压缩变窄,干酪样组织由间盘后侧方突向椎管,有时可产生腰部及神经根挤压症状,与腰椎间盘突出症颇为相似。诊断要点:

（1）患者常有午后低热（37.5~37.8℃）。

（2）体重减轻,腰部较强直。

（3）红细胞沉降率加快,肺部多有原发结核病灶。

（4）腰椎 X 线片可显示椎体相邻缘有骨质破坏,椎间隙变窄,腰大肌阴影增宽或边缘不清。

（5）CT、MRI 检查对本病有助于诊断。

13. 脊柱或椎管内肿瘤　脊柱肿瘤是指生长于腰骶部的原发性肿瘤及转移癌。椎管内肿瘤是指生长于脊髓、神经根及其附属组织的肿瘤。这些肿瘤都可能产生与腰椎间盘突出症类似的症状,也应予以鉴别。诊断要点:

（1）腰腿痛常呈持续性进行性加重。

（2）转移癌往往发生于中年以上或老年人,患者往往较早就有贫血及恶病质。

（3）红细胞沉降率加快,碱性磷酸酶或酸性磷酸酶增高。

（4）腰椎 X 线片及 CT、MRI 检查对本病有助于诊断。

四、治疗

（一）非手术治疗

腰椎间盘突出症的治疗方法甚多,虽各法有异,但其治疗目的是相同的。腰椎间盘突出症的主要问题是突出物压迫神经根,以及随之而产生的神经根周围无菌性炎症。理想的方法是既解除压迫,又促使炎症消退,且不增加患者痛苦。若压迫未能完全解除,只要炎症消退,也可获得基本治愈,临床上治疗方法很多,但对不同的患者应根据不同的病情选择适宜的方法进行治疗。非手术治疗乃是目前治疗腰椎间盘突出症的主要方法,约有 80% 左右的患者都可不经手术而通过非手术治疗使其症状缓解或治愈。

1. 手法治疗　手法的种类很多,流派也各异,但一般都具有缓解肌肉痉挛,恢复离散筋脉,纠正腰椎错位和松解神经根粘连,促进其内外平衡的恢复和髓核还纳,改变突出物与受压神经根的关系,减轻间盘组织对脊髓和神经根的直接刺激或压迫的作用。

第一步:腰部软组织手法放松 15 分钟。患者俯卧于按摩床上,应用按揉法按揉腰部软组织 5 分钟,再应用晃法放松腰部 5 分钟,然后应用弹拨法弹拨痛点及病侧骶棘肌 5 分钟。解除腰臀部肌肉痉挛,促使患部气血循行加快,加速突出髓核中水分的吸收,减轻其对神经根的压迫,同时也可放松紧张痉挛的肌肉。

第二步:腰椎侧扳法。首先让患者患侧在下、健侧在上侧卧,屈曲健侧髋关节及膝关节,伸直患侧下肢,医生面对患者一手按住健侧的肩关节,一手按住健侧的髋关节,对抗渐渐用力并嘱患者腰部肌肉放松,当有腰部固定感时,嘱患者吸一口气,然后嘱其慢慢呼气,医生在患者呼气的过程中两手快速用力,即可听到一声或多声弹响。然后让患者健侧在下、患侧在上,同法操作。

本法可以调整后关节紊乱,相对地扩大神经根管和椎间孔。由于斜扳和旋转复位时,腰椎及其椎间盘产生旋转扭力,从而改变突出物与神经根的位置。在反复应用中,可逐步松解突出物与神经根的粘连。在仰卧位时,用强制直腿抬高以牵拉坐骨神经和腘绳肌,对松解粘连可起一定作用。也可以在固定患部的情况下,用双下肢后伸扳法,使腰部过伸,目的在于促使突出物回纳或改变突出物与神经根的位置。

第三步:放松患侧下肢 10 分钟。患者俯卧位,首先应用按揉法自患肢臀部至小腿操作 5 分钟,弹拨法弹拨环跳、承扶、委中、足三里、承山穴 5 分钟,促使气血循行加快,使萎缩的肌肉及麻痹的神经逐步恢复正常功能。然后被动行患肢直腿抬高 2 次。最后医生可以用手法或机械进行骨盆牵引,使椎间隙增宽,降低椎间盘内压力,甚至出现负压,促使突出物回纳,同时扩大椎间孔和神经根管,减轻突出物对神经根的压迫。

第四步:询问患者无特殊不适主诉后,嘱患者回病室卧床休息 20 分钟。

2. 辨证施治

(1)血瘀证:急性发病,痛有定处,强制体位,因腰痛而转侧困难,舌质紫红或舌边瘀斑,脉涩。

治则:活血化瘀,行气止痛。

方剂:脊二号方加减(当归 10g,狗脊 12g,白芍 12g,川芎 10g,延胡索 10g,威灵仙 10g,牛膝 10g,三七粉 3g 冲服,酒大黄 10g 等)。

(2)寒湿证:腰腿沉着酸胀疼痛,重着僵硬,如坠如裹,肢节笨重,活动不灵,屈伸不利,下肢麻木不仁,局部皮色不红,触之不热,遇寒痛增,得温痛减。且症状受气候影响明显,冬春阴雨天易发作或加重,病程较长,反复发作,缠绵难愈,舌淡苔白腻或滑,脉象沉细濡缓或见虚涩。

治则:散寒祛湿,温阳通络。

方剂:甘草干姜茯苓白术汤或肾着汤加减。

(3)湿热证:腰腿沉滞困痛,痛有热感,步履困难,小便赤短,苔黄腻,舌质偏红,脉濡数。

治则:清利湿热,宣痹止痛。

方剂:四妙散加减。

(4)肾虚证:腰背酸痛,喜按喜揉,胫转跟痛,遇劳更甚,卧则减轻,耳鸣耳聋,梦遗阳痿等,尺脉弱。

治则:补益肝肾,养精益髓。

方剂:偏阳虚者方用右归饮加减,偏阴虚者方用左归饮加减。

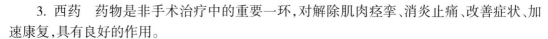

3. 西药　药物是非手术治疗中的重要一环,对解除肌肉痉挛、消炎止痛、改善症状、加速康复,具有良好的作用。

急性期可以给予甘油果糖 250ml 或甘露醇 250ml 或生理盐水 250ml+β 七叶皂苷钠 10~20ml 静脉滴注,每日 1 次,脱水消炎,缓解神经根水肿;对于无糖尿病、疼痛剧烈的患者可以给予地塞米松 5~10mg,静脉滴注 3~5 天;配合生理盐水 100ml+ 注射用赖氨匹林 0.5~1.0g,静脉滴注 5~10 天,解热消炎止痛。缓解期可以配合改善微循环和营养神经的药物静脉滴注或肌内注射治疗,如丹参、甲钴胺、腺苷钴胺等。

（1）赖氨酸阿司匹林类:是目前治疗本病的常用药物,具有解热、镇痛、抗风湿作用,可较快缓解本病腰腿痛症状。但长期应用亦可诱发胃肠道出血或溃疡,应在医生的指导下应用。

（2）非甾体抗炎药:常用药物有盐酸乙哌立松、氨糖美辛、布洛芬、双氯芬酸二乙胺等。该类药镇痛作用强于阿司匹林,消炎及抗风湿作用也较强。可根据病情选择使用。药物副作用有胃肠道反应、皮疹、头痛、肝肾功能损害等,故需在医生指导下应用。

（3）氯唑沙宗片:中枢性肌肉松弛剂,对缓解肌肉疼痛有一定作用。

（4）激素类药:常用药物如泼尼松片、地塞米松片及泼尼松龙、地塞米松针等,可消炎消肿,迅速解除水肿组织对神经根的压迫而缓解疼痛。

（5）维生素类药:常用药物如维生素 B_1 和维生素 B_{12} 等,可营养神经、缓解麻木等症状。

4. 物理治疗　如红外线、半导体激光、超短波、离子导入、磁疗、蜡疗、神灯、干扰电、热电磁等。

5. 注射疗法　常用的药物有盐酸普鲁卡因或利多卡因、维生素 B_1、维生素 B_{12}、醋酸泼尼松龙、氢化可的松、康宁克痛、脉络宁等,常取 2~3 种混合液进行封闭治疗,每周 1 次,2~3 次为一疗程。但要注意,无论有无疗效,此方法都不可长期或多次进行。另外,此疗法所用药物含有类固醇,高血压、消化道溃疡者禁用。

6. 针灸治疗　取穴:腰椎两侧夹脊穴;命门、腰阳关、肾俞、大肠俞、环跳、承扶、殷门、委中、承山、足三里、阳陵泉、绝骨、昆仑、丘墟及腰臀和下肢阿是穴等。毫针刺,平补平泻。亦可配合电针、艾灸治疗。

7. 针刀疗法　常规消毒铺小孔巾,于腰椎旁压痛点处做针刀松解术,刀刃直达腰椎横突和横突间韧带,纵向分离和横向剥离,数刀后出针,3~5 天 1 次。应注意严格掌握适应证,以免出现不必要的并发症。

8. 卧床休息　卧床休息也是一种治疗方法,可以解除体重本身对腰椎间盘的压力,减少刺激,有利于痉挛、紧张的肌肉放松,给突出的间盘组织自行还纳和受损组织自行愈合创造条件,是治疗中的重要环节。注意卧床休息时应睡卧硬板床,褥子的薄厚要适度。

9. 腰部制动　主要目的是制动,就是限制腰椎的屈曲等运动,特别是协助背肌限制一些不必要的前屈动作,以保证损伤的腰椎间盘可以局部充分休息。特别是急性腰椎间盘突出症患者,因局部的急性炎症反应和刺激,可有不同程度的肌肉痉挛,佩戴腰围后,减少了腰的活动,可起到加强保护的作用。合理使用腰围,还可减轻腰背肌肉劳损,在松弛姿势下,减轻腰椎周围韧带负担,在一定程度上缓解和改善椎间隙内的压力。

10. 腰椎牵引

（1）电动牵引:适用于腰椎间盘突出症,牵引时间约 20 分钟。牵引重量约为患者自身体重的 1/2~2/3,按患者适应情况逐渐增加至患者能耐受为止。每日 1 次。

（2）床边牵引：调整骨盆角度，续以骨盆带牵引，重量 10~15kg，持续牵引 1~2 小时，间隔休息 30 分钟。

有下列情况的腰椎间盘突出症患者是不应进行牵引治疗的，以免发生意外：

1）中央型腰椎间盘突出，患者双下肢疼痛、麻木，伴有大小便功能障碍及鞍区麻木者。

2）腰椎间盘突出症合并腰椎峡部不连或伴有滑脱者。

3）腰椎间盘突出症伴全身明显衰弱的患者，如心血管系统、呼吸系统疾病，心肺功能较差者。

4）腰椎间盘突出症的孕妇及妇女在月经期者。

（二）手术治疗

1. 手术适应证　腰椎间盘突出症经确诊后，有下列情况者应考虑手术治疗。

（1）不管在什么情况下，若出现神经性排尿、排便障碍或下肢肌肉进行性萎缩和肌力减弱，出现足下垂者，应尽早紧急进行手术处理，不可拖延过久，以免造成永久性的障碍。

（2）症状反复发作，初期虽经非手术治疗有效，但随时间的延长，效果越来越差，并逐渐影响生活及工作者。

（3）影像学检查示突出物占据椎管的 1/3~1/2，并有神经根或马尾神经明显受压征象者。

（4）病史较长，且经过严格系统的非手术治疗观察，症状体征无明显改善，根性坐骨神经痛及根性定位体征持续存在者。

（5）中央型突出，伴马尾神经压迫或刺激症状持续存在者，如括约肌功能出现障碍等。

2. 手术禁忌证

（1）有纠纷尚未解决的腰椎间盘突出症患者；

（2）有精神病或有严重神经衰弱的患者；

（3）有严重心脏病及肝、肾功能障碍者；

（4）有伤口未愈或皮肤病未愈者；

（5）有严重糖尿病、骨质疏松及凝血机制功能障碍者。

3. 手术方法　应根据不同情况采取经皮穿刺髓核切吸术，单侧椎板开窗减压、髓核摘除、神经根管扩大术，或半椎板或全椎板切除减压、髓核摘除、神经根管扩大术。对有腰椎滑脱不稳者，应行椎体间植骨融合或内固定术。

（三）中西医结合治疗思路和特点

1. 对腰椎间盘突出症诊治应遵循的原则

（1）辨证施治：中老年人的下腰椎如经敏感且分辨率高的 CT 或 MRI 检查，有椎间盘病理改变是常见的。有了影像学改变，不一定有临床症状或体征，只有影像学改变而没有症状和体征的腰椎间盘突出一般是不需要治疗的。有影像学改变又有下腰痛，也不一定是腰椎间盘突出症，因为下腰痛的原因很多，它是涉及多科疾病的常见症状，若不仔细检查，认真辨证分析，则容易将主要致痛原因忽视而错治。

（2）要以椎间盘突出的病理改变为基础选择治疗方式：目前治疗腰椎间盘突出症的方法很多，如各种保守治疗、介入及微创外科治疗、不同方式的开放手术治疗等。它们之间不应相互排斥，而是各有所长，各有其最佳适应证，正确治疗方式的选择要以椎间盘突出的病理改变为基础，明确是椎间盘单纯退变还是椎间盘膨出，如有突出，突出到什么程度，有无钙化,是否合并椎管其他病理改变如黄韧带肥厚、侧隐窝狭窄等,要根据椎间盘不同病理改变选择不同的治疗方法。想用一种方法治疗所有类型的椎间盘突出症的做法是不可取的,也是不科学的。

（3）要以"有限手术"为外科治疗的首选:合理有效的治疗要以准确的诊断为前提,所谓准确的诊断是指治疗前除明确椎间盘病变的部位（左/右）、节段（单/多）及病理改变外,更重要的是了解致痛的真正部位,即所谓"责任部位或责任椎间盘",这样才有可能使某些较复杂的腰椎间盘突出症,采用"有限手术原则"而解决患者的病痛。用所谓"彻底的或预防性手术"治疗大多数腰椎间盘突出症患者是不适宜的,将手术做得过大不仅给患者增加痛苦及经济负担,更可能带来的是与预期相反的效果。

2. 手法的刚柔相济与动静结合　在临床治疗中,手法的刚劲有力与轻柔温和的协调统一始终贯穿于施术过程中。两者是矛盾对立的统一,相反而相成。《医宗金鉴·正骨心法要旨》曰:"诚以手本血肉之体,其宛转运用之妙,可以一己之卷舒、高下徐疾、轻重开合,能达病者之血气凝滞、皮肉肿痛、筋骨挛折与情志之苦欲也。"例如扳法,无一定力就不能动摇关节,克服障碍,达到筋骨整复的目的;但力度又要适度,禁用暴力,否则会造成重度损伤。施用扳法时,力度要适度,瞬间发力,迅即收法,恰到好处,刚中有柔,轻巧有力。同样,轻柔温和的手法亦需一定的力度。无一定的力度,就不能疏理肌筋、通经活络、调畅气血,而达到治疗目的,故虽轻柔温和,但忌虚浮。

手法治疗的过程中,要注意动与静的统一。推拿手法的动静包含两个方面的含义:一是手法的"动"与"静"。一般把挤压、按揉、捻搓等手法称作"静"的手法,而将提拿、弹抖、牵引等摆动类手法称为"动"的手法。动与静的手法要根据不同的疾患选用,一般概括为"以动制静"和"以静制动"。如肩周炎,因关节运动受限,用运动关节类手法和弹拨类手法进行治疗,就是"以动制静";急性关节周围软组织损伤,其周围软组织弹性降低,可用揉、压、搓类手法治疗,就是"以静制动"。二是在损伤性疾患的整个治疗过程中应动静结合。如腰椎间盘突出症的急性炎症期,一旦推拿手法达到整复后,稳定阶段是必不可少的;可采用静卧、佩戴支具等。如果没有这一相对"静止"的治疗阶段,过早的活动,甚至练功,其结果非常有害。

3. 手法治疗的关键

（1）必须考虑力学动态平衡的规律,寻找结构失衡的关键环节做手法的调整。

（2）不能单纯考虑纠正畸形,毫不顾忌髓核造成的机体避痛反应。

（3）不必考虑所谓还纳或改变髓核的力学技术。

（4）手法治疗还必须结合患者的个性化特点,适当调整手法的力度和时间。

（5）不要拒绝配合其他任何有效的治疗方法。

（四）治疗经验和教训

1. 将腰椎间盘突出诊断为腰椎间盘突出症　腰椎间盘突出累及周围组织和结构并出现相应的临床表现时,方可诊断为腰椎间盘突出症,否则只能诊断为腰椎间盘突出。评价腰椎间盘退变主要通过影像学手段,其技术不断进步,X线片可以观察到椎间隙变窄、前窄后宽、骨赘形成、椎间不稳等退行性改变的表现;CT可以观察到椎间盘突出,骨赘形成;MRI除了可以观察到上述表现外,可以更早地观察到椎间盘内水分丢失所带来的信号改变。退行性改变累及周围的神经根、硬脊膜可以通过影像学手段加以证实;临床表现需要医生仔细询问病史、严格进行体格检查来确定。这些资料收集完成后,就需要医生分析腰椎间盘突出与临床表现之间是否存在必然联系,只有当肯定了这种联系之后,才能明确腰椎间盘突出症的诊断。

2. 中央型突出常导致膀胱、直肠症状(大小便失禁)和不完全性双下肢瘫痪。

3. 手术治疗腰椎间盘突出症,常见并发症有以下几类:

(1)感染:是较为严重的合并症。尤其是椎间隙感染给患者带来的痛苦很大,恢复时间长,一般感染率为 14% 左右。主要表现是:原有的神经痛和腰腿痛症状消失,5~14 天后发生剧烈的腰痛伴臀部或下腹部抽痛和肌肉痉挛,不能翻身,痛苦很大。

(2)血管损伤:腰椎间盘突出症手术时血管损伤,主要发生在经后路手术摘除椎间盘时造成。若经前路腹膜内或腹膜外摘取椎间盘时,由于暴露腹主动脉和下腔静脉或髂总动、静脉,反而不易误伤这些大血管。血管损伤的原因,多系用垂体钳过深地向前方摘除椎间盘组织,结果组织钳穿过前侧纤维环,钳夹大血管后造成血管撕裂伤。

(3)神经损伤:腰椎间盘突出时,受压神经根本身即因椎间盘组织的压迫,髓核物质的化学性刺激而出现充血、水肿、粘连等不同程度的神经损伤,因此在手术后,可有神经症状较前加重的可能,有的则是因手术操作而引起的神经损伤。神经损伤可分为硬膜外单根或多根神经损伤、硬膜内马尾神经或神经根损伤、麻醉药物损伤。

(4)脏器损伤:腰椎间盘摘除时,单纯脏器损伤少见,几乎均是血管损伤时伴有其他脏器损伤,如输尿管、膀胱、回肠、阑尾等。

(5)腰椎不稳:在行腰椎间盘切除术的一部分患者中,坐骨神经痛消失而腰痛持续存在,其中一些原因是腰椎不稳,表现在腰椎前屈时出现异常活动。所以对于腰痛症状严重的,在功能性运动腰椎摄片时,有明显脊柱异常活动的患者,应行脊柱融合术,解决脊柱不稳定所致的腰痛。

(6)脑脊液瘘或脊膜假性囊肿:多由于经硬膜内手术,硬膜缝合不严,或硬膜切口处不缝合而用吸收性明胶海绵覆盖硬膜切口处。脑脊液瘘多在术后第 3~4 天时发生,除应用大剂量抗菌药物及保持切口敷料干净外,局部采取加压包扎措施,即在更换敷料后,将其四周及中央用宽胶布加压固定,2~3 天后可停止。硬脊膜假性囊肿多在术后几个月内出现腰腿痛,在手术处或腰骶部有球形囊样物与硬膜粘连。肿物囊壁薄而发亮,呈粉红色,肿物边缘增厚。压迫囊样肿物,可引起坐骨神经痛。发现脊膜囊样肿物应防止破溃引起蛛网膜下腔感染,并应行硬膜修补术。术后卧床取头低足高位 7~8 天,待硬膜修补处愈合。手术效果良好。

4. 有关腰椎间盘突出症的鉴别诊断　首先确定患者所表现出的疼痛特征是否属于根性痛。腰椎间盘突出症患者的疼痛应是根性痛,而非干性痛或丛性痛。其次,根据患者根性痛的性质、特点、部位及影响因素等与其他相似疾患进行鉴别。如此,则不至于将诊断引入歧途。当然,对个别特殊类型者,再另作辨认。有关根性痛、干性痛与丛性痛三者的鉴别如下:

(1)屈颈试验阳性,可能是椎管内病变。

(2)棘突及棘突旁压痛及叩痛,以椎管内病变多见。

(3)以环跳穴压痛为主而不伴有腰部及股神经压痛者,多为坐骨神经出口狭窄症。

(4)下腰部叩诊有舒适感的女性,多为妇科疾患。

(5)股神经出口部压痛,以盆腔内病变居多。对下腰部症状明显并伴有锥体束征阳性者,应考虑为颈腰综合征。

5. 腰椎及腰骶椎融合术后邻近阶段的退行性疾病　邻近节段退行性疾病常见的病理变化包括邻近节段不稳定、椎管狭窄、椎间盘退变、关节突关节肥大性关节炎、椎体应力性骨折、脊椎侧凸及黄韧带肥厚等。通常认为融合节段越多，对腰椎正常的生理功能影响越大，邻近椎体受到的异常载荷越强，邻近节段发生退变的可能性则随之增加。术中脊柱结构的损伤程度也是邻近节段退变性疾病发生的相关因素之一，术中保留脊柱后方结构的完整性可明显降低邻近节段退行性疾病的发生。融合方法与邻近节段退行性疾病的发生密切相关。保持腰椎的生理性前凸和正常的骶椎倾斜度对防止邻近节段退行性疾病的发生具有重要意义。吸烟被认为是引起邻近节段退变的一个重要诱因；患者的年龄、性别、嗜好及术前诊断等因素也同样可能影响邻近节段退行性疾病的发生。弹性固定则比较好地解决了这些问题，达到更加符合生理功能的骨性融合，降低邻近节段退变的发生率。但是弹性固定容易发生椎弓根螺钉和连接杆的断裂，且邻近节段本身受到异常的载荷，活动度加大常导致断钉和断杆的发生。因此，使用弹性固定治疗邻近节段退行性疾病还需要进一步研究。椎间盘置换术为治疗邻近节段退行性疾病开辟了新的途径，它最大限度地保存了脊柱的运动单元，恢复了椎间隙高度，使应力正确传导和分布，对于防止再次发生邻近节段退变有积极的意义。

6. 对青少年腰椎间盘突出症患者的手术治疗应持更慎重的态度　腰椎间盘突出症发病年龄高峰在 35~50 岁。但在骨科门诊和病房，也常常可以碰到青少年患者。根据统计分析，青少年腰椎间盘突出症发病率约为中老年人的 1%~6%。年轻人虽然身体结实，反应灵活，但活动超过一定限度或姿势不当，仍然可能造成损伤。与中老年人不同，20 岁以下的青少年椎间盘尚未开始退变。因此，青少年腰椎间盘突出症多由剧烈体力活动时受伤诱发。腰椎在负荷并快速旋转时，间盘纤维环最易造成破坏。此外，与先天性椎管狭窄、腰椎侧弯、腰骶部移行椎等先天发育异常也有一定关系。青少年腰椎间盘突出症表现与中老年人相似，只是年轻人对疼痛耐受性较低，往往比同样程度的中老年患者感到更加疼痛，难以忍受。另外，青少年活泼好动，而心理承受力较低，患了腰椎间盘突出症后，对生活、学习所造成的负面影响要较中老年患者大，故应尽快治疗。因为无论何种腰椎手术，都或多或少会破坏腰椎生理结构，影响脊柱的稳定性。对青少年来说，这种影响时间更长。此外，青少年腰椎间盘突出症与中老年不同，后者常伴有骨质增生、韧带增厚，引起腰椎管狭窄。中老年腰椎间盘突出症手术，除了切除突出的髓核，常常是一举两得，同时解决腰椎管狭窄的问题（其他方法对这类病变治疗效果不佳）。青少年腰椎间盘突出症大多为单纯腰椎间盘突出，无须解决椎管狭窄问题。必须手术的青少年腰椎间盘突出症，术后应在专业医生指导下，进行康复锻炼，增强腰背肌及腹肌力量，以促进恢复，减少后遗症。

7. 多种疾病合并存在只诊断了腰椎间盘突出症，或诊断了其他疾病而漏诊了腰椎间盘突出症。

五、康复与调护

（一）日常生活指导

1. 急性期

（1）卧床休息：让患者平卧在硬板床上，只允许在床上翻身，而不允许坐起或站立，一般卧床需 2~3 周症状可缓解。

（2）饮食：多吃青菜水果，保证体内维生素摄入充足，多饮用开水，保持二便通畅。

（3）功能锻炼：在体力所及的情况下，可在仰卧位进行展臂扩胸等活动。

（4）注意生命体征及身体各方面情况的变化，避免由于卧床引发的其他疾病。

2. 缓解期

（1）下床活动：症状消失后所需继续卧床的时间，应等于症状完全消失所需天数的 1/2。开始下床活动的前几天可先在搀扶或腰围保护下，每天下地活动 3~4 次。开始下床活动的时间稍短一些，逐渐增加次数和时间，下床后可做一些简单的腰部及下肢活动，以不引起疼痛为原则。

（2）下床活动应注意：避免腰部的过度屈曲、后伸、侧屈、侧转及负重等活动，注意不良姿势的纠正和良好姿势的保持，防止扭、闪、挫伤。

（3）起床应注意：清晨醒来可在床上做一些腰部运动，如先做一些腹式呼吸运动，使腹部肌肉一松一弛一收缩，然后做双髋双膝屈曲、双手抱膝的运动和腰部的扭转动作；床上活动腰部约 10 分钟后，由仰卧位转成侧卧位，再以手撑起上半身缓慢起床。

（4）腰围的作用：应佩戴上方到达下肋弓，下方覆盖髂嵴部，前方束紧。起到限制腰部前屈作用，使腰椎局部软组织得到相对充分的休息，还可以加强腰椎的稳定性，巩固前期治疗。

（二）养成良好的生活习惯

1. 人的睡眠姿势　大致可有三种：仰卧位、侧卧位、俯卧位。仰卧位时，只要床舒适，四肢保持自然伸展，可使全身肌肉放松，对于患有腰椎间盘突出症的患者是最佳体位。侧卧位时，一般认为右侧卧位最好，原因是右侧卧位不会压迫心脏，而且不会影响胃肠蠕动。俯卧位时，胸部受压，压迫心肺而影响呼吸，故一般不宜采取。综上所述，睡眠姿势以仰卧位或侧卧位为宜。

2. 正确的站立姿势　两眼平视，下颌稍内收，胸部挺起，腰背平直，小腿微收，两腿直立，两足距离与双肩宽度相等。此时，人体的重力线正好通过腰椎及椎间盘后部，能有效地避免椎间盘突出。

3. 坐具要求　腰背部休息时的角度和腰部有无支撑物依托，对椎间盘压力有着直接关系。即由直角状态的坐姿改为向后倾斜 120° 时，可以使椎间盘内压力明显降低，此时再于腰部加 3cm 厚之依托物，可使椎间盘内压力进一步降低。因此，较为合适的坐具要求高低适中，并有一定后倾角的靠背，如在腰部有 3~5cm 厚的依托物则更佳。

4. 良好的行走姿势　双目平视前方，头微昂，口微闭，颈正直，胸部自然向前上挺，腰部挺直，收小腹，双臂自然摆动，摆幅 30° 左右；下肢举步有力，步行后蹬着力点侧重在跖趾关节内侧。

5. 在弯腰搬提重物时，正确的姿势是先将身体向重物尽量靠拢，屈膝下蹲，用双手持物，然后直腰站起。这样，主要依靠臀大肌及股四头肌的收缩力量，避免腰背肌用力，腰部损伤的机会也减少了。另外，在搬移重物时，要注意使双膝处于半屈曲状态，使物体尽量接近身体，可减少腰背肌的负担，减少损伤的机会。

（三）腰椎间盘突出症的自我锻炼

1. 急性期

（1）卧位：腰椎间盘突出症患者应睡硬板床，仰卧时膝微屈，腘窝下垫一小枕头，全身放松，腰部自然落在床上。侧卧时屈膝屈髋，一侧上肢自然放在枕头上。

（2）下床：从卧位改为俯卧位，双上肢用力撑起，腰部伸展，身体重心慢慢移向床边，一

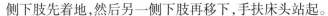

侧下肢先着地,然后另一侧下肢再移下,手扶床头站起。

（3）坐位:坐位腰部挺直,椅子要有较硬的靠背。椅子腿高度与患者膝到足的高度相等。坐位时,膝部略高于髋部,若椅面太高,可在足下垫一踏板。

（4）起坐:从座位上站起时,一侧下肢从椅子侧面移向后方,腰部挺直,调整好重心后起立。

2. 恢复期　恢复期做自我锻炼,使腰背部肌力增强,一可增加腰椎活动度,二可增加腰脊柱的稳定性。

（1）仰卧抬起骨盆:仰卧位双膝屈曲,以足和背部做支点,抬起骨盆,然后慢慢落下,反复20次。该动作能矫正下骨盆前倾,增加腰椎曲度。

（2）抱膝触胸:仰卧位双膝屈曲,手抱膝使其尽量靠近胸部,但注意不要将背部弓起离开床面。

（3）侧卧位抬腿:侧卧位上侧腿可伸直,下侧膝微屈,上侧腿侧抬起,然后慢慢放下,反复数10次。

（4）爬行与膝触肘,双膝及上肢撑起俯卧:腰部放松慢慢下沉,重复10次后,一侧下肢伸直,屈膝使其尽量触及同侧肘关节,重复15次。

（5）直腿抬高:仰卧位将双手压在臀下,慢慢抬起双下肢,膝关节可微屈,然后放下,重复15次。

（6）压腿:坐在床面上,一膝微屈,另一下肢伸直,躯干前倾压向伸直的下肢,然后交换成另一下肢。此动作也可在站位进行,下肢放在前面的椅背上。

（7）屈膝仰卧起坐:仰卧位,双膝屈曲,收腹使躯干抬起,双手触膝。

（8）"五点支撑（或称仰卧架桥）"练习。

（9）"背飞（燕飞）"练习。

（10）"空中自行车"练习。

六、转归和预后

（一）转归

一般来说,变性突出后的腰椎间盘有三种结局:

1. 纤维化　随着病程的延长,突出变性的髓核表面会有毛细血管深入、包绕,局部产生无菌性炎症,逐渐导致纤维化。

2. 萎缩化　突出物脱水,体积缩小。

3. 钙化或骨化　病程长者,变性突出的髓核组织出现钙盐的沉积,突出到椎体边缘的髓核钙化或骨化后,可与边缘部的骨赘相融合,即所谓的骨赘化。

（二）预后

腰椎间盘突出症能够早诊断、早治疗,对于病程短、症状轻、神经没有损害患者,经过系统保守治疗的同时注意保健及加强合适的体育锻炼,大部分可以治愈。对于部分病情严重,或失治误治及保守治疗无效果或效果欠佳者,病症影响患者生活及工作能力,表现为神经有损害者,应当行手术治疗。手术的原则为既要彻底干净摘除突出压迫神经的髓核组织,又要对神经周围增生使神经卡压的因素进行解除,尽可能采用微创手术以保证术后脊柱的稳定。手术的远期疗效肯定,但也有部分患者由于再次外伤引致椎间盘突出复发,或是神经根粘连,或是邻近椎间盘突出,或是腰椎失稳等因素,需要重新手术。

七、现代研究

（一）存在的主要问题

1. 过多地依赖影像学检查　只根据临床症状和影像学资料所示突出髓核的大小和类型（髓核游离、钙化）作为手术或非手术的做法是片面的,原因在于 LDH 临床症状的多源性,髓核突出的大小与类型跟腰腿痛的类型（腰痛或下肢放射痛）与程度无关。

2. 过多地采用手术治疗　无论哪种术式均以破坏已经发生病变的椎间盘为代价,而且尚未根本解决病变椎间盘自身结构及其功能重建的问题,因而致使部分患者术后症状未除,甚或造成腰椎结构的医源性破坏。这给医生和患者都带来了心理上的阴影。由于术前诊断错误或适应证过宽、术中定位错误或操作失误、术后瘢痕粘连或椎间盘再突出等原因,导致部分病例术后症状持续存在,引起所谓的腰椎手术失败综合征或术后疼痛综合征。

3. 过多地应用内置物　该方法不仅消除了病椎椎间运动,减弱了脊柱功能,而且使相邻节段椎间盘退变加速和邻近节段生物力学的异常,因此引起的邻近节段退行性疾病也越来越引起人们的重视。

4. 目前有关非手术临床治疗存在着较大片面性与随意性　绝大多数疗法的疗效并无规范的随机对照研究与客观统一的评价方法加以证实,使"有效疗法"难以得到公认与推广。如何将临床查体、神经体征、影像学发现、电生理检查,乃至患者的生活质量纳入综合量化评定标准,并加强定性评定方法精确性、可比性及区分度的相关研究,来探讨手术或非手术适应证是目前存在的主要问题。

（二）病因病机研究进展

1. 传统机械压迫刺激学说的再认识　机械性压迫刺激学说一直被认为是腰椎间盘突出症病理机制的经典理论,该学说认为系由脊柱解剖结构的改变和生物力学的失衡导致了 LDH 一系列临床症状和体征的发生。但是近年来大量的临床与研究结果,尤其是高检出率的无症状腰椎间盘突出现象促使人们逐渐认识到,单纯用传统的椎间盘突出直接压迫刺激神经根的理论不能满意解释 LDH 的病理机制。

临床观察表明,LDH 患者疼痛的严重程度也与影像学所示椎间盘突出和神经根受压程度并不一致,虽然神经根受压程度与神经功能障碍有关,但与根性痛及直腿抬高无关。动物试验发现,髓核组织可致神经根毛细血管病变和局部微血栓形成,从而引起神经根的缺血性损害,主要表现为背根神经节（dorsal root ganglion, DRG）内血流量减少、神经传导速度的减慢,但此时神经组织形态学改变轻微,表现出神经组织的非机械性损伤。以上研究结果证明:①不仅机械性损害,非机械性损害同样可以导致神经根的结构与功能性损害,并且表现为相关的临床症状;②机械性压迫虽可引起伤害,但不一定导致疼痛。这种神经根的结构损害与功能障碍之间的"不同步"现象使部分 LDH 患者在经皮穿刺髓核切吸术、髓核化学溶解术和硬膜外封闭术后临床症状改善发生在解剖学变化之前的现象得到解释。

（1）椎管内施压组织的多重性:传统机械压迫刺激观的主要内容是神经根受压并致临床症状,但既往人们将压迫源只局限于突出的椎间盘组织,而并未重视非椎间盘源性根性刺激因素的存在。其实 LDH 发病不仅突出的椎间盘组织,而椎管内其他相关退变组织,包括肥厚的黄韧带、增生内聚的关节突关节、松弛的关节囊、侧隐窝顶部增生骨赘,以及因椎间盘突出而下沉的椎弓根等均可导致神经根及其营养血管的损伤。但由于个体差异或解剖变异的存在,突出间盘或其他致压组织与神经根的对应关系有时是不确定的。这就部分解释了为什么有些人突出物大而症状轻,有些人突出物小而症状重,甚至有些人有突出而无症状。Paine 曾对 227 例 LDH 患者手术治疗同时进行观察发现,突出髓核组织直接压迫神经根的情况只有 31%,而有 51% 的根性刺激与同时并发的腰椎退变有关。因此,单纯用以往椎间盘突出直接压迫刺激神经根的理论来解释 LDH 的机械性病理机制并不全面。

（2）易感受压部位的复杂性:生理状态下,人体脊柱系统是由椎体、椎间盘及椎间关节等所构成的静力平衡系统和由肌肉、韧带、神经、血管等组织所构成的动力平衡系统所组成,两者相互协调,共同配合以维持腰椎健全的结构与功能。由于脊柱所有结构除椎间盘内层纤维环和硬膜囊背侧外都富有神经分布,而且是多节段重叠支配的。因此,椎间盘、椎间关节、背根神经节、神经根乃至椎管内外的软组织都可直接地引起腰腿痛,或间接地参与腰腿痛的传导和调控。然而由于脊柱组织的紧密性和神经分布的丰富性和重叠性,临床难以区分明确的致痛组织或具体的疼痛源。解剖学研究还发现,马尾神经内神经根呈一个非常有序的、对称的层状排列。任何情况下运动神经纤维成分在前中部,较大而丰满的感觉神经成分在后侧方,两者总是相邻并形成一个小的角度而定位。因此,对一个神经根或马尾神经的不均匀的压迫可引起一个或多个相邻神经根成分中感觉或运动成分不对称受压。这增加了临床症状的复杂性,并可能导致患者间临床表现的差异,以及同一患者在不同病程阶段临床症状的变化。比较而言,位于椎管内较粗大的 DRG 对刺激和压迫最为敏感,在较低的压力水平即可引起神经功能障碍,因此椎间孔内的神经根比中央的马尾神经更容易发生所谓"嵌压综合征"。由于神经根及其营养血管存在着抗张强度的生物学差异,突出的椎间盘常常不是直接压迫神经根,而首先造成椎间孔下方根静脉压迫而充血。这种神经根的功能性缺血被认为是腰腿痛与间歇性跛行的病理基础。另外,由于椎管内营养血管还接受交感神经和窦椎神经的共同支配,其本身即有传递痛觉的作用,血管壁表面丰富的游离神经末梢痛觉感受器在受到物理或化学性损害时也可引起疼痛,但这种疼痛是否牵涉 LDH 腰腿痛尚有待于研究。

（3）机械性压迫的直接效应与后效应:放射性神经根性疼痛的产生至少有两个缺一不可的相关因素,一是要有椎间盘破裂所产生的化学物质使神经根发炎或敏感,二是要有压力加压于受累神经根。理由是只有当突出物压迫到致炎的神经根时才有疼痛。压迫和/或牵引等机械因素对神经根的损害包括直接的机械效应对神经根的结构性损害,如郎飞结移位和结周脱髓鞘等,但这通常是很高压力的结果,而低水平压迫的病理性损害则往往是继发于神经根营养血供存在着显著的生物学弱点,机械性损害对其血液循环的影响比其他周围神经更加显著,尤其是 DRG 处的微循环通透性更大,受损概率更高。神经根营养血供损伤一般的规律,首先是椎静脉系统受突出椎间盘的刺激和压迫而回流受限,其次是毛细血管微循环障碍,最后小动脉血供障碍,三者均可直接导致神经根局部功能性缺血、炎性水肿和酸性代谢产物积聚,终致神经根传导功能下降,进而导致腰腿痛等临床症状。神经根内膜水肿不但可造成神经轴突的分离、神经根内膜离子间平衡破坏和轴浆流动损害,还将导致神经根内压增高,最终可在神经根内部产生一个"腔隙间隔嵌压综合征",进一步压迫、闭塞内膜血管,导致营养障碍、水肿加重等恶性循环。长时间水肿又会造成神经组织纤维化,阻碍轴突及髓鞘再生,以致造成不可逆的神经结构与功能损害。可见,神经根既可由外向里受压,又可由里向外受压,既可因于突出的髓核等直接因素,又可因于神经根水肿等间接因素。另外,由于缺血所致神经根水肿和内压增高等在外压解除后仍然恢复很慢,所以缺血、水肿等间接内压因素比压迫牵张等直接外压因素对神经根结构和功能影响的程度更重,持续时间更长,影响的范围更广。因此,直接因于机械压迫因素的神经根微循环与营养障碍也被认为是 LDH 重要的致痛机制。

（4）静态致压观与动态致压观:已知腰椎屈曲时椎间孔面积可增大 12%,伸展时则减少 15%,相应的神经根受压的概率也是随体位变化而变化的:中立位 21%,屈曲位 15.4%,伸展位 33.3%。这说明突出髓核致压是一动态的概念,同时也使部分无症状腰椎间盘突出在特殊体位变成 LDH 和 LDH 患者临床症状随体位而变化的规律得到正确的解释。动态致压观还表现在椎间盘内压的动态变化与神经根受压程度及其临床症状的关系上。LDH 患者临床症状的产生与转归也具有一定规律:早期突出物仅使后纵韧带及椎间韧带隆起,增加其张力造成腰痛;至后期突出物增大,遂挤压某腰椎神经根,产生下肢放射性疼痛。这也可以视为动态致压机制的具体体现。已知在骨性椎管壁和脊髓之间,有脂肪、结缔组织、静脉丛、硬脊膜、蛛网膜和软脊膜;在蛛网膜与软脊膜之间,尚有一充满脑脊液的蛛网膜下腔,脊髓即通过齿状韧带悬挂于这种充满液体的腔隙内,并受到保护。当人体运动时,脊髓及神经根可在椎管内有些移动。当神经根的正常运动受到影响时也引起腰腿痛。国外相关的研究认为,神经症状的产生可能不是椎管狭窄造成的,而是由于神经根在椎管外受到撞击所致。

2. 对非手术治疗疗效机制的认识　长期以来,机械压迫刺激学说一直被认为是 LDH 病理机制的关键,而突出髓核的还纳复位观也长期被认为是手法推拿、牵引等非手术疗法作用机制的基础。随着研究的深入,人们发现传统的机械压迫并非 LDH 的唯一病理表现,突出髓核的机械压迫并非导致腰腿痛的唯一原因,突出髓核还纳复位观点也难以解释所有的临床现象。因此,借助治疗前后髓核组织的形态学变化程度来评价临床疗效不仅有认识上的误区,还存在着研究方法学上的缺陷。对非手术治疗有效性比较合理的解释是“位移与形变学说”。这一观点认为,生理上腰椎管具有一定的储备容量,椎管外则有脂肪间隙,使得椎管内外的马尾神经与神经根皆有一定活动余地,并通过神经根鞘袖与髓核突出物的相对位移或周围脂肪间隙的改变,来避让突出髓核的挤压,临床上并不出现神经根受压的症状体征。对有症状的 LDH 患者而言,合适的推拿手法与牵引等其他非手术方法的拉伸与扭转复合应力则可使椎间盘突出物与受累神经根发生相对的位移,或使髓核突出物发生形变,从而通过减压与松解粘连的途径最终达到改善或解除疼痛症状的目的。由此可见,受累神经根炎症和水肿等病理改变的可逆性,突出髓核组织椎管内机械占位的可容性,以及神经根等其他受累组织与突出髓核之间相互位置的可调性,被认为是非手术治疗取效的理论基础。这些有效途径的关键皆在于恢复发病前或建立发病后无症状的病理平衡（代偿）状态,尤其突出地体现在部分非手术疗效显著的急性期患者身上。此外,影像学的动态观察还发现,随着病程进展和有效治疗手段的积极干预,突破后纵韧带的破裂游离型的髓核突出物可以发生免疫溶解,最终脱水萎缩而自然吸收。这也被认为是非手术疗法获效的途径之一,但并非全部。其他诸如神经根减压学说、粘连松解学说、神经体液调节学说、皮层效应学说、平衡调整学说、鞘膜囊减张学说和气血调和学说等也从不同的角度与层面对非手术疗效机制进行了有益的探讨,并为积极寻求 LDH 有效的非手术治疗提供了许多新的思路、途径和方法。然而,这些大多还停留在假说或推理的层面上,究竟哪些方面是主要的,哪些起决定性作用,目前还不够清楚。最近,LDH 腰腿痛血液循环障碍与营养障碍致痛学说受到重视,患者血液循环状况的改善可能是临床症状与体征缓解甚或消失的共同作用机制。因此,改变受累神经根周围的化学环境与营养状况也被认为是该病治疗的关键与神经功能恢复的前提,而活血化瘀则成为 LDH 非手术治疗的一个基本原则。从本质上讲,各种非手术治疗的最终目的皆在于解除患者的腰腿痛症状,"从痛论治"被认为是 LDH 临床治疗的主题,因而借鉴疼痛学的有关理论与方法来揭示非手术疗法的作用机制也是一条可行的途径。然而,由于体内的镇痛调整又是多环节、多物质、多途径、相互关联的综合或接续调整,对此又须多学科联合攻关。

总之,LDH 腰腿痛总与受累神经根等组织的机械和 / 或生物化学性病理损害有关。与此相适应,非手术疗效机制的研究也应以此为出发点和归宿点。今后的相关研究,应以 LDH 的基本病理特点为基础,既要注重机械的或形态学的观察,也要注重生物化学性因素的影响与变化;既要观察各种有效非手术疗法作用机制的共同环节,又要重视特定非手术疗法独特的作用途径。若此,方可体现疗效机制研究的总体观与层次性,并做两者的有机结合与辩证统一。

（三）治疗研究进展

1. 常规开放手术　包括全椎板切除、半椎板切除、经腹椎间盘手术、椎体融合术等。

2. 胶原酶溶解术。

3. 臭氧溶核术（PIMOI）。

4. 经皮激光椎间盘减压术（PLDD）。

5. 经皮穿刺内镜椎间盘切除术（PED）。

6. 经皮腰椎间盘切吸术（PLD）。

7. 椎间盘镜手术。

8. 腰椎非融合技术　①棘突间撑开装置;②经椎弓根固定的动力稳定装置;③经椎弓根固定的半坚固装置;④人工椎间盘装置。需要注意的是非融合技术并不是微创技术。目前存在多种动力稳定装置,均处在不同的发展阶段和临床调查研究中。如何完成详尽的临床研究和进行长期随访,确立每个动力稳定装置最适合的适应证,准确鉴别每个具有特异性脊柱状态的腰痛患者的致痛原因,选择最适合的动力稳定装置进行个体化治疗,是取得满意结果的关键,也是今后腰痛治疗非融合技术的研究重点。

（四）发展趋势与展望

1. 椎间盘退变动物模型的建立　动物模型在椎间盘退变的研究中非常重要,但迄今为止还没有理想的单一动物模型物种。

2. 椎间盘老化和退变过程中基因表达的力学调节　椎间盘退行性病变包括椎间盘及其周围关节一系列的解剖学改变,其相关疾病是成年人劳动能力丧失和生活质量下降最常见的原因。椎间盘的高度、静水压、刚度和柔韧度等力学特性的变化在椎间盘退变的发生发展过程中扮演着重要角色。然而,对椎间盘所承受的应力类型、椎间盘退变的生物力学研究方法以及椎间盘对各种应力的基因表达变化、力学传导方式等研究,尚待深入研究。

3. 腰椎间盘退变的生物治疗　目前所用的治疗方法仅限于治疗由椎间盘退变引起的症状,但不能逆转椎间盘退变引起的生物学改变,因此是否可以用生物学方法修复或再生退变的椎间盘,逐渐成为研究的热点。腰椎间盘退变的生物治疗包括分子治疗、基因治疗、细胞治疗和组织工程治疗。其主要目标是在保持脊柱生物力学结构和生理完整性的前提下,恢复椎间盘的正常生理生化功能和生物力学特性。其优点是不损害椎间盘周围解剖结构、保留脊柱节段运动功能、保留脊柱正常的生物力学功能。

第六节　腰椎管狭窄症

一、概述

（一）定义

腰椎管狭窄症（lumbar spinal stenosis，LSS）是由于先天发育的原因或后天退变等因素，造成一处或多处的椎管、神经根管（包括神经根走行的入口区、中央的侧隐窝区、出口椎间孔区三部分）狭窄，刺激或压迫神经根或马尾神经，出现以间歇性跛行、腰腿痛为主要特征的临床综合征（图2-19）。一般不包括单纯的腰椎间盘突出症、感染或新生物所致的椎管狭窄。北美脊柱协会（NASS）关于腰椎管狭窄症的诊断与治疗指南，将腰椎管狭窄症定义为：由腰椎管神经及血管所占空间减少所导致的臀部或下肢疼痛，可伴有或不伴有腰痛。典型的症状是神经源性跛行，与活动及体位有关，休息、坐立及前屈时能够缓解。

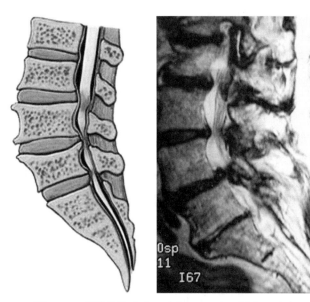

图 2-19　腰椎椎管狭窄示意与 MRI 显示的真实狭窄

（二）认识过程

1803 年 Portal 最早注意到椎管管径的缩小是椎管内脊髓、神经受压的一个原因。1900年 Sachs 和 Fraeke 最先提出椎管狭窄，并采用切除增厚的椎板和椎管减压治疗腰骶部疼痛。1910 年 Sumito 首次记载了软骨发育不良造成的椎管狭窄。1911 年 Bailey 报道退变增生产生的椎管狭窄。1937 年 Parker 报道黄韧带肥厚产生的椎管狭窄。1945 年 Sarpyener 报道了先天性骨骼生长障碍和畸形导致的椎管狭窄。丹麦医生 Verbiest 最早使用 Stenosis（椎管狭窄）来命名此症，而未用 narrowing 命名。1955 年 Schlesinger 首次报道了侧隐窝狭窄卡压神经根的病例。1964 年 Brish、1965 年 Jaffe 提出了间歇性跛行与椎管狭窄有关。1976 年 Arnoldi 等 20 位国际知名学者联合提出腰椎管狭窄症的定义和国际分类法。2006 年北美脊柱协会发布了腰椎管狭窄症诊断与治疗指南。我国对本病的认识始于 1957 年,刘广杰报道了 2 例黄韧带肥厚和 1 例椎板肥厚压迫神经根引起坐骨神经痛的病例,此后这种病例及其中药、手术、中西医结合治疗的报道日渐增多。1993 年在苏州的专业会议上拟定了腰椎管狭窄的分类,北京大学第三医院提出了腰椎管狭窄症的诊断原则。

(三)发病情况

腰椎管狭窄症早在一百多年前就已经被人们所了解,但很长一段时间内却被忽略了,直到 20 世纪 50 年代早期国外开始对腰椎管狭窄的研究报道逐渐增多,我国则是从 20 世纪 60 年代后才有了较多的临床报道。因此,早期缺少发病情况的报道。随着现代影像技术(例如 CT、MRI)的应用,人类对于腰椎管狭窄症的认识和诊出率随之提高。现在腰椎管狭窄症作为一种常见的脊柱疾病已被人们广泛接受。据统计,原发性椎管狭窄约占 3%,继发性椎管狭窄约占 97%,其中退行性腰椎管狭窄约占 70%。退行性腰椎管狭窄症一般多在 60~70 岁出现症状。椎管狭窄多发生在下腰段,约 5% 的腰椎管狭窄症患者同时患有颈椎管狭窄。国外报道 60% 的腰腿痛为腰椎管狭窄所致。男、女发病率因狭窄类型不同而异,发育性椎管狭窄的男女之比为 8 : 1,退行性椎管狭窄为 2.1 : 1,混合性椎管狭窄为 2.5 : 1。

二、病因病理及病机与分型

(一)病因病理

腰椎椎管与脊椎其他节段的椎管有所不同,L_1~L_2 椎管呈卵圆形,L_3~L_4 椎管呈三角形,L_4~L_5 椎管呈三叶形。侧隐窝存在于下腰椎(腰 3~ 骶 1),是指椎管外侧靠近椎弓根部的空间,其前方为椎体的后外侧缘,后方为上关节突,外侧为椎弓根,内侧开放。侧隐窝内有神经根和静脉通过。侧隐窝或称神经根管,也是一"骨性纤维管",是临床上退行性椎管狭窄的常发部位(图 2-20、图 2-21)。

腰椎管狭窄症的病因有原发性和继发性两大类。先天性(发育性或原发性)原因:由于先天发育异常(例如椎弓根过短、椎板肥厚、关节突肥大等)致使椎管前后径和左右径都呈一致性狭窄,椎管容量小,引起脊髓、马尾神经或脊神经根刺激、压迫症状。后天性(获得性或继发性)原因:包括后天各种因素,例如退变、外伤、脊柱不稳、畸形、炎症、肿瘤等,造成腰

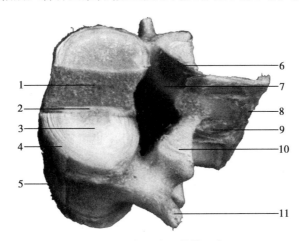

图 2-20　椎间盘和椎管形态

1. 椎体;2. 终板;3. 髓核;4. 纤维环;5. 前纵韧带;6. 黄韧带;

7. 椎板;8. 棘上韧带;9. 棘间韧带;10. 关节突关节;11. 横突

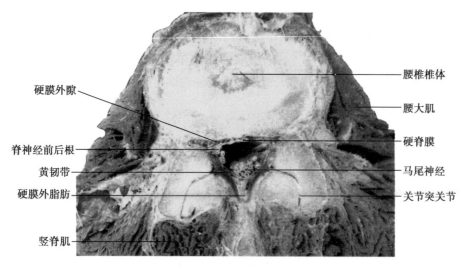

图 2-21　腰椎及其椎管结构

椎椎管（包括中央椎管、侧隐窝、神经根管）内径变小而产生一系列症状者。随着椎管进行性狭窄，椎管容积减小，椎管内压力增加，椎管内静脉瘀滞，回流不畅，造成马尾缺血、摩擦性神经炎，甚至椎管内炎症反应等，患者的症状、体征也随之逐渐加重。退行性脊椎滑脱也可因上下椎管前后移位、椎管前后径变小而产生腰椎管狭窄的表现，但一般作为单独的病症对待。

外伤性脊椎骨折或脱位，术后骨质增生、瘢痕增生粘连、棘间韧带和黄韧带肥厚、植骨部椎板增厚，尤其是后路椎板减压后再于局部行植骨融合术，造成马尾或神经根刺激或压迫，均是造成腰椎管狭窄症的因素。氟骨症、肿瘤、强直性脊柱炎、畸形性骨炎等亦能引起椎管狭窄。

原发性腰椎管狭窄主要是由于生长过程中发育不良所造成的，其中椎弓根较短、两侧椎弓根横径间距离短、两侧椎弓在棘突处相交的角度狭小、椎板肥厚、椎体后缘或小关节的骨质肥大或变异均为原发性腰椎管狭窄的原因。退变性腰椎管狭窄症多数是在原有发育性狭小的基础上，加上腰椎的三关节复合体，即关节突关节及相邻椎间盘之间的退变发生的。上关节突增生、骨赘可造成侧隐窝狭窄，下关节突增生、骨赘导致中央椎管狭窄。椎间隙狭窄、上关节突增生及关节囊肥厚，可造成椎间孔狭小。椎间盘向后膨出、椎体边缘及关节突增生、关节囊及黄韧带肥厚、骨化等可导致主椎管狭窄（图 2-22、图 2-23）。关节囊松弛可增加退变及病变节段间的不稳定，从而促成腰椎管狭窄症状的产生。医源性腰椎管狭窄的原因主要有腰椎椎板切除术后，腰椎融合术后及髓核切除或溶解术后等继发的椎管狭窄。腰椎外伤后所遗留的畸形、腰椎峡部不连和脊柱侧弯所致椎间失稳及滑脱移位均可导致椎管狭窄。另外，一些特殊的疾病在其发生发展过程中也可导致椎管狭窄，如 Paget 病、氟骨症等。

位于腰椎管内的是脊髓圆锥及马尾神经，其血供是由上向下沿神经根走行，侧隐窝内及椎间孔内走行的是腰神经根，其血供是由外向内进入椎管。椎管内容纳有脊髓等重要神经组织。当椎管狭窄到一定程度时，供应神经的静脉及动脉血流受到影响，可引起神经组织的缺血缺氧。神经组织本身受压可导致感觉及运动功能的障碍。压迫及缺血缺氧导致神经组织炎症反应，对疼痛敏感程度增加，可出现下肢的感觉、运动功能障碍和不同程度的疼痛，其临床表现就是间歇性跛行。

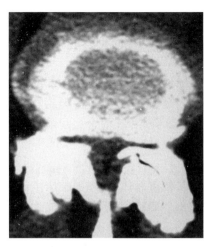

图 2-22 退行性腰椎管狭窄,侧隐窝呈横线状

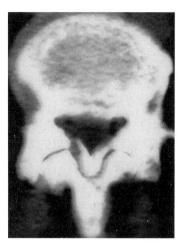

图 2-23 退行性腰椎管狭窄,黄韧带骨化

(二)病机与分型

中医学认为肾气虚衰是腰椎管狭窄症的内在致病因素;风、寒、湿外邪侵袭和外伤是腰椎管狭窄症的外在致病因素。腰为肾之府,肾主骨,肝主筋。由于人体衰老,长期、反复的劳役,慢性劳损伤腰及肾,加以外伤和风寒侵袭等因素造成肝肾亏虚,筋骨失养,气血瘀滞,脉络受阻,久而成痹(筋痹、骨痹)。肝肾不足、筋骨失养为发病的内因。反复劳役、外伤、慢性劳损,风寒湿邪侵袭是发病的外因。

根据对本病病因病机的分析,并结合不同地域、气候等因素,中医对本病的分型略有差异。施杞认为本病病因不外损伤、外感、内伤三种,因此将本病分为风寒痹阻、肾气亏虚、气虚血瘀、痰湿阻滞四型。此外,还有学者分为寒湿型、风湿型、瘀血型、肾阳虚型、肾阴虚型等。《中医病证诊断疗效标准》将腰椎管狭窄症分为风寒痹阻、肾气亏虚和气虚血瘀三型。在治疗上,根据发病不同阶段的病因、病机特点,分别采用祛风散寒,温经通络,滋补肝肾、养血荣筋,滋补肾气、活血通督,散寒除湿、通络除痹等治则。对于痹久成结,疼痛难耐,行走困难者,则非软坚散结不能为治。

三、诊断

(一)临床表现

多为 60 岁以上老年人,发病隐渐,时轻时重,表现为腰痛、腰腿痛,以及间歇性跛行。

1. 腰腿痛 虽然有的患者可无腰部症状,但大多数患者都有腰痛的历史。67%~78%的患者有腰痛,疼痛常涉及骶部,且常有较广泛的下肢痛。疼痛可为酸痛、胀痛、灼痛或刺痛等,下肢还可表现为放射性疼痛。疼痛多是劳累后重,卧床休息后轻;疼痛与姿势变化有关,腰椎过伸时痛重而弯腰时痛轻。腿痛往往较腰痛明显,常累及两侧。疼痛可能经常反复发作,有的还伴有下肢麻木、无力甚至"抽筋"等。

2. 间歇性跛行 间歇性跛行是腰椎管狭窄症的特有症状,约占 72.8% 之多。行走后疼痛不加重者要慎重考虑腰椎管狭窄症。所谓间歇性跛行,即患者直立或行走 50~200m 距离后,下肢出现逐渐加重的沉重、乏力、胀麻、疼痛甚至抽筋,以致被迫改变姿势或停止行走,稍弯腰休息或蹲坐数分钟后症状缓解;然后再走一段距离后,又出现相似症状,不得不重复休息后再走,如此反复交替,行走距离越来越短,而休息期越来越长。骑自行车或弯腰行走时,间歇性跛行可以出现较晚甚至不出现。腰椎管狭窄症的神经性间歇性跛行应与脊髓源性间歇性跛行及血管性间歇性跛行相区别。根据临床症状和狭窄状态，神经性间歇性跛行可分为 3 种类型：①神经根型间歇性跛行，是以单一神经根障碍，与神经根分布一致的一侧下肢疼痛、麻木感为特征；②马尾型间歇性跛行，是全部马尾受到挤压，主诉腰骶部或臀部疼痛，双腿麻木，呈多神经根性障碍，常伴有会阴部感觉障碍及膀胱、直肠功能障碍为特征，可有马鞍区麻木、尿急、排尿不畅、大便困难、月经失调、性功能障碍等；③混合型间歇性跛行，是神经根型与马尾型病变联合引起的障碍。

（二）物理检查

1. 腰椎管狭窄症的症状与体征多不一致，一般症状较重而体征较轻，临床主诉多、体征少为本病特点之一。在物理检查时可有腰部压痛和肌肉僵硬，大腿后伸时疼痛加重，多数患者腰椎后伸功能受限。

2. 腰部过伸试验　患者站立，上身后仰，加大腰椎后伸度并停留 10 秒钟左右，若出现腰腿痛症状加重，甚至向骶尾部及下肢放散，或出现臀部、小腿的疼痛、胀麻、肌痉挛等，即为阳性。这是腰椎管狭窄症的重要体征。

3. 快走试验　嘱患者加快步行速度，则下肢疼痛加重，如继续行走，患者为减轻疼痛多采用弯腰姿势，即为弯腰试验阳性。这样的患者在坐位时采取腰部向前弯曲的姿势，常常亦可减轻症状。

4. 以侧隐窝狭窄为主的患者可有直腿抬高试验阳性。少数患者可有下肢肌力、肌腱反射和感觉异常等。

（三）影像学检查和测量

1. X 线检查　X 线片可对椎管狭窄作出初步判断。可以看到小关节肥大且向中线偏移，椎板间隙窄。侧位片表现为椎弓根发育短，关节突大，椎间孔小。以退变为主者可见椎体边缘增生，小关节增生肥大、内聚等。发育性椎管狭窄因素者，正位片可见两侧椎弓根间距小。

（1）X 线片椎管矢径测量：以往对椎管狭窄的诊断，主要靠骨性椎管的矢径大小来推断。椎管矢状径是指两侧椎板后联合的前缘与椎体后面的垂直距离，椎板后缘不清者，取上、下关节突尖端的连线作为后界。有文献认为腰椎椎管矢状径≤ 10mm 为绝对狭窄，10~12mm 为相对狭窄，国内学者通常认为腰椎椎管矢状径 <15mm 或椎弓根距离 <20mm 是异常表现。

（2）椎管比值：Jones 及 Thomson 利用椎管的矢径（A）及横径（B）的乘积与椎体的矢径（C）及横径（D）的乘积比，来判断椎管的大小，即 CD/AB 是 1.45 以上为椎管狭窄。此法虽不受投照时放大率的影响，但不能提供狭窄的确切程度及范围，仅可作为诊疗时的参考。

（3）椎间孔大小：有文献认为腰椎后方椎间隙高度 <4mm，或椎间孔的高度 <15mm 则考虑可能存在椎间孔的狭窄。

2. CT 检查　CT 是诊断腰椎管狭窄症的重要手段。CT 可以显示椎管横断面的形状，并可直接测量其矢径及面积等，对椎管狭窄的诊断提供了直接依据（图 2-24、图 2-25）。关于腰椎管狭窄症影像学诊断标准，目前公认的是椎管矢状径 <10mm，侧隐窝 <3mm 就可考虑腰椎管狭窄症的诊断。考虑到我国国人的身材情况，叶华认为，侧隐窝矢状径以 <3mm 为绝对狭窄，3~4mm 为相对狭窄。鲍润贤认为关节突间距正常下限为 12mm，椎弓根间距的正常下限为 16mm。CT 检查的优势在于对根管狭窄水平位三叶草形的直接显像，但不足是对硬膜囊的显示不甚清楚，且观察平面不足，在椎管造影后再做 CT（CTM），可以克服上述不足。CT 检查还可以为手术方案的确定提供有力帮助。

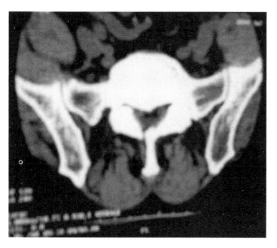 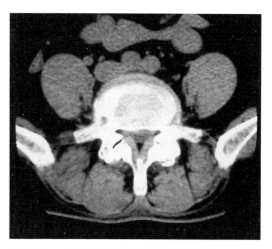

图 2-24　CT 显示右侧骶 1 侧隐窝狭窄　　　图 2-25　CT 显示椎管狭窄由黄韧带肥厚、小关节
增生和椎间盘退变共同形成

3. MRI 检查　MRI 诊断符合率达 82%~91%。黄韧带肥厚时在 T_1 和 T_2 加权像上均呈低信号强度或信号强度不均的带状影，T_2 像有时呈不相等信号强度，在矢状面 T_1 加权图像上可见蛛网膜下腔变窄、闭塞，硬脊膜受压、变形，马尾神经移位。小关节突增生肥大，矢状像上椎间孔变小、狭窄，横切像上两侧椎间孔隐窝不对称，受压侧变小压迫神经根（图 2-26、图 2-27）。MRI 根据腰椎结构组织的不同，利用信号强度的差别，构成不同影像，借以鉴别骨性、非骨性组织结构的变化，包括纤维环是否破裂，硬膜囊与神经根的关系，椎管结构变化，椎管矢状径大小及形态等。虽然 MRI 优点明显，但是对于后纵韧带或黄韧带骨化及骨性异常如关节突肥大、腰椎滑脱等情况则不及 CT 可靠。MRI 还有其他 2 个缺点：带有磁铁物的患者不能接受检查；即使与 MRI 相容的金属物也会产生相当明显的散射假象。另外，MRI 影像上的腰椎管狭窄常与临床表现不一致，例如 Haig 对一组无临床症状的志愿者进行研究，

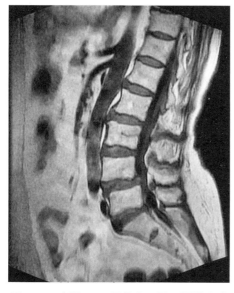 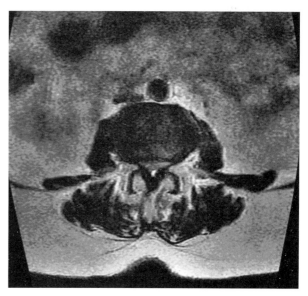

图 2-26　侧位 MRI 图像上可见下腰椎硬膜　　图 2-27　横断面 MRI 图像上显示椎管狭窄，神经根受压
囊前后受压变窄，L_4 滑脱

虽然他们均无临床症状,但 65% 的 MRI 显示腰椎管狭窄,这说明 MRI 不能区分有无腰椎管狭窄的临床症状,也提示只有影像学上腰椎管狭窄达到一定程度时,才可能会出现临床症状。所以单有 MRI 影像上的腰椎管狭窄是不能给出临床腰椎管狭窄症诊断的。

4. 椎管造影 椎管造影可直接显示硬膜囊形状及有无狭窄,常用水溶性碘剂。因狭窄节段多在下腰椎,故常选择第 2~3 腰椎棘突间穿刺注药,头高足低位观察及拍摄正、侧、斜位片。在单纯性腰椎管狭窄患者的造影正位片上,油柱呈多发节段性狭窄、中断、梗阻;侧位片显示油柱较细,前后径小于 8mm;斜位片可以显示根袖移位或中断。退行性腰椎管狭窄、以黄韧带对称性肥厚为主者,正位片可显示造影剂油柱两侧对称性压迹,侧位片上可见锯齿样的压迹。黄韧带肥厚严重时油柱甚至可能中断。广泛对称性黄韧带肥厚,油柱呈连续波浪状压迹。椎管造影是带有创伤性的检查方法,且不能显示梗阻点远侧情况,也不能显示椎间孔内的狭窄情况。但是如果在椎管造影后进行 CT 扫描(CTM),则检查结果较单纯的椎管造影效果明显改善。

（四）实验室检查

1. 肌电图(EMG) 可以用来评估腰骶神经的损害。如果出现插入性电位增强,自发电位(阳性波,纤颤,慢性放电)或运动神经恢复时间延长,都意味着神经根受损,但不能测定感觉和上运动神经元损害。椎旁肌肌电定量技术能从腰痛和无症状志愿者当中区分出临床腰椎管狭窄症患者。在一项研究中,MRI 显示狭窄但无症状的患者 94% 椎旁肌肌电图正常,而有腰椎管狭窄症状且 MRI 显示狭窄的患者 93% 椎旁肌肌电图不正常。这样看来,腰椎管狭窄症患者出现的病理生理学改变可用肌电图检测出来,而这是 MRI 做不到的。

2. 神经传导速度测定(NCS) 主要用途是将腰椎管狭窄与其他神经本身的病变区别开来,可以鉴别神经损害是根性损害还是周围神经损害,并且对神经损害的临床定位有一定的帮助。

3. 躯体感觉诱发电位(SEP) 主要通过较大的有髓神经纤维进行传导,而对较细的神经影响不大。外周神经病变后,诱发电位的潜伏期和持续时间延长。

（五）诊断标准

临床上腰椎管狭窄症的诊断还缺乏统一标准。依据临床表现并结合影像学的改变,同时参考国内外文献,提出腰椎管狭窄症的诊断标准如下:

1. 腰痛或无腰痛,下肢疼痛、麻木,行走加重,间歇性跛行,重者可有尿急、排尿困难、会阴部感觉异常等。

2. 可有腰椎压痛和不同程度的活动受限,大腿后伸时疼痛加重。腰椎畸形少见。

3. 腰过伸试验阳性。直腿抬高试验可阳性,加强试验多为阴性。部分患者可有下肢感觉、肌力、肌腱反射改变。

4. X 线、CT 或 MRI 显示腰椎退行性变,椎管矢径和 / 或横径变小。

（六）分类、分级、分期和分型标准

1. 病因分类 Alnoldi 等于 1976 年依据腰椎管狭窄的病因分类如下。

（1）先天性腰椎管狭窄(发育性)

1）软骨发育不良性狭窄:症状出现较晚,多在 30 岁左右发病。

2）特发性狭窄:由胚胎发育不正常导致。可以是管径不正常或形态不正常,亦可以是一致型狭窄。

（2）后天性腰椎管狭窄(获得性)

1）退变性:①中心部,即主椎管狭窄;②周围部,即侧隐窝及神经根管狭窄。

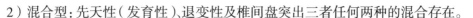

2）混合型：先天性（发育性）、退变性及椎间盘突出三者任何两种的混合存在。

3）椎弓崩裂滑脱。

4）医源性：如椎板切除术后、脊椎融合术后、髓核化学溶解术后。

5）创伤：如脊柱骨折。

6）其他：如变形性骨炎、氟骨症。

2. 解剖分类

（1）中央型狭窄：此型主要压迫马尾囊，其引起的因素主要有：椎体后缘的骨赘；椎板增生；黄韧带增生肥厚或钙化；脊椎滑脱。

（2）侧方型狭窄（周围型）：此型主要压迫神经根管，其引起的因素主要有：椎体后缘靠侧方骨质增生；关节突退变；椎间盘退变；椎弓根粗大短缩。

（3）混合型椎管狭窄：即以上两种类型同时存在。

3. 综合分类　我国学者在1993年苏州会议上拟定的腰椎管狭窄症分类。

（1）中央管狭窄：此型主要引起圆锥或马尾神经的功能障碍。其原因有三点：①原发性；②继发性；③混合性。继发性包括退行性狭窄、创伤或手术后狭窄等。

（2）神经通道狭窄：此型主要是指神经根离开硬膜囊至穿出椎间孔通道上，在某处狭窄引起的神经根功能障碍。也可分为：①原发性；②继发性；③混合性。

4. Hansraj分型　Hansraj等结合病史及影像学，将腰椎管狭窄分为典型腰椎管狭窄及复杂型腰椎管狭窄。

（1）典型腰椎管狭窄：既往无腰椎手术史；无腰椎不稳；可合并退行性滑脱，但＜Ⅰ度；可合并退行性侧弯，但<20°。对这一类型的治疗，原则上仅用单纯减压即可。

（2）复杂型腰椎管狭窄：既往有腰椎手术史；影像学有腰椎不稳的表现；退行性滑脱＞Ⅰ度；退行性侧弯>20°。原则上对此类患者的治疗不仅需要手术减压，而且需要融合。

（七）鉴别诊断

1. 神经性与血管性间歇性跛行的鉴别（表2-4）

表2-4　神经性与血管性间歇性跛行的鉴别

项目	神经性间歇性跛行	血管性间歇性跛行
疼痛性质	弥漫或根性疼痛	烧灼性，痉挛性疼痛
下腰痛	常有	无
疼痛缓解速度	慢	快
加重因素	行走、挺胸或脊柱过伸	任何下肢运动
缓解因素	坐下、前屈、下蹲	停止运动、休息
步行上坡	症状出现慢、轻	症状出现快、严重
步行下坡	症状出现快、严重	症状出现慢、轻
骑自行车	除非挺胸直腰，不会诱发症状	诱发症状
感觉障碍	常有	无
肌肉无力	常有	无
反射改变	常有	无
足背动脉搏动	正常	减弱或消失
下肢动脉杂音	无	常有

2. 腰椎管狭窄症与椎间盘突出症的鉴别（表 2-5）

表 2-5　腰椎管狭窄症与椎间盘突出症的鉴别

项目	腰椎管狭窄症	椎间盘突出症
发病年龄	通常 ≥ 50 岁	通常 <50 岁
发病方式	隐袭	突发
腰形改变	常有	多无
坐位（屈曲）	减轻	加重
伸展位	加重	减轻
肌力减弱	少见	常见
直腿抬高试验阳性	少见	常见
椎管内压增高体征	少见	常见

四、治疗

（一）非手术治疗

1. 手法治疗　可舒筋活络,疏散瘀血,松解粘连,使症状得以缓解或消失。

（1）松解类手法

1）基本手法:腰部及患肢一指禅推法、点按法、滚法、拿法、揉法、推法、叩击法等,可选择上述一种或几种手法放松腰部肌肉,时间可持续 3~5 分钟。

2）循经推拿手法:按照中医经络走行使用上述基本手法。

3）抱膝滚腰法:患者仰卧,充分屈曲双髋、双膝关节,医者一手托患者骶尾部,一手放置于患者小腿上固定下肢,反复按压小腿,使腰部有节律地屈曲弛张,约 3 分钟。然后嘱患者尽量屈髋屈膝,医者一手托起颈背部,一手托起骶部,或扶其小腿两手用力,使患者腰骶部在治疗床上反复滚动约 3 分钟。

（2）整复类手法:定位旋转手法和腰椎斜扳手法。

2. 中医分型施治

（1）风寒痹阻证:腰腿酸胀重着,时轻时重,拘急不舒,遇冷加重,得热痛缓,舌淡苔白滑,脉沉紧。

治则:祛风散寒,温经通络,佐以补益肝肾。

方剂:独活寄生汤或三痹汤加减。寒重者予麻桂温经汤,湿重者予加味术附汤加减。

（2）气虚血瘀证:面色少华,神疲乏力,腰痛不耐久坐,疼痛缠绵,下肢麻木,不能久行久立。舌质瘀紫,苔薄,脉弦紧。

治则:益气养血,活血通络。

方剂:桃红四物汤、黄芪桂枝五物汤或补阳还五汤加减。

（3）肝肾亏虚证:腰腿酸痛,腿膝无力,遇劳更甚,卧则减轻,形羸气短,肌肉瘦削。舌淡苔薄白,脉沉细。

治则:滋补肝肾,养筋荣骨。

方剂:左归丸、金匮肾气丸等。

3. 西药

（1）水杨酸制剂。

（2）非甾体抗炎药。

（3）肌肉松弛剂。

（4）营养神经药物。

（5）降钙素：对轻、中度腰椎管狭窄症患者可以短期缓解临床症状。

（6）激素。

（7）抗抑郁药。

4. 物理治疗

（1）药物离子导入。

（2）中频电疗。

（3）红外线光疗。

（4）磁疗。

（5）热疗。

5. 注射疗法　常用的药物包括激素、B 族维生素和具有活血化瘀作用的中药注射剂等。

6. 针灸治疗

（1）针刺法：局部取穴为主，远部取穴为辅，可选用运动针灸、平衡针、腹针、头针、手针、火针、铍针等特色针刺疗法。

（2）灸法：直接灸、艾条灸、热敏灸、雷火灸等。

7. 其他外治法　敷贴、熏蒸、涂擦、膏摩、刮痧、拔罐、针刀疗法、穴位埋线等。

8. 腰椎牵引。

9. 支具治疗　目前主张应用弹性支具，避免使用硬性支具。

（二）手术治疗

1. 手术治疗的目的和疗效　解除神经组织和血管在椎管内、神经根管内或椎间孔内所受的压迫，以减轻患者症状，改善生活质量。原则是针对不同病因，精确定位，进行有限化的手术，充分减压与维持稳定并重。绝大部分患者可以通过非手术治疗得到较满意的控制，部分患者需要手术治疗。

2. 手术适应证　①症状严重，活动后腰腿痛加重，影响日常生活与工作，经 6 个月以上保守治疗无效；②有明确的神经根传导功能障碍，尤其是某些肌肉功能明显障碍或肌肉萎缩者；③进行性跛行加重，或站立行走时间逐渐缩短；④有马尾神经受压，出现括约肌功能障碍者。

3. 常用手术方式

（1）全椎板切除术（laminectomy）：适用于中央型椎管狭窄症。术中把狭窄段的椎板两侧关节突的内侧缘全部切除，直到被压迫硬脊膜完全减压。减压彻底的标准是恢复硬脊膜搏动、神经根滑动范围在 1cm 以上（Macnab 神经根移动标准）。Rosen 等认为椎板切除在下关节突基部超过 1/4 以上、小关节切除范围超过 1/2 容易导致脊柱失稳和滑脱，应考虑融合。

（2）半椎板切除术：适用于单侧的侧隐窝狭窄、神经根管狭窄及关节突肥大等。

（3）椎板成形术（laminoplasty）：术中仅切除该间隙的黄韧带、上椎板的下缘和下椎板的上缘，通过将一侧或双侧椎板掀起使椎管扩大，并且清除引起狭窄的因素。主要适用于中央型椎管狭窄者。

（4）腰椎椎管成形术：腰椎椎管成形术是在清除各种引起狭窄的因素后，保留或恢复腰椎后部结构，从而达到恢复椎管容积，保持腰椎稳定的目的。中央型椎管狭窄症和侧隐窝狭窄均适用。

（5）融合术：一般在椎管减压后，采用棘突间融合、横突间融合、椎体间融合及椎体间钛钢螺纹融合器融合等，适合于合并有腰椎滑脱和不稳定的患者。但融合影响了腰椎的三维运动，可能继发融合邻接腰椎间的节段性不稳、活动度异常增大甚至滑脱，从而增加邻接椎间继发腰椎管狭窄的可能。

（6）内固定术：可提供良好的稳定性，提高了融合率。目前椎弓根钉-棒系统被广泛接受。如双侧关节突切除小于 50%，术前无腰椎不稳定的表现，可不行内固定术。坚强内固定器械容易引起邻近节段的退变加速、失稳或滑脱。

4. 手术注意事项　据国内外报道，5%~15% 的病例术后效果欠佳，可出现腰部手术失败综合征（failed back surgery syndrome，FBSS）。如果术中只切除椎板，未对侧隐窝及神经根管进行减压或减压不充分，就会造成症状残留。而过度切除椎板及关节突，则会导致腰椎稳定性的丧失，造成腰椎不稳或滑脱，也易继发硬膜内外瘢痕粘连。所以术中既要充分减压，扩大椎管容积，彻底清除引起狭窄的病理因素，又要尽可能保留腰椎后部结构，以保持腰椎的稳定性。这种理论上的要求，却是手术实践中的一对矛盾。为了提高手术治疗效果，术前要严格掌握手术适应证，认真选择手术方式，术中要避免不合理的手术操作。

（三）中西医结合治疗策略和特点

腰椎管狭窄症的诊断标准到目前尚未达成一致，而在临床实施过程中很多骨科医生都是按照影像学表现来诊断腰椎管狭窄症，并决定是否进行腰椎手术，仅根据影像学测量来进行腰椎管狭窄症的诊断一直受到质疑，如何最大限度减少误诊、采用正确的治疗策略一直是骨科医师追求的目标。因此，治疗方法的选择应该依据现有的疼痛和功能障碍，而不是根据未来的疼痛或并发症来确定。

保守治疗研究的不足导致了临床标准的缺乏。这可能会降低内科医生及外科医生对保守治疗的重视。没有保守治疗的标准，很难去证实手术治疗和非手术治疗的正确性。临床上应重视研究的价值，并考虑预防性治疗的必要性，而不是仅考虑进行手术治疗。中医药治疗腰椎管狭窄症，以辨证施治为主，辨病施治为辅。

（四）治疗经验和教训

北美脊柱协会关于腰椎管狭窄症诊断与治疗的临床指南中，对各种治疗方法的疗效进行了评价。

1. 保守治疗

（1）药物治疗：常用药物包括降钙素、甲钴胺、脂化前列腺素 E_1 等。没有对腰椎管狭窄症长期有效的临床证据，肌内注射降钙素对中度腰椎管狭窄症可短期缓解症状。

（2）物理疗法：缺少临床证据，有专家认为对神经源性跛行，理疗和功能锻炼可能会改善症状。

（3）推拿按摩：缺少临床证据。主要原因是缺少对照性研究。

（4）椎管内封闭：可短期内缓解症状，多次注射可长期缓解患者的放射痛及神经源性间歇性跛行。

（5）支具治疗：可有效缓解腰椎管狭窄症患者的疼痛，延长行走距离，在支具去除以后，症状不会很快复发。

（6）牵引、电刺激：证据不充分。

以上保守治疗疗效：轻、中度腰椎管狭窄症患者经过保守治疗 2~10 年，大约 20%~40%

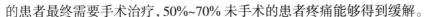

的患者最终需要手术治疗,50%~70% 未手术的患者疼痛能够得到缓解。

2. 手术治疗

（1）减压手术：与保守治疗相比,减压手术的手术效果在术后 8~10 年都能得到较好的维持。年龄在 75 岁及以上的腰椎管狭窄症患者,与 65~74 岁患者相比,也能获得同样腰椎管减压手术的效果。

（2）融合手术：伴有腰椎滑脱的腰椎管狭窄症患者,减压加融合效果要优于单纯减压;腰椎融合手术后影像学上出现融合部位假关节形成并不影响手术效果;合并腰椎滑脱的腰椎管狭窄症患者,后方应用内固定能增加影像学上植骨融合率;合并腰椎不稳的腰椎管狭窄症患者,减压加融合手术效果要优于单纯减压。无腰椎滑脱及不稳定的腰椎管狭窄症,没有临床证据支持需要融合手术。

（3）长期效果：手术治疗腰椎管狭窄症,长期随访优良率为 50%~79%。

五、康复与调护

生活中应当注意保暖,避免风寒潮湿;注意改善生活及工作中的不良体位及姿势,避免单一姿势时间过长,防止过劳,以免造成腰椎的慢性劳损。保持精神乐观,饮食有节,房事有度。控制体重,避免肥胖,以减轻腰椎负担。在急性发作期,要适当卧床休息。在病情得以控制的稳定期,应鼓励患者在能耐受的情况下,经常参加适当的体育活动如跳舞、游泳、打拳、倒走等,以改善患者腰部的肌力、耐力、柔韧性和协调性。活动形式的改变与相对的休息对减轻疼痛的程度很重要。间歇性跛行明显时可以自行车等代步。

六、转归和预后

大多数患者经过休息和积极的非手术治疗后可以得到较为满意的疗效,能够保持较好的生活自理能力,残留问题、也是最难解决的问题就是间歇性跛行。北美脊柱协会腰椎管狭窄症诊断与治疗指南指出：伴有轻至中度腰椎管狭窄退变表现的患者,大约有 1/3~1/2 患者对生活状态满意,而且神经病变迅速进展的概率非常低。对多阶段的重度腰椎管狭窄症患者,特别是高龄患者,治疗效果和预后较差,这也是目前临床上需要重点关注的问题。

七、现代研究

（一）发病率

随着人口老龄化到来,腰椎管狭窄症的问题日益突出,很多学者注意到本病的发病率呈上升趋势。随着诊断技术的发展和诊断准确性的提高,确诊的病例不断增加。由于缺乏大样本的调查,准确的发病率尚未得知。

（二）手术治疗

由于手术治疗效果的不可预知性,所以对腰椎管狭窄症自然病史和影响病程因素的研究都显得极为重要。相对于大量手术而言,对该病发病过程的研究报道太少。仅有一个随机的研究,对手术治疗的短期及长期效果进行了比较。关于腰椎管狭窄症的很多研究都是回顾性的,同时又存在方法学缺陷,故很难比较。

在手术内固定治疗方面,美国新发明一种非融合性的内植入器具,称为全后关节成形系统,用于椎管减压后替代后关节,取代目前使用的腰椎管减压后椎弓根固定、融合术,主要用于中、重度的腰椎管狭窄症。它的特点是可以同时维持腰椎的稳定性和活动性。在术中完全切除病变的后关节,取得广泛、彻底的减压后,植入能够活动的人工后关节,提供了一种坚强的、具有活动性的脊椎动态固定方法,从而重建脊柱的稳定性和前后位上的平衡,为腰椎管狭窄症的治疗提供了一个新的选择。但是这种方法不适用于:合并Ⅱ度以上脊椎滑脱或任何向后滑脱者;三个以上节段狭窄并需减压者;之前有过腰椎融合或间盘置换者;有严重骨质疏松者;有严重脊柱侧弯者(Cobb角 >25°)。

(三)非手术治疗

多学科、综合性的康复治疗是最基本的治疗。由于腰椎管狭窄症是一种慢性、渐进性的稳定病变,发展相对缓慢,这为保守治疗提供了机会。经过适当的非手术治疗,绝大多数(50%~70%)患者的症状都可以获得较好的缓解,生活质量得以提高。经多位学者报道,综合性的非手术治疗效果要优于单一的非手术治疗,特别是中医药和西医非甾体抗炎药的合并使用,可达到缓解症状快、疗效持久的目的。在中医药治疗方面采用滋补肝肾、养血荣筋和软坚散结的方法显示了更好的治疗效果。

(四)基础研究

Yamaguchi 采用切除 L_4 椎板、硅胶片植入造成大鼠椎管狭窄,发现术后 3 周局部开始出现神经粘连、髓鞘肿胀、轴突变性和脊髓诱发电位改变,术后 10 周出现行走时间缩短等行为改变。DeLamarter 等采用环形压迫狗的马尾神经,造成人为的椎管狭窄。发现压迫 50% 是出现各种变化的临界点,可导致诱发电位和神经反射的消失、神经功能和组织学改变。这些研究结果提示,椎管狭窄造成的神经压迫与症状的出现有一定的缓冲时间,并且与压迫的程度有关,这与临床的情况相一致。Haig 对一组无临床症状的志愿者进行研究,发现 65% 的MRI 显示腰椎管狭窄。这种影像上腰椎管狭窄与临床表现的不一致,可以解释为只有影像学上腰椎管狭窄达到一定程度时,才会出现临床症状。

第七节 腰椎失稳症

一、概述

(一)定义

腰椎失稳症(lumbar instability),也称"腰椎节段性失稳",是腰椎节段活动范围超过正常生理活动范围,从而引起一系列相应的临床表现和潜在脊柱进行性畸形及神经损害危险的一种疾病。

(二)认识过程

腰椎失稳概念最早由 Harris 和 Macnal 在 1954 年提出,但目前仍无统一的定义。"失稳"这个词是力学上的概念。失稳就意味着这种结构不处于最好的平衡状态。对于脊柱来说,腰椎失稳并非腰椎过度活动的同义词,不能脱离腰椎与脊髓、神经根及血管的密切联系,孤立地讨论腰椎的稳定性问题。腰椎失稳的含义,必须结合临床特点,不能仅仅理解为机械性不稳。因此必须区分"机械不稳"与"临床不稳"。1978 年 White 和 Panjabi 将机械性不稳与临床症状相结合,提出了"临床不稳定"概念:即一般的生理负荷使椎间关节变形和受累节段运动的异常并出现相应的临床症状,这是为了区分单纯的机械不稳。1987 年 Stokes 和Frymoyer 对腰椎失稳作了如下的定义:脊柱运动节段的刚度下降,使在生理载荷下,脊柱运动节段上产生的移位大于正常的生理范围,从而出现脊柱的畸形、神经症状和不能忍受的疼痛。这个定义被大部分医生所接受并应用到临床。1992 年 Panjabi 的实验研究证明:脊柱运动节段的载荷 - 位移曲线是非线性的,脊柱在低载荷下的刚度较低,随着载荷的增加,脊柱的刚度也随之增大。因此,认为在整个脊柱运动范围中存在着一个中性区域,在中性区域内,脊柱活动时受到的阻力较小,脊柱容易发生移位,在中性区域外,脊柱活动时受到的阻力明显增大,脊柱不易发生移位。所以中性区域的增大比整个脊柱运动范围的增大对发现腰椎节段性失稳更敏感。因此,Panjabi 重新定义了腰椎失稳:在生理载荷下,脊柱的稳定系统将脊柱运动的中性区域维持在生理范围内的能力减退,从而出现脊柱的畸形、神经症状和不能忍受的疼痛。

（三）发病情况

本病好发于中老年人,以 $L_{4\sim5}$、$L_5\sim S_1$ 节段为多见。

二、病因病理及病机

（一）病因病理

腰椎失稳的常见原因包括:创伤、退变、感染或肿瘤、峡部不连或滑脱,医源性、神经源性或肌性损伤等,以退行性改变为最常见,也最复杂。腰椎失稳根据常见原因可分为:创伤性腰椎失稳、退变性腰椎失稳、病理性腰椎失稳(感染或肿瘤)、发育性腰椎失稳(峡部不连滑脱)、医源性腰椎失稳、动力性腰椎失稳(神经源性或肌性)等。几乎脊椎的所有常见伤病均可导致其本身的不稳定。此外,肿瘤、炎症以及各种减压性手术都可能破坏腰椎的稳定性。

多数学者认为,腰椎失稳主要应包括以下两方面的内容:①在生物力学上,腰椎失稳是指运动节段的刚度下降、活动度增加,与正常结构相比,不稳的脊柱在同样载荷作用下发生更大的位移;②在临床上,失稳腰椎的过度活动可导致疼痛,潜在的脊柱畸形可能导致脊髓及脊神经组织受压损伤。有的学者提出腰椎失稳和腰椎失稳症。关于腰椎失稳的定义,许多学者都有不同的表述:基于载荷与位移之间的机械力学关系,Pope 首先提出脊柱失稳是正常载荷下脊柱出现异常变形、活动或病变。而有些学者认为,Pope 的概念撇开了脊柱脊髓、神经、血管之间的密切联系,故主张用临床不稳的概念来取代机械不稳的概念。

1993 年,国内“腰椎不稳与腰椎管狭窄”会议上,明确提出:腰椎失稳(节段性不稳)指腰椎运动节段刚度的下降,使该节段活动范围超过正常、活动的性质也有改变,从而引起相应的一系列临床表现和潜在脊柱进行性畸形及神经损害危险的一种疾病。

赵定麟认为,腰椎失稳症从腰椎退变到出现临床症状是一个漫长的病理过程,腰椎退变、失稳以及失稳症是不同的概念,是疾病的不同阶段。退变是普遍的,失稳是退变发展到出现异常位移,而失稳症是出现了临床症状。他认为腰椎节段的稳定性由稳定因素与负荷之间相互作用后的动态平衡状态决定,退变是这种动态平衡暂时丧失而引起短暂的临床症状,这时机体会随即产生相应的代偿以维持新的动态平衡而症状消失,这一退变 - 不稳 - 代偿 - 稳定过程是一个周而复始、相互交错的病理过程,临床上难以区分开来,只有当退变超出机体的代偿能力,使稳定因素不能维持新的动态平衡并产生持续性、渐进性的临床症状时,即为腰椎失稳症,而前者为腰椎失稳。

（二）病机

中医认为筋的主要功能为连属关节、络缀形体、司关节运动。骨是人体的支架,筋附于骨上,大筋络关节,小筋附骨外,共同完成肢体的运动。肝主筋,肾主骨,长期的慢性劳损容易导致肝肾不足,筋骨失养,使筋对骨的维系力量减弱,因而出现"筋不束骨",亦即中医所谓"筋出槽,骨错缝",最终出现腰椎失稳。风寒湿邪侵袭,经脉痹阻,气血瘀滞,不通则痛,出现腰痛。

三、诊断

（一）临床表现

1. 反复发作的下腰痛　局限性的下腰痛,伴有臀部或大腿后部的牵涉痛,重者可伴神经刺激或压迫症状。

2. 活动或轻微用力即可诱发下腰痛。

3. 休息或理疗按摩症状可缓解。

4. 卧床或腰围保护下症状能缓解或消失。

5. 易复发。

（二）物理检查

1. 脊柱异常运动的检查　患者处于站立位并尽可能地向前弯腰,在这个过程中可能出现以下 6 种反常的运动:弯腰的过程中经过某个位置时出现疼痛(未到或超过这个位置都不疼痛);伸直的过程中经过某个位置时出现疼痛(未到或超过这个位置都不疼痛);伸直过程中需要用双手撑住大腿;不稳交锁,弯腰的过程中突然加速或减速,或者弯腰的过程中出现脊柱的侧弯或旋转;腰髋的反常运动,在回到站立位前,患者先屈曲膝关节并向前送髋;弯腰 <53°。只要出现其中一种反常运动,则脊柱异常运动的检查即为阳性,说明有腰椎节段性失稳存在。

2. 椎体间运动的检查　患者处于俯卧位,检查者将手掌的小鱼际肌侧置于检查的腰椎椎体的棘突上,并保持检查者肘关节和腕关节伸展,然后由后向前施加压力。根据检查的腰椎体与相邻椎体之间的运动,分为正常运动、运动减少和过度运动,检查过程中可以出现疼痛或不出现。过度运动和引起疼痛都说明有腰椎节段性失稳存在。

3. 俯卧位腰椎失稳检查　患者处于俯卧位,将躯干置于检查台上,双足置于地上,检查者在检查的腰椎体上施加压力(如椎体间运动的检查中所述),如果患者出现疼痛,则嘱患者抬起双腿,然后检查者再施加压力,如果疼痛消失则该检查为阳性,说明有腰椎节段性失稳存在。

4. 腰椎后部的剪切检查　患者处于站立位并将双手交叉置于腹前,检查者一只手臂越过患者交叉的双手置于患者腹前,另一只手的手掌置于患者的髋部以固定,然后检查者施加剪切的作用力,如果患者出现腰痛等类似的症状,则该检查为阳性,说明有腰椎节段性失稳存在。

（三）影像学检查和测量

1. X 线检查

（1）腰椎正侧位 X 线片:常规腰椎 X 线摄片对腰椎失稳具有一定的诊断意义,腰椎节段性失稳在腰椎正侧位片上的主要表现是:①牵张性骨刺:表现为骨刺位于椎体的前方或侧方,呈水平方向突起,基底部距椎间盘外缘 2mm;②腰椎关节病:表现为爪行骨赘或模糊的骨赘;③小关节病变:表现为关节突的增生及关节的半脱位;④椎间盘退行性变:表现为椎间盘高度降低,椎间隙变窄;⑤骶骨前移:表现为 L_5 椎体在骶骨上向后滑移≥3mm;⑥退变性脊柱前移:表现为上椎体在下椎体上向前滑移≥3mm;⑦硬化的脊柱表现;⑧真空现象:

表现为椎间隙内出现充满气体的透明裂隙。

（2）腰椎动态 X 线摄片：相对于腰椎正侧位片，腰椎动态 X 线片能更好地表现出腰椎节段性失稳所引起的腰椎病理性变化（图 2-28）。该方法是目前临床研究腰椎失稳的最重要手段，测量的参数达数十种之多，包括 Weiler 的运动移位分析法、Pope 和 Panjabi 的标准负荷法、Frlberg 的轴向牵引压缩法，其显示滑移的量与临床下腰痛程度成正比。过屈时前后移位 >8%（$L_{4~5}$）或 >6%（$L_5~S_1$），过伸时 >9%。或者椎体前后移位 >3mm，椎体间成角 >10°，亦有学者认为：$L_{3~5}$ 节段前后滑移 >3mm，$L_5~S_1$>5mm 或终板成角 >10°，提示存在腰椎失稳。目前大多数学者以滑移 >3mm 或 4mm 作为失稳标准。

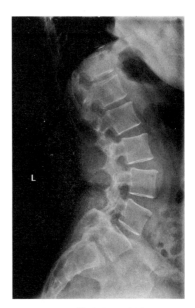

图 2-28 腰椎动态 X 线片可见后伸位 $L_{2~3}$ 之间失稳

（3）双平面立体测量法：是目前检查腰椎节段性不稳的最敏感的方法。于一个节段内设置三个不共线的标尺，每一载荷下标志点的空间位置由左右互成角度的摄像机采集的两幅图像经计算机处理，确定各点在三维方向上运动值的变化。此法具有创伤性，且设备较为复杂，因此临床应用不多。

2. CT 和 MRI 检查　前者对于创伤性腰椎失稳具有重要意义，因为 CT 的图像质量明显优于 X 线，所以 CT 能更清晰地显示腰椎节段性失稳在腰椎正侧位片上的表现，如牵张性骨刺、脊椎关节病、小关节病变、椎间盘退行性变、椎间盘的真空现象等。MRI 可从多平面显示脊柱的移位和脊髓受压情况，是判断手术植骨融合后节段是否存在不稳的最有效的方法。

（四）实验室检查

肌电图：因为脊柱的主动系统对维持腰椎节段性稳定有很重要的作用，所以有学者提出通过测定腰椎活动时腰椎周围肌肉的肌电图来诊断腰椎节段性失稳。但该方法还处于临床试验阶段。

（五）诊断依据

1. 伸屈侧位动态 X 线片示椎体向前或向后滑移 >3mm，和 / 或椎体在伸屈过程中的旋转活动度增大，$L_5~S_1$ 节段 >20°，其上位节段 >15°；

2. 反复发作的下腰痛；

3. 活动或轻微的用力即可引发下腰痛；

4. 休息或腰围、支具外固定保护下症状可缓解；

5. 腰椎内固定手术史。

以上满足前两项，同时满足后三项之一，即可确诊。

（六）分型

根据临床观察，腰椎节段性失稳可分为四种类型，为临床诊断和治疗提供了参考依据，分别为：①前屈型；②后伸型；③侧方移位型；④多方向移位型。

（七）鉴别诊断

急性腰扭伤：急性腰扭伤系指发生在腰骶部或骶髂部的肌肉、筋膜、韧带、关节囊或滑膜等软组织的急性损伤。诊断要点：①患者常有明显腰骶或骶髂部的扭、闪、挫等外伤史。

②伤后一般都立刻感到腰骶部或骶髂部剧烈疼痛,但也有些人当时疼痛不重,仍能继续工作或劳动,到第二天早晨起床后才感腰部疼痛难忍,活动困难,腰不能挺直,转侧俯仰均感困难。每遇腰部活动或大喘气、咳嗽等动作时均可使疼痛加剧。③严重者腰痛剧烈,不能站立或呈强迫体位,有时疼痛可扩散到臀部并向下肢放散,但无坐骨神经放射性窜痛等根性症状。④X线拍片常无异常改变,但有时可显示腰椎生理前凸消失和肌性侧弯,也可排除骨折、脱位及其他一些骨病。

四、治疗

（一）非手术治疗

临床通过保守治疗,大多数退变性腰椎失稳患者都能取得良好效果,绝对的卧床或加强腰、背、腹肌功能锻炼,都可达到预防和治疗目的。

1. 手法治疗

（1）晃腰推拿法:患者俯卧,全身放松,医生双手置于脊柱两旁的骶棘肌,由表及里,由浅入深,有节奏地推揉骶棘肌,同时使腰段脊柱左右晃动,其作用为放松肌肉,解除肌肉痉挛,达到活血化瘀、疏通经络、解痉止痛的目的。

（2）循经点穴法:沿足太阳膀胱经、夹脊穴部位,医生用双手拇指由上至下进行按压,点按的同时,用肘压法按压腰部压痛点、环跳、承扶、委中、承山等穴位反复数次,以改善组织血液循环,舒经活血,使之"通则不痛"。

（3）坐姿旋转法:患者坐于特制的治疗椅上,腰部放松,固定患者的双下肢,术者一手顶住腰椎滑脱处的棘突,另一手从患者一侧的腋下穿过,按住对侧的肩部,分三步完成这个动作。先令患者慢慢做脊柱前屈,当前屈至拇指下感到棘突间隙张开时,即在此幅度稳住,再嘱患者向此侧做最大幅度的脊柱旋转。最后术者将按住肩部的手屈曲旋转患者腰部,另一拇指顶推滑脱椎体的棘突,使滑脱处腰椎做最大旋转,此时常能听到"咔嗒"声。术者按住棘突的拇指下也感有棘突跳动。此手法利用腰椎在运动中暂时失稳的情况下,加以旋转扳动,使相邻的椎体恢复正常解剖位置。在实施手法的过程中应当做到"知其体相,识其部位","巧生于内,手随心转",切忌粗暴、盲目。

（4）患者仰卧,嘱其屈髋屈膝,术者用前臂及手使患者大腿前侧紧贴胸腹,分别左右及头尾各晃动 6~7 次,并嘱其抱膝约 2 分钟。

2. 辨证施治

（1）气滞血瘀证:急性发病,痛有定处,强制体位,因腰痛而转侧困难,舌质紫红或舌边瘀斑,脉涩。

治则:行气活血、破瘀散结。

方剂:身痛逐瘀汤加减。

（2）风寒痹阻证:腰腿酸胀重着,时轻时重,拘急不舒,遇冷加重,得热痛减。舌淡苔白滑,脉沉紧。

治则:祛风散寒,通经活络为主。

方剂:独活寄生汤加减。

（3）肾气亏虚证:腰腿酸痛,腿膝无力,遇劳更甚,卧则减轻,形羸气短,肌肉瘦削。舌淡苔薄白,脉沉细。

治则:补益肝肾。

方药：金匮肾气丸加减。

（4）气虚血瘀证：面色少华，神疲无力，腰痛不耐久坐，疼痛缠绵，下肢麻木。舌质瘀紫，苔薄，脉弦紧。

治则：益气养血为主，佐以活血通络。

方药：桃红四物汤加减。

3. 西药

（1）非甾体抗炎药，对症治疗。

（2）神经营养药物，适用于有下肢神经症状者。

4. 物理治疗　包括红外线照射、超短波照射、中药离子导入、中频电疗、超声药物透入、蜡疗、神灯、干扰电、半导体激光照射等。

5. 注射治疗

（1）腰椎小关节封闭：消炎止痛。

（2）硬膜外激素注射：主要适用于根性放射痛，对于合并椎管狭窄的下腰痛也可应用。

6. 针灸治疗　主穴取失稳区上下各 1cm 处和阿是穴，配穴取周围的背俞穴、委中和昆仑等。

7. 针刀治疗　针刀可以直接剥离瘢痕组织，松解粘连，改善血运，阻断肌肉紧张和疼痛之间的恶性循环，促进病变组织修复，恢复力学平衡。

8. 支具　可以提供暂时的帮助，但没有研究证明其长期佩戴的效果。

9. 腰椎牵引治疗　用腰椎牵引床沿身体纵轴方向水平牵引，牵引重量以患者体重的30%~60% 计逐步增加，每天 1 次，每次 20 分钟。

（二）手术治疗

尽管非手术治疗可以使 33% 的患者获良好疗效（10 年随访），尤其在老年患者中，但对中、青年患者，手术融合病变节段可减轻症状，缩短病程。

1. 手术指征

（1）临床指征：包括腰腿痛、下肢麻木及间歇性跛行等，经长期正规保守治疗无效，佩戴腰围可使症状缓解，但仍然严重影响日常生活和工作。

（2）影像学指征：屈伸动态 X 线片为重要的检查手段，邻近的椎间成角运动超过 10°、水平位移超过 3mm。

2. 手术适应证、禁忌证

（1）手术适应证：通过临床观察，出现以下情况时应该考虑实施腰椎融合、内固定手术：①失稳合并腰椎间盘突出症。②腰椎管狭窄症伴有坐骨神经根症状及下腰痛。屈伸位 X 线片显示腰椎运动节段不稳，即椎间成角运动超过 10°、水平位移超过 3mm 时考虑融合并内固定术。③多节段椎间盘摘除者。④退变性脊柱侧弯加之神经根受压。⑤下腰椎手术复发病例，如果非手术治疗无效，再手术时则行融合内固定术。

（2）手术禁忌证：①对于影像学检查见有不稳征象但无相关临床表现者，则不宜作融合；②单纯腰椎间盘突出症的患者；③X 线片显示椎间终板明显硬化者；④超重患者；⑤患过蛛网膜炎者；⑥代谢性疾病如严重骨质疏松症等；⑦肿瘤、结核患者；⑧椎弓根阙如、骨折或萎缩患者。

3. 手术方式　腰椎失稳的手术治疗是解除腰椎失稳带来的腰腿痛症状，其主要手段是术中复位减压、植骨融合，内固定。单纯植骨融合常发生植骨块吸收、塌陷、假关节形成、融合率仅为 30%~60%,多阶段融合比单阶段融合率更低。内固定应用可以矫正畸形,提高植骨融合率。

（1）狭窄椎管的减压：退变性腰椎不稳一般都伴有腰椎管狭窄,腰椎管因骨性或纤维性增生、移位导致一个或多个平面狭窄,压迫马尾或者神经根而引起临床症状者称腰椎管狭窄症。手术的原则是神经减压彻底,组织损伤小,尽可能保留或重建脊柱的稳定功能。

（2）椎弓根钉系统内固定：腰椎经椎弓根螺钉系统内固定在退变性腰椎失稳中的应用,既可以改善临床症状,又可增加融合率、减少复发率,已越来越多地受到国内外骨科学者的青睐。

（3）植骨融合：常用的融合方式有椎体间融合（包括后入路、前入路及后外侧入路）；横突间融合；棘突椎板间融合；关节突关节融合；峡部不连局部融合等。随着各种内固定器械的问世及不断改进,融合术常与内固定手术共同使用。但手术费用昂贵,普通患者难以负担。患者年龄偏大,难以接受手术风险。

（4）动态稳定系统：近年动态稳定系统的应用,对腰椎失稳症的治疗具有一定优势,在去除病变的同时,可保留手术节段功能,防止邻近节段的退变,减少了手术创伤并最大限度避免了潜在的神经损伤的风险,在初步临床应用中取得了较好的疗效。

五、康复与调护

1. 完全卧床休息,这是治疗腰椎失稳的有效手段,因为卧床休息有利于无菌性炎症的消退,避免神经根及软组织结构进一步损伤和受到刺激。

2. 加强腰背肌及腹肌等功能锻炼,如"燕飞""五点支撑"及"仰卧起坐"等。

六、转归和预后

无本病的自然转归报道,手术可完全恢复腰椎正常序列,但患者是否有症状,与影像学"失稳"无必然相关。

七、现代研究

目前对腰椎失稳症的诊断无统一标准,只有依据临床表现、体格检查和影像学检查的综合分析,才能对腰椎失稳症作出正确的诊断。手术与否,争论较大。对于手术患者,越来越多"动态稳定系统"应用的报道,提示此法具有以下优点：①能够减少腰椎内固定手术后并发腰椎失稳；②手术创伤小。目前无多中心、大样本及长期随访病例报道,这仍是有待继续研究的课题。但无论怎样治疗,其目的都是重建腰椎的稳定性,减轻或消除患者痛苦。

第八节　腰椎滑脱症

一、概述

（一）定义

腰椎滑脱症（lumbar spondylolisthesis,LS）一般指上腰椎相对于下腰椎或骶椎向前或向后的移位。大多数腰椎滑脱患者是没有症状的。因腰椎滑脱引起的以下腰痛和下肢痛为主要症状的综合征叫腰椎滑脱症,原因和类型有多种（图 2-29）。

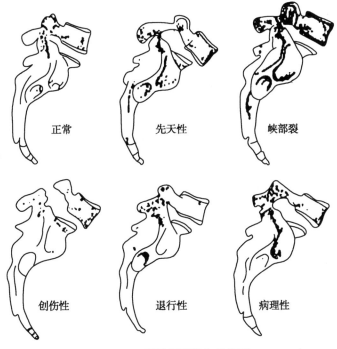

图 2-29　腰椎滑脱的各种类型

（二）认识过程

比利时妇产科医生 Herbiniaux 于 1784 年注意到了此种病变的存在，Killian 于 1853 年首先采用"脊柱滑脱"一词来描述骶骨之上末节腰椎的向前移位。至 1882 年，德国人 Neugebauer 研究认为腰椎滑脱是由于先天性的椎弓发育不良所引起，从此成立该诊断。后来 Tailbrd 将滑脱定义为"由于关节突间连续断裂或延长而引起椎体与其椎弓根、横突和上关节突一同向前滑移"。鉴于脊柱滑动是带动整个躯干一起滑移，Nazarian 定义为"上位脊柱相对于下位脊柱的滑移"更确切。对其病因，Putti、Willis，以及 Roche、Siard 先后提出了先天发育异常学说及创伤学说。随着放射诊断学原理的建立和矫形外科手术的开展，对腰椎滑脱已有了较深入的了解，但直到今天仍存在着许多疑问。

（三）发病情况

腰椎滑脱的发病率在欧洲是 4%~6%，而在一些因纽特人部落可高达 40%。国内缺乏类似的统计数字，对腰痛患者的常规 X 线摄片检查发现，在成人中约 5% 患者有腰椎崩裂或滑脱。腰椎滑脱中，先天性腰椎滑脱占 33%，峡部崩裂引起的滑脱占 15%，最多见的是退行性腰椎滑脱。腰椎滑脱好发于 L_5 及 L_4 椎体，约占 95%，其中 L_5 椎体的发生率为 82%~90%。其他腰椎少见，偶尔也可见发生于颈椎、胸椎者。一些外伤性滑脱和退行性滑脱，可多节段同时发生，甚至出现后移位滑脱。Wiltse 研究发现参与剧烈活动的运动员，其发病率较高，在 100 名女性体操运动员中有 11 例发生腰椎滑脱。17 例 X 线正常的儿童因剧烈运动后腰痛复查 X 线片发现峡部裂隙，随访有 5 例进展成为腰椎滑脱，提示该病与相对薄弱的腰椎峡部的应力骨折有关。部分滑脱症患者表现出家族性及遗传性。

二、病因病理及病机与分型

（一）病因病理

1. 病因 峡部裂是腰椎滑脱症的重要原因,但峡部裂形成的病因至今尚不十分明确,主要有以下几个学说。

（1）椎弓发育不良学说:有人提出,当一侧椎弓的两个骨化中心不愈合或一个骨化中心分裂为二时,即可形成椎弓崩裂。但迄今为止尚无足够的证据。腰椎的先天性发育畸形及局部结构的薄弱,具有特殊的病因学意义。临床上发现椎弓发育细长时,局部易发生骨折。

（2）创伤学说:目前,多数学者认为此病系后天性,与外伤及劳损关系密切。许多研究表明,后天性峡部裂腰椎滑脱是由于腰椎峡部疲劳性骨折。尽管神经弓能承受很大强度,但体内外实验表明,反复加载可导致腰椎峡部的骨折。虽然一次严重损伤可引起急性骨折,但通常的发生机制是反复的应力。故运动员峡部裂的发生率较高。

（3）峡部发育障碍及外伤混合学说:认为峡部局部结构薄弱,外伤易致峡部断裂。

（4）遗传学说:遗传因素被认为是峡部裂的重要成因之一。本病有明显的家族遗传史。患者中有家族遗传史的占 27%~69%,比一般人口 4%~8% 的发病率明显增高。有研究证实,腰椎峡部裂在发病率上具有种族与性别的差异。Wiltse 提出患椎神经弓软骨模型中存在遗传性缺损或发育不良。

2. 病理 通常认为每个脊椎有三个原发成骨中心,即椎体一个,每侧椎弓各一个,后者在胚胎第 7~8 周出现,5~6 岁与椎体原发骨化中心相融合。而有些学者认为每侧椎弓各有两个骨化中心,一个发展为上关节突及椎弓根,另一个发展为下关节突、椎弓及棘突,如两者不能愈合或骨化中心发育障碍,可形成峡部不连或椎弓缺损而致滑脱发生,此即先天发育异常学说。但现有文献报道的婴儿尸体解剖材料并未发现有峡部缺损,难以支持上述观点。Borkow 和 Wiltse 曾报告过峡部裂的月龄婴儿患者,Toland 报道一对孪生姐妹同时患有第 5 腰椎滑脱,说明该学说还不能完全否定。除先天性腰椎滑脱,目前多数学者认为腰椎滑脱系外伤和劳损引起。

（二）病机与分型

本病大致属于中医"腰痛""久腰痛""腰背痛""腰脊痛"等范畴。《诸病源候论》记载"肾主腰脚,而三阴三阳、十二经、八脉,有贯肾络于腰脊者,劳损于肾,动伤经络,又为风冷所侵,血气击搏,故腰痛也。"《灵枢·经脉》记载:"肾足少阴之脉……贯脊属肾络膀胱。"故劳伤积损,瘀血阻络,风寒湿之邪痹阻经络皆能致痛,病因虽多,但以劳损肾气为害最多。一般分为肝肾亏虚、风寒湿痹、血瘀气滞三型。

综上所述,本病病在腰,以肝肾亏虚、筋骨懈惰为本,而以风寒湿邪及闪挫为标。以上诸因均可致气滞血瘀,经脉不通,不通则痛,或筋肉失养,不荣则痛。亦有损伤之后,风寒湿邪乘虚而致血瘀夹痹,常使本病迁延难愈。

三、诊断

（一）临床表现

并非所有的滑脱都有临床症状,常在体检时无意中发现。临床上以下腰痛来就诊的患者,即使 X 线片上发现有峡部崩裂或腰椎滑脱,也不一定是引起该症状的原因。在 Scott 的报告中,先天性腰椎滑脱约占滑脱患者中的 40%,退行性腰椎滑脱占 45%,峡部病变等占

15%。先天性腰椎滑脱临床上少见,成人中常见的是腰椎峡部病变和退行性腰椎滑脱。

腰椎滑脱患者是否有临床症状,除了与脊柱周围结构的代偿能力有关外,还取决于继发损害的程度,如关节突增生、椎管狭窄、马尾及神经根的受压等。腰椎滑脱的主要症状是下腰痛和下肢痛。儿童很少发生临床症状。Lafond 的病例中只有 23% 在 20 岁以前出现症状,仅 9% 在儿童或少年时期求医。成年人常在 30~40 岁出现症状。

腰椎滑脱症的临床表现有如下几大症状:

1. 腰痛　许多脊柱滑脱患者直到成年晚期才出现腰痛症状,轻度腰椎滑脱患者常常患病多年而不知不觉。

2. 一侧或两侧的下肢症状　这通常是由滑脱节段的神经根受到一种或多种刺激的作用,其中包括向前牵拉神经根,后部椎板近端钩状突起压迫、前部椎体或纤维环的压迫。

3. 间歇性跛行　滑脱节段出现椎管狭窄的病理改变表现为间歇性跛行。

4. 马尾神经症状　这主要由于滑脱下位椎体后上缘、增生的小关节突内聚、椎间盘后突,对马尾神经的压迫所致。

（二）物理检查

体征主要表现为站立时腰椎生理前凸增加,严重时骶骨因骨盆向后旋而突出,背伸肌紧张,常常屈膝并使脊柱胸腰椎过伸来维持站立位。行走时呈骨盆性摇摆式鸭步。棘突及上下韧带常有压痛。重度滑脱棘突间或腰骶交界区可看到或扪到阶梯。腰部伸屈活动稍受限,直腿抬高多不受限,下肢的运动感觉及反射多正常。

（三）影像学检查和测量

1. X 线检查　X 线片是首选检查方法,包括正、侧、左右斜位片（图 2-30）。斜位片能显示"狗颈断裂征",功能性侧位片可以判断有无腰椎不稳。X 线片可见小关节呈退行性骨关节炎改变,关节突肥大,不对称,关节面水平或呈矢状,两侧小关节内聚,小关节突向外侧突入椎管,压迫马尾神经根;有时向前突出,使侧隐窝狭窄。椎体向前或向后滑脱,但椎体的前后径（椎体前缘至棘突后缘长度）不变。椎板增厚,不规则,骨密度增高,象牙化,椎板间隙变小,可呈叠瓦状。滑脱椎体间隙狭窄,相邻椎体边缘有骨质增生,椎间盘及韧带结构可骨化或钙化。

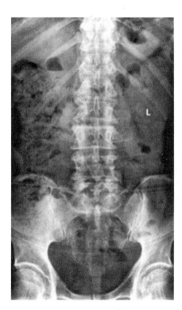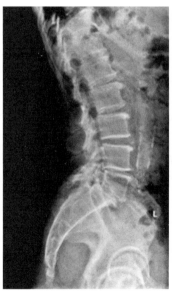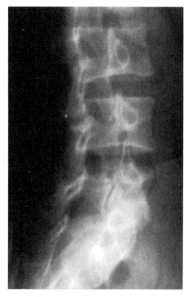

图 2-30　侧位片可见 L$_5$ 椎体前滑脱,斜位片可见 L$_5$ 椎弓根崩裂

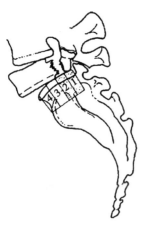

图 2-31　Meyerding 分级

（1）Meyerding 分级系统是大家比较熟悉的,它将滑脱程度分为四个级别,即Ⅰ度、Ⅱ度、Ⅲ度和Ⅳ度,把 S_1 表面分成四等份,每一等份对应于 L_5 在 S_1 上滑脱的百分率来表示(图 2-31)。

（2）Taillard 首先阐述了用 L_5 在 S_1 上滑脱的百分率来表示滑脱的量,这一方法在滑脱的定量上显得更为精确。

Newman 认为以上两种分级没有考虑到滑椎的旋转问题,因此提出了 Newman 评分系统,这种系统把骶骨的上表面和前表面分为 10 等份,滑脱程度用 2 个数相加表示,第一个数表示 L_5 椎体沿骶骨终板向前滑脱的数量,第二个数表示 L_5 由骶骨顶部向下滑脱的程度。

（3）Boxall 及其他人后来又逐渐提出用滑脱角、骶骨倾斜角、骶骨水平角、滑脱椎体的楔变率来表示(图 2-32)。

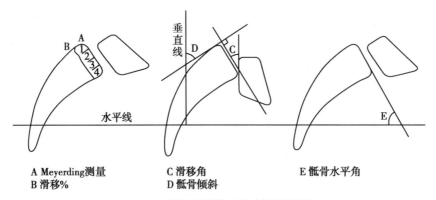

A Meyerding测量　　　　C滑移角　　　　E骶骨水平角
B 滑移%　　　　　　　D骶骨倾斜

图 2-32　脊柱滑脱的几种放射学测量法

2. CT 检查　可准确地获取椎体、椎管、神经根、神经管等的直径及有关数据,可观察峡部病损,侧隐窝狭窄,小关节退行性改变,椎体后缘骨赘增生,韧带骨化等情况,可判定有无椎间盘突出及钙化。如配合刺激小的非离子碘造影剂 CT 扫描(CTM),影像会更为清晰。

3. MRI 检查　可获得脊柱的三维全貌结构,观察椎管内外的解剖状态有无变异。

4. 腰椎管造影　观察硬膜囊、神经根袖的充盈情况,明确椎管狭窄及神经受压的部位和程度,并可排除椎管内肿瘤,先天畸形(脑脊膜膨出、脊髓膨出等)及蛛网膜炎等。

（四）实验室检查

肌电图:对于确定下肢疼痛麻木受累神经节段有帮助。

（五）诊断标准

目前国内外尚无统一的诊断标准。有腰痛及神经根受压的症状和体征,X 线片发现有椎体滑移,且上述腰痛及神经根受压的症状和体征与滑脱节段直接相关,排除其他引起腰痛的原因,即可诊断。

（六）分类和分度

1. 腰椎滑脱的分类

（1）Wiltse-Newman-Macnab 的分类法:此法应用最广泛,并得到国际腰椎研究学会的认可。他们把滑脱分成五类:先天发育不良性、峡部病变性、退行性、创伤性和病理骨折性。但此分类是建立在病因学和影像学混合标准的基础上,存在一定局限性。其中未包括日益增

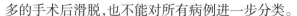

多的手术后滑脱,也不能对所有病例进一步分类。

先天发育不良性腰椎滑脱:由于骶骨上部、小关节突发育异常或第 5 腰椎椎弓缺损,从而缺乏足够的力量阻止椎体前移的倾向,使其向前滑出。患者骶骨前上缘圆滑,小关节面呈水平或矢状,峡部可以是正常的,也可能狭长而薄弱,甚至发现断裂。由于先天性异常的存在,行走后会发生滑脱,这种类型的腰椎滑脱程度 <30%。少数滑脱严重,甚至是完全性的脱位,同时可伴有骶裂、浮棘、菱形椎等其他下腰部畸形。有遗传性,有报告父母与子女同患有腰椎椎体滑脱的病例。

峡部病变性腰椎滑脱:其基本病变在关节突间椎弓峡部。仅有峡部病变而椎体向前滑移者又称峡部崩裂,可分为三个亚型。①峡部疲劳骨折:最常见于 50 岁以下者(<5 岁的患者很少见)。Kleiger 曾报告 1 例仅 8 个月的患儿,其父也患有同样的疾病,提示该病有一定的遗传性。其中 7~15 岁最常见,这与他们开始进行剧烈活动和长时间取背伸的坐位有关。背伸时,腰椎峡部要承受更大的压力和剪切应力。动物不会发生腰椎峡部裂,因为只有人类才有真正的背伸体位。由于峡部疲劳骨折而分离或吸收,使上位椎体向前滑出。②峡部狭长而薄弱:这种病变也是由于峡部疲劳骨折而引起,由于峡部重复多次的疲劳性微小骨折,其愈合时使峡部延长但未断裂,同时允许椎体前移。现多数学者认为狭长的峡部是先天发育不良所致,并将其归入第一类。薄弱的峡部最终会断裂,但在 X 线片或手术中发现残根的长度要大于正常人,这一点与单纯的峡部疲劳性骨折不同。③良性峡部骨折:常常继发于严重的创伤,可同时伴有椎体滑脱,但更常见的是仅有腰椎峡部崩裂而无滑脱。

退行性腰椎滑脱:由于长时间持续的下腰不稳或应力增加,使相应的小关节发生磨损,退行性改变。Farfan 研究认为在下关节突有多量的微小压缩性骨折,使之呈现特殊形态,类似于 Paget 病中的骨病变。关节突变得水平,加之椎间盘退变、骨质疏松等病变,而逐渐发生滑脱,但峡部仍保持完整,故又称假性滑脱。多见于 50 岁以后发病,女性的发病率是男性的 3 倍,多见于 L_4,其次是 L_5 椎体。滑脱程度一般在 30% 以内。

创伤性腰椎滑脱:创伤引起椎体的各个结构如椎弓、小关节、峡部等骨折,不是峡部孤立骨折。由于椎体前后结构连续性破坏,导致滑脱,常伴其他脏器的联合损伤,保守治疗疗效满意。

病理骨折性腰椎滑脱:由于全身或局部病变,累及椎弓、峡部、上关节突、下关节突,使椎体后结构稳定性丧失,发生椎体滑脱。全身性骨病变如 Alfers-Schoenberg 病,峡部极易发生骨折,以腰椎椎弓崩裂多见;骨关节弯曲症,如 Kuskokwim 病,椎弓延长、弯曲;Paget 病及梅毒性病变等。局部骨病变可以是肿瘤或炎症。

(2)Marchetti 和 Bartolozzi 的分类法:此法更为清晰,没有把峡部裂因素放在首位,而是将滑脱分成发育性和获得性。1994 年 Marchetti 和 Bartolozzi 改进了他们的分型方法,使其更完善。①发育性:高度发育不良;低度发育不良。②获得性:创伤性(急性骨折和应力骨折);手术后(直接手术和间接手术);病理性(局部病变和全身性疾病);退行性(原发性和继发性)。

2. 腰椎滑脱分度 为确定平行移位的程度,Meyerding 提出滑移分度如下:Ⅰ度滑脱为 0~25% 的移位,Ⅱ度滑脱为 25%~50%,Ⅲ度滑脱为 50%~75%,Ⅳ度滑脱为 75% 以上的移位。近年来,也有学者提出将滑脱超过 100% 者称为Ⅴ度滑脱。

(七)鉴别诊断

腰扭伤、腰肌劳损、腰椎间盘突出症、腰椎管狭窄症及强直性脊柱炎等均可引起腰部疼痛,或出现下肢神经症状,或出现间歇性跛行,有些疾患严重者也可出现马尾神经损害等症状体征,但通过 X 线片、CT 及 MRI,测量腰椎有无滑脱,分析患者症状体征与影像学表现的滑脱节段有无直接因果关系,不难与以上疾患相鉴别。

四、治疗

(一)非手术治疗

适用于病史短、症状轻、Ⅱ度以内的滑脱,及年龄大、体质差不能耐受手术者。

1. 手法治疗 手法是非手术治疗腰椎滑脱的最主要方法。

(1)步骤:先行理筋手法,再行正骨复位手法,最后再行理筋手法。临床各家有不同的正骨复位手法,均可取得良好效果。

(2)正骨复位手法:①屈髋屈膝法:让患者仰卧在治疗床上,呈屈膝屈髋体位,术者站在患者右侧,左手掌放在患者膝关节上,右手托住骶部,左手向下用力压,右手向后上用力托,两手同时用力一紧一松做 20~30 次。然后在上述体位用一高 30~40cm 的枕头垫在骶部,患者屈膝屈髋,双手手指交叉抱紧膝关节。术者站在患者足处(床尾),双手掌放在患者双膝,用力往头及腰方向用力按压,一紧一松约 20 次。②屈脊位手法:患者仰卧,屈髋屈膝并使双下肢并拢,医生一手按压患者双小腿上部,一手置于腰骶部。托起患者腰部时协调运用医生自身上部重量下压患者双小腿上部 40 次,然后患者屈髋屈膝取膝胸位,双手抱持其双小腿,医生置一手于患者颈部上托给以原动力,使患者以下腰部为支点在床上均匀滚动约 40 次。③拉压疗法:患者俯卧,以身体纵轴位牵开后,医者于滑脱椎体的上一相邻椎体棘突,双手重叠用力向下按压。④旋转整复法:患者侧卧,患肢在上屈曲,健肢在下伸直。术者立于患者背侧,一手推患者臀部,一手固定肩部,使患者躯干扭转到一定程度,双手同时交叉用力,有节律地晃动后突然加力使患椎复位。

2. 辨证施治

(1)肝肾亏虚证:腰酸痛,绵绵不休,下肢酸软无力,不耐久行久坐,劳则加重,夜卧痛减,喜按喜揉。偏阳虚者畏寒喜暖,少腹拘急,手足不温,舌淡,脉沉细;偏阴虚者心烦失眠,口干咽燥,手足心热,脉细数。

治则:补益肝肾,强筋壮骨。

方剂:补肾壮筋汤加减。

(2)风寒湿痹证:腰部冷痛重着,强硬拘急,俯仰转侧不便,时轻时重,夜卧及阴雨天则加重,活动后痛减,舌淡红,苔薄白,脉沉迟或浮紧。

治则:祛风散寒,除湿止痛。

方剂:独活寄生汤加减。

(3)血瘀气滞证:腰部剧痛如针刺刀割,痛有定处,按之则痛甚,昼轻夜重,甚则痛引下肢兼有麻木,舌质紫暗或有瘀斑,脉涩。

治则:活血化瘀,通络止痛。

方剂:身痛逐瘀汤加减。

3. 西药 可对症给予非甾体抗炎药、神经营养药物。

4. 物理治疗 包括红外线照射、超短波照射、中药离子导入、中频电疗、超声药物透入、蜡疗、神灯、干扰电、半导体激光照射等。

5. 注射治疗。

6. 针灸治疗　取腰部阿是穴、肾俞、命门、环跳、委中、束骨等穴,行平补平泻法,针刺得气后留针,或用电针仪通电留针 30 分钟。

7. 针刀治疗。

8. 牵引治疗。

（二）手术治疗

1. 手术指征　①持续性腰背部疼痛,经保守治疗不缓解;②伴发持续神经根压迫症状或椎管狭窄症状者;③严重腰椎滑脱;④X 线片证实滑脱进行性发展。对不同类型的腰椎滑脱,有不同的治疗方法。

2. 手术原则　减压、复位、融合和稳定脊柱。

3. 手术目的　解除患者症状,故术前要准确判断症状来源的原因、部位和范围,术中在减压、固定、融合等几个步骤中有所侧重。间歇性跛行和下肢无力与椎管狭窄和节段性不稳有关;神经性麻痛与侧隐窝狭窄、神经根压迫有关;而顽固性的腰背痛又与节段的失稳有关。再结合相关的影像学检查制订出一个合理的手术方案。

4. 手术术式

（1）减压:减压是解除症状的主要手段。轻度腰椎滑脱是否需神经根减压尚存争议。对于重度滑脱多数学者主张神经减压,以缓解症状。减压范围应当包括黄韧带、椎间盘、增生的关节突、侧隐窝。有椎管狭窄症状者需行椎管成形术。减压除了可以解除硬膜和神经根的压迫外,还有利于滑脱复位。

（2）复位:滑脱复位的优点包括:防止畸形进一步发展;增加融合率;恢复人体正常姿势和缓解神经症状。手术中应当在充分减压的基础上进行复位,减压后神经无压迫、椎间结构松弛,使复位更简单。

（3）内固定:坚强的内固定不但有助于防止畸形进展,提高早、中期临床疗效,还能增加椎管融合率。但前路手术可以不使用内固定。椎弓根钉可达到三柱固定,进行撑开、提拉复位,其抗旋转、剪切性能很强,是后路手术主要使用的内固定物。

（4）融合:脊柱融合术按手术入路分为前路和后路融合术。按植骨部位分为椎体间融合、椎板植骨融合、侧后方植骨融合术。

（三）中西医结合治疗策略和特点

治疗腰椎滑脱症首先要明确诊断滑脱的类型,退行性腰椎滑脱者所占比例很大,应以中医手法治疗为主,其他类型滑脱必要时应采取手术治疗,维持椎间的稳定性以缓解或消除症状。

（四）治疗经验和教训

1. 侯树勋在《脊柱外科学》"腰椎滑脱症"一章中指出治疗本病应注意的几个问题

（1）严格掌握手术适应证:对于成人Ⅱ度以内的脊柱滑脱,如无症状可不做任何处理,很多学者的经验表明成人获得性脊柱滑脱很少加重。对伴有腰痛的患者应做认真的病理学检查,以确定疼痛是否与滑脱有关,如两者不在同一部位应排除其他原因所导致的腰痛。

（2）规范腰椎滑脱的分类和测量方法:这有助于统一分析各种手术方法的适应证和疗效。以往的Ⅳ度测量法不能反映滑脱椎体的空间定位和旋转程度,即同样为Ⅲ度滑脱,处理难度和结果可能完全不同,Newman 检测方法值得提倡。

（3）掌握治疗的基本原则,正确应用新技术、新器械:临床上普遍用 Meyerding 椎体滑脱率分类法。我们在应用中发现,对Ⅱ度滑脱患者采用统一的治疗原则有一定困难。对

Ⅱ度滑脱如采用原位融合的方法,这对滑脱率为 30% 的患者还是不错的,但对滑脱率为 48% 的患者原位融合很难成功,对这些患者采取复位后融合可大大提高融合率。主张超过 30% Ⅱ度滑脱的治疗可与Ⅲ、Ⅳ度滑脱采用同一原则。对滑脱椎体复位术的指征,各国学者有不同的看法,由于患者情况、设备条件及技术力量的差异,很难制定统一的标准。对 >30% 的滑脱,应尽量争取复位。滑脱椎体与相邻椎体的融合是脊柱滑脱手术的最基本目的,但有些医师往往忽略了这一点,他们多数注意减压和复位,在融合操作时,植骨床常常准备不好或植骨量不足,最终导致手术的失败。目前仍有采用单纯椎板减压术治疗脊柱滑脱的病例,手术的结果不但未能稳定脊柱,由于破坏了后方软组织的稳定,反而使椎体滑脱更加恶化,这种做法是不应该再出现的。目前国内外有关腰椎滑脱的器械很多,这些器械应用新材料、新工艺,具有各自的特点,在众多的新器械面前,使用者应明确腰椎滑脱手术的基本目的和原则。在某种意义上减压以后,滑脱椎体的融合是腰椎滑脱治疗的最终目的。有些医师过分追求采用新器械,却忽略了这一基本问题,导致手术失败。

（4）关于椎间融合器的应用:椎间融合器是近年来国内外流行的一种椎间融合器械,其具有操作简便,在融合椎体的同时可撑开椎间隙并早期负重的优点,由于其不需另外取骨,减少了手术创伤,很受医师和患者的欢迎。

2. 贾连顺认为,对腰椎滑脱的治疗,采用何种内固定方式,国内外诸多学者都有各自的经验,处理的方法也不尽相同,并提出了自己的几点看法。

（1）是否要完全复位有争议:对滑脱复位的看法,有的学者认为长期处于滑脱状态,马尾神经根已经适应了这种变形的椎管形态,只是由于缺乏稳定性而导致腰痛和根性疼痛,因此,只要在原位固定解除压迫即可达到治疗目的。但更多的学者认为既然已经明显滑脱,椎管形态改变,神经受到牵拉和刺激,应该在稳定手术过程中予以矫正,这已经是目前衡量腰椎滑脱治疗的主要标准之一。

（2）到底是采用短节段还是长节段固定众说不一:从生物力学角度来看,无论固定上位还是下位邻近节段,复位、椎间融合更有利于椎管容积和形态的修复。但从另外的角度来看,短节段即相邻发生位移的两个椎间固定更为合适,既复位减压又获得生物力学的稳定,应该是属于理想的方法。长节段固定丧失了一个运动节段,但比单纯短节段固定更为牢固;短节段内固定可以避免因多节段固定融合所产生的弊端,有益于减少或避免长节段造成的邻近节病的发生,减少了由于过多固定节段而导致的腰椎运动功能的丧失。对于腰椎滑脱合并相邻节段椎间盘退变,多数学者喜欢采用内固定复位并加植骨融合,提高植骨融合率并可以恢复正常的腰椎生物力学功能。此外,腰椎滑脱往往在相邻椎节发生退变性骨性关节炎及黄韧带的变化,并且很容易造成假关节的形成,椎体滑脱获得骨性融合是治疗最终目的。

贾连顺认为:鉴于腰椎滑脱具有一定继续滑脱的趋势,因此,术中尽量将其复位。无论长节段或短节段植骨融合内固定,务必首先考虑融合的有效性,这是下腰椎手术通用的原理。对于每一病例的具体情况做具体分析,不应强求一律。另有研究表明,在峡部断裂节段的相邻椎节,可能发生椎间盘退变、突出和不稳,这种情况应该考虑到长节段固定更为合适些。如果仅发生在一个节段由峡部因素造成的移位或滑脱,在影像学上没有相邻节段椎间盘病变,而且腰椎的序列处于生理状态,短节段应该是合适的。

五、康复与调护

1. 卧床休息　减少腰椎的旋转、屈曲后伸等活动,以减少腰椎不稳定节段对神经根、硬

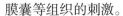

膜囊等组织的刺激。

2. 减轻体重　以减少腰部前凸的拉应力。

3. 心理调护　通过健康宣教,使患者充分认识本病,消除患者顾虑,积极配合治疗。

4. 功能锻炼　通过有效地锻炼腰背肌、胸腹肌及韧带的功能,加强脊柱的外在平衡,有助于恢复失稳的脊柱内在平衡。

六、现代研究

（一）存在的主要问题

1. 关于腰椎滑脱治疗的报道很多,但仅局限于临床报道,而对其相关的动物实验及生物力学研究较少。

2. 临床报道中严格的随机对照比较少见,回顾性的总结偏多,前瞻性的研究偏少。

3. 中医药治疗,临床疗效确切,但对其治疗的机制研究甚少,缺乏大样本的试验研究。

（二）治疗研究进展

1. 手术入路有创新　经椎间孔入路椎体间融合术（TLIF）是近年兴起的新技术,手术入路在椎管外,椎管内干扰小,避免术后椎管内瘢痕形成;可避免硬膜神经根损伤或过度牵拉马尾、神经根引起的下肢麻木无力;不破坏脊柱后柱结构,保持脊柱稳定性;避开了椎管内静脉丛,手术出血也显著减少。故 TLIF 可用于不需要椎管减压的患者以及曾做过手术、椎管内严重粘连的患者。

2. 椎体间融合器在不断进步　椎体间植骨可以选用的材料众多,除了传统的自体、异体骨块外,还有各种 Cage 和 Spacer。Cage 自应用以来,发展很快。形状从开始的有螺纹圆柱体变为方形、盒形,材料从钛合金变为碳纤维和生物相容性更好的 PEEK（聚醚醚酮）材料。最初的 Cage 只用于后路椎体间融合术（PLIF）,现在各种入路均有专用的融合器。最近几年 Spacer 开始用在椎间融合,其作用是支撑椎间隙,留更多位置植松质骨。甚至还出现了羟基磷灰石（HA）涂层的 Spacer,能诱导骨生长,不需要植骨。

3. 手术微创化　随着手术技术和操作器械的发展,微创技术被应用于脊柱外科,以最小的损伤达到最佳的治疗效果。微创技术可减少椎旁软组织的损伤、减少出血、减轻切口疼痛、缩短住院天数、易被患者接受。应用于治疗腰椎滑脱的微创技术主要有:前路小切口腹膜后椎体间融合;前路小切口经腹腔椎体间融合;腹腔镜下前路椎体间融合;通道管下后路椎体间融合;通道管下经椎间孔入路椎体间融合;经皮椎弓根钉内固定;经通道管椎弓根钉内固定。

第九节　椎间盘源性腰痛

一、概述

慢性腰痛是一个普遍发生的现象,据统计,约 40% 的成年人一生中某个时段会发生腰痛。椎间盘是人体中无血液供应的最大器官之一,长期以来,有关椎间盘的神经组织分布一直鲜为人知,故人们在研究腰痛的原因时,一直没有了解椎间盘在其中的作用。直至 20 世纪 70 年代,人们才把焦点集中在椎间盘这一重要结构上。许多学者对椎间盘退变引发疼痛的机制进行了大量的独立的研究,如 1970 年,Crock 提出椎间盘内破裂(internal disc disruption, IDD)的概念,由于椎间盘自身内部结构和代谢功能出现异常,刺激椎间盘内疼痛感受器引起的不伴神经根性症状的腰痛,称之为椎间盘源性腰痛(discogenic low back pain, DLBP),且占所有慢性腰痛的 30%~40%。后纵韧带及纤维环的外层由窦椎神经的分支支配,外 1/3 的纤维环组织中,有大量能传递疼痛信号的神经末梢,并可以释放与产生疼痛相关的神经肽。有研究结果进一步证实严重退变的椎间盘组织中神经末梢的密度远远超过正常的椎间盘。在椎间盘退变的过程中,髓核、纤维环的撕裂刺激痛觉神经末梢,从而引起疼痛。

椎间盘源性腰痛多因腰椎间盘自身内部结构的变化如退变、纤维环内裂症、椎间盘炎等刺激椎间盘内疼痛感受器而引起。常因姿势不正、负重不当等因素引起椎间盘源性腰痛急性发作,主要以腰部剧烈疼痛、活动受限为临床表现,严重影响患者的日常生活和工作。中医学中无本病概念,根据其症状可归属于"腰痛""痹证"等范畴。本病好发于 20~40 岁青壮年,男性多于女性,多数患者因扭伤或劳累而发病,少数可无明显外伤史。

二、发病机制

老化和环境因素可导致椎间盘退变加速,并导致椎间盘形态及容积的改变,影响其对压力的有效吸收和分散,容易使椎间盘出现机械压力损伤,比如椎间盘内部结构紊乱或纤维环撕裂。目前认为除机械压迫外,化学刺激是导致椎间盘源性疼痛的主要原因。疼痛主要来源于椎间盘内部本身的病变。随着影像学技术的发展,医学界对椎间盘源性腰痛的发病机制仍存在争议,认识椎间盘源性腰痛的病理生理学机制,可为临床诊断和治疗提供重要的理论基础。

(一)髓核和纤维环的破裂

椎间盘纤维环破裂是椎间盘源性腰痛的重要原因,在无神经根性机械压迫的腰痛患者中,约 40% 与椎间盘纤维环破裂有关。椎间盘纤维环的解剖学结构使其轴向负荷耐受力强,而对水平面的剪力和扭转力耐受能力差。从 20 岁以后椎间盘即开始退变,水合作用下降,髓核逐渐脱水,弹性和膨胀能力降低,在椎体间压力和扭转力的复合作用下髓核容易发生破裂,导致椎间高度丢失和潜在的椎体间相对不稳定。椎间盘软骨终板也随年龄的增长而退变,软骨板和椎体骨之间的毛细血管网可因压力增大或炎症导致的微血管阻塞而减少,终板软骨的营养障碍同时又加速了椎间盘的退变过程,导致软骨变性和坏死,软骨终板的退变和形态学变化亦可同时引起纤维环的形态学变化,加重椎体间不稳。

有学者对脊柱尸检标本中的腰椎间盘进行研究,将纤维环损伤分为外周型、环型和辐射型,研究发现外周型损伤多见于前部纤维环,环型损伤在椎间盘前部及后部的分布基本相同,而几乎所有的辐射型损伤都发生在纤维环后部并常伴随严重的髓核退变。目前亦对纤维环损伤的位置与疼痛的关系进行了相关研究,在椎间盘造影术中,纤维环外层可能是产生疼痛复制的部位。对于中老年患者,椎间盘纤维环破裂的最常见病理基础是髓核变性致纤维环应力分布失衡,进而导致后部纤维环破裂,而病变椎间盘内高含量的炎症介质刺激窦椎神经末端的伤害感受器可导致剧烈疼痛。但对于年轻的患者,特别是有剧烈运动史时,外周纤维环的物理损伤可能是导致疼痛的原因之一。

(二)椎间盘内神经分布的异常

正常椎间盘的神经末梢只分布在纤维环外层,有学者研究发现,疼痛椎间盘内有异常血管及神经末梢的长入。椎间盘源性腰痛的神经纤维长入有"经终板长入"和"经破裂纤维环长入"两种学说。在疼痛椎间盘内,有学者认为微血管以及伴随的神经末梢通过椎间盘终板组织长入了椎间盘内正常情况下的无血管区,椎间盘造影术中疼痛的严重程度与相应运动节段变性终板内的血管化程度有一定的相关性。通过免疫组化研究发现沿着椎间盘裂隙从髓核到外部纤维环形成一血管肉芽组织区域,神经纤维沿着纤维环和髓核的裂隙,可随着肉芽组织深入到椎间盘深层,并发现该区域 P 物质阳性神经纤维分布非常丰富,由于分布在椎间盘的神经末梢大部分是无髓纤维,因此易感受间质变化而引起疼痛,而此含丰富神经纤维的椎间盘撕裂区可能是导致椎间盘源性下腰痛的主要原因。

也有学者通过椎间盘造影术研究证实疼痛椎间盘内有神经末梢的长入。在正常椎间盘的后部,只有外层 1/3 的纤维环组织有神经分布,而在慢性腰痛的患者中,纤维环的内 1/3 及髓核中亦发现有神经末梢的存在,并呈 P 物质阳性。近来对神经生长因子(nerve growth factor, NGF)在椎间盘源性疼痛的作用也进行了相关研究,在无疼痛的椎间盘内未发现有 NGF 的表达。然而,在疼痛的椎间盘中神经纤维可表达 NGF 的受体酪氨酸激酶(tyrosine kinase, TrkA)。椎间盘的神经支配含部分来自背根神经节(DRG)的伤害性神经纤维,椎间盘炎症可导致背根神经节中 NGF 依赖的神经元增加,表明 NGF 依赖的神经元可能也与椎间盘源性疼痛有关。

(三)椎间盘内化学物质的刺激

炎症介质也与椎间盘源性疼痛的发病机制有关。研究发现退变的人椎间盘组织可自动分泌大量的促炎症反应介质,使局部出现自身免疫炎症反应。这些介质包括 IL-1b、IL-6、IL-8、前列腺素 E_2、一氧化氮、肿瘤坏死因子、单核细胞趋化蛋白 1、P 物质、碱性成纤维细胞生长因子和转化生长因子 β 等,它们可使蛋白多糖的合成减少,促进基质降解,从而导致椎间盘退变。这些介质在有症状的退变椎间盘中的重要作用正被逐渐认识。研究证实通过刺激可使髓核组织中 IL-6、IL-8、前列腺素 E_2 及一氧化氮的合成增加。

伤害性神经纤维存在于动物和人的纤维外层,在前、后纵韧带和纤维环最表层有游离的神经末梢。当上述这些致痛炎症介质经破裂的纤维环到达纤维环外层与其相应的神经末梢接触后,可使神经组织处于超敏状态或直接刺激外层纤维环和后纵韧带内的伤害感受器产生疼痛,也可直接刺激神经根产生远端肢体牵涉痛。

(四)椎间盘内机械压力的改变

正常椎间盘在生理载荷下不会刺激外部纤维环上的伤害感受神经末梢。随着椎间盘的退变,髓核和软骨终板变性,纤维环的松弛或破裂可导致椎体间不稳,造成椎间盘内压力的分布不均衡,并导致椎间盘出现异常活动,这些异常活动对纤维环的后 1/3 和相邻的后纵韧带中带有大量来自窦椎神经的感觉神经末梢产生机械刺激而引发疼痛。

有学者通过对正常椎间盘标本模拟椎间盘内压力变化发现,椎间盘发生了显著的终板离心性偏移,从而认为终板本身或骨内压的增加可能是疼痛的来源。机械压力可将椎间盘内的炎症介质通过终板泵入邻近椎体,刺激相应敏感神经而引起疼痛。背根神经节中的 P 物质水平也随椎间盘压力的变化而变化。但椎间盘内机械压力的变化能否单独引起疼痛尚存在争议。但若同时合并椎间盘内伤害性神经纤维的长入和炎症介质的刺激,痛阈下降,则轻微的机械刺激也可引发腰痛。由于坐位时椎间盘内压力远较卧位时为大,故临床观察显示大部分椎间盘源性腰痛的患者坐位时疼痛加剧,卧位时疼痛缓解。这也可以解释椎间盘内机械压力的改变是导致疼痛产生的原因之一。

（五）硬膜外炎症及化学性神经根炎

由纤维环破裂导致的硬膜外炎症也可能导致疼痛的产生。通过破裂的纤维环渗漏入硬膜外的髓核成分可导致神经根的敏感性增加、痛阈下降，对神经的轻微机械刺激也可能导致疼痛。人椎间盘含有高水平的磷脂酶 A_2。磷脂酶 A_2 与细胞膜释放花生四烯酸有关，这种酶从理论上也是一种炎症介质。研究结果表明，纤维环破裂处的炎性化学性神经根病可能是纤维环撕裂引起疼痛的重要原因。临床上，很多学者已经注意到，很多具有纤维环撕裂症状特点及 MRI 上有高信号区（HIZ）表现的患者，行腰椎硬膜外类固醇注射后可有显著缓解。

有学者通过电生理学分析椎间盘源性腰痛合并神经根症状的患者，结果显示，纤维环破裂节段的相应神经根肌电图异常并出现运动神经传导速度下降，纤维环破裂与相应节段神经根放射痛症状之间具有明显的相关性，病变椎间盘渗漏入硬膜外腔的化学介质和炎症因子可能是导致相应节段神经根症状的重要原因。

（六）疼痛产生的神经传导机制

腰椎间盘后方的窦椎神经是由脊神经返支和灰交通支组成的混合神经。逆向神经示踪研究发现大鼠下腰椎椎间盘神经分布来自于 L_1 或 L_2 脊神经，而不是同节段脊神经。通过免疫组化研究显示，支配椎间盘的所有神经通过各节段的交通支进入交感干，最终经 L_1 或 L_2 交通支进入 L_1 或 L_2 背根神经节。通过封闭 L_2 脊神经根使腰痛症状明显缓解，也证实 L_2 神经根是椎间盘源性下腰痛的主要传入神经，但 L_2 脊神经根封闭并不能同时缓解患者的腿痛症状，说明椎间盘病变导致的化学性神经根炎也是疼痛产生的另一重要原因。病变椎间盘纤维环破裂、炎症介质及异常机械压力等可刺激后纵韧带、纤维环外层长入椎间盘内的伤害性神经纤维，并可能通过经 L_1 或 L_2 背根神经节途径的神经传导机制引起腰痛或腹股沟区、大腿内侧疼痛等症状。病变相应节段的化学性神经根炎也可导致相应神经支配区域的根性症状。病变节段椎间不稳还可能刺激后柱结构的关节突内伤害性神经纤维而引起腰痛，这也是导致患者临床症状多变和复杂的原因。

很多因素与椎间盘退变、椎间盘内部结构紊乱及纤维环破裂有关，椎间盘内伤害性神经末梢长入及多种炎症介质等可能在椎间盘源性疼痛的发病机制中发挥重要作用，但并非所有椎间盘内部结构紊乱的患者都会出现疼痛，对其发病机制尚需更深入的研究。

三、常见椎间盘源性疼痛病变

目前所提及的椎间盘源性疼痛按照 Zdeblick 的概念主要涵盖 3 大部分：即椎间盘内部结构紊乱（internal disc derangement，IDD）、退行性椎间盘病变（degenerative disc disease，DDD）和节段性不稳定（segmental instability）。这 3 种病理状态集中表现在椎间盘，所引起的临床症状主要是腰痛，有时伴有下肢反应性疼痛。

（一）椎间盘内部结构紊乱

1970 年，Henry Crock 在回顾总结一组按照椎间盘突出症行手术治疗的病例时，术后一些患者仍诉持续性腰痛和腿痛，在分析这些现象的过程中，他首先提出椎间盘内部结构破裂，即 IDD 的概念，他认为 IDD 是由于一些外伤因素导致的椎间盘内部结构和代谢功能紊乱，临床表现的是持续性的下腰痛，有时伴有下肢反应性疼痛。

1. 临床表现 IDD 导致的椎间盘源性疼痛多发生在 20~50 岁，绝大多数患者有比较明确的外伤史,如在搬重物、高处坠落、腰部扭转后出现下腰部中线区域的疼痛,通常在伤后数月内出现反复发作,且呈逐渐加重的腰腿痛,弯腰、提重物等活动可以使症状加重,且休息后不能迅速缓解。IDD 患者中约有 65% 的病例在腰痛的同时伴有腿痛,往往表现在腰痛后缓慢出现。这种腿痛并不具有根性疼痛那样比较明确的区域,同时也极少伴有皮肤的麻木、痛觉减退等感觉异常。查体时见患者在腰部屈伸、侧凸、旋转时伴有疼痛,疼痛严重时致活动受限;腰椎和椎旁的压痛点有时不明确,直腿抬高试验、股神经牵拉试验阴性;神经系统查体多正常;肌力减弱、感觉障碍、反射变化极为少见。

2. 辅助检查

(1) X 线片:包括正侧位、过伸过屈位、左右双斜位片,常无明显异常表现,无明显椎间隙变窄、骨赘形成、关节突增生内聚及节段性不稳等现象。

(2) CT:一般为正常的腰椎 CT 影像表现,对 IDD 常无法提供直接的诊断依据。

(3) MRI:IDD 在 T_2 加权像上表现为椎间盘信号降低,但与无症状椎间盘退变难以鉴别。有人报道后部纤维环中的高信号区域对 IDD 有较高的诊断价值,然而并未得到多数学者的认同。有学者对尸体进行 MRI 观察后,认为椎间盘纤维环撕裂有三种形态学表现:①由外向内的向心性撕裂;②由内向外的放射性撕裂;③纤维环附着处的横断性撕裂。有学者认为椎间盘水平扫描显示的弥漫性椎间盘膨出,即所谓的"瘪胎征"是 IDD 常见的MRI 表现,但有一些学者认为 IDD 阶段不应出现椎间盘膨出。

(4) 椎间盘造影:目前被认为是唯一对 IDD 具有诊断价值的检查方法。Hirsch 是第一位报道椎间盘造影诱发疼痛的学者,他的发现显示了这种方法的另一个重要功能,即疼痛复制效应。在进行椎间盘造影时应该注意三点:椎间盘内部的形态影像、椎间盘内造影剂的注入量,以及注射时患者的疼痛反应。

1) 正常的椎间盘表现为位于椎间隙中央、致密的、圆形或椭圆形影像或"汉堡包形"影像(图 2-33)。纤维环撕裂时可见造影剂沿裂口向外延伸(图 2-34),完全撕裂时可进入椎管或脊柱以外的区域,尤其对造影剂进行 CT 扫描时,可精确地显示撕裂的位置、范围(图 2-35);严重退变的椎间盘,髓核、纤维环广泛撕裂,造影剂在间盘内极为分散,且杂乱无章(图 2-36)。

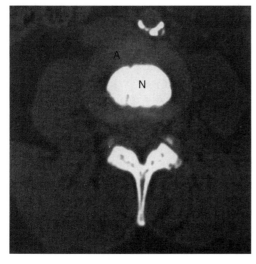

图 2-33 正常椎间盘造影

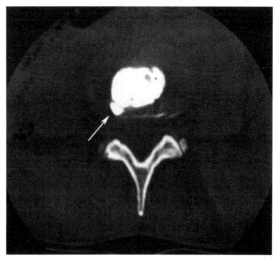

图 2-34 纤维环放射性撕裂

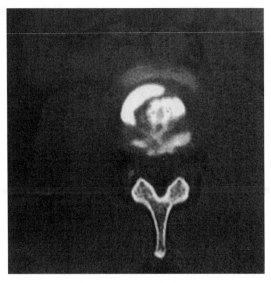
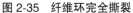

图 2-35　纤维环完全撕裂

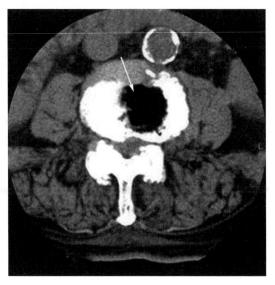

图 2-36　严重退变椎间盘内"真空"现象

2）正常椎间盘可以容纳 1.5~2ml 的造影剂,有条件测压时,椎间盘内压可以高达 400~500kPa;在造影过程中,造影剂注入量超过 3ml 为异常,纤维环撕裂时,注入量会明显增加,且椎间盘内压也会明显下降。

3）疼痛复制效应是椎间盘造影最具临床价值的一个方面,也是其他任何方法不能替代的。Walsh 等报道了造影时观察患者对疼痛反应的方法,包括 3 个方面:即患者自诉的疼痛程度[有条件时可使用视觉模拟评分法(VAS)]、造影医师对患者反应的观察、患者描述造影疼痛与其日常疼痛的相似性。关于疼痛和相似性有 3 种可能:①无痛;②典型、准确的复制性疼痛;③不典型疼痛。真正的椎间盘造影的阳性结果为患者描述及医师观察共同认为造影产生了强度和类型均与日常疼痛极为相似的复制性疼痛。

4）椎间盘造影可清楚、准确地显示纤维环撕裂的数量、部位、深度,同时可以在检查过程复制患者日常的疼痛。因此,多数学者认为椎间盘造影对 IDD 具有确诊价值。尽管如此,仍有少部分学者对椎间盘造影的价值持怀疑态度。

3. 诊断　鉴于从症状、体征到影像学检查,尚无单一具有确诊价值的临床表现。因此,我们认为必须以临床特点为基础,结合 MRI 检查、椎间盘造影的结果,才能对椎间盘源性疼痛作出正确的诊断。

（二）退行性椎间盘病变（DDD）

有学者认为退行性椎间盘病变似乎是椎间盘内部结构紊乱进一步发展的结果,但并非全部都是。实际上,DDD 常与一些常见的腰椎疾病相伴随,如腰椎管狭窄症、腰椎间盘突出症、腰椎髓核摘除术后等。

1. 临床表现　主要症状为下腰痛,可放射到骶髂关节和臀部。常见的体格检查包括腰椎触痛、活动受限。腰椎屈曲时疼痛加重,后伸时减轻。无关节突退变。

2. 辅助检查

（1）X 线:椎间隙变窄,腰椎生理前凸减少,椎体后缘骨赘形成,终板硬化,有时在椎间隙可见"真空"现象。

（2）CT:除 X 线表现外,CT 扫描有时可以显示侧隐窝狭窄,当椎间盘内有"真空"现象时，CT可以更清楚地显示。

（3）MRI：MRI表现包括椎间盘含水量下降、纤维环龟裂、高信号区（HIZ）形成、椎间隙高度下降及终板形态改变。目前尚无任何确切的病理改变能将正常的无症状的生理退变与能引起症状的退变相区别。其中，MRI上终板形态改变可分为三类：Ⅰ型：提示椎体终板急性破裂和龟裂形成，这会导致新生血管的纤维组织长入邻近椎体骨髓。这些组织在T_1加权像MRI上表现为低信号，T_2表现为高信号。Ⅱ型：由椎间隙邻近椎体造血红骨髓发生脂肪变性造成。表现为T_1加权像MRI上高信号，T_2加权像MRI上信号稍高。Ⅲ型：X线片上表现为终板下骨硬化。T_1和T_2加权像均表现低信号。椎间盘退变患者中，终板信号改变的临床意义尚不十分明确。正如椎间盘退变征象也可是随年龄增长而老化的一种正常表现，终板变化的MRI表现很多情况下与腰痛无关。

（4）椎间盘造影：是一种有创性的检查椎间盘源性腰痛的方法。尽管存在争议，但检查尝试将椎间盘源性腰痛的MRI表现同临床症状相匹配。诊断依据包括目标椎间盘注射时发生疼痛，而相邻椎间盘注射时无疼痛或轻微疼痛。其他标准包括低压力或低容量注射时疼痛出现，同时伴有椎间盘形态异常改变。

3. 诊断　主要依据临床表现，结合辅助检查结果综合分析判断。

（三）节段性不稳定

1. 病因　如创伤、先天畸形、肿瘤、结核所致的骨破坏、医源性（减压术后），以及退行性病变等，在此，仅讨论退行性脊柱不稳定。

2. 发生机制　从物理学的角度而言，不稳定表示局部刚度的丢失、相应平衡状态遭到破坏。Panjabi在其著作中将脊柱不稳定定义为"在生理载荷作用下，脊柱失去了维持椎体间正常关系的能力"。Frymoyer认为，脊柱不稳定是指"脊柱运动节段的刚度丢失，在相同载荷的作用下，该节段会出现大于正常结构的异常活动，这种异常可以导致疼痛、畸形，进一步可伤及周围的神经结构"。目前，脊柱外科领域对于脊柱不稳定尚无普遍"公认"的定义。

脊柱运动单位，亦称功能单位，由相邻的两个椎体及其中间的软组织组成，两椎体间可以在3个平面上发生旋转、水平位移、角度位移的运动，其稳定性的维持有赖于椎间盘、关节突关节，以及周围的韧带结构。相关专家对椎体间的稳定性有更加细致的分析，认为椎体的形状、大小及关节突的关节组合构成了脊柱的被动稳定性；骨盆上下肌群的收缩形成了主动稳定性；韧带、小关节囊，以及椎间盘的纤维环这些黏弹性结构使椎体间具有动态稳定性；而椎间盘中的髓核、终板上的软骨板所产生的膨胀作用形成其流体力学稳定性。

3. 分型

Ⅰ型：轴向旋转不稳定，即相邻椎体间存在轴向旋转畸形，X线正位片上可见棘突排列异常。

Ⅱ型：滑移性不稳定，即上位椎体相对下位椎体向前发生移位，最常见于$L_{4、5}$，如退行性椎体滑脱，除此之外，X线片上可见椎间隙变窄、牵张性骨刺。

Ⅲ型：反向滑脱不稳定，即上位椎体向后移位，常见于L_3椎体。有研究显示，在患有下腰痛的人群中，高达30%的患者或多或少存在L_3椎体的反向滑脱。

Ⅳ型：术后不稳定，发生于减压范围过于广泛、关节突被切除较多时；有时可见于融合术后的上位节段。

4. 辅助检查　目前，文献上应用较为广泛的方法是通过屈伸位动力侧位X线片测量，即测量相邻椎体间水平移位变化和该节段上下终板间的角度变化。具体数值标准：相邻椎体间水平位移大于 3mm 和 / 或该阶段上下终板间角度变化 >15°。当然,在获得上述测量结果的基础上,必须考虑如下因素:①该节段应同时存在其他变化,如椎间隙变窄、牵张性骨刺等退行性变的特征;②要考虑到患者的性别、年龄、职业、日常运动水平等。

影像学测量结果仅为节段性不稳定的诊断提供了部分依据,在此切不可忽视临床症状。几乎所有节段性不稳定的患者均有比较顽固的腰部疼痛和 / 或下肢牵涉性疼痛,其中以腰痛为主要临床表现,活动后疼痛加重。查体可发现腰部屈伸活动会引发或加重疼痛;不稳定节段的棘突间压痛明显。

5. 诊断　有关退行性脊柱不稳定的诊断尚无统一、公认的标准。在节段性不稳的诊断方面,我们一直强调临床表现与影像学结果相结合的原则,只有这样,才能作出正确的诊断,从而制订科学、可行的治疗方案,取得满意的临床效果。

四、诊断标准

尽管目前对于椎间盘源性腰痛尚无统一的诊断标准,但一般认为必须满足下列条件:有或无外伤史,症状反复发作,持续时间超过 6 个月;存在有上述的临床表现;椎间盘造影阳性或表现为典型的单节段信号降低(黑间盘),纤维环后部出现高信号区(HIZ),或椎体终板信号(Modic 变化)。

国际疼痛学会认为判断椎间盘是否作为疼痛来源应满足以下 4 个条件:椎间盘造影显示椎间盘结构上有退变;诱发试验与平时类似或一致;椎间盘压力或造影剂注入量;至少有一个阴性对照的邻近椎间盘节段。

五、鉴别诊断

(一)腰椎间盘突出症

本病典型的临床表现为腰痛伴下肢放射性疼痛或麻木,有些患者先有腰痛或腰酸,随后出现下肢放射性疼痛,但也有患者先有下肢放射性疼痛,或者同时出现腰腿痛。患者下肢放射性疼痛的部位有一定的规律,具体由椎间盘突出的节段决定,$L_{3/4}$ 椎间盘突出,多压迫 L_4 神经根,引起大腿前侧、小腿前内侧疼痛或皮肤感觉异常;$L_{4/5}$ 椎间盘突出,多压迫 L_5 神经根,引起小腿前外侧、足背前内侧和足底疼痛或皮肤感觉异常;L_5/S_1 椎间盘突出,多压迫 S_1 神经根,引起小腿后外侧、足背外侧疼痛或皮肤感觉异常;中央型突出则表现为马鞍区麻木,膀胱、肛门括约肌功能障碍。查体时 80%~90% 的患者可出现直腿抬高试验阳性,部分患者还可以出现颈屈试验阳性。X 线、CT、MRI 或脊髓造影以及肌电图检查对诊断腰椎间盘突出有重要的参考价值。

(二)第三腰椎横突综合征

第三腰椎横突周围组织损伤,造成慢性腰痛,出现以第三腰椎横突处明显压痛为主要特征的疾病,称为第三腰椎横突综合征。因其可影响邻近的神经纤维,故常伴有下肢疼痛。本病多见于青壮年,尤以体力劳动者常见。患者多有腰部扭伤史或慢性劳损史。多表现为腰部疼痛及同侧腰肌紧张或痉挛,腰部及臀部弥散性疼痛,有时可向大腿后侧乃至腘窝处扩散,竖脊肌外缘腰三横突尖端处(有的可在腰二或腰四横突尖端处)有明显压痛,压迫该处可引起同侧下肢反射痛,但反射痛的范围多不过膝。腰部活动时或活动后疼痛加重,有时患者翻身及行走均感困难,晨起或弯腰时疼痛加重,腰部功能多无明显受限。病程长者可出现肌肉萎缩,继发对侧肌紧张,导致对侧腰三横突受累、牵拉而发生损伤。X 线摄片检查,可见

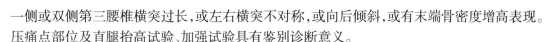

一侧或双侧第三腰椎横突过长,或左右横突不对称,或向后倾斜,或有末端骨密度增高表现。压痛点部位及直腿抬高试验、加强试验具有鉴别诊断意义。

（三）慢性腰肌劳损

慢性腰肌劳损是指积累性外力等原因导致腰部肌肉、韧带、筋膜等软组织的无菌性炎症,引起腰痛为主要症状的慢性伤病。本病多见于中老年人,近年来发现青壮年发病也占相当比例,常与职业或工作环境有密切关系,是引起腰痛的最常见损伤疾患之一。患者多有腰部急性损伤迁延或腰部慢性劳损史。腰部隐痛反复发作,劳累后加重,休息后缓解。弯腰困难,若勉强弯腰则疼痛加剧,适当活动或经常变换体位后腰痛可减轻。腰部喜暖怕凉,常与天气变化有关。常喜两手捶腰,以减轻疼痛。检查脊柱外形一般无异常,有时可见腰椎生理性前曲变浅,严重者腰部功能可略受限。单纯性腰肌劳损的压痛点,常位于棘突两旁的竖脊肌处、髂嵴后部或骶骨后面的竖脊肌附着点处。若有棘上或棘间韧带劳损,压痛点则位于棘突上或棘突间。直腿抬高试验阴性,神经系统检查无异常。X线摄片检查多无异常改变,部分患者可有脊柱腰段的轻度侧弯,或有腰椎骶椎先天性畸形,或伴有骨质增生。

（四）梨状肌综合征

梨状肌综合征是指由梨状肌损伤后刺激或压迫坐骨神经引起的以一侧臀腿疼痛为主要症状的病症。大多数患者有过度旋转髋关节的病史,有些患者有夜间受凉病史。主要症状是臀部疼痛,可向小腹部、大腿后侧及小腿外侧放射。疼痛多发生于一侧臀腿部,髋关节内旋、内收活动时疼痛加重。严重者自觉臀部有"刀割样"或"烧灼样"疼痛,大、小便或大声咳嗽等引起腹内压增高时可使疼痛加剧,睡卧不宁,甚至走路跛行。偶有会阴部不适,小腿外侧麻木。检查患者腰部无明显压痛和畸形,活动不受限。梨状肌肌腹有压痛,可触及条索状隆起的肌束或痉挛的肌肉,有钝厚感,或者肌腹呈弥漫性肿胀,肌束变硬、坚韧,弹性减低,臀肌可有轻度萎缩,沿坐骨神经可有压痛。直腿抬高试验在小于60°时,梨状肌被拉紧,疼痛明显,而大于60°时,梨状肌不再被拉长,疼痛反而减轻。直腿抬高加强试验阴性。梨状肌紧张试验阳性,即髋关节内旋、内收活动疼痛加重。梨状肌局部采用2%利多卡因封闭后,疼痛可消失。

六、治疗和预防

（一）非手术治疗

临床用于治疗椎间盘源性腰痛的非手术方法包括卧床休息、牵引、针灸、推拿、药物治疗、功能锻炼等。下面就常用方法进行简单概述:

1. 卧床休息　卧床休息是治疗椎间盘源性腰痛最广泛的方法,有学者认为卧床休息的效果优于坚持活动的患者,但是,更多的研究结果发现长期卧床和短期卧床在疼痛缓解、功能恢复方面可获得同样效果,而短期卧床恢复正常工作比长期卧床者快一倍,所以多数学者认为就腰痛而言,卧床2天已经足够。

2. 理筋手法

（1）放松手法:先用按摩法,患者俯卧,术者用两手拇指或掌部自上而下按摩脊柱两侧膀胱经,至患肢承扶穴处改为揉捏,下抵殷门、委中、承山穴;再用推压法,术者两手交叉,右手在上,左手在下,手掌向下用力推压脊柱,从胸椎至骶椎;最后用擦法,从背、腰至臀腿部,着重于腰部,缓解、调理腰臀部的肌肉痉挛。

（2）脊柱推扳法:第一步俯卧推髋扳肩,术者一手掌于患者对侧推髋固定,另一手自对侧肩外上方缓缓扳起,使腰部后伸旋转到最大限度时,再适当推扳1~3次,对侧相同;第二步俯卧推腰扳腿,术者一手掌按住对侧患椎以上腰部,另一手自膝上方外侧将腿缓缓扳起,直到最大限度时,再适当推扳1~3次,对侧相同;第三步侧卧推髋扳肩,在上的下肢屈曲,贴床的下肢伸直,术者一手扶患者肩部,另一手同时推髂部向前,两手同时向相反方向用力斜扳,使腰部扭转,可闻及"咔嗒"响声,换体位做另一侧;最后侧卧推腰扳腿,术者一手掌按住患处,另一手自外侧握住膝部(或握踝上,使之屈膝),进行推腰牵腿,做腰髋过伸动作1~3次,换体位做另一侧。脊柱推扳法可调理关节间隙,松解神经根粘连,手法要有步骤、有节奏地缓缓进行,避免使用暴力。

（3）牵抖法:患者俯卧,两手抓住床头。术者双手握住患者两踝,用力牵引并上下抖动下肢,带动腰部,再行按摩下腰部。

（4）滚摇法:患者仰卧,双髋膝屈曲,术者一手扶两踝,另一手扶双膝,将腰部旋转滚动1~2分钟。

以上手法可隔日1次,1个月为1个疗程。

3. 牵引治疗　主要采用骨盆牵引法,适用于初次发作或反复发作的急性期患者。目前已有各种机械牵引床、电脑控制牵引床替代传统的牵引方式。

4. 针灸治疗　取肾俞、命门、腰阳关、委中、三阴交等穴位针刺,痛点可配用拔罐疗法。

5. 练功活动　腰腿痛症状减轻后,应积极进行腰背肌的功能锻炼,可采用飞燕点水、五点支撑练功,以增强腰腿部肌力,有利于腰椎的平衡稳定。

6. 药物治疗

（1）中医辨证论治:气滞血瘀者治宜行气活血、舒筋祛瘀,方用活血舒筋汤加减;湿热蕴结者治宜清热利湿、舒筋通络,方用四妙散加减;风寒湿痹者治宜祛风除湿、温通经络,方用羌活胜湿汤或独活寄生汤加减;肝肾亏虚者治宜补益肝肾、强壮筋骨,方用金匮肾气丸、左归丸、大补阴丸加减。局部可外贴伤湿止痛膏、狗皮膏等,或外擦正红花油、正骨水等。

（2）西药:非甾体抗炎药对短期缓解症状非常有效;肌肉松弛药及抗惊厥类药物可作为二线用药;三环类抗抑郁药物可作为辅助用药。

（二）手术治疗

外科手术治疗椎间盘源性腰痛一直是脊柱外科领域有争议的课题,但对于一些呈渐进性发展、慢性功能性丧失的椎间盘源性腰痛患者,且经正规保守治疗无效的,可以考虑行外科手术治疗。手术治疗推荐指征为:症状反复发作且持续1年以上;保守治疗无效;椎间盘造影呈阳性;腰椎影像学检查排除腰椎其他疾患;无特征性神经检查体征。

1. 微创介入手术

（1）经皮激光椎间盘减压术(PLDD)。

（2）椎间盘内电热疗法(IDET)。

（3）椎间盘射频消融术(CN)。

（4）椎间盘内射频热凝疗法(PIRFT)。

（5）臭氧溶核术(PIMOI)。

（6）胶原酶化学溶解疗法。

（7）经皮腰椎间盘切吸术(PLD)。

（8）经皮穿刺内镜椎间盘切除术(PED)。

2. 开放手术治疗

（1）椎间融合内固定术:已成为治疗椎间盘源性下腰痛的金标准。目前手术方式主要包括前路椎间盘切除椎体间融合术（ALIF）、后路椎间盘切除椎体间融合术（PLIF）、经椎间孔椎体间融合术（TLIF）等。

（2）假体置换术：包括人工髓核置换术和椎间盘置换术。

（三）生物治疗

虽然手术治疗椎间盘源性腰痛（DLBP）取得了很好的成效，但是未能从病因根源性解决问题。即使切除了退变的椎间盘，还可导致其他椎间盘因脊柱不稳而进一步退变。近几年，随着生物技术的进步，使用细胞生物学修复退变椎间盘已成为热点。其治疗原则为恢复椎间盘原有解剖结构，减轻疼痛。退变的椎间盘中细胞数目明显降低，因此，细胞学治疗退变椎间盘就显得极具成效。目前，间充质干细胞（mesenchymal stem cell，MSC）治疗 DLBP 已被逐渐应用于临床。该类细胞获取极为简单，可以从自体骨髓以及脂肪组织中提取。MSC 是一种多功能干细胞，具有极强的分化和增生能力，可分泌多种生长因子和细胞因子，减少椎间盘微环境分解代谢和再生椎间盘组织来减缓或阻止椎间盘的退化。在对 MSC 修复椎间盘的随机对照研究中，发现 MSC 可通过抗炎及组织再生来迅速缓解 DLBP 患者腰痛症状，并指出异体 MSC 治疗比自体 MSC 疗效更为显著。因此，MSC 治疗 DLBP 也是一种可行的选择。另外，脐带间充质干细胞也可用于治疗 DLBP。由于该细胞与骨髓来源 MSC 相比具有低免疫原性及局部的免疫抑制，因此脐带间充质干细胞更适用于同种异体移植。

七、预防与调护

为预防和减少椎间盘源性腰痛的发生，在日常生活、工作中应注意以下几个方面：①饮食均衡、避免肥胖：摄入的食物中蛋白质、维生素含量宜高，脂肪、胆固醇宜低，防止肥胖，戒烟控酒；②学会放松，减少紧张：生活、工作中注意劳逸结合，保持正确姿势，不宜久坐久站，剧烈体育活动前先做准备活动；③卧床休息宜选用硬板床，保持脊柱生理弯曲；④避寒保暖；⑤平时应加强腰背肌功能锻炼，提高腰椎稳定性。

第十节　第三腰椎横突综合征

一、概述

第三腰椎横突综合征（the third lumbar transverse process syndrome）是由于腰三横突周围软组织粘连、增厚，卡压通过横突的神经、血管，出现以腰部疼痛、压痛、膝盖以上腿部放射痛为主要症状的疾病。本病多发于青壮年，尤以体力工作者常见，其发病特点是反复发作，长久不愈。近年来，本病患病率有逐年上升的趋势。

二、病因病机

腰椎横突是腰背筋膜的附着点，各横突间均有横突间肌及横突间韧带。由于第三腰椎横突位于腰椎的中心，在所有腰椎横突中最长，附着的肌肉也多，有竖棘肌、腰方肌、腰大肌等，因此第三腰椎横突是腰部肌肉收缩运动的一个重要支点，受力也最大，较其他腰椎更易产生劳损。第1~3腰神经的后支穿过起于横突的肌筋膜，行于横突背侧。在长期的弯腰工作中，肌肉附着处产生慢性牵拉性损伤，形成许多小肌疝，同时腰神经感觉支也会因牵拉而产生疼痛。突然弯腰或强力扭转脊柱，使第三腰椎横突周围的肌肉筋膜撕裂而局部发生水肿、渗出、肌肉痉挛等，形成无菌性炎症刺激而产生疼痛。日久所出现的以纤维增生为主的慢性炎症，是本病迁延难愈的主要原因。

腰三横突特殊的生理解剖结构是导致本病发生的主要原因。由于不良的姿势和急性损伤未能及时救治，导致横突长时间的出血、水肿、渗出不能得到恢复，引起横突周围组织纤维化，进而增厚变性，压迫通过的神经和血管就会引起一系列症状。某一神经受到损伤时，由同一根脊神经发出的其他分支也会反射性地受到刺激。例如当刺激前支时，会出现股前区疼痛、大腿根部压痛等闭孔神经和股神经的刺激症状；当刺激后支时，会出现骶髂角处的压痛、臀部麻木等臀上皮神经的刺激症状；当出现在交感神经时，会出现月经痛、性交痛及外阴阴道痛等。

本病当属中医"腰痛""下腰痛""痹证"等范畴。主要是病机是"本虚标实"，肾虚是导致腰痛的基础，又复感风寒湿邪痹阻筋脉，或者跌仆损伤导致气滞血瘀，从而引起"不通则痛"或"不荣则痛"。临床一般分为3型。①风寒阻络：腰部冷痛，痛如针刺，疼痛拒按，部位固定，夜痛尤甚，遇寒加重，遇温缓解，舌质淡，苔白滑，脉沉紧。②气滞血瘀：外伤扭伤，或跌仆损伤，腰痛发作，痛点固定，痛如针刺，拒按，腰肌板硬，腰背强直，弯腰时疼痛加重，严重时行走困难，或者面色青黑，皮肤甲错，舌淡紫或暗红，脉细涩。③肝肾亏虚：腰部隐痛，常年不愈，绵绵不休，遇劳加重，休息时缓解，腰骨萎软，不能久站久坐，喜用手扶腰。偏阳虚者，面色无华，手足冰冷，舌质淡，脉沉细；偏阴虚者，面色潮红，五心潮汗，舌质红，脉弦细数。

三、诊断

本病好发于从事体力劳动的青壮年，常有腰部损伤史。骶棘肌外缘第3腰椎横突尖部压痛明显，且部位固定，疼痛可引起同侧下肢反射痛，疼痛可放射到臀部及大腿外侧，但反射痛的范围多不过膝关节。腰部活动时或活动后疼痛加重，有时患者翻身及行走均感困难，晨起或弯腰时疼痛加重，腰部功能多无明显受限。病程长者可出现肌肉萎缩，继发对侧肌紧张，导致对侧腰3横突受累、牵拉而发生损伤。

X线检查时，可见一侧或双侧第3腰椎横突明显过长，有时左右横突不对称，或向后倾斜，或有的末端骨密度明显增高。

本病应与腰椎间盘突出症、急性腰骶关节扭挫伤、臀上皮神经损伤及梨状肌综合征等相鉴别，压痛点的部位、直腿抬高试验及加强试验、影像学检查具有鉴别意义。

四、治疗

（一）药物治疗

1. 内服药

（1）西药：主要是以非甾体抗炎药、肌肉松弛药物、营养神经类药物、皮质激素类药物及扩血管、利水消肿类药物为主。

（2）中药：风寒阻络者宜祛风散寒、温经通络，方用麻桂温经汤加减；气滞血瘀者宜行气止痛、活血祛瘀，方用桃红四物汤或地龙散加减；肝肾亏虚中偏阳虚者宜温补肾阳，方用金匮肾气丸，偏阴虚者宜滋补肾阴，方用左归丸或知柏地黄丸。

2. 外用药　常用方法有敷法、熨法、贴法、洗法等。其中以消炎止痛膏、三色敷药、热敷散为主要代表方。

（二）手法治疗

患者取俯卧位，术者在脊柱两侧的骶棘肌、臀部及大腿后侧，施以按、揉、推、擦等手法，并按揉腰腿部的膀胱经腧穴，理顺腰、臀、腿部肌肉，解除痉挛，缓解疼痛。再以拇指及中指分别挤压、弹拨、按揉腰3横突尖端两侧，剥离粘连，活血散瘀，消肿止痛。手法由浅入深、由轻到重，以患者能忍受为度。10次为1疗程，视情况隔天或每天1次。

（三）针灸治疗

本病主要取阿是穴及足太阳膀胱经穴位。

（四）手术治疗

经系统非手术治疗3个月疗效不佳，症状严重影响日常生活工作者，可考虑手术治疗。

（五）功能锻炼

1. 仰卧锻炼　可选用五点支撑式锻炼。

2. 俯卧锻炼　可选用飞燕式锻炼。

3. 站立锻炼　可选倒退行走法。

五、预防与调护

急性期应卧硬板床休息1周，手法治疗后亦应卧床休息，使损伤组织修复。疼痛减轻后，应注意加强腰背肌锻炼，以巩固疗效。久坐、久站时可佩戴腰围保护，避免腰部过度屈曲或劳累、受寒。注意纠正不良姿势。改善居住环境，做到饮食起居有节。注重心理调护，充分调动患者的治疗积极性。

第十一节　梨状肌综合征

一、概述

梨状肌综合征（pyriformis syndrome）又称梨状孔损伤综合征、梨状肌狭窄综合征或坐骨神经出口综合征，是指由于梨状肌解剖变异、长期劳损或直接外伤等原因引起梨状肌充血、水肿、痉挛，继而刺激或挤压坐骨神经，引起一系列临床症状。主要表现为单侧或双侧臀部疼痛，且向同侧下肢放射性延伸，可伴有小腿外侧发麻，大小便或大声咳嗽时患肢窜痛加重，或伴有会阴部不适；甚者臀部呈现"刀割样"疼痛，双下肢屈曲障碍，生活不能自理。梨状肌综合征是引起坐骨神经疼痛的常见原因之一，临床上常被误诊为腰椎间盘突出症、骶髂关节炎、髋部骨折和腰椎管狭窄等。近年来，该病的发病率显著上升，给人们的日常生活带来不便。梨状肌综合征属于中医学"痹证"范畴，因猝然外伤致局部气血瘀滞，或因肝肾不足，复感风寒湿邪，经络瘀滞，气血运行受阻而引发本病。治疗以祛风除湿、舒筋通络、活血止痛为原则。

二、解剖学基础

1. 概述　梨状肌（piriformis）属于骨盆转子肌群，呈扁椎体形，起于第2~4骶椎的前侧面，肌束向外走行穿过坐骨大孔，然后朝外下方跨过髋关节，形成窄细的肌腱止于股骨大转子后方。在小骨盆内，梨状肌的前表面与直肠、骶神经丛和髂内血管的分支相邻，其后表面为骶骨。在骨盆外，其前表面与坐骨和髋关节囊的后部接触，其后表面与臀大肌接触。其上与臀中肌、臀上血管和神经接触,其下为尾骨。坐骨神经是人体最粗大的神经,起于骶丛,由L_4~S_3前支组成,经梨状肌下孔穿出骨盆到达臀部,在臀大肌深面向下行,分为腓总神经和胫神经,主要支配下肢的感觉及运动。

2. 梨状肌与周围神经的关系 在盆腔出口区,梨状肌与坐骨神经的关系存在许多变异。按潘铭紫分型法分为Ⅰ~Ⅶ型。Ⅰ型:坐骨神经穿梨状肌下孔;Ⅱ型:胫神经出梨状肌下缘、腓总神经穿梨状肌;Ⅲ型:坐骨神经总干穿梨状肌;Ⅳ型:胫神经穿梨状肌、腓总神经出梨状肌上缘;Ⅴ型:坐骨神经总干出梨状肌上缘;Ⅵ型:胫神经出梨状肌下缘、腓总神经出梨状肌上缘;Ⅶ型:胫神经出梨状肌上缘,腓总神经出梨状肌下缘。其中Ⅰ型为正常型,是最常见的类型,约占61.6%,其余各型约占38.4%。变异型中又以Ⅱ型较多见,其余类型均不常见。腓总神经自骶丛后股发出,位于胫神经与梨状肌之间,腓总神经周围三面是梨状肌,一面是胫神经,腓总神经正好包埋在中间。梨状肌劳损后引起无菌性炎症,水肿渗出,刺激包在其中的腓总神经,引起臀腿痛(小腿外侧),也可引起胫神经分布区的小腿后侧与足底痛。时间久则引起挤压与粘连,出现小腿麻木。梨状肌的这些解剖学特点,是引起梨状肌综合征的先决条件。

三、病因病机

1. 病因 梨状肌综合征的病因主要包括原发性和继发性。原发性主要包括解剖结构变异,该病因文献报道中争议较大,研究发现坐骨神经的解剖结构变异能增加发病率,还发现了坐骨神经变异导致梨状肌综合征。但有学者发现无论坐骨神经及梨状肌的解剖结构如何变化,并没有增加梨状肌综合征的风险,该病因还需进一步研究证明。继发性主要包括创伤、炎症、慢性劳损(如长途步行或跑步)、某些动作(下肢外展、外旋或蹲位变直位)、占位、双下肢不等长、退行性变、髋关节置换术及妊娠等,以上病变均导致梨状肌不同程度的牵拉,肌内膜毛细血管破裂,梨状肌发生水肿、挛缩及充血,反复病变引起梨状肌肥厚和痉挛,由于盆腔出口多由伸展性很小的骨与韧带组成,梨状肌上下孔狭窄,使上下孔通过的坐骨神经受压产生机械性刺激,从而出现疼痛及下肢功能障碍。据文献报道继发性病因更常见,继发性病因中又以占位性病变多见。

2. 病理学基础 梨状肌变异会导致坐骨神经受到刺激或压迫而产生梨状肌综合征,这种情况是导致坐骨神经痛的主要原因。研究发现:在某些情况下,梨状肌可因一些不协调或剧烈的运动,如髋关节过度扭转、蹲位骤然直立或负重行走等,使梨状肌发生劳损、充血、水肿、增生、肥大、挛缩、粘连、瘢痕,进而卡压穿行其中的神经,引起坐骨神经损伤,这些病变还会导致梨状肌上、下孔狭窄,压迫坐骨神经及相邻结构,引起坐骨神经盆腔出口的狭窄。

四、诊断及鉴别诊断

大多数梨状肌综合征患者有髋关节过度扭转病史,或受凉史。目前还没有公认的诊断梨状肌综合征的"金标准",多依靠相关病史、临床表现、体格检查和影像学检查协助诊断,常通过术后才能明确诊断。

1. 诊断要点

(1)病史:多有扭伤病史、腰臀部劳损病史或感受风寒湿病史,起病较突然。

(2)症状及体征:梨状肌综合征的典型症状为患侧臀部疼痛,常为慢性,也可急性发作,久坐或久站后症状加重,活动后可部分缓解;疼痛或感觉异常常沿臀部向股外侧、股后侧放射,伴有患肢麻木、乏力、跛行等;部分患者可代偿性地出现头、颈、胸、腹、腹股沟、腰骶等部位的疼痛。体格检查可有梨状肌、骶髂关节、坐骨结节部位的压痛,患侧臀部可触及条索状或腊肠状物,牵拉患肢后疼痛可部分缓解;慢性患者可出现臀肌萎缩、患肢短缩,部分患者可代偿性地出现颈、胸、腰椎的压痛及活动范围缩小。

（3）诊断梨状肌综合征的常用试验:①梨状肌试验:患者仰卧休息时,患肢外旋,当主动旋转至中立位时诱发坐骨神经痛为阳性;②Lasegue 征:患肢处于屈髋伸膝位时诱发坐骨神经痛为阳性;③Freiberg 征:患侧髋关节被动内旋时诱发坐骨神经痛为阳性;④Pace 征及屈曲内收内旋（FAIR）试验:患肢处于屈髋屈膝位,内收、内旋患髋关节时诱发坐骨神经痛为阳性;⑤Beatty 试验:患者健侧卧位,抬高患膝后诱发坐骨神经痛为阳性。

目前学术界比较认可的诊断标准是 2012 年由中华中医药学会制订的《中医骨伤科常见病诊疗指南》,其诊断要点有:①多有扭伤病史、腰臀部劳损病史或感受风寒湿病史,起病较突然;②臀部或腰臀部疼痛,疼痛沿着坐骨神经放射并出现行走困难;③弯腰、举重导致疼痛加重,通过牵引可以不同程度缓解;④查体在梨状肌的解剖部位可以触到梭形、腊肠状的块状物;⑤Lasegue 征阳性。

（4）影像学检查

1）超声检查:是诊断梨状肌综合征首选的辅助检查手段之一,操作简便、安全无创,可重复性好。随着设备的不断改进,超声对显示位置较表浅肌肉的清晰度越来越高,已能较准确地显示并鉴别梨状肌的异常。正常梨状肌呈斜行带状肌性结构,轮廓清晰,肌外膜平滑纤细,内部肌束平行排列,纹理清晰,回声均匀。梨状肌综合征患者梨状肌增厚,形态饱满,肌外膜增厚,肌纹理显示不清,包膜回声增强,内部结构紊乱,弥漫或局限性回声减低或增高,分布不均匀。梨状肌下孔较健侧缩小,梨状肌后方的坐骨神经回声欠均匀,未见明显蜂窝状结构。研究发现症状较轻的患者,仅表现为患侧梨状肌及肌外膜较对侧稍增厚,其内部回声改变不明显;病程较长的患者,梨状肌萎缩,表现为肌外膜增厚,边缘不光滑,内部回声增高,分布不均匀。

2）CT 检查:CT 检查空间分辨率高,能清晰显示梨状肌的位置及与周围组织的毗邻关系,正常梨状肌呈肌肉密度,右、左侧梨状肌密度相同,无肥大或萎缩,与周围组织分界清,坐骨神经密度与肌肉密度相同。梨状肌综合征患者在 CT 上表现为患侧梨状肌较对侧肥大,边界模糊,与坐骨神经分界不清,慢性患者可见患侧梨状肌较对侧缩小,其内密度不均,部分可见钙化。由于梨状肌综合征可急性发病,只有当梨状肌出现明显形态改变时（肥大、萎缩）,才能在 CT 上出现阳性表现。故 CT 检查对梨状肌综合征的直接诊断价值较低,但对于梨状肌综合征的鉴别诊断价值较大,能排除其他原因（腰椎或盆腔疾病等）引起的坐骨神经痛,该检查方便,速度快,但是具有一定的辐射。

3）MRI 检查:MRI 检查不仅能显示梨状肌与坐骨神经的形态结构,多位学者报道神经纤维束功能成像及弥散张量成像（diffusion tensor imaging, DTI）能间接测定坐骨神经的功能,梨状肌综合征患者梨状肌远端的坐骨神经各向异性分数（FA）值明显降低,表观弥散系数（ADC）值明显增高,患者手术治疗后坐骨神经任何一段的 FA 值与 ADC 值没有明显差异,相关学者还提出该序列测定坐骨神经的功能比较准确,相对于电生理检查,可减轻患者痛苦,能作为一种有效的诊断方式。梨状肌综合征患者在 MRI 上表现为患侧梨状肌较对侧增粗,梨状肌下孔狭窄,呈炎性改变时 T_1WI 上呈等或略低信号,T_2WI、SPAIR 上呈高信号,部分信号混杂,坐骨神经略增粗,受压轻度前移,穿越梨状肌段显示欠清,DWI 呈高信号。

由于 MRI 在国内资源有限及检查费用高昂,因此很多医院对于梨状肌综合征的 MRI 检查普及度并不高,但 MRI 检查是梨状肌综合征不可或缺的诊断手段之一。

4)神经肌电图检查:神经生理测试也可以应用在梨状肌综合征的诊断。肌电图(EMG)能够较好区分梨状肌综合征和腰椎间盘突出症。在鉴别诊断中,神经肌电图(ENMG)的电信号能实现坐骨神经损伤和 L_5、S_1 神经根损伤的可视化。棘间神经冲击会导致梨状肌近端肌肉的肌电图异常。梨状肌综合征患者梨状肌近端肌肉的肌电图结果是正常的,远端的肌电图结果可能异常。

2. 鉴别诊断

(1)腰椎间盘突出症:主要表现为根性痛,由椎管或根管处突出物压迫或刺激局部脊神经根所致,具有椎旁压痛、叩痛及特定的感觉神经皮节分布区和反射改变,表现为相应的、呈根性分布的腿痛,疼痛范围超过膝关节,多为单侧,腹压升高时疼痛加重。梨状肌综合征的临床表现为干性痛,由盆腔出口处组织炎性改变、瘢痕狭窄或变异所致的坐骨神经痛,表现为臀髋部疼痛及同侧下肢放射痛,在臀中部可触及痉挛呈条索状的梨状肌,沿坐骨神经有压痛,疼痛往往在膝平面以上,与腹压无关,腰部无症状。一般认为,梨状肌综合征是一个描述性、排他性诊断,只有在明确没有引起坐骨神经痛的其他病因时才考虑此诊断。

(2)腰椎管狭窄症:多发于 40 岁以上的中年人。安静或休息时常无症状,行走一段距离后出现下肢痛、麻木、无力等症状,需蹲下或坐下休息一段时间后缓解,方能继续行走。随病情加重,行走的距离越来越短,需休息的时间越来越长。

(3)弹响髋:髂胫束因某些原因导致肥厚或紧张,或大转子过于突出,或有滑囊炎,造成髋关节活动时两者相互摩擦产生弹响。还有一种弹响髋是因为髋关节先天性脱位或关节囊松弛,造成髋关节过伸外旋时出现弹响。

(4)坐骨结节滑囊炎:发于体质瘦弱而久坐的中老年人,臀部摩擦、挤压经久劳损而引起局部炎症,故又称"脂肪臀"。儿童可因蹲挫伤引起。发病与长期过久的坐位工作及臀部脂肪组织缺失有关,特别是体质较瘦弱者。由于坐骨结节滑囊长期被压迫和摩擦,囊壁渐渐增厚或纤维化而引起症状。因剧烈活动髋关节使附着在坐骨结节上的肌腱损伤,从而牵拉损伤滑囊或肌腱损伤处的瘢痕刺激周围滑囊所致。

五、中医分期及辨证分型

1. 早期　由于暴力冲击或闪扭,损伤经脉、筋肉,经脉受损则气机不畅,气血运行不利而气滞血瘀,不通则痛。由于气血损伤的偏重、寒热的各异、年龄体质的不同,又分为以下各型。①风寒湿痹证,多因感受风寒引起。臀部及下肢酸胀、疼痛、拘急、屈伸不利、行走不便。风气盛疼痛可呈游走性并有明显拘紧感;湿气盛则酸困重着,麻木不仁;寒气盛则疼痛剧烈,遇冷更甚,得温则舒。舌质淡,苔薄白,脉弦紧和浮紧。②血瘀气滞证,多因外伤引起。症见臀部疼痛剧烈,固定不移,拒按压,痛如针刺刀割,入夜尤甚,肌肉坚硬,肢体拘挛,活动不便。舌质暗红和有瘀斑,苔薄白,脉弦涩。③湿热阻络证,臀部及下肢痛不可近,烧灼难忍,遇热而重,得冷则缓,常有出汗、恶心、口干渴、烦闷躁动。舌红苔黄,脉弦数。

2. 后期　筋肉损则运动失司,故活动困难。经脉受损,气血不利,筋肉失养,故后期多腿膝乏力,肢体麻木。后期虚损又有气血亏损和肝肾亏虚的不同。①气血两虚证,久病未治,疼痛不愈,酸困隐隐,屈伸不利,行走困难,肌肉瘦削,皮肤感觉迟钝和麻木不仁,身倦乏力,语怯懒言。舌质淡,苔薄白,脉细弱无力。②肝肾亏虚证,臀部酸痛,腿膝乏力,遇劳更甚,卧则减轻。偏阳虚者面色无华,手足不温;舌质淡,脉沉细。偏阴虚者面色潮红,手足心热;舌质红,脉细数。

六、治疗

1. 治疗原则 早期非手术综合治疗是最有效的方法。梨状肌综合征患者初期使用非甾体抗炎药、肌肉松弛剂、冰敷或休息等对症处理后症状可减轻。同时配合梨状肌伸长和内收肌外展的康复训练。如果患者通过上述治疗症状改善不明显,可配合采用手法、针灸、中药内外服用、封闭、物理、冲击波、针刀等治疗方法。如果所有的药物和康复治疗不能明显缓解疼痛,最终的治疗方法是手术减压。

2. 非手术治疗

(1) 对症治疗:经过休息、冰敷及口服非甾体抗炎药、肌肉松弛剂等治疗后,大部分梨状肌综合征患者的症状可以缓解。通过梨状肌牵拉和内收肌功能的锻炼,可增加梨状肌周围肌肉、关节的支持力量和活动范围。

(2) 手法治疗:用手掌或掌根沿梨状肌走行及下肢后侧肌施以推抚手法;单掌或掌根、拇指分别由上至下揉梨状肌 5~7 遍;用掌根从上至下揉大腿后侧,至腘窝改为多指拿揉小腿后侧三头肌,反复 3~5 遍;拇指拨揉坐骨神经路线 3~5 遍;肘尖拨压梨状肌 2~3 遍;双拇指按梨状肌走行拨理顺压 3~5 遍;双手掌根交替按压下肢后侧 2~3 遍;双拇指交替按压下肢后侧坐骨神经路线 3~5 遍;掌指关节搽梨状肌及下肢后侧肌群 3~5 分钟;按压环跳、承扶、殷门、委中、承山、昆仑、臀池(髂前上棘与坐骨节结连线中点)以及局部压痛点(阿是穴)1~2 分钟;拿揉梨状肌 1~2 分钟,多指拿揉下肢后侧 2~3 遍;轻叩或以拍打结束。

(3) 针灸治疗

1) 针刺疗法:常规针刺可取阿是穴、环跳、居髎、臀三角点、秩边、承扶等穴。亦可采用如下方法:急性期取患侧髂嵴高点稍内侧,约平第四腰椎棘突,距后正中线 3.5~4 寸处,紧贴髂骨边缘垂直进针,深 3.5~4 寸,患者臀部局部可有麻木重胀感,并向患侧下肢放射,再从该针上下或左右旁开 1 寸处向病所各刺入一针,针尖应向主针汇合,得气后留针,同时可配合针刺患侧的阳陵泉、飞扬穴。慢性期取患侧环跳为主穴,配合患侧的阳陵泉、飞扬穴。针刺时直刺环跳穴 3~4 寸,患者臀部即可有酸困麻胀感,并向患侧下肢后外侧放射,另外可傍刺两针,分别在主针的后上方与后下方刺入,三针形成一边长 2~3cm 的等边三角形,如果在患侧臀部可触及条索状肌束隆起物时,傍入的两针可直刺深部条索状物,使局部有酸困感即可。急性期每日 1 次,慢性期隔日 1 次。

2) 电针治疗:以局部取穴加循经取穴为主。主穴:环跳。配穴:太阳经型配殷门、委中、飞扬、昆仑、束骨等穴;少阳经型配风市、阳陵泉、绝骨、足临泣;混合型配风市、阳陵泉、委中、昆仑等。主穴行大幅度提插手法,配穴行提插捻转泻法,再结合电针断续波,每日 1 次或隔日 1 次。

(4) 中药辨证施治

1) 风寒湿痹证:采用蠲痹祛湿法。主方:蠲痹汤(《医宗金鉴》)加减。常用药:当归、羌活、甘草、白术、芍药、附子、黄芪、防风、姜黄、薏苡仁等。

2) 血瘀气滞证:采用活血行气法。主方:身痛逐瘀汤(《医林改错》)加减。常用药:秦艽、川芎、桃仁、红花、羌活、当归、没药、五灵脂、香附、牛膝、地龙、甘草等。

3) 湿热阻络证:选用祛湿通络法。主方:宣痹汤(《温病条辨》)加减。常用药:防己、杏仁、滑石、连翘、山栀、薏苡仁、半夏、蚕沙、赤小豆皮、苍术、黄柏、牛膝等。

4）气血两虚证：选用补益气血法。主方：八珍汤（《丹溪心法》）加减。常用药：当归、川芎、白芍、熟地黄、人参、白术、茯苓、炙甘草等。

5）肝肾亏虚证：采用补益肝肾法。偏阳虚者，主方：右归丸（《景岳全书》）加减，常用药：熟地黄、怀山药、山茱萸、枸杞子、菟丝子、鹿角胶、杜仲、肉桂、当归、熟附片等；偏阴虚者，主方：左归丸（《景岳全书》）加减，常用药：熟地黄、枸杞子、怀山药、山茱萸、菟丝子、鹿胶、龟板胶、川牛膝等。

（5）灸法：包括热敏灸、隔物灸、雷火灸等，可根据患者具体病情选择使用。

（6）局部封闭：注入消炎镇痛液（2% 利多卡因 2ml+ 曲安奈德 50mg+ 生理盐水 7ml）10ml 阻滞。每周 2 次，3~5 次为 1 个疗程。

（7）针刀治疗：患者俯卧于治疗床上，于患者的髂后上棘和尾骨尖部位作连线，此线中点向股骨大转子顶点作连线，在该线中部、内侧 1/3 处（即坐骨神经于梨状肌下孔出口的部位）做好标记。位置确定之后进行局部皮肤常规消毒以及覆盖无菌巾。针刀操作：术者戴好口罩、帽子以及无菌手套，一手拇、食指持 3 号针刀，另一手拿消毒纱布夹住刀体，于标记处沿下肢纵轴进针刀，针体与皮肤垂直，迅速刺入患者皮下组织层部位，然后再逐渐深入，当患者出现麻木感或下肢出现过电样的感觉时，说明针尖已经刺至梨状肌下孔坐骨神经出口的位置，将针刀沿进刀方向回退 2cm，再将针刀体倾斜 10°~20° 向内侧或外侧刺入，当刀下出现坚韧感时，说明针尖已经到达坐骨神经在梨状肌下孔的卡压点位置，再使用提插针刀的方法向下进针，进针范围在 0.5cm 以内，当刀下出现松动感时即可缓慢拔出针刀，针刀拔出后立即重力按压刀口 3 分钟，以预防发生出血，并可在治疗点贴上创可贴。疗程：每周治疗1 次，3 次为一个疗程。

3. 手术治疗　非手术治疗措施未能解决的情况下，手术可作为最后手段，目的是减少梨状肌的任何收缩。此外，探查坐骨切迹来确保纤维带是否压迫坐骨神经。传统开放手术一般采用硬膜外麻醉，患者取斜卧位或俯卧位，由髂后上棘至尾骨尖作一连线，在距离髂后上棘下 2cm 处与大粗隆顶点的连线上做一切口，长约 10cm，切开皮肤、皮下组织及臀大肌肌膜，纯性分离深面，显露梨状肌及其在大粗隆顶点的腱性部分，并从腱性部切断。如坐骨神经穿梨状肌者应切断其肌腹，使坐骨神经不被梨状肌夹持，如臀上、下静脉淤血怒张者，给予结扎、切断。而后用手指沿坐骨神经干上下剥离，以解除坐骨神经的粘连。如见坐骨神经外膜增厚，应纵向切开外膜，使其得到松解。然后冲洗伤口，彻底止血，缝合皮下组织及皮肤。目前可在内镜控制下采用微创方法切除梨状肌，在臀中肌、臀小肌局部麻醉后，屈髋30°~60°，于大转子后缘做 2cm 切口，用 10ml 注射器和关节镜（直径 4mm）以 30° 斜视采用特制刮刀将部分肌肉切除。

七、预防与调护

急性期疼痛严重者卧床休息，以将伤肢保持在外旋、外展位为佳，避免髋关节的旋转动作，使梨状肌处于松弛状态。疼痛缓解后应加强髋关节及腰部活动和功能锻炼，以减少肌肉萎缩。

八、现代研究

1. MRI 诊断梨状肌综合征的新突破　近年来，常规磁共振扫描序列对形态学上尚未发生改变的疾病难以明确显示病变，此时功能性磁共振成像（fMRI）应运而生，fMRI 对于早期发现和定量评估梨状肌功能性改变具有前瞻性作用。

2. 深层肌肉刺激仪治疗梨状肌综合征　深层肌肉刺激仪（deep muscle stimulator, DMS）是通过高频击打和机械振动,作用于深层肌肉及肌肉的深部组织,以一种垂直机械振动波的形式来松弛痉挛的肌肉,松解肌肉及肌筋膜粘连,放松深层肌群。有研究表明,DMS通过对肌肉与筋膜产生轻微的牵拉作用,使短缩的肌肉恢复正常长度,有效促进肌肉力量的平衡、强化肌肉力量,从而缓解深层肌肉疼痛;另外,DMS又能加速局部血液循环、促进乳酸代谢、加速修复局部的软组织,同时可促进本体感觉的恢复,改善局部血流,加快重要营养素的复苏和可用性,清除坏死组织,减少扳机点敏感度,持续振动敲击会提高痛阈,从而达到缓解疼痛的作用。

3. 整骨手法治疗梨状肌综合征　整骨手法是通过手法治疗改善患者梨状肌痉挛状态,使患者恢复正常的运动范围并减轻疼痛。其常用的技术为肌肉能量技术和抗拉技术。肌肉能量技术是一种主动和直接的技术,可以利用患者的限制性屏障,当医生引入反作用力时,患者主动对抗。反作用力可以是等距的或等张的,等张力可以是同心的或偏心的。治疗时通常会让患者仰卧屈膝,并将患侧的脚置于对侧膝关节的外侧,术者向内侧推膝关节直至交锁,令患者抗阻3~5秒,稍做等长放松,并重复几遍;将患肢恢复到中立位,采用仰卧或俯卧位对梨状肌进行重新评估。抗拉技术是一种被动和间接技术,涉及识别压痛点或扳机点,并将肌筋膜牵拉至某一水平面使患肢疼痛缓解。通常要求患者俯卧于治疗床上,术者坐于患侧;确定梨状肌体部的压痛点,一般位于股骨大转子内侧5~7cm;患肢悬于床旁,屈髋（约135°）,将患肢外展外旋,直到压痛得到缓解并维持90秒,再缓慢将患肢恢复至中立位,重新评估患者压痛。

第十二节　脊柱压缩性骨折

一、概述

脊柱压缩性骨折是由于直接暴力或间接暴力作用于脊柱,脊柱相应部位椎体前半部分受到上下位椎体、椎间盘的挤压而发生压缩性骨折,临床多以胸腰段椎体多见,中老年人身体虚弱,大都患有骨质疏松症,故骨折的发生率较其他年龄段的人高。

骨质疏松会导致骨质量下降,易发生骨质的压缩。骨质疏松性椎体压缩骨折（osteoporosis vertebral compression fracture, OVCF）以老年人多见,是脊柱压缩性骨折的最常见类型。全球50岁以上人群OVCF的发病率为11%~50%,不同年龄、性别、地区及人种间OVCF发病率存在一定差异。大部分研究显示,随着年龄增加,OVCF发病率显著上升且好发于女性。

二、病因病机

（一）脊柱解剖与力学特性

脊柱是人体的支柱,是由多个椎骨依靠椎间盘及椎体间关节和韧带等连接构成的复杂结构。起到支撑躯体、平衡身体各部位的重量、保持重心平稳,吸收作用在脊柱上的应力与震荡,避免脊髓与胸腹内脏器受到损伤的作用。

脊柱由颈椎、胸椎、腰椎、骶椎以及尾椎构成,胸椎和腰椎担负着承重的主要任务,长期的负重以及磨损劳累,加上中老年的骨质疏松,产生椎体骨质的变化,在外力的直接或间接作用下,容易发生各种类型的骨折。脊柱胸腰段椎体处于活动较多的腰椎和相对固定的胸椎的交界区域,这样的生理因素,导致这个节段最易发生损伤。

脊柱压缩性骨折主要是脊柱在受到轴向压缩力直接作用后的结果,如患者从高处坠落,因其椎间盘的挤压而发生压缩性骨折。患者在发生压缩骨折后,其椎间盘承受压力增加,髓核破裂并进入椎体内,致使椎体内压力快速升高,常发生椎体爆裂性骨折,骨块在碎裂后将进入到椎管内压迫神经与脊髓。这类骨折属于脊柱前柱损伤,在临床中最为常见,占全部胸腰椎段骨折的50%。压缩骨折并不会累及患者中柱,具有较好的稳定性。

1. 屈曲型损伤　当高处坠落时,患者臀部触地,躯干前屈,或头部触地,颈椎前屈,使脊柱相应部位椎体前半部受到上下位椎体、椎间盘的挤压而发生压缩性骨折。其后部的棘上韧带、棘间韧带、关节突关节囊受到牵张应力而断裂,上位椎体向下方移位,引起半脱位,甚至双侧关节突跳跃脱位,但椎体后侧皮质未压缩断裂。活动较大的颈椎和胸腰椎结合部位最为多见。

2. 垂直压缩型损伤　高处掉落的物体纵向打击头顶,或跳水时头顶垂直撞击地面,以及从高处坠落时臀部触地,均可使椎体受到椎间盘挤压而发生粉碎性骨折,骨折块向四周"爆裂"移位,尤其是椎体后侧皮质断裂,骨折块突入椎管造成椎管变形、脊髓损伤。

3. 侧屈型损伤　高处坠落时一侧臀部触地,或因重物压砸使躯干向一侧弯曲,发生椎体侧方楔形压缩骨折,其对侧受到牵张应力,引起神经根或马尾神经牵拉性损伤。

（二）骨折分型

骨折分型是骨科医生判断骨折患者病情、制定治疗方案和评估预后的依据。自1930年Boehler对不同损伤机制导致的胸腰椎骨折进行形态学分析、第一次提出胸腰椎骨折的分型以来,胸腰椎骨折的分型系统也在不断更新、发展。

1. Holdsworth分型　1962年Holdsworth首次提出脊柱"两柱"理论,将脊柱分为前柱和后柱。前柱是脊柱的负重部分,包括椎体、椎间盘、前纵韧带和后纵韧带。后柱是脊柱的抗张力部分,主要包括椎板、棘突、棘上韧带、棘间韧带、黄韧带和关节突关节。认为脊柱稳定性主要依靠整个后柱体系来维持,并提出爆裂性骨折的概念。

2. Denis分型　1983年Denis提出了脊柱"三柱"理论,前柱:前纵韧带、椎体的前2/3和纤维环的前2/3;中柱:后纵韧带、椎体的后1/3及纤维环的后1/3;后柱:后关节囊,黄韧带,骨性神经弓,棘上韧带,棘间韧带和关节突。三柱理论强调中柱的生物力学重要性,并按照骨折形态和损伤机制,将胸腰椎骨折分为压缩性骨折、爆裂性骨折、屈曲牵张性骨折和骨折脱位4大类型。当脊柱受到屈曲压缩外力,主要是前柱承受压力,中后柱承受张力。前柱压缩超过1/2时,中柱受损,后柱分离,椎体不稳。牵张伸展外力时,后柱承受压力,出现椎板及棘突骨折,而椎体前部间隙增宽,则表示有前纵韧带损伤,椎体不稳。爆裂性骨折多为垂直性外力,如骨折仅累及中柱,则较稳定;同时累及后柱,系不稳定骨折。骨折脱位是三柱同时受损的一种类型,无论何种外力所致,均属于不稳定型骨折。

3. AO分型　1994年Magerl依据"两柱"理论和损伤机制,根据骨折形态、骨折部位、位移方向、韧带损伤等情况,将胸腰椎骨折分为3类9组27型,称为AO分型。AO分型烦琐复杂,同时没有针对不同类型的骨折提出具体的治疗方案,而且仅考虑了骨性结构的损伤,而没有考虑脊柱后方软组织和神经损伤的状态,存在一定局限性。2013年AO脊柱内固定学会提出了新的胸腰椎骨折分型（表2-6）。

表 2-6　AO 胸腰椎骨折分型

骨折分型	损伤情况
A 型	椎体压缩
A1 型	楔形或压缩骨折
A2 型	椎体分离或钳夹型压缩骨折
A3 型	不完全爆裂性骨折
A4 型	完全爆裂性骨折
B 型	张力带损伤
B1 型	后柱仅骨组织损伤
B2 型	损伤累及后柱韧带
C 型	骨折移位
C1 型	经过椎体或椎间盘的过伸性损伤
C2 型	剪切性损伤
C3 型	旋转性骨折脱位

三、诊断

任何高处坠下、重物落砸、车祸撞击、坍塌事故等均有发生脊柱损伤的可能,应详细了解暴力作用的过程和部位、受伤时的姿势及搬运情况。

脊柱疼痛及活动障碍为脊柱压缩性骨折损伤后的主要症状。查体时沿脊柱中线自上而下逐个按压棘突,寻找压痛点,发现棘突后突,表明椎体压缩或骨折脱位;棘突周围软组织肿胀、皮下瘀血,说明韧带肌肉断裂;棘突间距增大,说明椎骨脱位或棘间韧带断裂;棘突排列不在一条直线上,表明脊柱有旋转或侧方移位。当椎体只有轻微压缩骨折时,疼痛及功能障碍多不明显,应注意不要漏诊。对任何脊柱损伤患者,均应进行详细的神经系统检查,以排除是否伴有脊髓损伤。

1. 常规 X 线片检查　为首选检查方法,能全面观察脊柱的曲度、排列和椎间隙形态,可以确定椎体序列、损伤部位、范围及程度,也能很好地观察椎体压缩程度的改变、椎体上下缘骨质及椎体后缘连线,对椎体和棘突骨折的检出率较高(图 2-37)。

2. CT 检查　可清楚显示椎体三柱解剖结

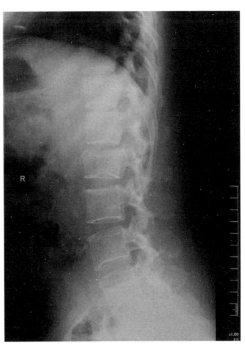

图 2-37　脊柱压缩性骨折侧位 X 线片

构及骨折线形态,尤其对椎体后柱结构骨折、碎骨片显示和移位情况、椎小关节骨折和椎管狭窄程度等,CT 具有特征性表现,还能正确判断椎体骨折稳定性情况,脊髓是否受压、受损,有无并发症。但对椎体序列的整体观察不如 X 线片(图 2-38)。

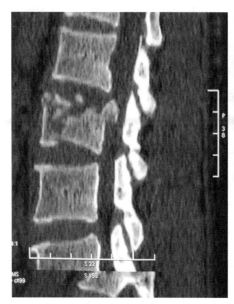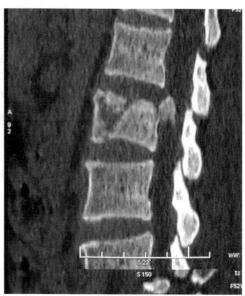

图 2-38　脊柱压缩性骨折矢状位 CT

3. MRI 检查　能全面反映脊椎及脊髓损伤的程度和病理变化,对脊髓、椎间盘、韧带及其他软组织的损伤做出评价,同时 MRI 能发现 X 线、CT 不能发现的骨挫伤,具有重要诊断意义。

四、治疗

1. 急救处理　对于暴力作用所导致的脊柱骨折,恰当的急救处理对患者预后有重要意义。在受伤现场就地检查,主要明确两点:第一,对于清醒的患者,应询问其脊柱损伤的部位,昏迷患者,应触诊棘突来初步断定脊柱的损伤部位;第二,搬运过程中,应使脊柱保持平直,避免屈曲和扭转,以免损伤脊髓。可采用两人或数人在患者一侧,动作一致地平托头、胸、腰、臀、腿的平卧式搬运,或同时扶住患者肩、腰、髋部的滚动方式,将患者移至担架上。用帆布担架抬运屈曲型骨折者,应采用俯卧位。搬运用的担架应为木板担架,切忌用被单提拉两端或一人抬肩、另一人抬腿的搬运法,因其不但会增加患者痛苦,还可使椎体移位加重,损伤脊髓。由于导致脊髓损伤的暴力往往巨大,在急救时应特别注意颅脑和重要脏器损伤、休克等的诊断并优先处理,维持呼吸道通畅及生命体征的稳定。

2. 整复手法　脊柱压缩性骨折的整复手法有持续牵引法、垫枕加腰背肌功能锻炼法、牵引过伸按压法等。根据脊柱损伤的不同,应选择合适的复位方法。

(1)持续牵引法:对于轻度移位、压缩而无关节交锁的颈椎骨折,一般采用枕颌布托牵引。牵引时头颈略后伸,牵引重量为 2~3kg,持续牵引 3~4 周后改用颈椎围领保护 8~10 周。若颈椎骨折伴有关节交锁者,需用颅骨牵引。牵引方向先由屈曲位开始,当关节突脱位交锁纠正后再改为伸展位,切忌一开始就采用伸展位,以免加重关节突相互嵌压交锁和脊髓损伤。增加牵引重量时,要注意观察脊髓损害是否加重及避免过度牵引。椎体间隙明显增宽为过度牵引的常见征象,此时应酌情减轻牵引重量。

（2）垫枕加腰背肌功能锻炼法:一般用于胸腰椎压缩性骨折（图 2-39）。操作时,让患者仰卧于硬板床上,骨折处垫高 5~10cm 的软枕,待疼痛能够忍受时进行腰背肌肉锻炼。于仰卧位用头部、双肘及双足作为支撑点,使背、腰、臀部及下肢呈弓形撑起（五点支撑法）,一般在伤后 1 周内要达到此种练功要求;逐步过渡到仅用头顶及双足支撑,全身呈弓形撑起（三点支撑法）,在伤后 2~3 周内达到此种要求;以后逐步改用双手及双足支撑,全身后伸腾空如拱桥状（四点支撑法）。

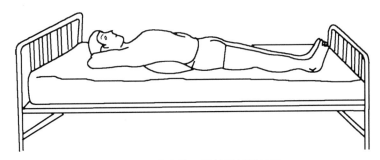

图 2-39　胸腰椎压缩性骨折垫枕法

（3）牵引过伸按压法:患者俯卧硬板床上,两手抓住床头,助手立于患者头侧,反持其腋窝处,一助手立于足侧,握患者双踝,两助手同时用力进行牵引。牵引 3~5 分钟后,足侧助手逐渐将双下肢提起悬离床面,使脊柱得到充分牵引和后伸,当肌肉松弛、椎间隙及前纵韧带被拉开后,术者双手重叠置于骨折后突部位,适当用力下压,借助前纵韧带的伸张力,将压缩之椎体拉开,同时使后突畸形得以复平。

（4）二桌复位法:用高低不等的二桌,高低差为 25~30cm,平排在一起,将患者置于桌上,患者头部朝高桌,然后将高桌边逐渐移至上臂内侧与颏下处,将低桌渐移至大腿中段处,借助患者体重,使胸腰部悬空（图 2-40）。此时术者可用手掌或另加一桌托住患者的腹部,慢慢下沉,以减轻疼痛,达到脊柱过伸的目的,2~5 分钟后,脊柱的胸腰部明显过伸,立即上一石膏背心或金属胸腰过伸支架固定。

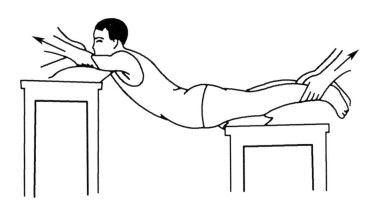

图 2-40　二桌复位法

3. **固定方法**　牵引结合体位可起到良好的固定作用。如颈椎屈曲型损伤用颅骨牵引结合头颈过伸位固定,过伸型损伤则需保持颈椎屈曲 20°~30° 位;另外,头-胸支架、头颈胸石膏、颈围领等均适用于颈椎损伤。腰椎屈曲压缩性骨折腰部垫枕,使腰椎过伸,结合过伸位夹板支具等,能发挥复位和固定的双重作用。

4. **药物治疗**　骨折药物治疗以三期分治为主,骨折早期以气滞血瘀为主,表现为局部肿胀、剧烈疼痛、胃纳不佳、大便秘结、舌苔薄白、脉弦紧,治宜行气活血,消肿止痛。内服可选用复元活血汤、膈下逐瘀汤加减,外敷消瘀膏或消肿散。兼有少腹胀满、小便不利者,证属瘀血阻滞,膀胱气化失调,治宜活血祛瘀,行气利水,用膈下逐瘀汤合五苓散。若局部持续疼痛、腹满胀痛、大便秘结、苔黄厚腻、脉弦有力,证属血瘀气滞,腑气不通,治宜攻下逐瘀,方用桃核承气汤或大成汤加减。中期肿痛虽消而未尽,仍活动受限,为瘀血未尽,筋骨未复,治宜活血和营,接骨续筋,方用接骨紫金丹。后期肝肾不足,气血两虚,临床表现为腰酸腿软、四肢无力、活动后局部隐隐作痛、舌淡苔白、脉虚细,治宜补益肝肾,调养气血,方用六味地黄汤、八珍汤或壮腰健肾汤加减。

5. **手术治疗**　骨折脱位移位明显,闭合复位失败或骨折块突入椎管压迫脊髓者应选择手术切开复位,恢复椎管管径,解除脊髓压迫,重建脊柱稳定性,可使患者早日进行康复训练,减轻护理难度,预防并发症发生。

（1）开放手术:包括前路手术和后路手术两种术式。由于前路术式在操作上相对困难、创伤大,因而后路切开复位、减压、植骨、经椎弓根螺钉内固定最为常用。

开放手术适应证:椎体压缩 >50% 或椎弓根破坏严重无法行椎体成形术;合并椎间盘突出或椎管内占位致脊髓或神经根受压;合并脊柱不稳。

1）前路手术:椎体高度缺失超过 67%,椎管占位超过 50%,胸椎和腰椎椎体的后凸畸形超过 30°,后凸畸形合并迟发性截瘫,陈旧性爆裂性骨折所致脊髓前方受压,特别是后路手术矫正不理想、无法满意固定的患者,可考虑前路手术椎体切除加重建固定。

前路手术的优点是直接解除压迫物,重建脊柱高度及稳定性、植骨或融合增加前柱的支撑力度。此术式对于特定的爆裂性骨折,特别是累及上椎板骨折,可获得良好的临床疗效。前路固定技术和椎管减压操作的创伤较大,技术水平要求较高。

2）后路手术:是目前临床常用的开放术式。脊柱后路内固定系统通过后路椎弓根进入前方椎体的螺钉,贯通了椎体的三柱,通过控制损伤平面上下位椎体前后左右位移以及水平面上的旋转,在生理弯曲轴线上撑开或加压,从而使不同形态的骨折脱位复位固定。但如果患者本身有骨质疏松症,骨脆性增加,骨密度降低、骨小梁变薄,引起椎弓根螺钉把持力不足,产生切割现象,导致内固定松动,术后高度易丢失(图 2-41)。

胸腰段椎体骨折通过后方入路行椎弓根螺钉牵开复位内固定和短节段钉棒内固定手术治疗,可获得较满意的临床疗效,是大多数胸腰椎骨折理想的选择。但椎弓根螺钉置入时要防止穿透椎弓根内侧皮质,造成脊髓、神经、血管等医源性损伤。

（2）微创手术:随着现代医学影像学技术和手术器械的不断发展,在临床上胸腰椎骨折经后路微创手术进行治疗的方法得到普遍应用,经皮椎体成形术(PVP)和经皮椎体后凸成形术(PKP)是近年来开展比较多的微创手术。PVP 和 PKP 目前主要用于治疗骨质疏松所致椎体压缩性骨折、椎体血管瘤、椎体转移性及其他原发性恶性肿瘤,具有创伤小、出血少、卧床时间短、疼痛缓解明显、严重并发症少等优点。

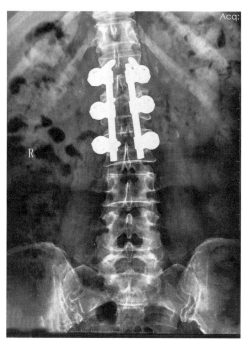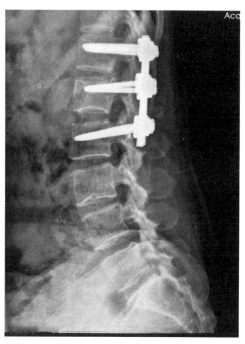

图 2-41　胸腰椎椎体骨折后路椎弓根螺钉棒固定术后 X 线片

1）经皮椎体成形术：PVP 是采用专用工作套管，通过 X 线影像引导，经皮将骨水泥，如聚甲基丙烯酸甲酯（PMMA）、磷酸钙、硫酸钙等，注入骨折椎体中，从而强化椎体、重建脊柱稳定性、减轻或消除椎体病变引起的疼痛。PVP 手术安全，疗程短，相比非手术治疗能迅速、显著缓解疼痛，缺点是它无法恢复塌陷椎体的高度，并且骨水泥渗漏率较高。

对于 PVP，目前公认的手术适应证为亚急性骨折，疼痛持续不缓解。另外，为防止长期卧床引发并发症的患者亦可考虑手术治疗。禁忌证包括凝血功能障碍，全身感染或椎体骨髓炎，广泛椎体骨质破坏、椎体塌陷致椎管受压大于 20% 或压迫神经根，以及严重心肺功能障碍或不全等难以耐受手术者。随着 PVP 技术的逐步改进，其手术适应证更加宽泛。尽管如此，在临床上 PVP 的实施仍需对穿刺技术、影像监控设备、骨水泥材料等多方面综合考虑、评估后方可进行。

2）经皮椎体后凸成形术：PKP 是在 PVP 的基础上发展而来，是 1994 年由美国的 Wong 等设计，用可膨胀性球囊经皮穿刺置入椎体，充气扩张后取出，再注入骨水泥。1998 年 PKP 得到美国食品药品管理局的批准应用于临床，国内外研究结果显示其临床治疗效果满意。PKP 术中辅以球囊扩张，与 PVP 相比可有效恢复椎体高度，减少术中骨水泥渗漏发生率，提高操作过程中的安全性。PKP 在手术适应证上较 PVP 更为广泛，除适用于亚急性压缩骨折外，还可应用于陈旧性压缩骨折，并且对椎体压缩程度要求较低，对于椎体压缩 <75% 者均可应用，甚至可应用于后壁破裂椎体（图 2-42）。随着手术技术革新，PKP 的适应证也更加趋于广泛，但全身或局部感染，凝血功能障碍，不稳定骨折伴脊髓和神经根损伤，椎体极重度压缩不能建立工作通道，骨水泥过敏，以及合并需要手术治疗的同部位病变如椎管狭窄、椎间盘突出等仍然是手术的绝对禁忌证。

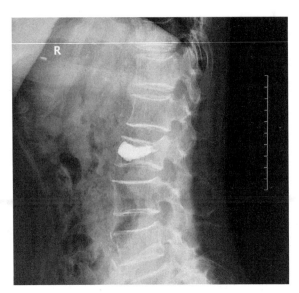

图 2-42 腰椎压缩骨折行 PKP 术后 X 线

五、转归及预后

骨折整复固定后,应鼓励患者早期进行四肢及腰背肌锻炼。行石膏及支架固定者,应早期进行背伸及伸髋活动。严重患者也不应绝对卧床,可于术后在支具保护下起坐。为防止压疮,应在 1~2 小时内帮助患者翻身 1 次,同时进行按摩。待病情稳定,患者有力时,即可开始练功活动。轻者 8~12 周可下地活动,但应避免弯腰动作,12 周后即可进行脊柱的全面锻炼。胸腰椎压缩性骨折患者给予中医综合方案治疗可获得理想的临床疗效,有利于保障患者预后及生活质量。

对于老年性骨质疏松性脊柱压缩性骨折,保守治疗效果有限,患者预后较差,易引发新的并发症,因而目前对于符合手术指征的患者,多采用手术治疗,通过手术方法恢复损伤椎体形态及周围解剖结构,可有效改善损伤椎体功能及疼痛状况。PVP 与 PKP 是治疗骨质疏松性脊柱压缩性骨折的主要术式,两者均具有微创、高效、止痛迅速等优势,逐渐替代了部分传统内固定术式。但是,文献报道显示经皮椎体成形术对骨水泥的填充效果不理想,易出现渗漏,术后损伤椎体的形态恢复也不理想。PKP 为老年性骨质疏松性脊柱压缩性骨折的首选术式,术后椎体高度明显增加,腰背疼痛改善效果明显。

六、现代研究

中医传统手法临床应用相当广泛,适合在基层推广应用,具有患者依从性好、费用低、损伤轻、疗效快等优点。整复手法治疗脊柱压缩性骨折在临床中被广泛使用,但是如何应用先进方法研究传统手法的相关生物力学问题显得非常重要。近年来,已有不少学者利用计算机技术和有限元分析方法研究传统手法,为手法作用机制的研究提供了广阔前景。

在西医的治疗手段上,新型高效药物不断研发,后路内固定系统生物力学性能逐步提高。另外,PVP 及 PKP 以其安全、有效、微创的优势具有更广泛的发展潜力,但手术技术及灌注材料上仍有部分缺陷,因而对手术技术的进一步创新,提高手术安全性以及研发并应用新型生物材料是今后研究的方向。

第十三节　骨质疏松症

一、概述

现代医学对骨质疏松症的认识是随着历史的发展和技术的进步逐渐深化的。骨质疏松最早由 Pomer 在 1885 年提出，1990 年在丹麦举行的第二届国际骨质疏松研讨会，以及 1993年在中国香港举行的第四届国际骨质疏松研讨会上，明确了骨质疏松的定义，即原发性骨质疏松症是以骨量减少、骨的微观结构退化为特征，致使骨的脆性增加以及易于发生骨折的一种全身性骨骼疾病。并将骨质疏松分为三大类：原发性骨质疏松症、继发性骨质疏松症、特发性骨质疏松症。1994 年世界卫生组织（WHO）将骨质疏松症定义为一种以骨量减少，骨组织微结构破坏，骨骼脆性增加和易发生骨折为特点的全身性疾病。2001 年美国国立卫生研究院（National Institutes of Health，NIH）将骨质疏松症命名为一种以骨强度降低导致骨折危险增加为特征的骨骼疾病。

骨质疏松症属于中医学"骨痿""骨枯"范畴，其根本病机为肾气虚损。各种原因引起的肾虚均会导致肾精不足，骨髓无以化生，骨骼无以充养，致使骨骼脆弱无力，如《素问·痿论》所说："……肾者水脏也，今水不胜火，则骨枯而髓虚，故足不任身，发为骨痿。"

二、病因病理

（一）原发性骨质疏松症

原发性骨质疏松症的病因与内分泌紊乱、遗传因素等均有密切关系，我国中华医学会骨质疏松和骨矿盐疾病分会发布的《原发性骨质疏松症诊疗指南（2017）》对本病发病机制的论述，是目前国内较一致的专家共识。

骨骼需有足够的刚度和韧性维持骨强度，以承载外力，避免骨折。为此要求骨骼具备完整的层级结构，包括I型胶原的三股螺旋结构、非胶原蛋白及沉积于其中的羟基磷灰石。骨骼的完整性由不断重复、时空偶联的骨吸收和骨形成过程维持，此过程称为"骨重建"。骨重建由成骨细胞、破骨细胞和骨细胞等组成的骨骼基本多细胞单位（basic multicellular unit，BMU）实施。成年前骨骼不断构建、塑形和重建，骨形成和骨吸收的正平衡使骨量增加，并达到骨峰值；成年期骨重建平衡，维持骨量；此后随年龄增加，骨形成与骨吸收呈负平衡，骨重建失衡造成骨丢失。

适当的力学刺激和负重有利于维持骨重建，修复骨骼微损伤，避免微损伤累积和骨折。分布于哈弗斯管周围的骨细胞（占骨骼细胞的 90%~95%）可感受骨骼的微损伤和力学刺激，并直接与邻近骨细胞，或通过内分泌、自分泌和旁分泌的方式与其他骨细胞联系。力学刺激变化或微损伤贯通板层骨或微管系统，通过影响骨细胞的信号转导，诱导破骨细胞前体的迁移和分化。破骨细胞占骨骼细胞的 1%~2%，由单核巨噬细胞前体分化形成，主司骨吸收。破骨细胞生成的关键调节步骤包括成骨细胞产生的核因子-κB 受体激活蛋白配体［receptor activator of nuclear factor-κB（NF-κB）ligand，RANKL］与破骨细胞前体细胞上的 RANK 结合，从而激活 NF-κB，促进破骨细胞分化。破骨细胞的增生和生存有赖于成骨细胞源性的巨噬细胞集落刺激因子（macrophage colony-stimulatingfactor，M-CSF）与破骨细胞的受体 c-fms 相结合。成骨细胞分泌的护骨因子（osteoprotegerin，OPG），也作为可溶性 RANKL 的受体，与 RANK 竞争性结合 RANKL，从而抑制破骨细胞的生成。RANKL/OPG 的比值决定了骨吸收的程度，该比值受甲状旁腺激素（parathyroid hormone，PTH）、1,25- 双羟维生素 D、前列腺素和细胞因子等的影响。骨吸收后，成骨细胞的前体细胞能感知转化生长因子 -β1（transforming growth factor-β1，TGF-β1）的梯度变化而被募集。成骨细胞由间充质干细胞分化而成，主司骨形成，并可随骨基质的矿化而成为包埋于骨组织中的骨细胞或停留在骨表面的骨衬细胞。成骨细胞分泌富含蛋白质的骨基质，包括 I 型胶原和一些非胶原的蛋白质（如骨钙素）等；再经过数周至数月，羟基磷灰石沉积于骨基质上完成矿化。

绝经后骨质疏松症：主要是由于绝经后雌激素水平降低，雌激素对破骨细胞的抑制作用减弱，破骨细胞的数量增加、凋亡减少、寿命延长，导致其骨吸收功能增强。尽管成骨细胞介导的骨形成亦有增加，但不足以代偿过度骨吸收，骨重建活跃和失衡致使小梁骨变细或断裂，皮质骨孔隙度增加，导致骨强度下降。雌激素减少降低骨骼对力学刺激的敏感性，使骨骼呈现类似于失用性骨丢失的病理变化。

老年性骨质疏松症：一方面，由于增龄造成骨重建失衡，骨吸收 / 骨形成比值升高，导致进行性骨丢失；另一方面，增龄和雌激素缺乏使免疫系统持续低度活化，处于促炎症反应状态。炎症反应介质肿瘤坏死因子 α（tumor necrosis factor-α，TNF-α）、IL-1、IL-6、IL-7、IL-17 及 PGE_2 均可诱导 M-CSF 和 RANKL 的表达，刺激破骨细胞，并抑制成骨细胞，造成骨量减少。雌激素和雄激素在体内均具有对抗氧化应激的作用，老年人性激素结合球蛋白持续增加，使睾酮和雌二醇的生物利用度下降，体内的活性氧类（reactive oxygen species，ROS）堆积，促使间充质干细胞、成骨细胞和骨细胞凋亡，使骨形成减少。老年人常见维生素 D 缺乏及慢性负钙平衡，导致继发性甲状旁腺功能亢进。年龄相关的肾上腺源性雄激素生成减少、生长激素 - 胰岛素样生长因子轴功能下降、肌少症和体力活动减少造成骨骼负荷减少，也会使骨吸收增加。

此外，随年龄增加和生活方式相关疾病引起的氧化应激及糖基化增加，使骨基质中的胶原分子发生非酶促交联，也会导致骨强度降低。骨质疏松症及其骨折的发生是遗传因素和非遗传因素交互作用的结果（图 2-43）。遗传因素主要影响骨骼大小、骨量、结构、微结构和内部特性。峰值骨量的 60%~80% 由遗传因素决定，多种基因的遗传变异被证实与骨量调节有关。非遗传因素主要包括环境因素、生活方式、疾病、药物、跌倒相关因素等。

骨质疏松症是由多种基因 - 环境因素等微小作用积累的共同结果。

（二）继发性骨质疏松症

1. 营养状况　充足和平衡的营养状态与骨骼健康密切相关。慢性缺铁会引起骨质疏松症，铁代谢紊乱的患者骨质疏松症和骨折的发生率较高。营养缺乏和营养过剩均会影响骨代谢。蛋白质的摄入过多会增加尿钙的排出。

2. 心理压力　压力是对环境变化和伤害性刺激的一种心理和生理反应。压力源于触发交感神经系统，促进肾上腺髓质释放肾上腺素和去甲肾上腺素。肾上腺素和去甲肾上腺素会升高血液浓度，增加呼吸频率、心脏跳动和骨骼肌的血液流动。这种长期压力会使肾上腺皮质醇的分泌增加而促进骨吸收。流行病学研究表明，抑郁症是骨质疏松症的重要危险因素之一，且女性患骨质疏松症和抑郁症均比男性普遍，大约是男性的 3 倍。

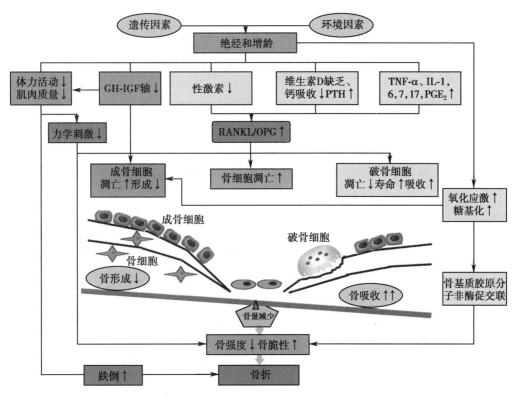

图 2-43　原发性骨质疏松症发病机制

3. 峰值骨量　峰值骨量是骨成熟末期达到的最大骨量,是骨最坚硬、骨矿水平最高的时期。青少年峰值骨量的高低对老年时的骨量至关重要,是决定老年期是否发展为骨质疏松症的重要因素。因此,提高峰值骨量是预防骨质疏松症的有效途径。

4. 疾病因素

(1)糖尿病:糖尿病是一种由于胰岛素分泌缺陷或胰岛素作用障碍所致的以高血糖为特征的代谢性疾病。糖尿病性骨病是以骨微结构发生变化、骨质量下降,导致骨折风险增加为特点的一种严重糖尿病并发症。研究表明1型和2型糖尿病与髋部骨折风险的增加有关,与普通人群相比,糖尿病患者的维生素 D 普遍不足,这也是其引发骨质疏松症的原因之一。

(2)系统性硬化症:系统性硬化症是一种不常见的结缔组织疾病,其主要特点是过多的胶原蛋白沉积、损伤皮肤和内脏器官、血管病变和免疫系统激活。患系统性硬化症的患者骨密度丢失风险很大,当与其他骨质疏松症危险因素并存时风险更大。

(3)肥大细胞增生症:肥大细胞增生症又名色素性荨麻疹。肥大细胞增生症常局限于皮肤,特别是儿童,也可累及其他器官,如胃、肠、肝、脾、淋巴结和骨。肥大细胞增生症被认为是继发性骨质疏松症的发病因素,其病理生理机制可能是多方面的,包括增加破骨细胞的活性,使患骨质疏松症性骨折的风险提高,尤其是在脊椎部位。

此外,甲状腺炎、类风湿关节炎、硬皮病、原发性胆汁性肝硬化、重型地中海贫血等均会发生骨质疏松症。

5. 其他因素　饮酒及吸烟均可导致骨量减少。过度的摄入精盐,尤其是钠会增加尿中的钙离子,导致骨骼严重缺钙。长期过量饮用碳酸饮料影响人体对钙质的吸收并引起钙质的异常流失,导致骨骼病理改变。间断或长期的服用肝素、甲状腺激素及人工合成的肾上腺糖皮质激素等药物也会导致骨质疏松症的发生。

三、诊断

骨质疏松症的诊断基于全面的病史采集、临床表现、体格检查、骨密度测定、影像学检查及必要的生化测定。

(一)骨质疏松症常见临床表现

骨质疏松症初期通常没有明显的临床表现,随着病情进展,骨量不断丢失,骨微结构破坏,患者会出现骨痛,脊柱变形,甚至发生骨质疏松性骨折等后果。部分患者可没有临床症状,仅在发生骨质疏松性骨折等严重并发症后才被诊断为骨质疏松症。

骨质疏松症的临床表现以疼痛、脊柱变形、骨折为主。可出现腰背疼痛或全身骨痛。疼痛通常在翻身、起坐及长时间行走后出现,夜间或负重活动时疼痛加重,并可能伴有肌肉痉挛,甚至活动受限。严重骨质疏松症患者,因椎体压缩性骨折,可出现身高变矮或驼背等脊柱畸形。多发性胸椎压缩性骨折可导致胸廓畸形,甚至影响心肺功能;严重的腰椎压缩性骨折可能会导致腹部脏器功能异常,引起便秘、腹痛、腹胀、食欲减低等不适。骨质疏松性骨折属于脆性骨折,通常指在日常生活中受到轻微外力时发生的骨折。骨折发生的常见部位为椎体(胸、腰椎),髋部(股骨近端),前臂远端和肱骨近端;其他部位如肋骨、跖骨、腓骨、骨盆等部位亦可发生骨折。骨质疏松性骨折发生后,再骨折的风险显著增加。

骨质疏松症的辅助检查主要是检测骨密度,骨密度是指单位体积(体积密度)或者是单位面积(面积密度)所含的骨量。骨密度及骨测量方法较多,不同方法在骨质疏松症的诊断、疗效监测以及骨折危险性评估中的作用有所不同。

目前临床和科研常用的骨密度测量方法有双能X射线吸收法(DXA)、定量CT(QCT)、外周QCT和定量超声(quantitative ultrasound,QUS)等。骨质疏松症的诊断主要基于DXA骨密度测量结果和/或脆性骨折。

(二)骨质疏松症的诊断标准

符合以下三条之一者,可以诊断为骨质疏松症:

1. 髋部或椎体脆性骨折。

2. DXA测量的中轴骨骨密度或桡骨远端1/3骨密度的T值≤ -2.5。

3. 骨密度测量符合低骨量(-2.5<T值<-1.0)+肱骨近端、骨盆或前臂远端脆性骨折。

骨密度通常用T值表示,T值=(实测值-同种族同性别正常青年人峰值骨密度)/同种族同性别正常青年人峰值骨密度的标准差。DXA测量的骨密度是目前通用骨质疏松症诊断指标。对于绝经后女性、50岁及以上男性,建议参照WHO推荐的诊断标准,基于DXA测量结果(表2-7):骨密度值低于同性别、同种族健康成人的骨峰值1个标准差及以内属正常;降低1~2.5个标准差为骨量低下(或低骨量);降低等于和超过2.5个标准差为骨质疏松;骨密度降低程度符合骨质疏松诊断标准,同时伴有一处或多处脆性骨折为严重骨质疏松。

对于儿童、绝经前女性和50岁以下男性,其骨密度水平的判断建议用同种族的Z值表示,Z值=(骨密度测定值-同种族同性别同龄人骨密度均值)/同种族同性别同龄人骨密度标准差。将Z值≤ -2.0视为"低于同年龄段预期范围"或低骨量。

表 2-7 基于 DXA 测定骨密度分类标准

分类	T 值
正常	T 值≥ –1.0
低骨量	–2.5<T 值 <–1.0
骨质疏松	T 值≤ –2.5
严重骨质疏松	T 值≤ –2.5+ 脆性骨折

如髋部或椎体发生脆性骨折,不依赖于骨密度测定,临床上即可诊断骨质疏松症。而在肱骨近端、骨盆或前臂远端发生的脆性骨折,即使骨密度测定显示低骨量(–2.5<T 值 <–1.0),也可诊断骨质疏松症。

（三）理化检查

对已诊断和临床怀疑骨质疏松症的患者可做以下检查,以进一步明确诊断和鉴别诊断。

1. 实验室检查　血常规,尿常规,肝、肾功能,血钙、磷和碱性磷酸酶水平,血清蛋白电泳,尿钙、钠、肌酐和骨转换标志物等。

原发性骨质疏松症患者通常血钙、磷和碱性磷酸酶值在正常范围,当有骨折时血碱性磷酸酶水平可有轻度升高。如以上检查发现异常,需要进一步检查,或转至相关专科做进一步鉴别诊断。

2. X 线检查　虽可根据常规 X 线影像骨结构稀疏评估骨质疏松,但 X 线影像显示骨质疏松时其骨质已丢失达 30% 以上。胸腰椎侧位 X 线影像可作为骨质疏松椎体压缩性骨折及其程度判定的首选方法。X 像影像所示的骨质密度受投照条件和阅片者主观等因素的影响,且不易量化评估,故 X 线影像不用于骨质疏松症的早期诊断。但根据临床症状和体征选择性进行相关部位的骨骼 X 线影像检查,可反映骨骼的病理变化,为骨质疏松症的诊断和鉴别诊断提供依据。

（四）鉴别诊断

骨质疏松可由多种病因所致。一定要重视和排除其他影响骨代谢的疾病,以免发生漏诊或误诊。需要鉴别的疾病有：

1. 影响骨代谢的内分泌疾病(甲状旁腺疾病、性腺疾病、肾上腺疾病和甲状腺疾病等),类风湿关节炎等免疫性疾病。

2. 影响钙和维生素 D 吸收和代谢的消化系统和肾脏疾病,神经肌肉疾病,多发性骨髓瘤等恶性疾病。

3. 多种先天和获得性骨代谢异常疾病,长期服用糖皮质激素或其他影响骨代谢药物等。

四、治疗

骨骼强壮是维持人体健康的关键,骨质疏松性骨折会增加致残率或致死率,因此骨质疏松症的预防与治疗同等重要。骨质疏松症的主要防治目标包括改善骨骼生长发育,促进成年期达到理想的峰值骨量;维持骨量和骨质量,预防增龄性骨丢失;避免跌倒和骨折。

骨质疏松症初级预防:指尚无骨质疏松但具有骨质疏松症危险因素者,应防止或延缓其发展为骨质疏松症并避免发生第一次骨折;骨质疏松症二级预防和治疗:指已有骨质疏松症或已经发生过脆性骨折,防治目的是避免发生骨折或再次骨折。

骨质疏松症的防治措施主要包括基础措施、药物干预和康复治疗。

1. 调整生活方式

（1）加强营养,均衡膳食:建议摄入富含钙、低盐和适量蛋白质的均衡膳食。

（2）充足日照:建议上午 11:00 到下午 3:00 间,尽可能多地暴露皮肤于阳光下晒 15~30 分钟,以促进体内维生素 D 的合成。

（3）规律运动:建议进行有助于骨健康的体育锻炼和康复治疗。

（4）戒烟限酒,避免过量饮用咖啡及碳酸饮料。

（5）避免或少用影响骨代谢的药物。

2. 骨健康基本补充剂

（1）钙剂:充足的钙摄入对获得理想骨峰值、减缓骨丢失、改善骨矿化和维护骨骼健康有益。成人每日钙推荐摄入量为 800mg（元素钙）,50 岁及以上人群每日钙推荐摄入量为 1 000~1 200mg。

（2）维生素 D:充足的维生素 D 可增加肠钙吸收、促进骨骼矿化、保持肌力、改善平衡能力和降低跌倒风险。维生素 D 用于骨质疏松症防治时,剂量可为 800~1 200IU/d。临床应用维生素 D 制剂时应注意个体差异和安全性,定期监测血钙和尿钙浓度。

3. 抗骨质疏松症药物　有效的抗骨质疏松症药物可以增加骨密度,改善骨质量,显著降低骨折的发生风险。抗骨质疏松症药物按作用机制可分为骨吸收抑制剂、骨形成促进剂、其他机制类药物。

（1）双膦酸盐类:双膦酸盐是目前临床上应用最为广泛的抗骨质疏松症药物。双膦酸盐与骨骼羟磷灰石的亲和力高,能够特异性结合到骨重建活跃的骨表面,抑制破骨细胞功能,从而抑制骨吸收。目前用于防治骨质疏松症的双膦酸盐主要包括阿仑膦酸钠、唑来膦酸、利塞膦酸钠、伊班膦酸钠等。

双膦酸盐类药物总体安全性较好,但口服双膦酸盐后少数患者可能发生轻度胃肠道反应,包括上腹疼痛、反酸等症状。故除严格按说明书提示的方法服用外,有活动性胃及十二指肠溃疡、反流性食管炎者、功能性食管活动障碍者慎用。同时首次口服或静脉输注含氮双膦酸盐可出现一过性发热、骨痛和肌痛等类流感样不良反应,多在用药 3 天内明显缓解,症状明显者可用非甾体抗炎药或其他解热镇痛药对症治疗。同时还有肾脏毒性、下颌骨坏死等不良反应报道。

（2）降钙素类:降钙素是一种钙调节激素,能抑制破骨细胞的生物活性、减少破骨细胞数量,减少骨量丢失并增加骨量。降钙素类药能明显缓解骨痛,对骨质疏松症及其骨折引起的骨痛有效。

（3）绝经激素治疗:雌激素补充疗法和雌、孕激素补充疗法,能减少骨丢失,降低骨质疏松性椎体、非椎体及髋部骨折的风险,是防治绝经后骨质疏松症的有效措施。

（4）选择性雌激素受体调节剂（SERMs）:SERMs 不是雌激素,而是与雌激素受体结合后,在不同靶组织导致受体空间构象发生不同改变,从而在不同组织发挥类似或拮抗雌激素的不同生物效应。

（5）甲状旁腺激素类似物:是当前促骨形成的代表性药物,能刺激成骨细胞活性,促进骨形成,增加骨密度,改善骨质量,降低椎体和非椎体骨折的发生风险。

（6）锶盐:锶是人体必需的微量元素之一,参与人体多种生理功能和生化效应。锶的化学结构与钙和镁相似,在正常人体软组织、血液、骨骼和牙齿中存在少量的锶。具有抑制骨吸收和促进骨形成的双重作用,可降低椎体和非椎体骨折的发生风险。常见的不良反应包括恶心、腹泻、头痛、皮炎和湿疹,一般在治疗初始时发生,程度较轻,多为暂时性,可耐受。

（7）活性维生素 D 及其类似物:治疗骨质疏松症的活性维生素 D 及其类似物有 1α- 羟维生素 D_3（α- 骨化醇）和 1,25- 双羟维生素 D_3（骨化三醇）。因不需要肾脏 1α- 羟化酶羟化就有活性,故得名为活性维生素 D 及其类似物。活性维生素 D 及其类似物更适用于老年人、肾功能减退以及 1α- 羟化酶缺乏或减少的患者,具有提高骨密度,减少跌倒,降低骨折风险的作用。

4. 中医辨证治疗　以补肾益精、健脾益气、活血祛瘀为主。

（1）肾阳亏虚证:腰背冷痛,酸软乏力,甚则驼背弯腰,活动受限,畏寒喜暖,遇冷加重,尤以下肢为甚,小便频多,或大便久泄不止,或浮肿,腰以下为甚,按之凹陷不起,舌淡,苔白,脉沉细或沉弦。

治则:温补肾阳。

方药:右归饮加减。

（2）肝肾阴虚证:腰膝酸痛,膝软无力,下肢抽筋,驼背弯腰,患部痿软微热,形体消瘦,眩晕耳鸣,或五心烦热,失眠多梦,男子遗精,女子经少经绝,舌红少津,少苔,脉沉细数。

治则:补益肝肾、填精益髓。

方药:六味地黄丸加减。

（3）脾肾两虚证:腰髋冷痛,腰膝酸软,甚则弯腰驼背,畏寒喜暖,面色苍白,或五更泄泻,或下利清谷,或小便不利,面浮肢肿,甚则腹胀如鼓,舌淡胖,苔白滑,脉沉弱或沉迟。

治则:补脾益肾。

方药:补中益气汤加减。

（4）血瘀气滞证:骨节疼痛,痛有定处,痛处拒按,筋肉挛缩,骨折,多有外伤或久病史,舌质紫暗,有瘀点或瘀斑,脉涩或弦。

治则:活血化瘀。

方药:身痛逐瘀汤加减。

五、转归及预后

骨质疏松的预后取决于预防及治疗是否及时有效。通过严格的早期预防,包括合理的膳食,生活方式调整及药物治疗,骨质疏松的预后较理想。骨质疏松症重要的并发症是骨折,可采用世界卫生组织推荐的骨折风险预测工具（FRAX）,它可根据患者的临床危险因素及股骨颈骨密度建立模型,用于评估患者未来 10 年髋部骨折及主要骨质疏松性骨折（椎体、前臂、髋部或肩部）的概率。如果骨质疏松症患者发生脆性骨折,尤其是老年人发生髋部骨折,应及时采取手术治疗,以减少病死率及致残率。

六、现代研究

骨质疏松症的预防与治疗同等重要。因此,骨质疏松症的早期预警及风险预测是近年来研究的重要内容。

骨质疏松症的危险因素分为不可控因素与可控因素,后者包括不健康的生活方式、疾病、药物等。骨质疏松症是受多因素影响的复杂疾病，对个体进行骨质疏松症风险评估，能为疾病早期防治提供有益帮助。临床上评估骨质疏松风险的方法较多，国际骨质疏松基金会（IOF）骨质疏松风险一分钟测试题和亚洲人骨质疏松自我筛查工具（OSTA）可以作为骨质疏松症疾病风险的初筛工具。

IOF骨质疏松风险一分钟测试题简单快速，易于操作，但仅能作为初步筛查疾病风险，不能用于骨质疏松症的诊断。

OSTA基于亚洲8个国家和地区绝经后妇女的研究，收集多项骨质疏松危险因素，并进行骨密度测定，从中筛选出11项与骨密度显著相关的危险因素，再经多变量回归模型分析，得出能较好体现敏感度和特异度的两项简易筛查指标，即年龄和体重。

计算方法：OSTA指数=[体重（kg）-年龄（岁）]×0.2

OSTA主要是根据年龄和体重筛查骨质疏松症的风险，但OSTA所选用的指标过少，其特异性不高，需结合其他危险因素进行判断，且仅适用于绝经后妇女。

第十四节　退行性脊柱侧凸

一、概述

退行性脊柱侧凸（degenerative scoliosis，DS）是指骨骼发育成熟之后的成人，由于椎间盘不对称性楔形变，相对应的小关节突关节退变及脊柱其他附件退行性变等原因，引起的脊柱失衡并侧凸。常伴有Cobb角>10°、旋转性半脱位和椎体矢状位滑脱，即脊柱的三维旋转畸形，但不包括由脊柱器质性病变如外伤、肿瘤等导致的脊柱侧凸。

退行性脊柱侧凸在老年腰椎病患者中比较常见，该病首先由Van Dermine报道，发病率占老年退行性腰椎疾病的6%左右，患者的平均年龄为61.4岁。成人退行性脊柱侧凸多累及胸腰段和腰椎，累及范围多在胸11、12至腰5、骶1之间，侧凸的顶点多发生在腰3~4或腰2~3椎体间隙，脊柱向一侧的弯曲致使脊柱在矢状面和冠状面出现失衡状态，随着年龄的增长和脊柱退行性改变的进行性加重，出现腰腿疼痛、神经性跛行等相应临床症状。

二、病因病机

退行性脊柱侧凸属中医学"痹证""腰腿痛"等范畴。历代医家对本病的病因归为内伤、外感与跌打损伤。内伤包括先天禀赋不足、后天失养、劳役伤肾、房事不节等；外感包括风寒湿热等邪气的入侵；跌打损伤可致局部气滞血瘀，经脉受阻。

现代医学对于退行脊柱侧凸的发病机制尚无统一认识，目前学术界认为与椎间盘不对称退变、椎间小关节退变、腰椎管狭窄、腰椎前凸减少、腰椎不稳等有关，其最早发生的就是椎间盘退变。这些改变导致了脊柱在矢状位和冠状位上的畸形，进一步造成椎体负重不平衡，形成恶性循环，加重侧弯的发生。主要原因可有以下几个方面：

（一）代谢性因素

因退行性脊柱侧凸患者常为45岁以上的中老年人，且这些患者大多合并严重的骨质疏松症，X线片常见骨质疏松型椎体压缩性骨折，故在早期有学者认为退行性脊柱侧凸的发生可能与骨质疏松有关。但也有研究认为骨密度值的下降并不一定是脊柱侧凸的直接病因，也可能是长期脊柱侧凸导致的失用性结果。就病因学而言，骨质疏松与退行性脊柱侧凸之间没有明显的相关性，即骨质疏松的患者椎体稳定性较差及易加重脊柱侧凸的进展，因而骨密度的降低是退行性脊柱侧凸的促进因素而非始动因素。国内亦有研究发现退行性脊柱侧凸患者脊柱的侧凸程度与骨质疏松程度无明显相关性，骨质疏松症是退行性脊柱侧凸发病的加重因素。因此，骨质疏松可能与退行性脊柱侧凸的进展相关，是其加重的一项重要危险因素而并非始动因素。

（二）生物力学

目前普遍认为退行性脊柱侧凸的发生发展与脊柱生物力学的改变密切相关，椎间盘、脊柱小关节以及椎旁肌肉群不同程度的退变均可能引起脊柱不同节段的受力不平衡，逐渐出现脊柱侧凸畸形，从而进一步加重脊柱承受的负重，并改变其受力方向，加速侧凸的进展，形成恶性循环。

（三）其他因素

椎间盘的退行性改变存在一定的遗传性因素，但退行性脊柱侧凸是否具有遗传性诱因尚未证明。有研究证实血清 TNF-α 水平的升高可能与椎间盘的退变直接相关，从而导致退行性脊柱侧凸的发生，但这并非退行性脊柱侧凸的特征性变化。

综合以上病因可以发现，生物力学改变是导致退行性脊柱侧凸发生的直接因素，而代谢因素与退行性脊柱侧凸的进展存在相关性，遗传基因的异常、种族及性别等其他因素可能也与退行性脊柱侧凸的发生存在相关作用。

三、诊断

退行性脊柱侧凸的临床表现主要为腰背部疼痛、神经根性疼痛、间歇性跛行及马尾神经综合征；由于此类患者的冠状面 Cobb 角通常较小，故以外观改变而就诊的患者少见。

退行性脊柱侧凸可累及脊柱及周围神经肌肉系统，不仅脊柱本身出现椎间盘突出、关节突关节脱位增生等改变，还会出现小神经卡压、肌肉痉挛疲劳等，这些因素均可能单独或共同造成腰背部的疼痛。下肢的神经根性疼痛是椎管狭窄引起神经根受压缺血的表现，通常发生在侧凸的顶点部位，具有典型的神经定位表现。

常规 X 线片检查是首选检查方法，能全面地观察脊柱的曲度、排列和椎间隙形态。需要拍摄站立位脊柱全长正侧位 X 线片、卧位左右侧屈曲位片（冠状面）和过伸过屈位片（矢状面）。在全长正侧位 X 线片中可以得到冠状面上的侧凸范围、Cobb 角、上下端椎终板倾斜度、顶椎旋转和滑移、稳定椎、最大侧方移位和冠状面失代偿值（骶正中线与 C_7 铅垂线的距离）、矢状面上各节段之间的关系、腰椎前凸角度等结果。以上指标可以充分了解矢状面、冠状面以及整体的平衡情况，据此对退行性脊柱侧凸进行分型，对治疗策略、具体手术方式的选择及预测治疗效果具有重要意义。

脊柱 MRI 检查可用于评估中央椎管及侧隐窝是否狭窄和各个椎间盘退变的情况，排除椎体和椎管内占位性病变。

脊柱 CT、椎间盘造影、神经根造影和脊髓造影等用于观察椎间孔狭窄、神经根受压情况，有助于鉴别疼痛的来源，是判断是否行手术纠正侧弯和椎管减压范围的重要依据。

退行性脊柱侧凸目前临床主要的分型系统有 Simmons 分型、Aebi 分型、Schwab 分型、SRS 分型、冠状面失衡分型等。

（一）Simmons 分型

Simmons 以脊柱的旋转及腰椎前凸的丢失与否对退行性脊柱侧凸进行分型（表 2-8），但其有效性及可行度仍未进行深度研究，同时由于分型本身较为简略，对临床治疗的指导意义不大。

表 2-8　退行性脊柱侧凸 Simmons 分型

分型	标准
I 型	侧弯不合并或合并轻微的旋转畸形
II 型	侧弯合并旋转畸形及由此导致的腰椎前凸
III 型	侧弯合并旋转畸形以及结构性的冠状位（C_7 铅垂线距离 >4cm）
	或明显的矢状位失平衡（C_7 到骶骨中心铅垂线距离 >2cm）
A	背痛，无根性症状
B	坐骨神经痛（由腰骶半弯导致）± 背痛
C	大腿疼痛（由主要弯曲导致）± 背痛

（二）Aebi 分型

2005 年 Aebi 等根据发病机制的不同，把成人脊柱侧凸分为 3 型：

I 型：退行性脊柱侧凸多为腰段或胸腰段侧凸，顶椎在 L_2~L_3 或 L_3~L_4 水平，也可在 L_1 和 L_2 水平，侧凸的角度较小，累及节段通常较少，多伴随椎间横向移位、椎体旋转，主要发生于 50 岁以上的中老年人，较少在 40 岁前发生。该类患者既往无脊柱侧凸病史，病因是由于一个或多个椎间盘或小关节的不对称性改变，被认为是"椎间盘源性侧凸"。

II 型：由青少年期就存在的稳定的特发性脊柱侧凸畸形随着年龄增长和椎体退变而逐渐加重形成，侧凸不仅限于腰弯，颈胸段均可存在畸形，矢状面存在的畸形主要包括平背综合征及腰弯前凸减少，但不存在腰椎后凸畸形。

III 型：继发性脊柱侧凸，又分为 A、B 两型。

A 型：是指继发于特发性脊柱畸形或其他类型的脊柱畸形，或由于双下肢不等长、骨盆倾斜、腰骶段椎体生长异常所导致的脊柱畸形，可以位于胸腰段、腰段或腰骶段。

B 型：是指由骨代谢性疾病（大多为骨质疏松）和不对称的关节炎或椎体骨折引起的脊柱畸形。

（三）Schwab 分型

Schwab 等提出成人腰椎侧凸的早期分型系统（表 2-9），依靠影像学评判标准，包括冠状面 Cobb 角、侧弯顶点、腰椎前凸角、椎体间半脱位情况等。首先根据侧弯顶点位置分为 I~V 组，之后根据腰椎前凸角分为 A、B、C 三度，最后再根据椎体间半脱位情况进行评定，即测量冠状面或矢状面最大的椎体半脱位距离。

（四）冠状面失衡分型

国内学者考虑到退行性脊柱侧凸患者躯干倾斜与主弯侧凸的关系及术后腰痛不缓解等因素，提出冠状面失衡分型系统，主要用于指导截骨。参照 Lowe 等提出的成人脊柱侧弯冠状面平衡分类标准，认为冠状面上 C_7 铅垂线与骶骨中垂线之间的距离 >3cm 即认为失平衡，从而将 DS 分为三型：①C_7 铅垂线偏距骶骨中垂线 <3cm 定义为 A 型；②C_7 铅垂线偏向腰椎主弯凹侧 >3cm 定义为 B 型；③C_7 铅垂线偏向腰椎主弯凸侧 >3cm 定义 C 型。

表 2-9 退行性脊柱侧凸 Schwab 分型

分型	影像学标准
I	单胸弯（无其他侧弯）
II	上胸弯主侧弯（顶点在 T_4~T_8）
III	下胸弯主侧弯（顶点在 T_9~T_{10}）
IV	胸腰主侧弯（顶点在 T_{11}~L_1）
V	胸椎主侧弯（顶点在 L_2~L_4）
腰椎前凸角	
A	明显的腰前凸（>40°）
B	中度的腰前凸（0°~40°）
C	无腰前凸（Cobb 角 >40°）
椎体半脱位	
0	任何阶段均无椎体间半脱位
+	最大半脱位距离为 1~6mm
++	最大半脱位距离 >7mm

四、治疗

　　成人退行性脊柱侧凸患者的治疗方法选择有赖于详细的临床表现及影像资料评估,包括年龄、一般状况、侧凸病史、重要脏器功能及完善的相关骨科检查,比如疼痛的来源及性质、神经系统的定位检查、间歇性跛行病因的鉴别、侧凸的柔软性和躯干总体平衡状况等。

　　与青少年特发性脊柱侧凸以矫形为目的的治疗方案不同,成人退行性脊柱侧凸的治疗要以减轻或消除症状为主,不主张进行完美的矫形手术。单纯的腰椎侧凸,如果角度较小,没有严重的椎管狭窄、椎体滑脱及失稳,同时在矢状位和冠状位上基本保持平衡,一般应该采取保守治疗。除非发生马尾神经综合征等需要急症手术减压以挽救神经功能外,大多数患者常因伴有高血压、糖尿病或呼吸系统疾病等合并症,也应当首先采取一段时间的保守治疗。

（一）保守治疗

1. 中药治疗

（1）风寒痹阻:腰腿酸胀重着,遇冷加重,拘急不舒,时轻时重,得热痛减。舌淡苔白滑,脉沉紧。治疗以通经活络,祛风散寒为主。方药可选独活寄生汤加减。

（2）肾气亏虚:腰腿酸痛,卧则减轻,遇劳更甚,肌肉瘦削,气短无力。舌淡苔薄白,脉沉细。治疗以滋补肝肾,养血填精为主。方药可选金匮肾气丸加减。

（3）气虚血瘀:疼痛缠绵,腰痛不耐久坐,面色少华,下肢麻木,神疲无力。舌暗紫,苔薄,脉弦紧。治疗以活血通络,益气养血为主。方药可选桃红四物汤加减。

2. 手法治疗

第一步:循经理筋。经脉选督脉和足太阳膀胱经,沿督脉从大椎穴推至尾部,沿督脉两侧膀胱经从上而下依次分别施以按揉法、点按法,重点按揉环跳、殷门、命门、气海、委中等穴,再点百会、涌泉,时间约 5 分钟。双手掌重叠压于脊柱后凸处,先施以晃摇法,再垂直向下按压 3~5 次。

第二步：松解痉挛。患者站立,沿其棘突两侧肌肉按摩检查,明确脊柱凹侧肌肉韧带最紧张、挛缩部位;再令其俯卧,在脊柱两侧做拨筋法,于脊柱凹侧用掌根、肘部做按揉法、弹拨法,舒松肌肉韧带痉挛及粘连,时间约 10 分钟。

第三步：整骨扳拿。先依次推扳侧凸部位的肌肉和棘突,力度以患者能耐受为度,要持续、柔和、渗透,时间约 15 分钟;确定患者脊柱背部最痛点(常为偏离脊柱中轴线最远处),患者俯卧,一手拇指抵住患侧最痛点,另一手绕过患者颈后至另一侧肩部的前面,向后扳动,使患者上身旋转,同时按痛点的手用力向相反方向缓慢推按。嘱患者俯卧,全身放松,医者站其凸侧,一手按压腰部命门,一手扳肩,双手同时缓慢用力,使脊柱尽量扭曲后伸,反复 2 次,每次持续 1 分钟。

第四步：通络放松法。选督脉和足太阳膀胱经,依次使用擦法、指压法和摩法,由轻到重,时间约 5 分钟。

整个手法操作时间约为 30 分钟。

3. 物理治疗 如热电磁、干扰电、蜡疗、红外线、半导体激光、超短波、中药离子导入等。

4. 腰背肌功能锻炼 如"燕飞"等。

5. 其他疗法 椎小关节封闭、硬膜外激素注射、针刀、支具及腰椎牵引治疗等。

（二）手术治疗

经保守治疗无效的患者,或治疗后症状反复发作,影响日常生活者,在全身情况允许的情况下应行手术治疗。手术适应证是顽固反复的腰背部疼痛及下肢放射痛,显著的神经压迫症状并进行性加重。当出现明显的节段不稳、半脱位、矢状面和冠状面失平衡,侧凸角度太大或侧凸进行性加重,合并较重的后凸畸形等,在影响生活质量的情况下也可考虑手术治疗。

1. 单纯椎管减压术 适用于有严重椎管狭窄,但冠状位及矢状位畸形不明显的患者。此类患者没有明显的旋转半脱位,可能存在几个椎间隙倾斜。一方面,大部分患者椎体前方可有较大骨赘,因此在屈伸或侧弯位 X 线片上只能见到微小移动,可行单纯椎管减压术;另一方面,如果患者伴有明显旋转半脱位及椎管狭窄,或患有骨质疏松症,几乎没有椎体前方的骨赘形成,在手术时就必须施以某种形式的内固定和融合术。

2. 椎管减压 + 短节段内固定术 尽管随着手术技术的不断改善,有限单纯减压可以缓解部分退行性脊柱侧凸患者的症状,但为了保证彻底减压效果,有时需要扩大减压范围,如行全椎板甚至关节突完全切除术。对于大部分成人退行性脊柱侧凸而言,由于存在脊柱的畸形和不稳定,单纯减压需要范围较大时会进一步破坏脊柱的稳定性,使原本脆弱的平衡进一步被打破,术后易再发持续性背痛或腿痛,甚至可能导致完全瘫痪。

因此,在完成侧凸邻近节段或远离部位局部减压时,对于需要广泛减压可能破坏稳定性的脊柱畸形可辅以 1~2 个节段的短节段融合。这种术式主要适用于侧凸无症状、躯干平衡性好的侧凸邻近节段或较远部位的减压固定。

3. 椎管减压 + 长节段侧凸矫形内固定术 成人脊柱畸形长节段融合的适应证包括:①源于脊柱侧凸的顽固背痛、根性痛;②防止脊柱侧凸畸形进行性加重,退行性脊柱侧凸进行性加重的危险因素包括胸弯 Cobb 角≥50°、腰弯 Cobbs 角≥40° 以及短而尖锐的侧凸畸形;③进展 >10° 的侧凸畸形,尤其是顶椎明显旋转或侧方滑移 >3mm 的脊柱侧凸畸形;④冠状位、矢状位平衡失代偿的患者常需要重建脊柱序列并且长节段融合内固定;⑤对于伴发呼吸系统合并症和神经功能进行性恶化的患者,如果存在侧凸加重潜在危险因素,例如腰骶关节退行性改变、骨质疏松以及椎管狭窄等也必须加以考虑。

长节段融合的总体原则是尽可能减少融合节段,这不仅有助于保留腰椎活动度,还可以防止邻近节段进一步退变。

(1)近端融合椎选择原则:近端融合椎的确定需要参考多方面因素。目前,普遍认为近端融合椎不应止于后侧附件缺损、冠状位或矢状位滑移、旋转畸形的椎体,以及冠状位或矢状位畸形顶点。在选择上应满足以下几个条件:①在稳定区,椎体上终板及相邻的上方椎间盘在冠状面上应该是水平的,这样可以减少剪切应力;②能够允许在内固定区域内恢复脊柱的矢状位序列;③邻近融合节段应该没有椎间盘或小关节的明显退变;④没有旋转或几乎没有旋转;⑤该节段任何方向上都应该是稳定的,其后柱结构应该是完整的。

(2)远端融合椎选择原则:如果腰5~骶1间盘形态尚好,保留腰5~骶1节段,有助于降低手术创伤以及融合到骨盆的相关并发症。

综上所述,关于退行性脊柱侧凸用内固定中长节段与短节段的选择:长节段融合在改善脊柱整体平衡方面能更好地发挥作用,但手术时间长、出血量大,老年患者、基础健康状况较差者风险较大。短节段融合可更多保留患者脊柱活动度;但长期随访发现短节段融合不能阻止脊柱侧凸进一步加重。因此,这两种固定方式各有利弊。临床应用时还是应依据患者的具体情况来选择。此外,退行性脊柱侧凸患者多发于老年患者,如果存在严重骨质疏松,在手术治疗之外,需要同时行抗骨质疏松治疗。如果骨质量太差影响螺钉的把持力,则需要使用特殊设计的椎弓根螺钉或同时行骨水泥加强,以增加椎弓根螺钉的把持力,从而有利于侧凸的矫形和固定。

退行性脊柱侧凸的手术治疗是非常复杂的。选择不同的手术方法不但取决于侧凸角度的大小,还取决于其他许多重要因素。对每位患者都应该进行具体化分析,从而选择最合适的手术方法。对每位退行性脊柱侧凸患者都应该详细分析并正确分型,这样才能为每位患者选择最合适的手术方法。退行性脊柱侧凸的手术治疗主要目的不是改善外观,而是针对患者的治疗需求,解除神经压迫症状,缓解下肢疼痛、麻木、间歇性跛行等症状,解除下腰部疼痛症状,维持或恢复躯干平衡。

五、转归及预后

对于一些病情较轻的退行性脊柱侧凸患者,充分的卧床休息和佩戴支具保护是必不可少的,休息和外支具虽然不能阻止侧凸的进展,但可一定程度上缓解疼痛、减少骨质疏松,不过需注意的是其长期使用会导致局部肌肉失用性萎缩,加重脊柱不稳的可能,同时预防压疮的产生;按摩理疗、腰背肌功能锻炼、止痛药物、椎管内封闭等对于缓解症状也可具有一定的效果。虽然已有学者证实支具和手法治疗并不具有长期疗效,但上述措施常使患者的临床症状出现不同程度的缓解,甚至还有自愈的可能。

如保守治疗无效、符合手术指征的患者,可采用手术治疗,通过手术的单纯减压术、减压短节段内固定术、减压长节段侧凸矫形内固定术,多数患者的腰腿痛及神经源性间歇性跛行能够得到有效缓解。

六、现代研究

目前临床上主要通过 X 线片、CT、MRI 和椎间盘造影对椎间盘的退变程度进行评估,评估的一致性存在很大差异,虽然已有成人退行性脊柱侧凸的分型,但对于手术治疗,除减压、植骨外,目前仍没有公认的原则指导固定融合弯曲的脊柱。

随着人们生活方式的改变、肥胖与老年人口的增加,退行性脊柱侧凸的发病率逐年升高。顽固性疼痛及功能障碍给患者及其家庭带来沉重的经济与精神负担。虽然目前治疗退行性脊柱侧凸的手术方式日新月异,由于医疗技术水平的提高,术后并发症的发生率已明显降低,但手术对软组织及脊柱运动单元仍具有一定的破坏性。

退行性脊柱侧凸作为一种退行性疾病,其病因应该为治疗的主要切入点。退行性脊柱侧凸病程缓慢且病因复杂,疾病后期治疗代价过大,故应在早期尽快明确其病因,即有针对性地消除其进展因素。随着现代人生活方式的转变,退行性脊柱侧凸发病逐渐呈年轻化,降低退行性脊柱侧凸的发病率迫在眉睫。基于病因学零级预防观念,将退行性脊柱侧凸潜在患者作为主要诊治对象,进行前期预防性治疗,一方面前期治疗效果较好,另一方面患者负担小、易接受,具有较高的可行性与现实意义。伴随科技进步,退行性脊柱侧凸的诊断与治疗也更加完善,矫形已不再是关注的焦点,取而代之的应为最小损伤与个体化治疗。

第三章　脊柱相关性疾病

第一节　颈源性头痛

一、概述

（一）定义

颈源性头痛（cervicogenic headache，CEH）是一种非遗传性、慢性继发性头痛，是由高位颈椎病、颈部外伤以及慢性劳损等多种器质性或功能性因素刺激或压迫颈部神经或枕神经，导致脑功能区供血不足，从而诱发以单侧头痛，颈部活动受限、局部压痛等为主要临床特征，伴有失眠、头晕等一系列自主神经功能紊乱的综合征。

（二）认识过程

1983 年，Sjaastad 等首次提出"颈源性头痛"这一术语后，迅速得到各学科专家的重视。1988 年国际头痛协会在对头痛进行分类时明确列出"颈部疾病相关性头痛"类别。1990 年正式提出了颈源性头痛的诊断标准，并于 1998 年对其诊断标准进行了修正。2000 年进一步提出对 CEH 患者行诊断性神经阻滞术。2004 年在《国际头痛疾病分类（第 2 版）》（ICHD-Ⅱ）中将 CEH 归因于颈部疾患的头痛。2018 年 ICHD-Ⅲ明确将 CEH 列入继发性头痛。

（三）发病情况

国内外流行病学调查显示，颈源性头痛在人群中的发病率大约为 2.2%~4.1%，头痛患者中约 20% 为颈源性头痛。其患病人群以 30~50 岁的中年人为主，平均年龄为 42.9 岁，男女比例为 1∶4。

二、病因病机

（一）病因

1. 颈部肌肉持久的紧张，紧张的原因可能有以下 4 种：

（1）作为焦虑或忧郁伴随精神紧张的直接结果。

（2）作为其他原因的头痛或身体其他部位疼痛的一种继发症状。

（3）由于头、颈、肩胛带姿势不良所引起。

（4）肌肉紧张本身可以引起疼痛。此外，肌紧张可以引起供应肌肉的血流减少，这种缺血状态也可以引起疼痛。

2. 颈神经根受到错位的小关节刺激或压迫,引起颈肌痉挛。

3. 关节、椎间盘、椎体的疾病压迫或刺激神经根。

4. 椎基底动脉系统供血不足,由于刺激或压迫引起反射性供血不全,可能使枕叶、脑桥、延髓、小脑、大脑皮质缺血或血流障碍,结果也会产生颅脑症状。

（二）中医病机

颈源性头痛属中医学"头风""头痛""项痹病"等范畴,可分为外感头痛及内伤头痛。外感头痛是由起居不慎,坐卧当风,感受风寒湿邪等多种外感因素造成,外邪上犯头脑清窍,阻遏清阳导致头痛。内伤分虚实两端,实有气滞、血瘀、痰浊、风火阻滞经络,不通则痛;虚则由于气血不足、肝肾亏虚,精血乏源,髓海空虚,不荣则痛。

（三）病理机制

颈1~颈3的高位颈神经根和/或其支配的组织结构病变是诱发颈源性头痛的解剖学基础。随着对颈神经的解剖及其末梢的中枢传入机制,以及对颈椎间盘退行性变引发非细菌性神经根炎机制的研究进展,不断加深了人们对 CEH 发病机制的认识。目前关于颈源性头痛的病理生理学研究机制主要包括以下几方面:

1. 解剖汇聚理论　神经元汇聚理论认为:在中枢神经系统,多个来自外周的一级神经元可汇聚入同一个二级神经元,并且传递伤害感受器信号的一级神经元可以和来自非伤害感受器的一级神经元汇入同一个二级神经元,这样的解剖结构为牵涉痛的发生提供了基础。C_{1-3} 神经根分支汇入三叉神经感觉核,脊髓下位神经元与上位神经元之间的网络为颈源性头痛的发生奠定了解剖基础。

Kerr 和 Olafson 通过实验证明在猫的高位颈髓 C_1、C_2,三叉神经与颈部的传入纤维在后角的中部及腹侧会聚。在此解剖通路基础上,可以假设起源于颈部的疼痛扩散至三叉神经支配区域引起偏侧头痛。Kerr 认为非典型面部神经痛及其他颅面痛综合征都可用此理论解释。Bogduk 认为颈源性头痛的发生是高位颈神经（C_{1-3}）所支配的结构（枕寰关节、寰枢关节、C_{2-3} 及 C_{3-4} 关节突关节、椎间盘、寰椎横韧带及翼状韧带、帽状腱膜、头下斜肌、枕肌、椎前肌肉、胸锁乳突肌、颈后上部肌肉、斜方肌、高位颈髓和后颅窝硬膜、椎动脉、颈内动脉、小关节）发生病损而产生伤害性痛觉信息,通过 C_{1-3} 神经传入纤维之间及其与三叉神经传入纤维的中枢会聚,使伤害感受性输入产生紊乱而形成的一种头面部牵涉痛。Biondi 解释了由于三叉神经脊束核尾侧亚核内神经元的有序分布,使三叉神经眼支与高位颈神经可发生最大程度的会聚,所以临床上颈源性头痛患者头面部疼痛主要集中在额、颞及眶部,其疼痛程度常常超过起源于颈枕部的疼痛。

2. 机械刺激学说　分布到头颈部的枕大神经、枕小神经和耳大神经,高位颈神经,走行于头颈部的血管（颈动脉、椎动脉）以及头颈部的肌腱、筋膜、韧带、软骨等组织,构成了颅外对痛觉敏感的组织结构。另外还发现在颈枕连接处的枕下组织有与硬脑膜相接的附件,机械牵拉这些组织可引起硬脑膜移动。在小部分尸检中还发现头直肌后的小肌肉及项韧带与枕下硬脑膜有精巧的直接连接。外力作用、头颈部姿势不当（侧弯、过屈、过伸、突然过度旋转等）可破坏颈椎自身结构的生物力学平衡性,造成颈椎曲度异常,颈椎关节早期失稳;长期慢性劳损、陈旧性外伤等引起椎间盘变性、椎体退行性病变,椎体间的错位、错缝、脱位或后关节紊乱,骨赘形成,甚至椎间孔狭窄;以上颈椎病变均可造成颈神经或交感神经的机械刺激或压迫而出现疼痛。颈部肌肉、韧带及关节囊等软组织的机械损伤也可通过刺激、压迫、牵引头部敏感软组织,椎动脉的交感神经丛或其他交感神经而引发头痛。

3. 炎性水肿学说 Martelletti 研究发现颈源性头痛患者的血清 L-β 和 TNF-β 水平明显高于无先兆偏头痛患者和健康人,并由此推测这是来自免疫系统的特殊信号,它们激活了疼痛因子如 P 物质和降钙素基因相关肽。Zicari 等发现颈源性头痛患者一氧化氮(NO)途径活性也高于偏头痛和丛集性头痛患者。在经手术证实椎间盘突出的髓核组织中,局部组织炎症的启动物质——磷脂酶 A_2(PLA$_2$)的活性是血浆的 1 000 倍。上颈椎的炎性疾病如风湿、椎间盘炎或肌腱、筋膜、韧带、软骨的炎性水肿,紧张挛缩,粘连组织,均可导致枕大神经、枕小神经,颈椎 1~3 后支受炎症刺激而产生头痛。由此可将颈源性头痛定义为颈部损伤的炎性结果,并可解释为何不同结构的不同病理过程产生相似的头痛。

4. 肌肉痉挛学说 颈源性头痛也可产生于颈部肌肉组织,颈髓神经根特别是前根受到压迫或炎症侵袭时可引起反射性颈部肌肉痉挛;而持续性的肌肉慢性痉挛引起组织缺血,代谢产物聚集于肌肉组织,代谢的终末产物引起肌筋膜炎,产生疼痛,并可直接刺激在软组织内穿行的神经干及神经末梢而产生疼痛。长时间低头伏案工作,肌肉持续收缩以维持姿势,使肌肉供血减少,继发肌痉挛,并使韧带、肌筋膜易发生损伤;冗长而乏味的精神活动或体力劳动,在全身各部位中最容易引起颈部神经 - 肌肉的紧张,这些是青少年颈源性头痛的常见原因。于生元等在对 226 例伴有颈椎异常的紧张性头痛患者的研究中发现,紧张性头痛患者颈肌张力增高,通过压力计测量其痛阈降低,提示紧张性头痛可能与颈部肌肉的异常收缩有关,从而也提示紧张性头痛可能包含在广泛内涵的颈源性头痛之中。

研究至今,颈源性头痛的病理机制尚未明了,现存研究文献表明炎症理论、会聚理论、扳机点的形成、局部伤害感受器阈值下降等在颈源性头痛的发生中起重要作用,其中炎症理论和会聚理论是现存普遍公认的发病机制。

三、诊断

(一)临床表现

颈源性头痛多为偏于一侧或双侧交替发作的单侧头痛(若颈部两侧结构同时受累,头痛偶可为双侧),极少为全头痛;头痛起于颈枕部,可沿颈枕放散到顶颞部,少数发生在前额或眶上,以颈枕部疼痛最剧,颈部运动、咳嗽、劳损会加重头痛;颈部活动受限;症状发作或加重时间从数小时到数周不等;初期,头痛多呈阵发性,以后则变为慢性搏动性头痛;疼痛多为跳、刺、胀、烧灼痛,亦可为刀割或放射性、牵扯样痛,平时为慢性隐痛或麻木酸痛;头痛常伴耳鸣、眩晕、听力障碍、恶心、呕吐、畏光、怕声症状,少数有眼部胀痛或眼球内陷感、瞳孔不等大、流泪、结膜充血,因而与偏头痛、丛集性头痛及紧张性头痛等原发性头痛不易区分;头痛有许多激发点,位于头夹肌、斜方肌、胸锁乳突肌以及枕下诸肌(颈 1~3 支配)。

(二)物理检查

颈部僵直,主动和被动活动受限,可伴有同侧肩部或上肢痛。枕大或枕小神经处压痛,颈椎及椎旁有压痛。枕下三角区有肌筋膜挛缩、条索、结节等,大部分患者按压时会反射头痛区域。

(三)影像学检查和测量

X 线所见的主要改变为颈椎生理曲度变直或反张,颈曲中断,椎体前移不稳,钩椎关节增生、不对称,椎间隙变窄,骨质增生等颈椎病之改变。

（四）诊断标准

1. 颈部症状和体征

（1）以下情况，头痛症状加重：①颈部活动和 / 或头部维持于异常体位时；②按压头痛侧的上颈部或枕部时。

（2）颈部活动范围受限。

（3）同侧的颈、肩或上肢非神经根性疼痛（定位不明确），或偶有上肢神经根性疼痛。

2. 诊断性阻滞麻醉可明确诊断。

3. 单侧头痛，不向对侧转移。

根据对诊断的重要程度，诊断颈源性头疼时一定要有其中一项或多项。符合第 1 项即可确诊，而仅符合第 2 项或第 3 项则不足以诊断，同时符合第 2 项和第 3 项则可明确诊断，若 3 项同时符合则诊断确定无疑。科研工作中必须符合两项，尽量符合三项。

（五）鉴别诊断

1. 偏头痛　分为无先兆偏头痛和有先兆偏头痛。无先兆偏头痛最为常见，约占偏头痛总发病率的 80% 以上，发作前没有诱因，呈自发性而无先兆症状，疼痛多位于一侧，性质为搏动性，程度为中度或重度，疼痛可因类似上下楼梯的日常体力活动而加重。如不治疗，每次发作时疼痛可持续 4~72 小时。伴随症状有恶心、呕吐、出汗及 / 或畏光或怕声。反复发作至少 5 次方可作出诊断。有先兆偏头痛，其头痛特征与无先兆偏头痛相同，但在头痛前有先兆症状相继出现，通常持续 10~20 分钟后消失，最长不超过 60 分钟。较多见的症状是像针刺从一点开始缓慢地移动，累及一侧躯体和面部，麻木随后发生。此外，还有其他类型的偏头痛，十分少见，同时伴有相应的疾病，鉴别诊断也较容易。

2. 紧张性头痛　头痛位于双侧，累及整个头部，性质为钝痛，呈典型的紧束样或压迫感，程度为轻度或中度，不因上下楼梯等日常活动而加重。根据疼痛的时间特征和伴随症状，又分为发作性紧张性头痛和慢性紧张性头痛。前者头痛呈反复性发作，每次持续 30 分钟至 7 日，每月发作少于 15 日，全年发作时间少于 6 个月。不伴恶心、呕吐，但可有畏光或怕声。至少反复发作 10 次以上方可诊断。后者头痛也反复发作，每月发作时间超过 15 日，全年多于 6 个月，可有恶心、畏光或怕声三种伴随症状之一，但无呕吐。根据以上头痛的特征，相符合者即可诊断为此型头痛。

3. 丛集性头痛　头痛部位于一侧眶部、眶上部和 / 或颞部，程度为重度，疼痛发作可呈规律性，也可被酒精、组胺、硝酸甘油等诱发，发作频率为隔日 1 次，也可达每日 8 次，连续发作持续数周到数月，周期从数周到数年不等，每次发作持续 15 分钟到 3 小时，伴随症状有结膜充血、流泪、鼻塞、流涕、前额和面部出汗、瞳孔缩小、眼睑下垂和眼睑水肿等，约有 20% 出现 Horner 综合征。根据发作时间特征，分为以下两型：①发作性丛集性头痛，至少有 2 次发作的丛集性头痛持续 7 日到 1 年，两个丛集期之间的间歇期大于 14 日；②慢性丛集性头痛，丛集期达 1 年以上，间歇期少于 14 日或无间歇期。符合以上特征的头痛发作在 5 次以上者，排除其他器质性疾患后，即可做出诊断。

4. 外伤后头痛　外伤后头痛可局限于头皮受损区呈局限性，也可由于肌肉紧张而呈固定压迫性头痛，严重者头颈部可呈某一保护性体位；也有的患者呈发作性跳痛。头痛可因情感反应而加重，可有头昏、失眠、惊恐、情绪不稳和新近记忆力减退等，疼痛程度与伤势常呈负相关。外伤后头痛的诊断主要依赖于病史，有头部外伤史，符合以上疼痛特征者，可诊断为本病。

四、治疗

颈源性头痛的治疗主要采用病因治疗,恢复颈部肌肉张力,纠正小关节的失稳,恢复颈椎内外平衡,以解除对神经、血管的压迫,恢复其正常功能。

(一)非手术治疗

1. **手法治疗** 根据颈椎临床检查结果选用相应手法,如先放松颈项部肌肉,再点压、按揉风池、睛明、攒竹穴,最后施以调整椎间或小关节位置的复位等手法,如旋转手法、旋提手法、定点旋转手法、卧位旋转复位手法等。

2. **中医分型施治**

(1)外感风寒证:头痛、头重、颈肌发僵或拘挛,转头不利,肩背疼痛,舌苔多薄白,舌质正常或稍淡,脉浮紧或浮缓。治拟祛风散寒,调和营卫,用桂枝葛根汤或川芎茶调散加减。

(2)气滞血瘀证:头颈,肩背疼痛,其痛多为刺痛,颈部僵硬,可触及条索状物或压痛明显。舌质紫暗或有瘀斑,脉多弦细或弦涩。治拟活血化瘀,疏通经络,用补阳还五汤或通窍活血汤加减。

(3)肝阳上亢证:头痛、头胀,严重时头痛欲裂,眼球胀痛,嗳气呃逆,恶心呕吐,颈部发僵,面赤红热,耳鸣如雷,口干喜冷饮,急躁易怒,舌红或见黄厚苔,脉弦数有力。治拟平肝潜阳、通络止痛,用天麻钩藤饮加减。

(4)肝肾不足证:头痛、头晕、眼花耳鸣,失眠多梦,急躁易怒,腰膝酸软,舌质红绛,少苔或无苔,脉弦细或细数。治拟滋水涵木,调和气血,用虎潜丸加减。

3. **西药** 抗抑郁药、抗癫痫药、肌肉松弛药、肾上腺受体拮抗剂、部分钙离子拮抗药、非甾体抗炎药均有一定疗效。此外,类固醇皮质激素硬膜外注射也有一定疗效。

4. **物理治疗**

(1)理疗:可采用超短波、磁疗、蜡疗、水疗、红外线,低、中频脉冲电刺激疗法。每日1次,每次20~30分钟。

(2)牵引:可行坐位或卧位颈椎牵引,多采用枕颌带牵引。每次牵引20~30分钟,每日1次,15日为一个疗程。

5. **封闭疗法** 用复方丹参注射液或复方当归注射液5ml加1%普鲁卡因5ml、醋酸确炎舒松25mg行痛点封闭。7日1次,3次为一个疗程。

6. **针灸治疗** 主穴:天柱、颈夹脊、玉枕、百会、项肩穴(大椎旁开3寸)、后溪、申脉。配穴:伴肩痛者,加秉风、肩髎、臑会;伴手臂麻木者,加小海、支正;伴眩晕、耳鸣者,加风池、听宫;伴颞部疼痛者,加悬颅、悬厘;伴额部疼痛者,加攒竹。患者取坐位或侧卧位,嘱其全身放松,常规消毒后,用30号1寸或1.5寸毫针在所选穴位上针刺。头、颈部穴位行平补平泻法,得气即止,四肢远端穴位一般在得气后行捻转泻法,年老体弱或特殊敏感者行平补平泻法。留针20分钟,隔日治疗1次,15次为一疗程。亦可采用电针或灸法。

(二)手术治疗

本病大多经系统的保守治疗后可获痊愈,但如症状明显,对工作、生活影响较严重,或经保守治疗无效,或虽有效但症状反复发作者可采用手术治疗。术前需明确诊断,排除其他需鉴别的疾病。术式多采用前路椎间盘摘除、椎间植骨融合术,或侧方减压和椎间融合术。

五、康复与调护

平素宜注意保护颈部，避免各种诱发因素，防止过劳、外伤和寒冷等刺激。平时宜行颈部的练功活动，促进疾病的恢复。具体练功方法有哪吒探海、犀牛望月、与项争力、雏鸟起飞等。

六、转归和预后

本病经积极治疗多可痊愈。如继续增加颈部负荷，尤其颈部常有不良工作姿势或睡枕不合适，则有可能使病程延长或进一步发展。

第二节 颈源性眩晕

一、概述

（一）定义

颈源性眩晕是指因颈椎退行性改变或外伤引起椎动脉颅外段即椎基底动脉供血不全，以眩晕为主，伴有颈肩痛、恶心、心悸，甚至短暂性发作性意识障碍等临床表现的一种综合征。据统计，颈椎病在一般人群中的发病率达 6%~10%，40 岁以上颈椎病患者中，颈源性眩晕的发病率约占 10% 左右。其发病年龄有年轻化趋势，发病率在逐年上升。

（二）认识过程

颈源性眩晕最早在 1926 年由 Barre 报道。1933 年，Dekleyn 等就指出颈源性眩晕与椎基底动脉供血不足有关。1949 年，Bartschi Rocharx 强调颈源性眩晕与交感神经的关系，认为椎动脉接受来自交感神经丛的支配，此交感神经兴奋可引起椎动脉痉挛而引起眩晕。1955 年，Ryan 和 Cope 提出将颈部紊乱伴发眩晕或头晕称为颈源性眩晕。潘之清认为颈源性眩晕的发病机制可能主要是椎基底动脉供血不足引起，故称之为椎动脉缺血综合征更合适。郭世绂、赵定麟认为压迫刺激椎动脉必然会同时影响交感神经，两者难以分开。1992年，第二届全国颈椎病专题座谈会对颈椎病进行了统一，认为椎动脉型和交感神经型颈椎病可以出现颈源性眩晕。其中，椎动脉型颈椎病具有较为明确的诊断标准。

二、病因病机

（一）病因

1. 常见病因

（1）颈椎退行性改变：随着年龄增长而产生的颈椎间盘退行性变，以及由此而致的整个颈椎和颈椎其他部位的退变是颈椎病的主因。病因多发为颈椎退行性改变继发的钩椎关节增生、颈椎失稳等，直接刺激、压迫椎动脉，或是关节囊、后纵韧带以及椎动脉周围等部位的交感神经受到激惹，造成椎动脉供血不足。

（2）血液黏稠度的变化：血液黏稠度轻度升高，即可使椎动脉血流量显著减少，加重椎基底动脉系统缺血，诱发或加重颈源性眩晕。血液黏稠度增高，还可直接影响脑组织的微循环灌注，其中任一项增高均可使血液黏稠度增高及临界毛细血管半径值增加，使血流阻力增

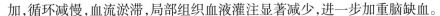

加,循环减慢,血流淤滞,局部组织血液灌注显著减少,进一步加重脑缺血。

（3）慢性劳损或外伤:外伤多发于青少年患者,慢性劳损是指超过正常生理活动范围的最大限度的活动。包括有睡眠的不良体位、坐姿不当,尤其是长时间低头伏案工作者,不适当的体育锻炼,头颈部外伤等。

（4）中医学认为肝肾亏虚,脾失健运为本,风、火、痰、瘀为标。

2. 特殊病因

（1）有感染因素的报道:上呼吸道感染,咽喉部的细菌、病毒以及炎性物质,可以播散到颈椎部关节及周围的肌肉、韧带,使这些组织痉挛、收缩、变性,肌张力下降、韧带松弛,破坏局部的完整性与稳定性,最终引起内外平衡失调,导致颈源性眩晕的发生。再如颈部的无菌性炎症刺激该处的本体感受器,颈部软组织劳损,可妨碍其平衡反射的执行,导致眩晕。

（2）交感神经紊乱、椎动脉硬化、颈部软组织劳损等。

（二）病机和辨证分型

中医认为关于本病的论述多见于"眩晕"等疾病中。其病因病机可从如下几个方面认识。

1. 肝阳上亢　肝为刚脏,主升发,肾主水,肝与肾的关系是肝肾同源,乙癸同源。若素体肝肾亏虚,水不涵木,不能制约肝阳,以致亢逆于上,肝风内动,上扰清空,而致眩晕、头胀痛、失眠。

2. 痰浊中阻　肾阳亏虚,阳虚水停,加之风邪侵入,风痰相搏,阻滞经络,或风痰上扰清空,或痰湿阻于中焦,而见眩晕,头痛,或脘闷不舒。

3. 血瘀气滞　急性损伤或慢性劳损,而使筋脉损伤撕裂,血不循经,溢于脉外,瘀阻不行,气机受阻,不通则痛,故眩晕,头痛,痛有定处。

4. 气血虚弱　年老体弱或久病劳损以致气血虚弱,不能濡养经筋,营行不利,相搏而痛,肌肉、筋脉失于濡养则可使肩臂麻木不仁,血虚不能上荣可见头晕,面色不华。

5. 肝肾不足　肝主筋,肾主骨;肝藏血,肾藏精。肝肾不足,精血亏虚,则筋骨失于濡养,筋痿骨弱,脑府失荣则头晕、头痛、健忘、失眠。

（三）发病机制

颈源性眩晕的发病机制暂无统一说法,2017年《眩晕诊治多学科专家共识》将颈源性眩晕的病因列入商榷问题。可能机制包括以下几种:

1. 颈本体觉相关性眩晕　颈项部的软组织具有丰富的本体感受器,颈部深感觉感受器、关节感受器经颈后根与前庭核发生联系,影响眼-手协调、平衡协调和姿势调整。Mousavi-Khatir等研究表明,健康成年人颈部在10分钟静态屈曲后,可导致颈本体感觉和反馈控制的改变,是颈源性眩晕等症状的危险因素。有专家对人颈椎间盘标本进行组织学检查,发现颈椎病伴眩晕患者椎间盘的鲁菲尼小体密度最高,与正常对照有统计学差异,认为颈椎病产生眩晕可能是由于一种称之为鲁菲尼小体的本体感受器长入病变的颈椎间盘内所引起。Treleaven等研究认为,挥鞭伤患者存在颈痛、神经肌肉控制紊乱和心理疾患等问题,这些可导致本体传入神经的异常,从而引起眩晕及感觉控制改变。但颈椎在发生挥鞭伤的同时,前庭或血管的直接损伤也可导致眩晕的发生,这也增加了这种机制的复杂性。

2. 交感神经刺激机制　交感神经受刺激兴奋后,可使椎动脉产生反射性痉挛,产生持续的缩血管效应而使血流量下降,从而导致颈源性眩晕。通过解剖学研究发现,上颈椎脊神经节与同侧颈上交感神经节存在神经纤维联系,且第2颈椎脊神经节联系最明显,颈项部各种刺激的信号不经过颈部脊髓的低级中枢,而是由颈部脊神经节将这些刺激的传入信号直接送至颈部交感神经节,由颈部交感神经节细胞对各种信号进行整合,传出的信号经过神经节后纤维作用于椎基底动脉等一切可能引起眩晕的效应器,从而产生眩晕表现。还有学者对后纵韧带的交感神经进行动物解剖研究,证实了颈椎后纵韧带存在较为丰富的交感神经节后纤维末梢,且呈节段性分布。当颈椎退变逐步加重,颈椎后纵韧带交感神经纤维长期受到退变因素刺激后,由一定的传导通路将刺激信号传导至交感神经节或中枢,并在低级或高级中枢将信号整合处理后发出传出信号,进而影响交感节后神经元支配的外周效应器官,引起头晕等相应症状。

3. 椎动脉压迫机制 椎动脉先天发育不良、不规则狭窄、迂曲、血管粥样硬化等因素可引起椎动脉血流动力学改变而导致眩晕。既往对颈源性眩晕的研究机制重点放在椎动脉的毗邻关系上,椎动脉第二段(V_2 段,从第 6 横突孔至寰椎横突孔出口处)走行区压迫导致椎动脉血流异常,表现为转颈时椎动脉受压,特别是寰枢椎节段,导致后循环一过性缺血,出现临床症状,而在头部转回中立位时,临床症状消失。张法尧等通过 CT 血管成像技术观察体位与椎动脉的关系,认为在失神经体液调节下,颈椎极限旋转及极限后伸旋转体位能引起同侧椎动脉狭窄,狭窄部位主要集中在寰枢椎侧块关节外侧。欧阳林等认为椎动脉 V_2 段颈椎不稳和椎动脉迂曲患者的椎动脉血流阻力增加,在颈椎旋转时可引起血流速度落差增大,降低小脑灌注动力。Yenigun 等发现,78.3% 的颈源性眩晕患者在椎动脉走行近端形成环形,左侧高于右侧,且有环形的患者 100% 伴有姿势性眩晕症状。但有学者研究结果认为椎动脉 V_2 段狭窄不一定是致病原因。李鑫等发现只有 27.6% 的椎动脉型颈椎病存在 V_2 段狭窄。廖立青等通过观察 120 例寰椎解剖形态,证实椎动脉沟的高度和宽度均能适应椎动脉的大小,且骨桥、沟环并不一定会压迫或激惹椎动脉、引起相应的临床症状。随着近年来的深入研究,椎动脉受压机制逐渐被边缘化,目前认为椎动脉受压、狭窄和迂曲等只是眩晕的致病危险因素,在眩晕发作的同时需伴有其他病因。

4. 神经体液因子 神经体液因子在颈源性眩晕中的作用一直被关注。血管内皮素(ET)是一种作用强烈且持久的内源性血管收缩效应多肽,其中血管内皮素 -1(ET-1)是目前所知的作用最强的缩血管物质。血浆降钙素基因相关肽(calcitonin gene-related peptide, CGRP)是广泛分布于中枢及外周神经系统的生物活性肽,是目前已知作用最强的舒血管物质。ET 和 CGRP 是一对内源性缩舒血管因子,共同维持后循环血管的舒缩平衡,保持血流量的稳定,当这种动态平衡被打破后,血管舒缩功能发生异常,引起椎基底动脉供血不足,导致眩晕。研究表明,颈源性眩晕患者在发病时,血浆 ET 浓度升高,CGRP 浓度下降,而通过相应治疗,血浆 ET 浓度可下降,CGRP 浓度升高,椎动脉内径扩张,椎动脉血流量增加,脑供血较前明显改善,眩晕症状缓解。

三、诊断

(一)临床表现

发作性眩晕为主要症状,多在改变体位或回头转颈时诱发,也有的在颈部前屈、后伸、旋转时出现或加重。猝倒是本病特有的症状,其发作与头部突然活动或发病姿势有关。有的在眩晕剧烈或颈部活动时发生,突然下肢软弱无力而猝倒,但意识清醒,多能自己起来。颈肩部肌肉僵硬不适。常伴有头痛、复视、眼震、恶心、呕吐、耳鸣或听力下降等椎基底动脉系统缺血症状,有的伴有心慌、胸闷、血压改变等自主神经功能紊乱的症状。偶有肢体麻木、感觉异常。可出现一过性瘫痪,发作性昏迷。

（二）物理检查

1. 旋转试验可加重患者的头晕、头痛症状。

2. 脑血流图检查　对颈源性眩晕的诊断有参考价值。多在颈椎自然位置和转颈位置分别检查,如出现主波峰角变圆、重搏波峰低或消失,主波上升时间延长,波幅降低,则可提示椎基底动脉区缺血性改变。

3. 脑电图检查　对颈源性眩晕的诊断意义尚不明确。有报道说本病有低电压活动,并可在颞部见到转移性慢波及小尖波。

（三）影像学检查和测量

1. X线片检查　正位片要特别注意钩椎关节是否对称,两侧钩椎关节间隙是否对称,有时尚可看到由于椎体的倾斜、旋转造成的关节错位。常常还可见到钩椎关节致密、增生,明显的骨赘,以及椎间隙的狭窄等。侧位片可观察椎间隙狭窄,椎体滑移,后关节位移,项韧带钙化等。斜位片可以更好地观察椎间孔的改变和钩椎关节的改变。

2. 椎动脉造影　椎动脉造影具有一定的危险性,除个别诊断困难或拟行手术的病例采用外,一般不需做此项检查。通过椎动脉造影可以看出椎动脉有无迂曲、旋转、闭塞、畸形,以及骨赘压迫的部位和程度等,对于确定诊断和病变部位有很大帮助。

3. 磁共振血管造影（MRA）　为无创性、无须造影剂的血管造影技术,可从不同角度直接或间接反映钩椎关节增生及椎动脉的受累情况。

4. 螺旋CT血管成像检查（SCTA）　可同时显示椎动脉和毗邻结构,三维成像能判断椎动脉狭窄受阻的部位,狭窄的性质、原因及椎动脉畸形等。

5. 颈椎MRI检查　可见颈椎间盘不同程度变性、突出,压迫脊髓硬膜囊,横断面可观察两侧椎动脉孔情况。

6. 彩色多普勒血流成像（CDFI）　可显示椎动脉形态,测量血管内径,判断椎动脉供血情况,并可鉴别锁骨下动脉盗血综合征。

（四）实验室检查

必要时采用脑电图、人体平衡仪及耳科检查,有助于诊断和鉴别诊断。

（五）诊断标准

1. 曾有猝倒发作,并伴有椎基底动脉系统缺血症状,眩晕、头痛、恶心、呕吐、耳鸣耳聋。

2. 旋颈试验阳性。

3. X线片显示节段不稳或钩椎关节骨质增生。MRA、MRI指标：MRA示椎动脉受压、迂曲、移位、梗阻；MRI轴位、冠状位示椎动脉受压、变细、双侧不对称。

4. 多伴有交感神经症状。

5. 应除外眼源性、耳源性等其他性质的眩晕。

（六）鉴别诊断

1. 梅尼埃病　又称为内耳性眩晕或发作性眩晕,是一种原因不明的内耳淋巴代谢障碍性疾病,多呈发作性眩晕,单侧耳鸣或耳聋,发作时有眼球震颤,其他尚有头痛、恶心、呕吐等症状,严重者天旋地转,不敢睁眼,面色苍白,无汗,甚至猝倒。这些与颈源性眩晕颇相似,但一般和体位、颈部活动无关,无颈椎病的体征和X线特征,椎动脉造影正常。

2. 良性阵发性位置性眩晕　本病较常见,与头部外伤、耳病、噪音性损伤及链霉素中毒等造成的内耳椭圆囊的耳石变性有关。变性的耳石由于地心引力作用而移位,于是发生眩晕和眼震。与颈椎病的鉴别点在于：

（1）常见于 50~60 岁的妇女。

（2）睁眼做体位试验可有位置性眼球震颤。

（3）眩晕具有周围性、位置性的特点。

（4）令患者采取可以诱发出眩晕的体位，一般为 3~6 秒钟出现眼震，此潜伏期具有特征性。

（5）某一体位可造成眩晕，改变体位则眩晕停止，这是本病的特征。

（6）颈椎和 X 线片无改变。

3. 锁骨下动脉盗血综合征　由于一侧锁骨下动脉第一部分的感染、动脉硬化、外伤及先天畸形等造成不全性或完全性闭塞，当患侧上肢活动或用力时，引起患侧椎动脉的血流逆行，以供应患侧上肢的需要。此时可引起椎基底动脉和上肢供血不足的症状和体征，如眩晕、视觉障碍、上肢无力、发沉、疼痛及发凉感。以下三项对诊断有较大帮助，可与颈源性眩晕相鉴别。

（1）患侧上肢的血压明显低于健侧，收缩压可相差 20mmHg（2.66kPa）。患侧桡动脉搏动减弱或消失。

（2）在患侧锁骨下动脉处可听到血管杂音。

（3）症状的出现可因患肢的活动而诱发或加重，而与颈部活动无关。

4. 前庭神经元炎　起病前多有发热及上呼吸道感染史，急剧发作的眩晕，重症可猝倒，伴有恶心、呕吐，并有自发性眼球震颤，双侧前庭功能试验正常。本病痊愈后很少复发。

5. 迷路炎　是由急慢性中耳炎引起阵发性眩晕、恶心、呕吐、眼球震颤、听力丧失及平衡失调，全身症状明显。外耳道检查可发现鼓膜穿孔，如反复数次指压外耳道口，能诱发眩晕，表示有瘘管存在的可能。

6. 第四脑室占位病变　第四脑室的占位性病变，如肿瘤或囊虫等可压迫第四脑室底部，刺激前庭神经核和迷走神经背核，引起剧烈眩晕和呕吐，并且发作也常与头部位置有关。确定诊断需要行头部 CT 或 MRI 检查。

7. 颈动脉窦综合征　由颈动脉窦反射过敏或颈动脉窦处的化学感受器肿瘤引起。突然转头为发作诱因，因此需要与颈源性眩晕相鉴别。但颈动脉窦综合征发作时多出现心动过速、血压下降和短暂的意识丧失，压迫颈动脉窦可诱发，脑电图检查压颈试验出现慢波。

8. 神经官能症　主诉多，体征少。多为大脑皮质功能减退症状如头痛、头晕、失眠、记忆力减退等。非发作性和一过性。症状与情绪变化有密切关系。无颈椎症状和 X 线征象。

四、治疗

（一）非手术治疗

1. 手法治疗　颈源性眩晕的中医手法治疗效果较好，往往只要解除对椎动脉及交感神经的压迫或刺激，症状即可解除。先放松颈背部软组织，然后选用定点旋转手法、旋提手法、卧位侧扳法、高垫胸俯卧位复位法等。

2. 中医分型施治

（1）肝阳上亢证：眩晕耳鸣，头痛且胀，易怒。失眠多梦，或面红目赤，口苦，舌红苔黄，脉弦滑。可用天麻钩藤饮加减。

（2）痰浊中阻证：头重如裹，视物旋转，胸闷，恶心，呕吐痰涎，苔白腻，脉弦滑。可用半夏白术天麻汤加减。

（3）血瘀气滞证：头晕伴头痛，痛有定处，胸闷不舒，舌暗苔薄，脉弦。可用血府逐瘀汤加减。

（4）气血虚弱证：头晕目眩，面色淡白，神倦乏力，心悸少寐，舌淡苔薄白，脉弱。可用归脾汤加减。

（5）肝肾不足证：眩晕久发不已，视力减退，少寐健忘，心烦口干，耳鸣，神倦乏力，腰酸膝软，舌红苔薄，脉弦细数。方用左归丸加减。

3. 西药治疗　颈源性眩晕可选用止晕及扩张血管类药物治疗。如强力定眩胶囊，每日3次，每次2粒；茶苯海明，发作时服一片。也可将丹参注射液20ml，加入5%葡萄糖注射液或0.9%生理盐水静脉滴注，每日1次；或低分子右旋糖酐注射液500ml，静脉滴注，每日1次。

4. 物理治疗　可以有效减轻颈源性眩晕的症状，临床上常用超短波、红外线热疗、蜡疗、中低频电疗、水疗法等。

5. 牵引治疗　患者坐位，头前倾约15°，或中立位，牵引重量在3~5kg，并可根据患者耐受力适当加大重量，每次牵引30~40分钟，每日1次，15日为一个疗程，如牵引后患者出现头晕、冷汗、欲吐等症状则应立即停止。

6. 中药离子导入　本法对颈源性眩晕可起到一定的辅助治疗作用。方药：葛根、桂枝、川乌、草乌、赤芍、川芎、生南星各100g，乳香、没药、羌活、当归、伸筋草、白芷、藁本各50g，干姜70g，细辛30g。上药加水3 000ml，浸泡4小时，以文火煎至1 000ml，过滤后浓缩至500ml备用。治疗时，患者取俯卧位，将药液均匀洒在10cm×12cm绒布垫上，置于颈项后，上置一铅板接于电疗机阳极，肩胛部（患侧）亦置一清水浸过的湿绒布，上置一铅板接于电疗机阴极，调节输出电流强度至10mA，或以患者能忍受为度，每次治疗30分钟，每日2次，10日为1个疗程。间隔3日可行第2个疗程。

7. 局部制动　症状较轻者可行颈椎围领制动，症状较重者可绝对卧床休息1~2周。

8. 封闭治疗　将复方丹参注射液或复方当归注射液5ml加1%普鲁卡因5ml，醋酸确炎舒松注射液25mg行痛点封闭，每次选穴2~4个，7天封闭1次，3次为1个疗程。操作时应注意回吸以免刺入血管而注药引起不良后果。

9. 针灸治疗

（1）针法

1）毫针：取风池、风府、颈夹脊、百会、足三里、太溪、天柱、大椎、印堂、太阳诸穴。操作：各穴均用泻法，风池穴向对侧方向斜刺0.5~1寸，风府穴针尖向下颌方向缓慢刺入0.5~1寸，颈夹脊穴针尖向椎体方向斜刺0.5寸，如局部产生酸、麻、胀感为佳，为得气，可留针30分钟，每日治疗1次，10日为1个疗程。

2）耳针：取颈椎、神门、肝、肾等相应部位。操作：每次均以泻法操作，强刺激捻转数秒钟后，留针30分钟，每日治疗1次，10日为1个疗程，也可隔日治疗1次，10次为1个疗程。

3）梅花针：取阿是穴、疼痛及感觉障碍循经部位。操作：叩刺局部以皮肤红晕而无出血为宜。

4）电针：取穴同毫针刺法。操作：每次选3~5个穴位，一般用疏波或疏密波。调节电流从小到大，以患者能忍受为度。每日治疗1次，每次15~20分钟，10次为1个疗程。

（2）灸法：取穴同毫针刺法。操作：用艾条灸、艾炷灸、温灸器灸。每次选3~5个穴位,灸30分钟,每日1次,10日为1个疗程。1个疗程结束后,间隔2~3天可行第2个疗程治疗。

（二）手术治疗

经非手术治疗后,90%以上病例均可获得较好疗效。如出现下列情况可考虑手术治疗:

1. 有较严重的眩晕、猝倒症状,经非手术治疗无效或反复发作。

2. 经椎动脉造影或彩色多普勒检查显示椎动脉受骨赘等退行性因素压迫明显者。

手术方法可采用颈前路侧前方减压术,将椎体前外侧缘及钩椎关节的钩状突切除,解除椎动脉走行时的受卡压因素。

（三）中西医结合治疗思路和特点

现代医学认为颈源性眩晕多由于骨质增生、小关节移位或压迫椎动脉引起血管痉挛、椎间隙狭窄,导致椎基底动脉供血不足,临床上大多采用改善循环或解除血管痉挛的药物治疗。

中医学认为,眩晕主要是由于肝阳上亢,上扰清空;瘀血痹阻,经络不通;气血亏虚,脑失所养;肾精不足,髓海失充;痰湿中阻,清阳不升,产生眩晕。治疗以补虚泻实、调整阴阳为原则。临床上以辨证治疗为关键。

平衡理论认为,颈源性眩晕是由于颈部应有的动静态平衡受到破坏后而出现的各种症状和体征,除了颈椎间盘突出和骨赘的压迫,炎症反应在发病中有着重要作用,通过手法、针灸、针刀松解粘连等改善循环以促进炎症吸收,恢复软组织的力学平衡。

目前针灸治疗多辨经取穴,选用手足少阳经、手足厥阴经、督脉,穴位多选用风池、百会、颈夹脊穴等。

手法治疗有利于消除颈椎异常应力,恢复正常的颈椎关节解剖序列,松解肌肉的高张力,使异常的肌肉张力恢复正常,阻断恶性刺激,改善患者颈项部体表温度,从而有利于椎动脉血供的恢复。

牵引可解除颈部软组织痉挛,松解软组织的挛缩和神经根粘连,使椎间孔和椎间隙压力减轻。椎动脉弯曲及扭转减轻,消除交感神经节的过度紧张,增加椎动脉的血流速度和血流量,改善椎动脉供血。

目前西药治疗方法多着重在改善循环方面,但不如中医药辨证施治疗效好,推拿治疗能够恢复颈椎小关节稳定,效果肯定,但对于手法的力度和技巧问题需进一步研究。针灸、针刀治疗疗效较满意,但关于标准化治疗需进一步统一和细化。综合治疗优于单纯的中医药治疗,提示在临床上尽量选用综合方法治疗。如在急性期,对眩晕、呕吐症状明显的患者,既可利用西药迅速控制病情,又可配合中药、推拿、针灸等,产生协同治疗作用,既能改善症状,又能减少西药的不良反应。为提高疗效、减少患者医疗费用,现在大多数医院采用临床路径方案,体现了中西医结合的治疗方法。

五、康复与调护

1. 治疗期间或治疗后为预防症状的复发,要经常行颈、背部肌肉的功能锻炼。练功方法包括与项争力、哪吒探海、犀牛望月、雌鸟起飞等。

2. 防止颈部外伤,一旦发生外伤要及时有效治疗。

3. 颈部不宜长时间保持一种姿势,避免长时间伏案、低头等。

4. 防止颈部受凉,尤其是早春、深秋时节,注意颈部的保暖。

5. 防止双手提重物。

六、转归和预后

颈源性眩晕患者及时治疗,大多可通过非手术治疗而痊愈,症状较重者适于手术治疗,手术疗效亦满意。本病预后较好。

第三节　颈源性失眠

一、概述

颈源性失眠(cervical insomnia)是指由各种颈部疾患导致不能获得正常睡眠为主要症状的一种疾病,主要发病机制为由颈椎病引起的疼痛、自主神经功能紊乱以及椎动脉供血不足等,导致入睡困难、睡眠时间不足、睡眠质量差。流行病学调查显示颈椎病患者中失眠的发生率高达40%~56%。国外有研究显示,颈痛发生后有53.7%的患者出现轻度至重度失眠。有关专家调查了250例受试者后发现慢性颈项部疼痛患者多伴有失眠等精神障碍。近年来,随着颈椎病的多发,颈源性失眠频出,严重影响患者的生活工作和身心健康。但患者因失眠求治时常常被诊断为精神类疾病,却忽略了颈椎病因素。

二、病因病机

(一)病因

失眠是一种普遍的睡眠障碍。引起失眠的原因很多,如环境变化、服用药物、精神情感、躯体疾病因素等都可导致失眠。颈源性失眠的发病原因多与颈源性疾患有关。

1. 疼痛　颈椎病所引起的疼痛,包括头部、颈项、肩背、肢体等部位的疼痛,颈髓相应节段区的内脏痛,如心绞痛、胃痛等。

2. 椎动脉病变　一般认为,觉醒-睡眠中枢在视丘下部,视丘后下部有促进系统的中枢,视丘前下部有抑制系统的中枢,由于两者的影响,形成了觉醒和睡眠的节律。而丘脑下部是由椎基底动脉终末支发出的丘脑的穿通动脉供血。当颈椎病刺激及压迫椎动脉或刺激、牵拉、压迫交感神经,引起血管痉挛、管腔变窄,导致丘脑下部供血不足时,均可出现睡眠障碍。丘脑前下部兴奋增强时睡眠过多,丘脑后下部兴奋增强时则易失眠。

3. 交感神经功能紊乱　交感神经与颈椎周围组织关系密切,在椎动脉壁上分布有丰富的交感神经纤维。当颈椎病累及颈交感神经时会引发椎动脉的收缩、痉挛,影响脑部供血,导致失眠。另外,颈交感神经与心血管、呼吸系统、消化系统、眼、汗腺、竖毛肌、内分泌腺体等结构关系密切。交感神经型颈椎病患者可出现头痛、头晕、瞳孔扩大、肢体发凉、麻木等症状而影响睡眠。

(二)病机

关于失眠的病机,历代医家多有论述,一般均遵《黄帝内经》“心主神明”论。颈源性失眠主因项痹不通而引起气血失和,阴阳失衡,元神(大脑)失养。

(三)病理

1. 颈椎病所引起的疼痛通过向心性神经冲动激活网状上行激活系统,抑制视丘下部调节系统的抑制功能而出现失眠；另外，疼痛亦可刺激椎动脉及颈交感神经，引发椎动脉的收缩、痉挛导致椎动脉供血不足，引起觉醒睡眠中枢系统功能障碍，导致失眠。

2. 脑干网状结构接受各种感觉输入纤维的侧支和来自大脑皮质的下行纤维。它通过网状上行激活系统广泛地投射到大脑皮质，一直传递到丘脑非特异核，与弥散性丘脑投射系统发生联系。其下行纤维抑制脊髓的反射活动，刺激网状结构导致觉醒，而阻断其上行通路产生睡眠。因此，睡和醒的状态决定于网状上行激活系统活动的程度。各种原因引起的颈椎病因交感神经的反射性活动及椎动脉的供血不足，均可引起网状结构系统发生变化而产生临床症状。

3. 上段颈椎失稳，损害颈上交感神经节，当睡眠时人由直立位改为卧位，颈椎由直立位变成水平状态，或因枕头高度不适，从而牵拉刺激颈上交感神经节引起兴奋而难以入睡。颈胸交界处关节失稳，损害星状结节，引起多梦易醒。中段胸椎失稳使交感神经受刺激，除多梦易醒外，还出现胃部症状。

三、诊断

（一）临床表现

1. 失眠　表现为入睡困难，时常觉醒或晨醒过早等。

2. 颈部症状　表现为颈肩部疼痛，颈部活动不利，上肢麻木等。

3. 伴随症状　表现为多梦、多汗、易怒、烦躁、头晕、头痛、记忆力减退、视物模糊、食欲减退等自主神经系统功能紊乱的症状。

（二）物理检查

引起失眠的病因很多，包括内脏、脑部及内分泌系统的器质性病变，首先要根据病史及体格检查，排除以上病因，必要时需内科及神经系统详细检查，以免延误病情。查体可见颈部肌肉紧张并有压痛，枕下三角区压痛，颈椎棘突上、横突上局限性压痛，颈前屈后仰、左右旋转功能受限。

（三）影像学检查和测量

X线检查：开口位片显示寰椎位于口腔中央，寰齿侧间隙及寰枢关节间隙左右不对称，寰枢椎外侧缘左右不对称。齿状突轴线至枢椎外侧缘之距离不相等，或与寰椎的中轴线不重叠，二轴线互成夹角或分离。钩椎关节骨质增生。侧位片显示寰枢前间隙之距≥3mm，寰椎后弓呈仰、倾式或旋转式移位。颈椎生理曲线变直或颈椎后缘连线中断、曲度反张，椎体前后缘有骨质增生，椎间隙变窄。颈椎正位片显示失稳椎体棘突不在脊椎棘突连线上，可多椎呈不同程度的侧弯或左、右旋现象，椎体前缘可有轻度骨质增生。

（四）实验室检查

必要时可采用脑血流图、脑电图及内分泌系统的检查，有助于诊断和鉴别诊断。

（五）诊断标准

1. 既往睡眠良好，失眠继发于颈痛之后，出现入睡困难、睡眠不深、多梦、早醒或醒后不易再睡，醒后感到不适感、疲乏，白日困倦等典型的失眠症状。

2. 失眠每周发生至少3次，并不少于1个月。

3. 颈部活动不利、颈肩部疼痛，上肢、手指麻木，头晕耳鸣、心慌等。

4. 颈椎X线片示颈椎边缘骨质增生、椎间隙狭窄、韧带钙化等。

5. 颈椎病的严重程度与失眠表现有关联性，即颈椎病症状加重则失眠症状也加重，反

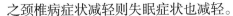

之颈椎病症状减轻则失眠症状也减轻。

（六）鉴别诊断

与伴发失眠的神经衰弱鉴别诊断：两者皆有睡眠障碍，容易误诊误治。

颈源性失眠，临床表现以睡眠障碍为主，包括入眠难、易醒、早醒、醒后不易再眠、多梦、睡眠不深或睡眠感丧失。此外，可引发轻微的醒后不适、疲乏、精神活动效率下降，也可偶发显著而短暂的苦恼。此外，还有颈部不适的症状。

伴发失眠的神经衰弱临床表现复杂，睡眠障碍仅是其中一类症状。其临床表现有兴奋症状：回忆和联想增多且难以控制；有衰弱症状：脑力和体力不足而易疲劳，自觉脑子迟钝，注意力易分散、健忘，工作效率下降；有睡眠障碍：入眠难、多梦、易醒、醒后难再眠、睡眠感丧失、睡眠觉醒节律紊乱、醒后不解乏；有情绪症状：烦恼、心情紧张、易激惹或伴轻微而短暂的焦虑和抑郁；有紧张性疼痛：头痛，肢体肌肉酸痛。

四、治疗

（一）非手术治疗

1. 手法治疗　先放松颈项部肌肉，然后点、按、揉风池、睛明、攒竹穴，再结合调整小关节位置的复位等手法，可选用旋提手法、仰卧位侧扳法、定点旋转复位法等。

2. 中医辨证治疗　根据不同证候分为心阴亏损、心肾不交、心脾两虚、胆气虚怯、肝经郁热、痰热扰心 6 型，分别给予天王补心丹加减、黄连阿胶汤合交泰丸加减、归脾丸合八珍汤加减、肝胆两益汤加减、龙胆泻肝汤加减、黄连温胆汤加减进行辨证施治。

3. 西药　一般采用镇静、催眠药物，但此类药物多具有耐药性、依赖性及成瘾性等，只可作为辅助治疗手段。

4. 物理治疗

（1）理疗：可采用超短波、磁疗、蜡疗、水疗、红外线，及低、中频脉冲电刺激疗法等。每日 2 次，每次 30~40 分钟。

（2）牵引：可行坐位或卧位的颈椎牵引，多采用枕颌带牵引。每次牵引 30~40 分钟，每日 2 次，15 日为一个疗程。

5. 注射和针刀治疗

（1）用复方丹参注射液或复方当归注射液 5ml 加 2% 利多卡因 5ml、醋酸确炎舒松 25mg 行痛点封闭。7 日 1 次，3 次为一个疗程。

（2）针刀治疗：本法适用于疾病早期，大多数患者的症状可得到缓解。

6. 针灸治疗　主穴：病变节段的双侧颈夹脊穴。配穴：四神聪、内关、足三里、三阴交。主穴及配穴均留针 30 分钟，其间每隔 10 分钟行针 1 次。每日 1 次，12 日为 1 个疗程。

（二）手术治疗

本病非手术治疗效果较好，一般不需手术治疗。

五、康复与调护

平素宜注意保护颈部，避免各种诱发因素，防止过劳、外伤和寒冷等刺激。另外，要养成规律的生活作息习惯，按时睡觉，不要熬夜。饮食宜清淡，少食肥甘厚味，忌刺激食品，如浓茶、咖啡等，晚餐不宜过饱。平时宜行颈部功能锻炼，促进疾病恢复。

六、转归和预后

本病经积极治疗,多可痊愈。如继续增加颈部负荷,尤其颈部常有不良工作姿势或睡枕不合适,则有可能使病程延长或进一步发展。

第四节　颈源性三叉神经痛

三叉神经痛(trigeminal neuralgia,TN)是一种头面部常见的慢性疼痛疾病。国际疼痛学会(ISAP)将其定义为一种突发于三叉神经一支或数支分布区内的(通常为单侧)、严重且持续短暂的阵发性疼痛,发作间歇期同正常人一样,并无明显疾病表征。颈源性三叉神经痛属于继发性三叉神经痛范畴。普遍认为,颈源性三叉神经痛是由于颈椎上段寰枕关节半错位、小关节紊乱、枕筋膜挛缩、刺激压迫了椎动脉,引起三叉神经脊髓束及脊髓核供血障碍,同时颈椎上段的小关节错位、软组织损伤使颈丛神经受到刺激压迫,而颈神经与支配面部的三叉神经交通支相联络,因而导致面部三叉神经因缺血痉挛、牵涉而疼痛。

一、病因病机

(一)中医病因病机

三叉神经痛属于中医"面痛""眉棱骨痛""面颊痛""齿槽风"等范畴。目前,多数医家认为,本病病机不外乎风、火、瘀、虚,多属本虚标实,素体本虚或久病成虚,肝阴血不足,肝阳化风,因虚致瘀,久瘀化火,复感外邪,内风引动,故风火瘀搏结,不通则痛。

(二)西医病因病理

目前三叉神经痛的发病机制尚不明确。相关的学说主要有外周神经病变学说、中枢神经系统病变学说、神经肽学说、离子通道学说、骨性压迫学说、遗传学说等。其中,神经血管压迫学说是目前较为公认的一种学说,认为三叉神经根入脑区(REZ)至脑桥的血管压迫可导致神经脱髓鞘,从而引起受损的轴突对正常神经功能产生异位反应,导致痛觉的触觉传递神经元相互接触。

针对颈源性三叉神经痛,有学者提出了"颈源性学说"。该理论认为颅骨与颈椎结构力学、生物力学的改变,继发了椎动脉的弯曲度及顺应性,进而导致责任血管与三叉神经的解剖位置及生物力学关系发生改变而发病。

当颈椎曲度改变以及旋转、侧弯时,改变了椎动脉的弯曲度、顺应性,而三叉神经营养来源于颅内血液供应,颈部前斜角肌痉挛、骨质增生等病变致椎间隙椎孔变窄,导致三叉神经供血不足;当颈部肌群病变致颈椎增生骨化,同样可以刺激颈前的交感神经节,而椎动脉壁上的交感神经来自颈前的交感神经,所以椎动脉壁的交感神经受到激惹同样使椎动脉的管腔变窄,血流量减少,从而影响三叉神经的营养。上段颈椎旋转带动颅骨旋移离开中轴线,圆孔、卵圆孔、眶上裂位置改变,卡压扭曲穿出的三叉神经,神经长期被卡压扭曲导致血供营养障碍,神经脱髓鞘变性,增加三叉神经背核自我激发及重复放电,引发疼痛。

二、临床诊断

1. 有典型的三叉神经痛症状和体征,多为一侧发病,右侧多于左侧,阵发性发作,常因

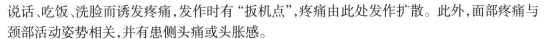

说话、吃饭、洗脸而诱发疼痛,发作时有"扳机点",疼痛由此处发作扩散。此外,面部疼痛与颈部活动姿势相关,并有患侧头痛或头胀感。

2. 有颈椎病的症状。①有颈项肩背不适感;②颈椎棘突偏歪(多为 3、4 棘突),触诊有病理性压痛、硬结和索状物,颈椎后关节囊肿胀有压痛(多与三叉神经痛同侧),压顶试验、臂丛神经牵拉试验阳性;③颈椎 X 线片示颈椎生理曲度变直,椎间隙变窄,颈椎体骨质增生,椎间孔变小,项韧带钙化,颈椎平移性不稳,前屈后伸椎体滑移 >3mm,角度活动不稳,前屈后伸节段成角 >11°,颈椎管狭窄等。

3. 经颅多普勒检查示椎基底动脉供血不足,旋颈试验阳性。

4. 肌电图检查。压迫或刺激颈神经根时,上肢肌电图出现神经根损害表现;瞬目反射成分 R1、R2、R2' 潜伏期较健侧和正常人群均有所延长,提示此类患者患侧三叉传入神经功能可能受到损伤,可能存在三叉神经传入通路功能障碍。

三、鉴别诊断

1. 牙痛　牙病引起的疼痛为持续性钝痛,多局限于齿龈部,可因进食冷、热食物加剧,局部有龋齿或其他病变,X 线及牙科检查可以确诊。

2. 副鼻窦炎　如额窦炎、上颌窦炎等,为局限性持续性痛,可有发热、鼻塞、浓涕及局部压痛等。

3. 青光眼　单侧青光眼急性发作易误诊为三叉神经第 1 支痛,青光眼为持续性痛,不放射,可有呕吐,伴有球结合膜充血、前房变浅及眼压增高等。

4. 颞颌关节炎　疼痛局限于颞颌关节腔,呈持续性,关节部位有压痛,关节运动障碍,疼痛与下颌动作关系密切,可行 X 线及专科检查协助诊断。

5. 偏头痛　疼痛部位超出三叉神经范围,发作前多有视觉先兆,如视力模糊、暗点等,可伴呕吐,还可触及颞动脉搏动感强,疼痛为持续性,时间长,往往半日至 1~2 日,使用缩血管药物有效。

6. 三叉神经炎　病史短,疼痛呈持续性,三叉神经分布区感觉过敏或减退,可伴有运动障碍。神经炎多在感冒或副鼻窦炎后等发病。

7. 小脑脑桥角肿瘤　疼痛发作可与三叉神经痛相同或不典型,但多见于 30 岁以下青年人,多有三叉神经分布区感觉减退,并可逐渐产生小脑脑桥角其他症状和体征。以胆脂瘤多见,脑膜瘤、听神经鞘瘤次之,后两者有其他脑神经受累,共济失调及颅内压增高表现较明显。X 线片、CT 颅内扫描及 MRI 等可协助确诊。

8. 肿瘤侵犯颅底　最常见的为鼻咽癌,常伴有鼻衄、鼻塞,可侵犯多数脑神经,颈淋巴结肿大,鼻咽部检查、活检、颅底 X 线、CT 及 MRI 检查可确诊。

9. 舌咽神经痛　多见于中年妇女,易与三叉神经第 3 支痛相混,舌咽神经痛的部位局限于扁桃体、舌根、咽及耳道深部,即舌咽神经分布区的阵发性疼痛,性质类似三叉神经痛。疼痛由吞咽、讲话、呵欠、咳嗽等动作诱发。在咽喉、舌根扁桃体窝等触发点用 4% 可卡因或 1% 丁卡因喷涂可阻止发作。

10. 三叉神经半月节区肿瘤　可见神经节细胞瘤、脊索瘤等,可有持续性疼痛,患者三叉神经感觉、运动障碍明显。颅底 X 线可能有骨质破坏等改变。

11. 面部神经痛　多见于青年人,疼痛超出三叉神经范围,可延及耳后、头顶、枕颈,甚至肩部等。疼痛持续性,可达数小时,与动作无关,不怕触摸,可为双侧性疼痛,夜间较重。

12. 颈源性头痛　主要表现为慢性、单侧头部疼痛,疼痛部位主要为单侧后枕部,可延及同侧头顶甚至额头、眼眶等。触诊可见颈 2 横突处的压痛,后枕部肌群及斜方肌紧张有压痛,甚至有硬结或条索样病灶。

四、治疗及预防

对于颈源性三叉神经痛的治疗,应做到早期发现、早期诊断、早期治疗及预防调护。

（一）治疗方法

1. 辨证治疗

（1）风寒外袭:常见于颈型颈椎病或神经根型颈椎病源性三叉神经痛,因感受风寒邪气而发病,好发于秋冬季。表现为头痛或后枕部疼痛,颈僵,转侧不利,一侧或两侧肩臂及手指酸胀痛麻;或头疼牵涉至上背痛,肌肤冷湿,畏寒喜热,颈椎旁可触及软组织肿胀结节。伴有突然面痛,呈刀割样,畏寒喜暖,遇寒加重,遇热痛减。苔薄白,脉浮紧。

治则:祛风散寒,通络止痛。

方药:川芎茶调散加减。

（2）瘀血阻络:多见于神经根型颈椎病或椎动脉型颈椎病源性三叉神经痛,临床多有外伤史。表现为头、颈项刺痛,或头面痛如刀割,伴面颊、口角、鼻翼、舌部疼痛,一侧上肢或下肢麻木、酸困或疼痛,头扭转时诱发,活动受限,夜间加重,口干,舌苔薄白或薄黄,舌质暗或有瘀点,脉沉细。

治则:活血化瘀、舒筋活络。

方药:身痛逐瘀汤或血府逐瘀汤加减。

（3）痰湿痹阻:多见于椎动脉型颈椎病源性三叉神经痛。临床表现为头晕目眩,颈项转动时眩晕加重,发作时头面部胀闷疼痛,头、肩、臂有沉重感,一侧手指麻木,伴痰多、胸闷、腹胀,舌苔白滑或黄腻,脉细弱。

治则:化痰祛湿,通络止痛。

方药:半夏白术天麻汤加减。

（4）肾阳虚衰:常见于椎动脉型颈椎病或脊髓型颈椎病源性三叉神经痛。临床常表现为头晕,与转动有关,一侧或双侧手臂麻木,伴面颊、口角、鼻翼、舌部疼痛,呈刀割样或针刺样或电击样或撕裂样疼痛,或出现反射性面肌抽搐,手足不温,或流泪,严重时恶心欲吐,腰膝酸软无力,畏寒怕冷,性欲减退,口淡不渴,因寒加重,舌苔薄白,舌质淡红,脉沉细无力。

治则:温补肾阳、益精填髓。

方药:右归丸加减。

（5）肾阴不足:常见于椎动脉型颈椎病或脊髓型颈椎病源性三叉神经痛。临床表现为头晕,颈项强痛,伴头面部抽搐样疼痛,一侧或双侧上肢(臂、手指)麻木,手握无力,腰膝酸软,五心烦热,耳鸣,眼干涩,心悸,气短,记忆力减退,舌苔薄黄或薄白,舌质偏红,脉细数或细弱。

治则:补肝肾、填精髓、通经活络。

方药:左归丸加减。

2. 非手术手段的综合治疗　颈源性三叉神经痛尚未有明确的诊疗指南,临床上多采用颈椎推拿手法结合药物、针刀或理疗等综合治疗方法。

（1）颈椎旋转复位法结合药物治疗:采用颈椎旋转复位法,手法复位颈椎偏歪棘突,

5~7 天一次。有颈椎后关节囊肿胀压痛者,给予颈椎后关节囊封闭,0.5% 普鲁卡因 8~10ml,泼尼松龙 0.5ml,每周一次,3 次为一疗程。对于颈椎间隙变窄,有颈椎间盘病变者,采用颈椎牵引,牵引重量为 15~20kg,每日一次,每次 5~10 分钟。

（2）脊椎推拿手法治疗

1）颈椎小角度旋转复位法:术者立于患者斜后方,一手四指于 C_1、C_2 颈椎关节突区进行定位,拇指放松置于对侧项部,另一手以虎口向上,用前掌部托置于患者下颌部,嘱患者尽量放松,沿颈椎轴向旋转,拇指发力向前推挤,余四指向后轻提,C_1、C_2 颈椎关节突区域出现明显的跳动感并伴有弹响声,即完成复位操作。在操作过程中要求术者精力集中,尽量放松腕、肘关节,发力要求轻巧灵准,绝对禁忌暴力及大角度旋转,以免发生危险。

2）三步逐层整脊复位手法:第一步:检查定位。患者坐于矮凳上,身稍后仰,靠于术者身上。术者摸准其患椎棘突,以第二颈椎棘突向右偏歪为例。以左手拇指指腹轻轻扶按第二颈椎棘突右侧缘,令患者低头至第二颈椎棘突稍向上将皮肤顶起。使该处皮肤被拉紧,头的前弯就此为度并保持此角度不变。第二步:采用颈椎旋转复位手法。术者将患者头稍向左摆,并将面旋向右,术者稍弯腰。用胸部轻轻压住患者头部,使其保持此角度,屈右前臂,用肘弯勾托于患者下颌,前臂及手部配合胸部将患者头颈部抱住,并稍向上提拉,带动患者头部在此角度向右旋转,至最大限度时,双手协同配合,右手带着患头继续向右稍做超限度旋转,左手拇指同时将至第二颈椎棘突稍向上左侧推顶,此时,常闻及“咔嗒”声,拇指下有轻移动感,触之平复或改善,手法告毕。第三步:配穴治疗。取颈、肩部及三叉分布区以揉推手法治疗。

（3）其他疗法:①理疗:颈部病变部位施以中频电疗,消炎止痛,改善局部血液循环。每日一次,每次 20 分钟,20 次为一疗程。②针刀:患者取俯卧位,检查颈后压痛点,尤其是肌肉韧带挛缩的痛性结节,用紫药水定位,局部常规消毒,铺无菌巾,戴无菌手套,左手拇指固定压痛点,右手持针刀,刀口线一般与局部肌肉和神经走向一致,然后突然用力进针刀,待局部出现酸胀感时行切开松解 3~5 刀或纵形疏通剥离几次,即可出针,术毕压迫针孔片刻,创可贴固定。

（二）预防与日常保养

颈源性三叉神经痛患者在日常生活中一定要养成良好的饮食与作息习惯,多食用易嚼、质软的事物。只要是关于面部运动的,一切动作都要以缓慢轻柔为原则。注意头部、面部的保暖工作,避免出现受冻、受潮现象,不要使用过热、过凉的水洗脸。保持情绪稳定,自身心情平和,每日保持充足的休息。患者可以根据自身情况,适当参加体育活动,锻炼身体,提高患者自身抵抗力,降低三叉神经痛的复发概率。

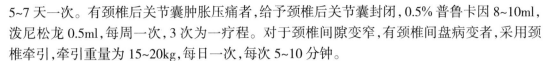

第五节　颈源性视力障碍

一、概述

颈源性视力障碍系指由于颈部外伤、劳损、退变等所致颈椎的解剖位置或解剖结构异常,如颈椎椎间关节错位、失稳,颈曲改变,肌肉紧张、痉挛等刺激了颈部交感神经、椎动脉而产生的阵发性短暂失明、复视、视力下降、视物模糊、眼花、眼痛、眼干、眼球震颤、畏光流泪等症状。

临床上约有 80% 以上的患者同时伴有颈源性头昏或头晕,几乎 100% 的患者都有不同程度的颈椎病症状和体征。张长江等人在对 5 046 例颈椎病的统计分析中发现,并发视力障碍者占 2.1%,一般中年以上者居多,青少年外伤者多见。

二、病因病理

(一)病因

颈源性视力障碍的发病原理尚不十分清楚,有待于进一步研究,可能是由于颈椎的局部病变引发(即颈椎病的致病因素),也可能因其系统性反射调节紊乱或综合因素造成。

(二)病理

颈源性视力障碍的病理改变主要是颈椎内外生理平衡的失调,致使其解剖位置轻度移位、颈肌痉挛,软组织炎性改变为其主要的病理变化。其发病大多数呈慢性积累性的损害过程。

1. 自主神经功能紊乱　颈部交感神经发出的节后纤维随颈神经前支分布,其部分纤维可分支到眼后部、上睑平滑肌、扩瞳肌、虹膜,交通支的分支分布于硬膜、后纵韧带、颈椎小关节和关节突。由于颈部外伤或颈椎椎体、椎间盘、椎间韧带等组织的劳损和退行性改变等因素,可使其稳定性相应减退,致使颈椎椎体、椎间盘和椎间韧带等解剖位置发生改变,对其颈上神经和分布在椎动脉、关节囊、后纵韧带、项韧带等组织的交感神经末梢及椎管内的脊膜返支构成病理性刺激,引起自主神经功能紊乱,出现一系列的反射性症状,如视物模糊、眼胀、眼痛、眼睛干涩、易疲劳、眼裂增大和瞳孔扩大等交感神经兴奋症状,亦可出现流泪、眼睑下垂和瞳孔缩小等交感神经抑制症状,导致视力障碍。

2. 椎基底动脉供血不足　颈上交感神经节发出的节后纤维分布于眼部和颈动脉丛,调节其眼部血液循环和瞳孔括约肌、眼睑肌。当颈椎正常解剖位置发生改变时,尤其是第 5 颈椎的横突孔距离椎体较近时,加之颈 4、5 的解剖结构薄弱,生物力学分析正应力、扭转力、剪切力最大,当椎体发生移位、颈椎小关节发生错位时,椎动脉可直接受压或牵扯、刺激而发生血管痉挛,使其管腔变窄甚至闭塞,出现椎基底动脉血流量降低,导致椎动脉供血不足。当大脑皮质视觉投影中枢血流量低于视区脑组织正常代谢过程中的需要量时,则造成中枢性视力障碍。出现大脑枕叶视觉中枢受损及眼底血液循环障碍,视网膜病损,导致视物模糊、视野缩小和黑矇等症状。当脑干内的动眼、滑车等神经核缺血或内层纵束缺血时,则造成周围性视力障碍。出现短暂的、阵发性复视等症状。

3. 综合因素　由于颈椎的增生、退变、劳损,及颈部软组织产生的无菌性炎症等综合因素,刺激病变部位的交感神经末梢,反射性地引起一系列眼部症状。

颈源性视力障碍在临床上早期症状多较轻,不被人们重视和注意,逐渐发展到影响正常生活或工作时才来就诊。这实际是一个由功能代偿到结构代偿的病理过程,由单一因素改变到多种因素影响的代偿失调综合征。这种变化是渐进性的,当其变化的量超过人体的耐受能力时则产生失代偿的临床症状和体征。

三、诊断

(一)临床表现

颈源性视力障碍有些呈慢性临床过程,也有的为急性过程。

1. 常有颈部损伤或慢性劳损的病史。视力下降常在颈部外伤后出现,也有的在颈椎退变或发生颈曲改变之后出现。

2. 常见主诉早期视物模糊,多呈反复间歇出现,伴有眼痛、眼胀,也有的患者感觉眼球有向后拉或向前推的异位感觉。

3. 临床上常有视力模糊、眼胀、眼痛、眼干、眼涩、怕光、流泪、眼睑下垂、斜视、复视、瞳孔不等大、眼球震颤、视野缩小、视野内冒金星、出现黑红点、眨眼、眼发雾、幻视、视力下降,甚至失明及眼底、眼压、屈光度改变等。

4. 眼部症状和头颈部活动与姿势改变有明显关系。有些患者常感到当头颈部在某一特殊姿势时,眼部和颈椎病症状均减轻,而另外一种姿势时则加重,所以有的患者常保持一定的强制性姿势。

5. 常伴有典型的颈椎病临床表现,如颈僵、颈痛、肩背酸痛、头晕、头痛、耳鸣、耳聋、恶心呕吐、咽部异物感、失眠、健忘、烦躁、胸闷、胸痛、上肢痛麻等症状。

（二）物理检查

检查时可见头颈活动受限、颈项部肌肉紧张或痉挛、椎旁软组织压痛、棘突排列不正、项韧带剥离并有明显压痛、可及痛性结节等。

（三）影像学检查和测量

1. X线检查　开口位X线检查可见寰枢关节侧块间距多不等宽,亦不对称;正位片可见颈椎侧弯、钩椎关节增生或其左右关节间隙不对称、椎间盘退变;侧位片可见颈椎生理曲度改变(变直、反张、成交、失稳等)、椎间隙变窄、椎体前后缘骨质增生、韧带钙化、上下关节突关节出现双边征等;功能位片可见随着颈椎过伸或过屈活动出现椎体失稳或滑移加大的可能,以判断病情及病变部位。

2. CT及MRI检查　可排除相关的脊髓、神经根病变,如颈椎间盘突出、后纵韧带骨化、脊髓空洞及椎管内占位等。寰枢关节CT检查亦可见到寰枢关节侧块间距多不等宽,亦不对称。

（四）实验室检查

脑血流图检查,提示常有椎孔导联异常。眼科检查常无器质性病变。

（五）诊断标准

1. 慢性进行性视力下降。

2. 有颈椎病的临床症状及体征,并伴有视力模糊、眼胀、眼痛、眼干涩、畏光流泪、眼睑下垂、复视、斜视、瞳孔大小不等、眼球震颤、视野缩小、眼冒金星、视力锐减,甚至突发失明等眼部症状。

3. 眼部症状与头颈姿势改变明显有关。

4. 点按颈部敏感穴位时,眼部症状可缓解或短暂消失。

5. 眼科检查无明显器质性改变,用相关眼药治疗常收效不明显。

（六）鉴别诊断

1. 青光眼、白内障等　这种视力异常往往是与眼部本身结构的病理性改变密切相关,眼科常规检查一般都能明确诊断。

2. 视网膜炎或视神经炎　这些病常是由于眼部本身的器质性病变所致,也会造成视力异常,借助眼科常规检查一般都能明确诊断。

3. 近视或远视　这种视力异常往往也是由于眼部本身的病变所致,经眼科常规检查也都能确诊。

四、治疗

（一）手法治疗

1. 颈部手法　一般根据颈椎的临床检查结果选用相应的手法,如点压、按揉、推拿、提端、扳整复位等,先用放松颈项部肌肉的手法,然后点压、按揉风池、睛明、攒竹穴,再结合调整曲度、椎间或小关节位置的复位等手法,如侧扳复位或定点旋转复位等。

2. 眼部手法　以点穴为主,选穴主要有睛明、四白、承泣、丝竹空、太阳、瞳子髎等。其作用是调节眼部的肌肉张力,缓解眼部肌肉疲劳,改善眼的屈光调节功能。

（二）牵引治疗

1. 坐位（垂直）牵引　要求颈椎处于中立位或略后伸位,以顺应其生理曲度。

2. 卧位（水平）牵引　要求头部略向后倾,颈项部垫枕,以维持其生理弧度。

牵引重量一般为3~5kg,也可逐渐增加至5~10kg,每次20~30分钟,每日1~2次,15~20日为一疗程。牵引应根据患者的病情、体质及个体耐受度而加以调整,若出现头晕目眩、脸色苍白、出虚汗、恶心等严重反应时,则应即刻去除牵引,对症处理。

（三）针灸治疗

1. 局部取穴　睛明、攒竹、承泣、光明、四白、风池等。

2. 远位取穴　肝俞、脾俞、肾俞、足三里、三阴交等。

3. 针法　平补平泻。

（四）辨证分型施治

1. 气滞血瘀证

证候:常有头颈部外伤史,颈项痛伴头痛、眼胀眼干、视力下降、眼睑下垂、舌质暗红或有瘀斑,苔厚色暗,脉弦。

治法:活血化瘀、通经活络。

方药:丹参、当归、川芎、赤芍、地龙、延胡索、生地黄、鹿衔草等加减。

加减:气滞明显加枳壳、木香;气虚者加黄芪;血瘀明显加三七、桃仁、红花、乳香、没药等。也可用桃红四物汤或通窍活血汤加减。

2. 痰瘀交阻证

证候:头颈及肩背酸困疼痛、头晕目眩、视物模糊不清、复视、心烦口渴、身重,四肢困乏,舌质暗红常伴有齿印,舌苔厚腻,脉弦滑或细涩。

治法:散瘀通络、利湿化痰。

方药:川芎、当归、桃仁、郁金、法半夏、薏苡仁、陈皮等加减。

加减:瘀重加三七、红花等;痰浊明显加胆南星、菖蒲、天麻等。也可用导痰丸或桃红四物汤加减。

3. 肝肾不足证

证候:颈项痛伴头晕眼花、视物模糊、眼睛干涩、怕光流泪、腰膝酸软、耳鸣健忘,舌质淡红,苔薄白,脉沉细无力。

治法:调和气血、补肝益肾。

方药:鹿衔草、丹参、熟地黄、菟丝子、当归、白芍、鹿角胶等加减。

加减:偏于阳气不足加熟附子、肉桂、黄芪、杜仲等;偏于阴气不足加龟板胶、枸杞、女贞子等;阴虚阳亢风动者加鳖甲、麦冬、龙骨、地龙等;阳衰阴寒者加熟附子、干姜等。也可用六味地黄汤或金匮肾气丸加减治疗。

五、康复与调护

（一）健康指导

治疗后应尽量佩戴颈围加以适当保护,注意保暖,尽量避免外伤及头颈部的猛力旋转。枕头宜松软,高矮要合适,以竖起自己拳头时的高度为宜。不宜躺着看书、看手机。注意用眼卫生。

（二）功能锻炼

1. 转身单臂上举（回头望月） 站立位,左右前臂一高（右）一低（左）放于胸前,双手掌朝上,手指微屈似托物状,双眼看着上面之手掌。先将上面之（右）前臂缓缓向前→右上→后方伸直,并尽量向后旋转身体,下面之（左）臂屈肘,掌心向上与右臂前后配合,同时头颈随伸直之右手转向右侧,两眼看右手掌似望月状,然后还原并转向左侧。左右交替进行10次左右。整个过程要求动作轻柔和缓、频频有序。

2. 手抱颈项（与项争力） 体位同上,两手十指交叉,上举屈肘,用手掌搂抱颈项部,用力向前,同时头颈尽量用力向后伸,使两力相抗,并随着一呼一吸有节奏地进行锻炼。

六、转归和预后

颈源性视力障碍患者如能及早发现和正确诊断,一般经积极的治疗,转归和预后都比较乐观。

七、现代研究

颈源性视力障碍是一种颈源性眼病,患者常有颈椎病病史,近来又出现视力异常,临床上往往易被误诊误治。如果出现不明原因的视力障碍,尤其是久治不愈时,应该考虑颈椎原因的可能。临床报道手法治疗本病疗效较好。

第六节 颈源性咽部异物感

一、概述

颈源性咽部异物感是指由于各种病因导致的颈椎病变引起颈椎的轻度错缝、移位及增生,造成咽喉部的肌肉与黏膜被刺激、牵拉、挤压,使组成咽丛的各神经支及颈交感神经分支紧张,通过神经的反射和传导作用,使咽部发生感觉异常,产生一系列临床症状。近年来随着颈椎增生症的低龄化和颈肌劳损患者的不断增加,该病发生率明显升高,但常极易被忽视而误诊。

二、病因病机

（一）病因

咽部异物感属现代医学耳鼻咽喉科范畴。引起本病的原因有局部、全身、精神、心理、神经功能等方面因素。诸如慢性咽炎、喉炎、食管炎、腭垂过长、消化系统疾病、情绪忧郁、神经官能症、癔症等。颈椎疾患引起本病的发生也是较为常见的因素。如颈部受到急性暴力冲击，或自身运动量过度，均可造成外伤性轻度骨折或椎体间的轻微移位，进一步引起颈源性咽部异物感的发生。慢性劳损，如长期伏案工作，可引起颈部关节囊、肌肉、韧带疲劳松弛，亦可导致椎体前后或左右移位产生颈源性咽部异物感。

1. 长期劳损可加速颈椎的退行性改变，加剧颈椎增生，椎体前缘骨赘可压迫刺激咽喉部而发病。

2. 急性伸位性颈椎外伤引起急性颈椎间盘向前突出，造成前纵韧带急性撕裂，髓核突出到椎体前方，并在此处形成混合性血肿髓核突出物，后经机化、钙化形成硬骨赘。此类患者除有椎体前方大型骨赘外，必然伴有椎间隙明显狭窄或椎间隙完全消失，症状出现快而且明显。

3. 慢性或亚急性伸位外伤、劳损，颈椎间盘突出，造成前纵韧带损伤性隆起，甚至撕裂，但髓核无明显突出，骨赘形成很慢。此类患者骨赘小且钝，一般不伴有椎间隙严重狭窄，症状出现慢且不明显。

（二）病机和辨证分型

颈源性咽部异物感为现代医学病名，中医学称之为"梅核气"，指咽喉部状如梅核样塞喉，咯不出，咽不下。梅核气是临床常见疾病之一，其基本病机为痰气交阻，凝结于咽喉部所致；其临床特点如何梦瑶所述："咽喉中有物不能吞吐，如毛刺，如絮、如膜、如梅核。"一般分为气郁痰阻、气逆痰阻、痰热互结和痰瘀互结四型。

（三）病理

咽喉部及食管位于颈椎椎体前侧，由咽黏膜、纤维膜、咽膜肌、咽外膜等组成。咽部的神经支配极为丰富，由感觉和运动神经组成，主要来自位于咽后壁内的咽丛，其中含有迷走、舌咽、副神经颅根和颈交感神经的分支。除此之外，还有三叉神经第二支司喉咽、扁桃体区及软腭的感觉，舌咽神经有直接分布于扁桃体下极及舌根，所以咽部感觉非常灵敏。正常情况下，颈椎的骨骼、肌肉、韧带、筋膜、神经、血管等都有条不紊地按一定顺序，松弛而不拥挤，紧凑而相互依靠地排列。不论什么原因引起的颈椎前后、左右、旋转移位，椎体肌肉的排列失衡，椎体关节间的轻度错缝均可造成咽喉食管上口处的肌肉、筋膜、黏膜等的牵拉、挤压，使组成咽丛的各神经支及颈交感神经分支紧张，通过神经的反射和传导作用，使咽部发生感觉异常。由于颈椎与咽部结构的密切关系，因此颈椎的病损可刺激或压迫咽部而出现感觉异常。

1. 颈椎椎体向前滑脱或巨大骨赘形成，可直接压迫和刺激咽部组织出现症状。

2. 颈椎椎体偏歪压迫交感神经，影响咽肌的张力和黏膜腺体的分泌而产生症状。

3. 颈椎骨关节和软组织的创伤性炎症，反射性引起颈肌的保护性痉挛，牵张和压迫颈前组织而出现咽部异物感。

4. 颈椎的病损刺激和压迫颈交感神经和椎动脉，引起椎基底动脉系统供血不足，后颅窝神经核血液循环障碍，致舌咽神经和迷走神经支配的咽部组织感觉紊乱。

另外，咽部本身疾患亦可累及颈椎及其周围组织导致病损，反过来又会并发咽部异物感。如1岁儿童易发生呼吸道感染、扁桃体炎、咽喉脓肿、腮腺炎等导致自发性寰枢椎半脱位，又可出现咽部异物感；某些慢性咽炎患者或长期抽烟、嗜酒等；另外，退变形成的颈椎前缘骨刺，或膨出的软组织及钙化的前纵韧带，可直接压迫咽食管后壁的肌组织、纤维膜、黏

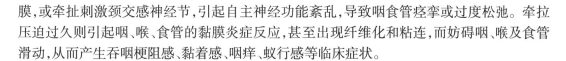

膜,或牵扯刺激颈交感神经节,引起自主神经功能紊乱,导致咽食管痉挛或过度松弛。牵拉压迫过久则引起咽、喉、食管的黏膜炎症反应,甚至出现纤维化和粘连,而妨碍咽、喉及食管滑动,从而产生吞咽梗阻感、黏着感、咽痒、蚁行感等临床症状。

三、诊断

(一)临床表现

凡是由颈椎病引起合并咽、喉、食管部出现的异常感觉,如浮球样、异物样、干燥样、压迫束带样、肿胀样、狭窄样、烧灼、黏着、吞咽妨碍或咽食梗阻等感觉,均为本病的临床表现。颈源性咽部异物感患者咽喉部检查应无咽及咽邻近器官的畸形,应无异物存在以及咽喉部的器质性病变,并且应确实除外慢性炎症导致的咽、喉、食管炎,或远离咽喉部的全身性原因以及心理、精神、神经功能等方面因素造成的类似症状。

椎体前方骨赘长度达到一定程度,超越了食管的代偿能力,即可出现吞咽困难,临床有如下特点:

1. 多数患者吞咽困难的程度与骨赘大小成正比,但确有部分患者骨赘较大,而症状不明显,有的骨赘不大而症状明显。

2. 吞咽困难仰头位明显,低头时减轻,因低头屈颈时缓解了骨赘对食管的挤压。

3. 吞咽困难与骨赘的位置关系明显,即与食管受压节段有关,位于颈6平面的食管受到环状软骨的影响,食管活动较小,该部分较小的骨赘,亦可引起症状,其他部分食管的活动度较大,小的骨赘难以出现吞咽梗阻。

4. 吞咽困难呈阵发性,可以自然缓解或消失,说明吞咽困难是多源性的,骨赘不是唯一因素,与精神紧张、炎症及自主神经功能紊乱有密切关系,如骨赘位于颈4以上,则以咽部异物感为主。

5. 食管受压颈椎病者,可伴有眩晕、头疼、失眠、耳鸣、视力模糊、心烦胸闷、心悸等心脑血管和心血管自主神经功能紊乱的症状。

6. 有颈背痛等颈椎病表现。

(二)物理检查

1. 咽部检查 可见充血或苍白,"淋巴滤泡增生",分泌物增多或干燥。

2. 颈部触诊 颈肌紧张,颈4~6关节突不对称,棘突偏歪、压痛。中、后斜角肌有硬结、紧张、压痛,颈部侧屈受限,前屈时背痛而转动时多无妨。

(三)影像学检查

X线检查:颈椎椎体前缘有鸟嘴状骨赘,典型者骨赘以椎间隙为中心,上下两骨赘方向相反,上椎体的骨赘向下,下椎体的骨赘向上。骨赘长短不一,长者可达1~1.5cm,短者仅0.5cm以下。椎体骨赘以颈4~6前缘增生为明显。颈4~6棘突呈侧弯,或左右旋椎现象,钩椎关节增生。椎体后缘连线变直、反张、成角或中断,椎体呈双边征或双突征,椎间隙变窄。

(四)实验室检查

血、尿、便常规检查及潜血试验、肝肾功能、电解质、红细胞沉降率、甲状腺功能和血清酶学检查无异常。喉镜检查见咽黏膜慢性充血,咽后壁淋巴滤泡增生,会厌光滑无充血及喉室、室带正常,披裂运动良好,声带正常,未见新生物,闭合良好。

(五)诊断标准

目前对颈源性咽部异物感尚无统一诊断标准,一般依据临床表现、体格检查和影像学检

查的综合分析做出诊断,可参考以下指标:

1. 有颈痛病史,颈部活动受限。

2. 颈 4~6 关节突不对称,棘突偏歪、压痛。中、后斜角肌有硬结、紧张、压痛,颈部侧屈受限,前屈时背痛而转动时多无妨。

3. 咽部异物感的症状与颈椎功能状态密切相关,排除咽喉部器质性病变。

4. 影像学检查显示颈椎退变及失稳。

(六)鉴别诊断

1. 食管癌　食管癌患者早期有吞咽哽咽感,吞咽疼痛,胸骨后痛,咽干发紧,食管内异物感,胸后胀闷,食物通过缓慢,有摩擦感或停滞感,剑突下或上腹部痛等症状。而当食管癌发展到中晚期时,则进行性吞咽困难,哽塞加重,可伴有食物反流或嗳气,前胸或后背却可有经常性沉重感或疼痛。一般通过 X 线吞钡检查,或"食管拉网"做脱落细胞检查,或食管镜及光导纤维食管镜检查并取活检,3 种方法只要有 1 种检出结果为阳性,即可诊断为食管癌。

2. 咽炎　咽炎的临床表现如下:①咽部干燥灼热疼痛、吞咽不利,咽痒不适。②咽异物感而常做"吭""喀"动作,干咳少痰,或声音嘶哑。③病情较轻,病程较长,反复发作。④咽喉检查较敏感,易引起恶心、呕吐,喉底周围潮红,见到小颗粒状突起,黏膜干燥少津或肥厚。一般无颈痛症状。

四、治疗

1. 手法治疗

(1)魏指薪治疗手法:拿肩井和点揉肩中俞互相交替操作。提颈使颈椎间隙增宽,在上提的位置将患者头部做左右轻轻旋转活动,每侧各 3 次,然后使头部做左右侧屈颈活动,每侧各 3 次;揉搓颈部两侧及后部肌肉,用拇指和食指拿、点、揉项部肌肉,上下移动 10~20 次,左右两侧相同。放松颈肩部的肌肉,然后用大鱼际按揉患者颈肩背三角区域(相当于肩中俞穴周围区域),一般左右侧各按揉 10 次左右,医生一手按住患者头部尽量侧屈,另一手拇指沿项肌及胸锁乳突肌自上而下推,当推到颈根部时再点揉 3~5 次,左右均操作,一手点揉患侧的合谷穴,一手点揉缺盆穴,上下交替操作,随后双手拇指同时点揉两侧缺盆穴,一般点揉 10 次,震击阳池,医生左手在患者大椎穴,右手握拳击左手背,连击 5 次。

(2)旋转复位法:患者端坐位,医生面对患者而立其后偏患侧,助手面对患者而立其前偏健侧。医生一手拇指桡侧面紧紧顶抵住偏歪棘突的凸侧,余四指轻扶健侧颈项部,助手的双手合抱患者的头两侧,将颈脊柱前屈 10°~35°,再偏向健侧 45°度,然后助手一掌轻压住患者患侧的颞部,以保持患者头颈前屈、侧偏姿势,并按医生的要求向健侧下压头颅,助手的另一手按压住患者健侧肩部,保持患者上半身躯体的中立位,不让其俯仰或旋转。然后医生另一手掌或前臂、肘窝部托扶住患者下颏部和健侧面颊,在此姿势下,医生两手协同,一手向患侧外上方用力扳动,使头颈部沿矢状轴旋转,与此同时,医生另一手用力向健侧或健侧的前外方呈水平方向顶推偏歪棘突,此时可听到颈椎的弹响声,并觉指下棘突向健侧轻轻移动,然后让患者头颈部恢复至自然中立位,并顺压棘突和颈韧带,松动两侧颈肌。

2. 中医分型施治

(1)气郁痰阻证:用半夏厚朴汤加味(半夏 12g、厚朴 10g、茯苓 15g、柴胡 12g、郁金 12g、香附 10g、白芥子 10g、桔梗 6g、甘草 6g、生姜 10g)。

（2）气逆痰阻证：用旋覆代赭汤合二陈汤加减（旋覆花 10g、代赭石 15g、半夏 12g、茯苓 15g、陈皮 15g、党参 12g、白术 10g、炙甘草 6g、大枣 4 枚）。

（3）痰热互结证：用大柴胡汤加减（柴胡、厚朴、黄芩、栀子、夏枯草、白芍、瓜蒌、川贝母各 15g，香附 10g，海浮石 20g，甘草 10g）。若为阴虚痰热互结，兼见失眠多梦、口干者，用一贯煎合百合地黄汤加减（生地 10g、麦冬 15g、玄参 15g、百合 10g、瓜蒌 15g、川贝母 15g、旋覆花 15g、枇杷叶 12g、酸枣仁、柏子仁 15g）。

（4）痰瘀互结证：香附 12g，郁金 12g，半夏 12g，厚朴 10g，当归 15g，川芎 12g，红花 10g，丹皮 15g，赤芍 15g，马勃 10g，射干 15g，贝母 12g。

3. 针刺治疗　取风池、大椎、天柱、大杼，用补法；肩井、天宗、列缺，用泻法。

4. 颈椎牵引　运用枕颌牵引法，牵引重量开始时约 4~6kg，后逐渐加至 10kg 左右，每次牵引 20 分钟，每日 1 次。

五、康复与调护

1. 睡觉时枕低平枕。

2. 做好颈肩部的锻炼，如扩胸运动、耸肩运动、手臂转圈运动等。

3. 注意保暖，避免感受风寒。

六、转归和预后

本病一般预后良好。

第七节　颈源性耳鸣

一、概述

颈源性耳鸣是指因颈椎急、慢性病变导致以耳鸣、耳聋为主的综合征，其主要症状有听力下降（包括突发性耳聋和渐进性耳聋）、耳鸣、眩晕、恶心、颈部不适等。

耳鸣（tinnitus）一词源于拉丁语 tinnere，原意为耳部响铃样声音，是一种无外界声源刺激时，耳内或颅内有主观存在的声音感觉，但环境中并无相应的生源或电刺激，不包括声音幻觉和体声。声音幻觉表现为听到有意义的声音，如言语、音乐或井底声等；体声指来自身体其他部位的声音，如血管搏动声、腭咽喉肌阵挛的"咔嗒"声、咽鼓管异常开放的呼吸声等。耳鸣是一种常见的临床症状。很多患者受耳鸣的严重困扰，影响工作、生活、睡眠、娱乐及与他人的正常交往，甚至会导致心理障碍。

二、病因病机

（一）病因

耳鸣不是一个独立疾病，而是许多疾病伴随的一个症状。耳毒性药物中毒、老年性耳聋、突发性耳聋、梅尼埃病、听神经瘤、耳硬化症等耳科疾病均可引起耳鸣，糖尿病、高血压、高血脂等一些全身性疾病也可引起耳鸣。多数学者认为内耳供血障碍是本病发生的重要原因。

耳鸣有意义的分类是根据病因及听功能障碍的部位分为传导性耳鸣、感音神经性耳鸣、中枢性耳鸣。感音神经性耳鸣又可分为耳蜗性耳鸣和神经性耳鸣。耳鸣是一种听觉紊乱现象，由听觉传导通路的任一环节异常放电引起。其产生机制包括外周和中枢两部分。研究认为，心理因素在耳鸣产生的过程中起重要作用，非听觉系统。尤其是与情绪有关的边缘系统的神经活动异常，可导致耳鸣发生。耳鸣可随耳蜗损伤而出现，耳蜗损伤可能导致感觉细胞突触的同步去极化和听神经纤维的异常同步放电。这种异常同步化可扰乱正常神经听觉信号时间和空间分布，从而导致异常听觉感受，产生耳鸣。

内耳的血液供应大部分来自内耳动脉，是一组细小的动脉，多发自小脑前下动脉或基底动脉，少数发自小脑后下动脉和椎动脉颅内段。除内耳动脉外，内耳的血液供应还有一小部分来自耳后动脉与茎乳动脉（颈总动脉系统）。听觉的传导通路为：第一级神经元：螺旋神经元（Ⅰ型——内毛细胞；Ⅱ型——外毛细胞）→第二级神经元：耳蜗神经核→第三级神经元：上橄榄复合体（内侧上橄榄核、外侧上橄榄核、斜方体核）→第四级神经元：下丘核和外侧丘系核→第五级神经元：内侧膝状体→听皮质。交感神经颈上神经节有颈鼓神经穿颈动脉管壁的小孔连于鼓室丛。颈源性耳鸣可由颈椎急性或慢性病变影响颈部血管或迷走神经导致。

（二）病机和辨证分型

中医将耳鸣分为实证和虚证两大类。

1. **实证** 主要有肝胆火盛、肝阳上亢、痰火郁结三个证型；发病急、病程短、耳鸣剧烈、鸣无休止，多为实证。

2. **虚证** 主要有肾精亏损、脾胃虚弱两个证型，其中肾精亏损型可细分为肾阴亏虚和肾阳亏虚两种亚型，而脾胃虚弱型又可细分为中气下陷与气血亏虚两种亚型，肾主骨生髓，髓聚而为脑，凡发病慢、病程长、耳鸣较缓、时鸣时止者多为虚证。

（三）病理

1. **内耳缺血** 临床研究发现，椎基底动脉供血不足的患者脑干听觉诱发电位（BAEP）表现异常。BAEP包括三个波（Ⅰ、Ⅲ、Ⅴ波）和两个间期（Ⅰ-Ⅲ间期和Ⅲ-Ⅳ间期）。其中，Ⅰ波系听神经动作电位，Ⅲ波与内侧橄榄核或耳蜗核的电活动有关，Ⅴ波与中脑下丘中央核电活动有关。Ⅰ-Ⅲ间期和Ⅲ-Ⅳ间期分别是低位和高位脑干的传导时间。通过对上述各波或间期的分析，可以了解脑干听觉通路的功能，从而间接反映相应的供血状况。研究显示，椎基底动脉供血不足患者双侧Ⅰ波潜伏期与波幅降低者均略高于半数，经统计学分析，差异有显著性和高度显著性，提示超过半数的该类患者听神经颅外段电活动受损，为BAEP内耳型损害，间接反映内耳供血障碍。

2. **颈部交感神经节刺激** 位于在第2~3或第4颈椎横突的前方，有一呈梭形的颈上神经节，这是交感干中最大的一个神经节。这个神经节依次分出颈内动脉神经→颈内动脉丛→颈鼓神经→鼓室神经→鼓室丛，分布于鼓室、乳突小房及咽鼓管的黏膜。其内脏运动纤维出鼓室后终于耳神经节；位于第7颈椎横突与第1肋骨颈前方的颈下神经节（又称星状神经节）的节后纤维亦有成分沿颈内动脉、椎基底动脉系统的周围神经丛、鼓丛神经和第Ⅵ、Ⅶ、Ⅹ脑神经耳支进入内耳，分布到放射状动脉。由于这样的解剖学联系，当颈椎椎体发生病变时，可能会产生对颈上神经节的刺激，通过上述神经联系直接使内耳产生异常电活动，进而出现耳鸣。

此外，在椎基底动脉系统到内耳的血管（椎动脉→基底动脉→内耳动脉→前庭动脉→

耳蜗动脉)径路上,血管壁上均分布有来自颈部交感神经节的节后纤维,因此,颈部交感神经节的刺激亦会造成椎动脉系统血管的舒缩活动改变,从而影响内耳的血供,引起内耳微循环障碍。所以,内耳微循环除直接受椎基底动脉系统血流影响以外,还受自主神经及局部调控的影响。此外,椎基底动脉供血不足可导致与情绪有关的边缘系统的神经活动异常,从而引起中枢性耳鸣。

综上所述,颈椎与内耳之间存在着复杂的神经及血管联系,因此颈椎病变对耳鸣的发生具有十分重要的影响。

三、诊断

(一)临床表现

颈源性耳鸣的临床表现主要有三个方面:其一是颈部症状,包括颈项部不适、疼痛、发凉,部分患者可能伴有上臂麻木或疼痛、手指麻木等症状;其二是耳鸣,可伴有听力下降,耳堵闷感、耳痒、耳痛等;其三是伴随症状,包括头晕、恶心、呕吐、头痛、乏力、失眠、烦躁、焦虑、紧张、心悸、异常汗出等。

(二)物理检查

颈项部压痛,压痛位置主要在第1颈椎横突(大部分为单侧压痛明显)、下项线、第2颈椎棘突,部分患者第1~7颈椎棘突两侧均有压痛。

(三)影像学检查

1. 颈椎X线片　正位片可见颈椎侧弯,钩椎关节增生,侧位片可见颈椎生理曲度变小、曲度消失或反张,颈椎失稳(尤其是上颈段)。颈椎功能位,可见过伸及过屈受限、寰枕间隙变小或消失(为寰枕筋膜、项韧带等组织挛缩所致)、颈椎失稳等表现。开口位可见C_2棘突偏歪(左偏或右偏)、寰齿间距不等(寰齿间距>3mm时称为寰枢椎半脱位)。

2. 颈椎核磁　可见椎间盘突出,椎动脉狭窄。

3. 颈部血管超声　可见椎基底动脉供血不足。

(四)实验室检查

耳鸣测试:纯音电测听、声导抗、耳鸣频率匹配检查,听性脑干反应、耳蜗电图检查、残余抑制、掩蔽曲线、最大不适阈等。

(五)诊断标准

1. 颈部疼痛、耳鸣、耳聋,可伴有头晕、头痛、恶心、呕吐等。

2. 上颈段有压痛,尤其是颈1、2横突处。

3. 颈椎X线片,正位片可见钩椎关节增生,侧位片可见上颈段颈椎失稳。颈椎功能位、开口位可见C_2棘突偏歪、寰齿间距不等。

(六)分级标准

用各种耳鸣量表(如视觉模拟标尺、耳鸣残疾量表、焦虑抑郁量表等)进行耳鸣及心理方面的量化评定。

(七)鉴别诊断

1. 高血压　经3次检查核实后在未使用抗高血压药物的情况下,收缩压≥140mmHg,舒张压≥90mmHg;既往有高血压史,目前正在使用抗高血压药物,现血压虽未达到上述水平,亦应诊断为高血压。

2. 高脂血症　一般成年人空腹血清中总胆固醇超过5.72mmol/L,三酰甘油超过

1.70mmol/L,可诊断为高脂血症。

3. 化脓性中耳炎　有感染流脓史。

4. 药物中毒性耳聋　有耳毒性药物接触史。

5. 颅脑病变　头颅 CT 或 MRI 可见颅内血管病变或肿物、肿块。

四、治疗

（一）非手术治疗

1. 手法治疗　先对患者进行颈部肌肉放松,根据患者的 X 线片改变,在有棘突偏歪的节段进行定点侧扳调整,如无则可以不用侧扳法。

2. 中医分型治疗

（1）肝胆火盛证:龙胆泻肝汤加减。

（2）肝阳上亢证:天麻钩藤饮加减。

（3）痰火郁结证:温胆汤加减。

（4）肾精亏损证:耳聋左慈丸加减。

（5）脾胃虚弱证:益气聪明汤加减。

3. 西药　倍他司汀、氟桂利嗪、糖皮质激素等。

4. 物理治疗　行中频、高频电疗法。

5. 封闭和针刀治疗　于颈部压痛明显部位(大部分患者为枕大神经出口处)行封闭或针刀治疗。

6. 针灸治疗　可取颈部夹脊穴、听会、角孙、翳风、听宫穴,行平补平泻法。

（二）手术治疗

部分颈椎失稳或椎间盘突出患者需要行椎间盘切除椎间融合内固定术,椎管狭窄患者行椎管扩大成形术,现在各种微创手术如经皮激光椎间盘汽化减压、射频消融等在颈椎相关疾病中得到应用,亦取得一定疗效。

五、康复与调护

颈源性耳鸣在有症状时应闭目静坐或侧卧,避免颈部活动,饮食宜清淡。在无症状时可加强颈部功能锻炼。

六、转归和预后

90% 患者经过综合治疗临床症状缓解,大部分颈源性耳鸣患者预后较好,年老体弱者预后较差。

七、现代研究

颈源性耳鸣作为骨科的新病种,在疾病的定义上并不完全统一。徐三文认为:以颈椎急、慢性损伤所致的耳鸣、耳聋等耳部症状群为主,而耳科检查无器质性病变者,统称为颈源性耳鸣耳聋。李石良则认为,脊源性听力障碍是指因颈椎病变导致椎基底动脉血运受阻、内耳动脉血流量下降,造成内耳血运障碍所产生的综合征,其主要症状有听力下降(包括突发性耳聋和渐进性耳聋)、耳鸣、眩晕、颈部不适等。而有无器质性损伤更是分歧。我们认为颈源性耳鸣更恰当的定义是因颈椎急慢性病变导致以耳鸣耳聋为主的综合征,其主要症状有听力下降(包括突发性耳聋和渐进性耳聋)、耳鸣、眩晕、恶心、颈部不适等。

颈源性耳鸣的鉴别诊断中包括高血压、高脂血症等全身疾病,随着社会的发展,此类全身疾病发病率呈逐年上升趋势,当颈源性耳鸣患者同时伴有此类疾病时如何进一步诊断和治疗,将是临床医师面临的新问题。

第八节　颈源性类冠心病

一、概述

(一)定义

由冠状动脉病变引起的心前区疼痛等症状的病症称为冠状动脉性心脏病,简称冠心病。由颈椎病变引起的胸闷、憋气、心前区疼痛、心悸,甚至心律失常等症状的病症称为"颈源性类冠心病综合征(cervical mimic coronary artery disease syndrome)"或"脊源性类冠心病综合征(spinal mimic coronary artery disease syndrome)",但为了方便起见,仍称颈源性类冠心病或脊源性类冠心病(包括脊源性心绞痛、脊源性心律失常),亦有学者称为"颈心综合征"(cervical-cardiac syndrome),国外学者多称为颈源性心绞痛或颈源性胸痛。

(二)认识过程

Phillips 于 1927 年首先报道颈神经根受压可引起心绞痛样心前区疼痛。此后 Nachlas 于 1934 年报道了椎关节炎患者中 2 例有类冠心病症状,认为颈胸椎骨关节紊乱不仅引起颈肩或上肢麻痛,也可影响到运动神经的胸段代表区,引起胸痛。Hanflig 在 1936 年报道了 5 例心绞痛样患者经颈椎牵引治疗痊愈。Ollie 在 1937 年报道了胸痛的鉴别诊断。Kelly 于 1942 年总结了 40 例颈椎综合征患者的临床特点,其中 8 例有心绞痛样症状,占 20%。Davis 在 20 世纪中叶叙述了脊柱相关心脏病的临床特点,发现其发病年龄多在 30~70 岁,症状复杂,可出现胸闷、胸痛、呼吸困难、眩晕,症状多在颈部运动或体位改变时诱发,称为脊-心综合征。LaBan 于 1979 年发现颈源性胸痛以颈 6、颈 7 神经根受累为主。由此,他得出结论:颈椎椎间孔处神经根受累可能是产生若干症状的原因。Podrushniak 在 1985 年分析了脊-心综合征不同年龄的发病情况,发现此征发病年龄和临床症状与类冠心病一致。1990 年我国魏征等在研究中发现 2 例房室传导阻滞患者在治疗颈椎病后症状缓解,以后对脊柱相关疾病深入研究。1976 年后张长江等进行专题研究,于 1998 年发表专著《脊柱相关疾病》,将颈源性类冠心病定义为由于颈椎病而引起的酷似冠心病的胸闷、心前区刺痛、心律失常等病症。

二、病因病机

(一)病因

心脏对机械性刺激并无痛觉,但对缺血、缺氧则甚为敏感。当各种原因使冠状动脉所供给的血流量不能满足心脏的需要,引起心肌急剧、暂时的缺血、缺氧时,即产生心绞痛。在正常情况下,冠状循环有很大的储备力量,其血流量随着身体的生理情况而有显著变化,在剧烈的体力活动时,冠状动脉适当扩张,血流量可增加到休息时的 6~7 倍,当各种原因引起冠状动脉狭窄痉挛或部分分支闭塞时,其平时血流量已减少,不能随身体的需要而大量增加,心肌血液供给不足,从而引起心绞痛。高级神经活动调节功能障碍,影响冠状动脉舒缩功能,对心绞痛的发病起重要作用。压迫起源于颈8~胸1的胸前神经内侧支和起源于颈6~7胸前神经外侧支可引起假性心绞痛。这些神经在功能上属于运动神经,不含有皮肤的感觉纤维,但具有粗感觉纤维。颈椎骨关节炎病变压迫其神经根产生的疼痛为弥散性质。前斜角肌痉挛压迫臂丛,痉挛的斜方肌夹压脊神经后支的分支时,可通过副交感神经反射引起肋间肌痉挛和沿前支反射的肋间痛,亦可产生假性心绞痛。有人报告,刺激颈7前根曾使受试者感到胸闷与腋下疼痛,颈7与颈8神经根受刺激时,可引起胸大肌痉挛,且可并发肌筋膜炎,而且伴有明显压痛。刺激颈5~7神经根引起前斜角肌痉挛,颈7或颈8神经在臂丛部受挤压时,亦可出现上述同样后果。这种解释可同时说明胸部活动受限,胸部紧缩感和深吸气时发生疼痛的现象。

颈椎病心前区疼痛的发病原因,并不仅限于神经根的压迫和来自深部组织本体感受器产生的刺激反射,颈交感神经在其中亦起到重要作用。颈椎间盘退变造成的颈椎生物力学紊乱,骨质的增生,尤其是钩椎关节的骨质增生,造成了脊柱内外平衡失调,压迫或刺激颈部交感神经节,使之从节内发出的节后神经纤维兴奋性增高,从而使血管的舒缩功能发生平衡失调,心脏冠状动脉的管腔由于血管平滑肌收缩、痉挛而变狭窄,造成供血不足、缺血、缺氧。如椎动脉周围的交感神经丛受刺激时,不仅造成 Barre-Lieou 综合征,而且由于刺激冲动向下扩散,通过心下与心中交感神经支产生内脏感觉反射,从而引起心前区绞痛,甚至造成心律失常。

颈椎病的心前区疼痛,不仅类似冠心病的心绞痛,二者同时并存的现象也较为常见。心脏脊神经传入系统与心脏产生疼痛反射的关系已被阐明,心脏痛觉冲动从心下与心中神经,颈下神经节与维氏(Vieussens)祥到达星状神经节后,由上4(或5)个胸交感神经节通过交通支至相应的脊神经节,再经脊神经后根进入颈8~胸4或胸5脊髓节段,上升至大脑,产生心脏区和相应脊髓节段分布区的疼痛感觉。颈椎病变,不仅可累及脊神经后根,有时也涉及脊神经节和交感神经,从而可能对冠状血管产生反射性影响。当累及椎旁交感神经结构时,有冠状血管硬化的患者容易发生心绞痛。故有人认为,颈椎病对心绞痛的发作有"附加的起动机制"作用或激发作用。

另外,上胸椎(T$_{1-5}$)损伤亦可产生类冠心病及心律失常的症状。胸交感神经干位于胸椎两侧,由10~12对胸神经节及其节间支连接而成。其中上5个胸交感干神经节节后神经纤维分布至心深丛,该神经称之为胸心神经。胸心神经和颈椎交感神经发出的心上、中、下神经等共同组成心丛,对冠状动脉的舒缩产生影响。所以上胸椎损伤通过胸心神经作用于心脏,亦可产生类冠心病及心律失常的症状。

（二）病机和辨证分型

中医学认为心绞痛是元气不足,脏腑功能低下,发生气滞血瘀或痰浊阻于经脉的病理变化,造成经脉不通,不通则痛,引起心痛、胸闷等症。临床一般分为两型:

1. 气滞血瘀证 因年老体衰,肾气亏虚,不能鼓动五脏之阳,阳气虚,血脉失于温煦,脉道失润,气滞血瘀,不通则痛,瘀阻部位有在脏、在腑、在经、在络、在经筋、在皮部之分。

2. 痰浊闭阻证 饮食肥甘,损伤脾胃,运化失司,聚湿成痰,上犯心胸清旷之区,清阳不展,气机不畅,心脉痹阻,遂成本病;或痰浊久留,痰瘀交阻,亦成本病。

（三）病理

1. 解剖学基础 颈椎横突之前、颈血管鞘的后方有三对交感神经节,即颈上、中、下交感神经节,节前纤维来自交感干上胸部(支配心脏的交感神经的低级中枢从胸椎1~5脊髓侧角细胞柱发出,其交感神经节前纤维随脊神经出椎间孔,上行后在颈上、中、下神经节内换神经元后发出节后神经纤维,分别发出心上、中、下神经,下行进入胸腔,加入心丛)。其发出的神经分支分别有心上、中、下神经。其中,右颈上心神经下行于主动脉弓的后方加入心深丛,左颈上心神经下行经主动脉弓前方加入心浅丛;颈中心神经为交感神经心支中最大的分支,右颈中心神经下行加入心深丛的右半,左颈中心神经下行加入心深丛的左半;颈下神经节常与第1胸神经节合并成颈胸神经节(亦称星状神经节),然后发出颈下心神经,下行加入心深丛。胸椎1~4椎旁两侧、肋小头前侧的交感神经节(胸神经节)分别发出节后神经纤维,称为胸心神经。胸心神经均加入心深丛。心上、中、下三条神经下行后和胸心神经共同构成心丛。心丛神经纤维进一步形成左、右冠状动脉丛,沿冠状动脉分支分布。分别分支至右心房、右心室、左心房、左心室。心丛及各副丛的神经纤维进入心脏后分别到达并支配心脏传导系统、心肌及冠状血管壁。所以颈、胸椎交感神经节后神经纤维组成的心丛支配心脏,对心脏冠状动脉的舒缩起到调节作用。有专家认为加入脊神经、窦椎神经及血管壁的交感神经分支受刺激可以引起颈源性类冠心病。

王以慈认为颈交感神经节位于椎(间)孔外椎前筋膜的深侧,浅面覆盖着颈前肌群,当颈椎关节突关节及其周围结构紊乱时,可导致颈部肌群痉挛,从而可激惹孔外的颈交感干或交感神经节。胸椎交感干位于肋骨小头前方,与胸椎小关节相邻,胸椎关节紊乱、肌痉挛及周围组织因长期无菌性炎症刺激导致纤维化,均可使椎管内外的交感神经受到刺激而出现复杂的交感神经症状。

刘贻德认为非(冠状动脉源性)心绞痛误诊为(冠状动脉源性)心绞痛者以颈神经根与胸1~4神经根病变最为常见。神经根直接受到压迫可发生心前区放射性疼痛,同时有上肢疼痛。李起鸿研究认为颈脊神经后根受累后,因其疼痛分布区和心源性通过脊神经后根反射弧的内脏感觉反射痛相似可出现假性心前区疼痛;颈7、8神经前根受刺激,胸大肌痉挛也可表现出胸闷、胸痛的症状;如增生的骨赘压迫或刺激了起源于颈8~胸1的胸前神经内侧支或起源于颈6~7的胸前神经外侧支也可引起假性心绞痛;颈椎病引起前斜角肌痉挛压迫臂丛神经或斜方肌痉挛夹压脊神经后支的分支时,可通过体-交感神经反射引起肋间肌痉挛和疼痛,症状酷似冠心病心绞痛。Harold等研究认为,心脏、臂部和胸壁均有传出神经纤维起于胸椎T_{2-5}脊髓节段中,躯体神经和内脏神经的传出神经纤维又在同一个脊髓丘脑神经元中会聚,因为躯体性疼痛较内脏疼痛更为常见,长期以来大脑已经形成了一种习惯性认识,即将到达特定传导路径的神经冲动认为是特定的躯体神经支配区域受到的疼痛刺激所致。当内脏传出神经冲动刺激了同样的神经传导通路,到达大脑的信号是毫无差别的,此时疼痛即投射到躯体神经的相应区域,这可能也是假性心绞痛形成的原因。齐越峰认为颈椎病导致椎基底动脉供血不足时,延髓内的心血管调节中枢功能障碍,异常冲动通过脑脊髓反射传导至脊髓侧角,再通过交感神经节后纤维到达心脏和冠状动脉,使冠状动脉舒缩功能和心脏自律性发生异常,出现心律失常、心肌缺血而胸闷胸痛。有专家通过手术治疗寰枢椎不稳治愈颈源性类冠心病,认为颈1~2层面脊髓后角受压可能直接引起颈源性心绞痛。Nakajima总结1991—2004年手术的颈源性心绞痛患者,3例患有脊髓型颈椎病,6例患有颈椎间盘突出,1例患颈椎后纵韧带骨化,它们都使脊髓损伤,表明脊髓与颈源性类冠心病有密切关系。

以上研究表明,根据颈椎(也包括胸椎)的解剖特点,颈椎及上位胸椎退变,生理曲度改变、椎间盘突出、关节突增生、椎间孔狭窄、椎间失稳累及脊神经根、交感神经干、交感神经节、交感神经末梢、椎动脉、脊髓均可引起类冠心病症状,出现胸闷、胸痛、心悸、心律失常等。

2. 生理病理基础　Cohen 发现当颈椎间盘突出或局部骨赘对颈交感神经刺激压迫时,冲动向下扩散通过心丛产生内脏感觉反射,引起类似心绞痛的感觉。同时,交感神经受刺激可使有粥样硬化或血管内皮损伤的冠状动脉壁内交感神经纤维末端 5- 羟色胺释放增加,导致血管收缩,心肌缺血。李起鸿认为颈椎病患者颈椎失稳,刺激颈部交感神经,交感神经兴奋性增高,促进儿茶酚胺的释放,导致肺、心肌缺血、缺氧,心钠素释放增多。他认为对已有冠状动脉硬化的患者,颈及 / 或胸椎的病变容易诱发或加重心脏源性冠心病。而对尚无冠状动脉硬化的青壮年患者,颈及 / 或胸椎病变能够引起心脏功能障碍而过早发展成为冠心病。故此可以认为:颈及 / 或胸椎病变对冠心病心绞痛的发作有附加的起动作用或激发作用。

三、诊断

(一)临床表现

1. 不同类型的颈椎病症状,如肩背部疼痛、酸胀,多见于交感神经型、椎动脉型、神经根型颈椎病。

2. 不同程度的胸闷、憋气、心前区疼痛、心悸、气短等症状。

3. 往往有主、客观的肢体感觉障碍,力弱,上肢肌肉萎缩,以手部肌肉多见,或伴有腱反射的改变,头晕,恶心,颈痛,颈活动受限等,在脊髓型颈椎病患者中还常伴有霍夫曼征阳性。

(二)物理检查

1. 颈椎病查体。

2. 神经系统检查。

3. 有时出现第四或第三心音奔马律,可有暂时性心尖部收缩期杂音,第二心音可有逆分裂或出现交替脉。

4. 肌紧张,棘突偏歪,相应节段棘上、棘旁伴有压痛,棘上韧带剥离感,上、下棘间隙加宽或变窄。

(三)影像学检查

颈椎平片主要表现为颈曲变直、中断、反张、成角,骨质增生,钩椎关节不对称,椎间隙改变及"双边""双突""双凹"征等。

(四)实验室检查

部分患者血糖、血脂异常。心电图大多正常,部分患者轻度 ST-T 改变。冠状动脉多排螺旋 CT 成像、冠状动脉造影可明确排除冠心病。

(五)诊断标准

1. 有心前区疼痛、胸闷、憋气、心悸、气短等症状,甚至心律失常。

2. 伴有各种典型的颈椎病症状、体征及影像学改变。

3. 可因压迫颈椎椎旁压痛区或颈部活动而诱发症状加重,或自觉改变头颈姿势减轻其不适。

4. 用医治冠心病及抗心律失常的药物治疗常无效,或疗效不佳。

5. 针对颈椎病的各种有效治疗可解除或缓解其疼痛等症状及心律失常。

6. 以临床类冠心病症状为主,缺血性心电图改变不明显,或轻度 ST-T 改变及心律失常。

7. 排除心肌梗死及心力衰竭的患者。

（六）鉴别诊断（表 3-1）

表 3-1　颈源性心绞痛与冠心病心绞痛的区别

项目	颈源性心绞痛	冠心病心绞痛
疼痛部位	先颈或肩部、肩胛部、胸部	先胸骨、后向左肩臂放射
发作时间	多在夜间或晨起缓慢起病	多在激动或运动后立刻发作
疼痛性质	多为长时间的刺痛、灼痛或胀痛	多为绞痛
咳嗽及颈部活动的影响	加剧	无影响
发作时恐惧感	有	无
其他颈椎病症状	有	无
硝酸甘油治疗	无效	有效
心电图表现	正常	多有改变

四、治疗

（一）非手术治疗

1. 手法治疗　采用坐位颈椎定点旋转复位及局部软组织松解手法。

2. 中医分型施治

（1）气滞血瘀证:血府逐瘀汤加减（当归 9g,生地 9g,桃仁 12g,红花 9g,枳壳 6g,赤芍 6g,柴胡 3g,甘草 6g,桔梗 5g,川芎 5g,牛膝 9g）。

（2）痰浊闭阻证:瓜蒌薤白半夏汤合温胆汤加减［瓜蒌实 12g,薤白、半夏各 9g,白酒（实为黄酒）70ml,陈皮 20g,甘草 25g,生姜 5 片,大枣 1 枚］。

3. 西药　合并高血压、高脂血症、高尿酸血症及糖尿病患者需专科药物治疗。可予拜阿司匹林肠溶片 100mg,每日 1 次。生脉注射液,静脉滴注,一次 20~60ml,用 5% 葡萄糖注射液 250~500ml 稀释后使用,本品大剂量高浓度对心脏表现先抑制后兴奋作用,故用药宜慢,并适量稀释,因含皂苷及挥发油,最好不与其他药合用。

4. 物理治疗　半导体激光照射,电脑中频药物导入治疗。

5. 注射和针刀治疗。

6. 针灸治疗　选穴:心俞、肺俞、厥阴俞、内关、足三里、气海、间使。刺法:平补平泻。

（二）手术治疗

部分颈椎失稳或椎间盘突出患者需要行椎间盘切除椎间融合内固定,椎管狭窄患者行椎管扩大成形术,各种微创手术如经皮激光椎间盘汽化减压、射频消融等也已在颈椎相关疾病中得到应用。

（三）注意事项

关于颈源性类冠心病的治疗,通过我们对这类患者手法治疗的观察,其类冠心病症状的好转速度比颈椎病要快,而且往往在较短的时间即可获得明确疗效。但治疗上应注意以下问题。

1. 在对这类患者的治疗上,首先应按冠心病治疗,防止将非典型的冠心病误诊为颈源性类冠心病而延误治疗。

2. 对于心绞痛的患者,心电图上有缺血性改变,诊断为颈源性类冠心病需慎重,必须有可靠的证据除外冠心病方可治疗,应有一定的保护措施。

3. 对冠心病与颈椎病并存的患者,在重点针对冠心病的治疗中应配合颈椎病的治疗。

4. 注意上胸椎的病变要同时纠正。手法治疗切忌粗暴,要做到稳、准、轻、巧。

五、康复与调护

颈源性类冠心病在有症状时应注意休息,避免情绪激动,保持周围环境安静。加强心理护理,减少患者紧张情绪,症状缓解期指导科学有效的颈部功能锻炼,减少症状的复发。合并神经功能障碍者,行肢体功能康复训练。

六、转归和预后

本病经过系统治疗临床症状都能够得到较大缓解,预后较好,极少发展为顽固性胸闷、胸痛。如果临床治疗效果不佳,一定要再次与冠状动脉粥样硬化性心脏病鉴别。

第九节 颈源性心律失常

一、概述

颈源性心律失常是指由于颈椎病或上胸段脊柱病变引起的心律不齐、心动过缓或心动过速等综合征。各个年龄阶段均可发病,无性别差异,和劳累及吸烟有相关性,无明显遗传倾向。

二、病因病机

(一)病因

颈椎的小关节错位后,心脏的自律性减低,心脏交感神经功能受到抑制,迷走神经的张力变动而产生心律失常。颈部交感神经中颈上、颈中、颈下3个神经节,分别发出心上、心中和心下神经。此三神经构成心丛,对心脏活动及血管舒缩起支配作用,当受颈椎骨赘挤压时,可产生心脏症状。同时颈交感神经节后纤维的分支及心上、中、下神经组成的心脏支支配窦房结、房室交界、房室束、心房肌、心室肌而控制心律。颈椎任何部位的病变,只要影响上述三对神经节或其节后神经纤维,导致交感神经节后纤维的兴奋性增高,均可导致心律失常,以致冠状动脉供血障碍。

(二)病机和辨证分型

心律失常中医称为心悸,一般分为惊悸和怔忡两种。本病的发生为内因和外因综合作用的结果,内因是本病发病的基础,外因是本病发生的条件。临床一般分为心虚胆怯、心脾两虚、心阴亏虚、心阳不振、心血瘀阻、水饮凌心等六型。

(三)病理

1. 颈部脊神经根、血管受压迫 颈源性心律失常中可能有3种发病机制:根性、牵涉性及自主神经性。有研究发现,颈源性心律失常的发病机制可能与病变颈椎压迫了支配心脏的神经、血管以及脑反射有关。颈源性心律失常多因下位颈椎病变引起,以颈6、7多见。

2. 迷走神经、交感神经受刺激 正常情况下,心脏自主神经有自动调节功能,白天以交感神经兴奋为主,夜间以迷走神经活性为主。交感神经和迷走神经活动保持相对平衡,任何因素打破这种"平衡",均可导致心律失常。交感神经和迷走神经在冠状动脉中分布的差异可对冠状动脉产生不同的效应,有时可引起冠状动脉痉挛,造成心肌供血不足。而星状神经节是交感神经通向心脏的重要通路,亦与心律失常的关系密切。已有研究表明:星状神经节神经生长因子注射或电刺激,或星状神经节阻滞或切除,具有诱发或抑制心律失常发生的效应。因此可通过选择性干预星状神经节达到防治心律失常的目的。

3. 神经递质的异常 三种受体系统,即肾上腺素能受体、毒蕈碱受体和腺苷受体系统在心律失常的发生和预防中发挥着重要作用。前两者已肯定地被确认为是自主神经的信号传递系统。研究发现肾上腺素能纤维分布在前纵韧带内、椎前肌纤维间、小血管周围以及椎前筋膜内;乙酰胆碱酯酶阳性纤维散在于上述组织。自主神经对心脏的间接调控是通过调节肾上腺髓质、肾素 - 血管紧张素 - 醛固酮系统、冠状动脉和周围血管来实现的。

三、诊断

(一)临床表现

1. 心脏症状 心悸、不安、头晕、头痛、有心前区突然跳动或心跳似乎暂停的感觉、心前区不适、全身乏力等。

2. 颈椎病症状 颈肩背痛、枕项部及头痛、颈部活动受限,双(或单)上肢酸、胀、麻、痛及无力等。

3. 常伴有失眠、多梦、多汗、心慌、视力模糊、烦躁、易怒等。

(二)物理检查

1. 听诊 各瓣膜区无病理性杂音,可听及心律失常。

2. 心电图检查 常表现为窦性心动过缓,窦性心动过速,轻度 ST-T 改变,可伴有房性、室性期前收缩,频发室性期前收缩可见二联律、三联律等。动态心电图检查有利于发现偶发性心律失常。

3. 肌紧张,棘突偏歪,相应节段棘上、棘旁伴有压痛,棘上韧带剥离感,上、下棘间隙加宽或变窄。

(三)影像学检查

符合颈椎病诊断标准。

(四)实验室检查

若怀疑患者有甲状腺功能亢进、低血糖或嗜铬细胞瘤等疾病时可进行相关的实验室检查,如测定血清 T_3、T_4,甲状腺吸碘率,血糖,血、尿儿茶酚胺等。怀疑贫血时,可查血常规,必要时可进行骨髓穿刺检查骨髓涂片以进一步明确病因。

(五)诊断标准

1. 明确的心律失常心电图表现。

2. 典型的颈椎病临床症状、体征,如颈椎曲度异常(曲度变直或反张),颈椎或胸椎棘突间隙增宽或不对称,棘突偏歪,棘上韧带剥离感,棘上及棘旁压痛。

3. 除外病理性异位兴奋点引起的心律失常。

4. 抗心律失常药物疗效欠佳,或反复发作,对于颈椎病治疗效果敏感,随着颈椎病症状的缓解和消失,心律失常症状逐渐减轻,直至消失,复查心电图恢复正常。

（六）分类和分度标准

缓慢性心律失常是心血管疾病的常见病之一,是指心律失常中心室率 <60 次 /min 的一组临床类型。其分类如下:

1. **窦性慢性心律失常**　包括窦性心动过缓、窦性停搏、窦房传导阻滞、病态窦房结综合征等。

2. **逸搏或逸搏心律**　包括房室交界性逸搏、房室交界性心律、室性逸搏、心室自主心律。

3. **房室传导阻滞**一度、二度(Ⅱ型、Ⅱ型)、三度等。

4. **室内传导阻滞**　包括完全性右束支传导阻滞、完全性左束支传导阻滞、左前分支阻滞、左后分支阻滞、三分支传导阻滞等。

（七）鉴别诊断

1. **期前收缩**　分为房性、交界性和室性期前收缩三种,是临床上引起心悸最常见的原因。正常人中有相当一部分存在期前收缩,常在情绪激动、劳累、消化不良、过度吸烟、饮酒及饮用大量刺激性饮料后诱发,常以心悸而就诊。心电图检查有时不易发现,动态心电图检查有助于诊断。器质性心脏病患者较易出现期前收缩,多发生于运动后,且较多表现为频发期前收缩,如频发室性期前收缩形成二联律、三联律,或出现多源性及多形性期前收缩。期前收缩发生时患者常感觉突然心跳增强或心跳暂停,自己摸脉搏时突然漏跳一次。听诊发现心律不规则,第一心音多增强,期前收缩之后有长的间歇。

2. **心动过速**　心动过速中常见的为阵发性心动过速,其特点为突然发作、突然中止,可持续数秒至数天不等,心律一般为规则的、快速的,心率常在 160~220 次 /min。发作可由情绪激动、饱餐、疲劳等因素引起,亦可无明显诱因。其症状轻重与发作时心室率的快慢及持续时间的长短、原发病的严重程度有关,轻者仅表现为心悸,重者还可出现烦躁、晕厥、心绞痛,甚至发生心力衰竭与休克。阵发性心动过速包括室上性和室性两种。前者常见于无器质性心脏病者,用压迫眼球或颈动脉窦的方法可使其中止发作;而后者多见于器质性心脏病患者,且上述方法无效,但明确的诊断有赖于心电图检查。

3. **心房颤动**　多发生于器质性心脏病的基础上。患者主要表现为明显的心悸,可发生心力衰竭,听诊心律极不规则,第一心音强弱不一,脉搏短绌,心电图表现为窦性 P 波消失,代之以形态不一、频率不等的细小的锯齿波。心室率极不规则。

四、治疗

（一）非手术治疗

1. **手法治疗**　采用坐位颈椎定点旋转指推复位及局部软组织松解手法,伴有胸痛者,同时行胸椎膝顶法或俯卧位按压法或摇正法。

2. **中医分型施治**

（1）心虚胆怯证:安神定志丸加减。

（2）心脾两虚证:归脾汤加减。

（3）心阴亏虚证:朱砂安神丸合天王补心丹加减。

（4）心阳不振证：桂枝甘草龙骨牡蛎汤合参附汤加减。

（5）心血瘀阻证：血府逐瘀汤加减。

（6）水饮凌心证：苓桂术甘汤加减。

3. 西药　洋地黄、β受体阻滞药、钙离子拮抗药可用于减慢心室率。阿托品、异丙肾上腺素、茶碱为常用升高心率药物。

4. 物理治疗　半导体激光照射，电脑中频药物导入治疗、超短波治疗、颈椎牵引治疗。

5. 注射和针刀治疗。

6. 针灸治疗　选穴：神门、心俞、巨阙、膈俞、脾俞、足三里。刺法：平补平泻。

（二）手术治疗

一般不需要手术治疗，非手术治疗不缓解者可行起搏器置入手术治疗。

（三）注意事项

关于颈源性心律失常的治疗，一旦明确诊断，早期行综合保守治疗，症状多能迅速缓解，但容易复发，如频繁复发，可加用抗心律失常西药。但治疗上应注意以下问题：

1. 治疗前注意鉴别窦性心律失常、房性心律失常，抑或室性心律失常，警惕导致生命危险或患者无法耐受的心律失常。

2. 近些年，西药和手术在治疗慢性心律失常方面获得显著疗效，但是医疗费用较为昂贵，手术中患者及家属承担的风险较大，患者的依从性较差。比较而言，中医治疗本病疗效确切、费用较低，且并不影响后续心脏起搏器的安置。故临床提倡中西医结合治疗本病。

五、康复与调护

颈源性心律失常患者在有症状时应注意休息，避免情绪激动，避免心肌缺血加重和血栓形成，保持周围环境安静，远离磁场明显区域，加强心理护理，减少患者紧张情绪；症状缓解期，可适当活动颈椎，或行抗阻力颈部肌肉锻炼。

六、转归和预后

本病经过系统治疗，临床症状都能够得到较大缓解，预后较好，少部分患者为顽固性心律失常，如果临床治疗效果不佳，应行电生理检查，必要时安装起搏器及颈椎手术治疗。

第十节　颈源性血压异常

一、概述

颈源性血压异常是指符合高血压或低血压诊断标准，或发作性血压升高或降低，同时伴有颈椎疾病症状，通过治疗颈椎疾病血压异常恢复或明显改善的综合征。潘之清于1975年在国内首先总结了"200例颈椎病引致血压异常"的临床研究报告，指出颈椎病是引起高血压、低血压、血压不稳的重要原因之一。目前认为颈椎疾病，包括颈椎退行性病变、颈椎病、颈椎间盘突出症、颈椎管狭窄症、颈椎小关节紊乱、颈段脊柱脊髓损伤、颈背肌筋膜炎等可以伴随血压异常。

二、病因病理

（一）病因

颈源性血压异常的发病原理目前尚不能肯定,其中颈椎病变造成的交感神经刺激是公认的原因之一。它可以同时影响心排血量及体循环的血管阻力。

血压的高低主要决定于心排血量及体循环的血管阻力。平均动脉血压(BP)＝心排血量(CO)× 总外周阻力(PR)。心排血量随体液容量的增加、心率的增快及心肌收缩力的增强而增加。总外周阻力与以下因素有关:①阻力小动脉结构改变,如继发的血管壁增厚,使得外周阻力持续增加;②血管壁顺应性降低,使得收缩压升高,舒张压降低;③血管的舒、缩状态,交感神经α受体激动可以引起血管收缩、阻力升高。血压的急性调节主要通过压力感受器及交感神经活动来实现,而慢性调节则主要通过肾素 - 血管紧张素 - 醛固酮系统及肾脏对体液容量的调节来实现。如上述调节机制失去平衡即导致血压异常。

（二）病理

1. 解剖基础　颈椎的解剖结构和功能特点是本病发生的重要原因。颈椎与支配心脏和血管的内脏神经有着密切联系。心脏活动受心丛支配,心丛位于心底部,由两侧交感干颈部的颈上、中、下节发出的心神经和胸 1~4 或 5 节发出的胸心神经,以及迷走神经的心支共同组成。心丛内有心神经节(副交感节),来自迷走神经的副交感节前纤维在此交换神经元。心丛的分支组成左、右心房丛和左、右冠状动脉丛,随动脉分支分布于心肌。

人体内的血管均由交感神经支配,内脏器官基本都有副交感神经纤维分布。当交感神经兴奋增强,副交感神经兴奋减弱、相对抑制时,出现心跳加快、冠脉血管血流量增加、血压升高。而副交感神经兴奋加强、交感神经相对抑制时,出现心跳减慢、血压下降等现象。

颈部交感神经:颈交感干位于颈血管鞘后方,颈椎横突的前方,椎前肌的浅层和椎前筋膜的深层。一般每侧有 3~4 个交感神经节。多者达 6 个,分别称颈上、中、下节。有 1/3 的颈交感神经链是由三个颈部交感神经节组成,而有 2/3 的情况下是由四个神经节组成,即颈上、中、中间和下节,上节和下节一般较恒定。

颈上神经节最大,长 2.5~3.0cm,呈梭形,内有 100 多万个神经元,位于第 1~3 颈椎横突前方、颈动脉鞘的后方,颈动脉鞘由颈筋膜中层向两侧延续组成,其内包裹颈总动脉、颈内动脉、颈内静脉和迷走神经。颈上神经节的灰交通支,连接到上 4 对颈神经。其节后纤维组成的神经及神经丛为:颈内动脉神经、颈内静脉神经、颈外动脉神经、心上神经。颈外动脉神经自颈上神经节前面发出,由细小分支构成,并从中发出甲状腺丛、舌丛等。心上神经在交感神经干的内侧下行,横过甲状腺下动脉之后,右侧经锁骨下动脉前侧或后侧入胸腔,沿头臂干(无名动脉)向下至主动脉弓的后侧加入心深丛。左侧进入胸腔,沿左颈总动脉的前侧下降,经主动脉弓及迷走神经前侧加入心浅丛,调节心血管运动。

颈中神经节有时缺如,多者达 3 个,位于第 6 颈椎横突处。多位于甲状腺下动脉弓之上,或在甲状腺下动脉之前,有时亦位于颈长肌前,所发出的灰交通支至第 5、6 颈神经前支。其节后纤维组成的神经及神经丛为颈总动脉丛、心中神经,调节心血管运动。

颈下神经节,位于第 7 颈椎横突前方,有时位于第 7 颈椎横突的根部与第一肋骨颈之间的前方,椎动脉起始部的后方。颈下神经节经常与第 1 胸神经节合并成颈胸神经节,亦称星状神经节。颈下神经节的灰交通支,连接到第 6、7、8 对颈神经。其节后纤维组成的神经及神经丛为心下神经、锁骨下动脉丛、椎动脉丛。椎动脉丛与椎动脉伴行上升到颅内,从内可发出分支进入第 1~6 对颈神经的浅支。

2. 骨性刺激诱发血压异常　颈椎在脊椎骨中的体积最小,而运动幅度最大,较易发生退行性改变。颈椎间盘退变及上 6 个颈椎的钩椎关节部位及横突孔附近的骨赘,可以压迫行走于其中椎间孔内的椎动脉或刺激椎动脉的交感神经纤维,引起椎动脉痉挛及狭窄,影响小脑后部和脑干循环血液供应的障碍而产生症状,椎间关节及横突亦可以直接刺激交感神经,出现自主神经功能紊乱,包括血压异常。如果刺激持续存在,使脑内二氧化碳浓度增高,血管运动中枢兴奋性增强,最后导致血压异常。临床上,患者表现为记忆力减退、头痛、头晕。一定程度的二氧化碳分压升高,亦可刺激外周化学感受器(颈动脉体和主动脉体),使心跳加快、心肌收缩力加强、血压升高;亦可反射性地引起交感神经兴奋,肾上腺髓质分泌增加,从而导致心跳加快、心肌收缩力增强、血压升高。严重的缺氧和 CO_2 潴留还可直接抑制心血管中枢和心脏活动,加重血管扩张,导致血压下降,心肌收缩力降低等不良后果。颈椎第 4、5、6 节为应力集中部位,退变较易发生,故为主要发病部位。

一方面颈椎横突易刺激前面的颈下交感神经节或星状神经节,而颈下交感神经节发出的节后纤维缠绕在椎动脉的管壁内,并随椎动脉的行走而分支,当颈下节受刺激(压迫和牵拉)后,节后纤维的兴奋性亦增高,椎动脉血管的平滑肌收缩增加,使脑干得不到充足的血液供应,首先受到影响的是延髓网状结构的减压区(尾内侧部),舒血管运动中枢的兴奋性相对增高,导致血压下降(颈源性低血压)。另一方面解剖位移的横突周围的软组织无菌性炎症还可刺激颈动脉窦,形成颈动脉窦反射,也反射性地降低血压而致颈椎性低血压。当交感神经节后神经纤维兴奋性降低,血管舒缩功能失调,血液循环障碍,导致脑缺血,影响脑舒血管中枢而出现低血压。但目前没有颈椎病变引起低血压的大宗病例报道,故值得商榷。

3. 软组织病变诱发血压异常　颈部软组织慢性劳损或急性外伤,颈部肌肉、韧带等的损伤及损伤后反应性水肿,不仅可以引起交感神经受刺激而致血管神经功能异常,还可以干扰躯体 - 内脏反射、躯体 - 心血管反射,引起其反射亢进或受抑制。这些病理冲动通过深部感受器,不断经神经后根传入,造成血管运动中枢功能紊乱,引起血压波动。

4. 精神神经因素　颈椎病变包括疼痛、麻木、眩晕、肢体无力等长期刺激导致患者精神紧张、焦虑,长期持久刺激会导致大脑皮质功能紊乱,失去了对皮质下血管调节中枢的正常调节作用,在血管调节中枢形成固定兴奋灶,以交感神经中枢兴奋占优势,活动增强,从而导致广泛的细小动脉痉挛,同时儿茶酚胺类介质的释放增多使小动脉收缩并继发血管平滑肌增殖肥大,周围血管阻力增高,血压升高。这种现象开始只是暂时的加压反应,以后这种反应愈来愈经常和强烈,很小的刺激即可引起剧烈而持久的反应,交感神经呈长期兴奋,细小动脉长时间的痉挛,血管阻力持续增高,血压也就持续在高水平。

由于广泛的细小动脉痉挛,又可引起内脏缺血,在肾脏缺血时,肾素分泌增多,经转化酶的作用,形成血管紧张素 II,这样更促使全身细小动脉痉挛,从而更固定了已升高的血压,同时血管紧张素 II 能刺激肾上腺皮质,使醛固酮的分泌增加,钠和水的重吸收增强,从而进一步升高血压。此外,肾细小动脉痉挛,可引起肾细小动脉硬化,加重肾脏缺血,使增高的血压更为稳定。

三、诊断

(一)临床表现

临床表现多为颈椎疾患和血压异常的综合症状,如头痛、头晕、颈肩背痛、上肢酸困、麻木、胸腹束带感、肌力下降、颈椎活动受限、血压高低不稳、胸闷、心悸等。其中眩晕为主要症状，其眩晕的发作与颈部转动有密切关系，每因颈椎旋转时诱发或加重头晕，晕时不敢向某一方向转头，有的患者不能向左或右侧卧位。急性发作多表现为旋转感、倾倒感，严重者出现晕厥、猝倒，但猝倒后意识清楚，短时间即可恢复。慢性发作多表现为头部昏昏沉沉，精神不振，记忆力减退等。早期以血压忽高忽低最为明显。随着病程的发展，表现为当患者颈椎疾病症状出现或加重时血压升高（少数降低），出现头晕、头痛等症状，而且血压不稳会长期存在。当颈椎病症状缓解或消失时，血压随之下降或平稳。颈椎疾病病程长，退行性改变明显的老年患者，交感神经等受压迫或刺激长久，这种波动变化不明显，持续升高。另外，这类患者对降压药物普遍不敏感，部分患者应用降压药后其血压可有部分降低，但效果不好，大部分应用降压药物无效。而针对颈椎疾病的相关治疗（如手法、牵引等）却疗效显著，而且往往达到意想不到的效果。有专家曾对一部分这类患者在行颈椎手法治疗阶段进行过24小时动态血压监测，发现手法治疗刺激时，血压有暂时波动，有轻度升高或降低。但旋转复位手法治疗后，高血压患者的血压出现明显降低，极少患者有轻度升高。

（二）物理检查

1. 霍纳综合征　是由于颈部交感神经受累所致，典型表现是患侧瞳孔缩小、眼睑下垂、同侧汗腺分泌障碍、面部充血，无汗等症状。

2. 耳蜗前庭功能障碍　以寰枢椎损伤多见，应注意有无眼震、听力减退及平衡失调，如站立不稳、步态摇摆等。必要时可行电测听及前庭功能试验。

3. 颈椎活动度减小。

4. 击顶试验（spurling test）　患者头部稍向患侧倾斜，医生左手放在患者头顶，右手握拳轻叩左手背，或医生双手重叠放在患者头部加压，压力向下传递致椎间孔缩小，使神经根受压，出现颈肩臂放射痛或麻木，即为阳性。

5. 牵颈试验　患者坐位，医生两手分别托其下颌与枕部，或医生站在患者的背后，而使前胸紧靠患者的背部，并以双手用力向上提牵颈部，使椎间孔扩大，如出疼痛减轻或颈部轻松感，即为阳性。

6. 颈前屈旋转头试验　先将患者颈前屈，继而左右旋转，出现颈部疼痛为阳性。提示神经根压迫，椎间盘病变，后关节紊乱等。

7. 椎动脉扭曲试验　患者颈后伸，继而分别左右旋转，如出现头晕、耳鸣即为阳性，提示椎动脉病变。但阴性不能排除椎动脉病变。应注意患者年龄和病变程度，不要用力过猛，以免引起晕厥。

8. 深吸气转颈试验　医生与患者对坐，医生双手分别触及患者左右桡动脉，触清脉搏力量。令患者深吸气至最大限度，迅速将颈部向左或向右转至最大限度，闭气，持续片刻，如出现桡动脉明显减弱或消失即为阳性，提示锁骨下动脉受压。

9. 颈神经根牵拉试验

（1）臂丛神经牵拉试验（Eaton试验）：患者稍低头，医生用一手扶患侧头部，一手握患侧腕部，然后两手向相反方向拉，如出现放射性疼痛与麻木，即为阳性。

（2）推头压肩试验：医生用一手扶患侧头，另一手置于患侧肩部，两手向相反方向用力，做推头压肩，出现疼痛及麻木为阳性。

（3）直臂抬高试验：患者坐位或立位，手臂下垂，医生站在患者背后，用一手扶其患肩，另一手握起腕部向外后方抬高手臂，如出现疼痛为阳性。

10. 颈屈伸试验

（1）莱尔米特征（Lhermitte sign）：患者坐位或站位，屈颈低头，如出现沿肩背向下放射至腰腿的疼痛或麻木即为阳性。如再做仰颈试验也阳性，则多提示黄韧带肥厚。

（2）低头屈颈征：做法同上，但反应不同，疼痛或麻木仅局限在颈肩手，可出现头晕耳鸣，提示颈椎椎体后外缘骨赘形成，或为后外型颈椎间盘突出。

（3）仰头伸颈征：做法与屈颈征相反，仰头伸颈时出现疼痛、麻木、头晕、耳鸣，回到自然位或低头屈颈位则症状消失或缓解。提示上关节突移位或增生。

以上三个试验对于颈椎牵引方向、手法治疗都有向导性作用。

11. 压痛点检查

（1）颈椎棘突：自上而下逐个检查，以颈4~7棘突压痛最为常见，椎管内肿瘤以及硬膜外肿瘤也可出现棘突叩、压痛，并沿脊椎向下传递，乃至下肢出现传导性麻木与蚁行感。

（2）颈椎棘突旁：主要检查颈部肌肉。

（3）颈椎横突及横突间：患者坐位或卧位，头转向健侧，由锁骨上窝沿胸锁乳突肌外缘触压。

（4）横突尖前侧及后侧：同时触压横突间，二者结合定位意义更大。

（5）颈椎间盘：医生以食指沿胸锁乳突肌前缘与气管间隙向深处压迫颈椎管前侧，使颈椎间盘的纤维环前部受压，如出现弥散性疼痛，并向肩部、肩胛、耳后及颞部放射，对颈椎病、颈椎间盘突出有诊断意义。

（6）前斜角肌：患者头转向健侧并稍侧屈，向患侧旋转，深吸气后闭气，医生用食指和中指在锁骨上沿胸锁乳突肌外缘向内上方压迫，可扪及前斜角肌下端，轻轻触压该肌是否有压痛。

（7）锁骨上窝：位于锁骨上方及肩关节内侧凹陷处，其下臂丛神经受压可出现疼痛。

（8）枕神经压痛：相当于风池穴，高位颈椎病特别是寰枢椎病变容易出现枕神经压痛，包括枕下神经、枕大神经和枕小神经。

（9）椎动脉点：椎动脉穿寰枕筋膜，位于乳突尖和枢椎棘突连线中、外1/3交界处的下方及胸锁乳突肌后缘的后方。此点深处是寰椎与枢椎之间的一小段椎动脉，其前是寰枢关节，其后是软组织。

（三）影像学检查

颈椎正侧位、双斜位及过伸过屈功能位片列为常规检查，X线片显示有：生理曲线变直、反张、成角、前后缘连续性中断、椎间失稳表现，钩椎关节不对称及骨质增生等，其中颈4、颈3、颈5患病率最高。颈椎CT能够明确观察骨质增生、椎间隙、横突孔、韧带、有无并发骨折的情况。MRI能够清晰显示椎间盘髓核的信号，以判断椎间盘退变的情况和程度。

（四）实验室检查

血常规、尿常规、血糖、血脂、肝肾功能、血尿酸、心电图、颈部血管超声及经颅脑血管超声，这些检查有助于发现相关危险因素和靶器官损害情况。

（五）诊断标准

高血压分为原发性及继发性两大类。绝大多数患者病因不明，称之为原发性高血压；继发性高血压是病因明确，由一定的基础疾病引起，如原发性醛固酮增多症、嗜铬细胞瘤、肾血管性高血压、肾素分泌瘤等，可通过外科手术或其他方法得到根治或病情明显改善的一类疾病。

　　符合血压异常的诊断标准,同时伴有颈椎病变症状如周围神经性肢体麻木、无力、疼痛、头晕等,可以同时伴有视力障碍、心慌、咽部异物感、排汗异常、失眠多梦等自主神经功能紊乱症状,即可诊断为颈源性高血压。

(六)分级和分度标准

　　目前参照 WTO/ISH 标准,制定我国成人高血压诊断标准及分类(表 3-2)。对于儿童,目前尚无公认的诊断标准,通常要低于成人的诊断标准。

表 3-2　血压水平的定义及分类

类别	收缩压(mmHg)	舒张压(mmHg)
理想血压	<120	<80
正常血压	<130	<85
正常高值	130~139	85~89
1 级高血压(轻度)	140~159	90~99
亚组:临界高血压	140~149	90~94
2 级高血压(中度)	160~179	100~109
3 级高血压(重度)	≥180	≥110
单纯收缩期高血压	≥140	<90
亚组:临界收缩期高血压	140~149	<90

注:当收缩压和舒张压分属不同的级别时,以较高的分级作为标准。

　　低血压是指收缩压 <90mmHg,舒张压 <60mmHg 的血压。少数人群生理性血压分布于 90/60mmHg 以下,更多 90/60mmHg 以下血压为异常血压,多见于各种休克、心肌梗死、急性心脏压塞等,如得不到及时救治,可以危及生命。

(七)鉴别诊断

　　1. 梅尼埃病　耳鼻喉科常见病,可以引起血压波动。本病以反复发作的眩晕为特点,伴耳鸣、眼球震颤,病程时间长可造成听力下降。发作时患者不敢睁眼,睁眼则周围影物转动,闭眼感觉自身在转动,并出现恶心、呕吐、面色苍白、出汗,还可伴有头痛、脉搏加快等。眩晕可持续数小时到数日后逐渐减轻。

　　2. 原发性高血压　其特点是原因未明,常有遗传性,降压药物有一定效果,无颈部症状与体征,或发作与颈部症状无明显关系。

　　3. 继发性高血压　如原发性醛固酮增多症、嗜铬细胞瘤、肾血管性高血压、肾素分泌瘤等,相应疾病的实验室及影像学检查结果异常。

　　4. 特发性直立性低血压　因全身自主神经对血液循环自动调节功能障碍所致。具有大小便失禁、阳痿、无汗、起立性低血压四大症状;多发生在 40~50 岁的男性。有腱反射亢进、病理反射、肌张力增强、帕金森样步行;无颈部症状与体征。

四、治疗

(一)非手术治疗

　　颈源性高血压诊断困难,不易早期诊断,由于临床医师重视不够,患者发现血压升高后

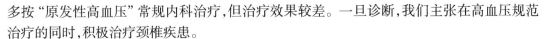

多按"原发性高血压"常规内科治疗,但治疗效果较差。一旦诊断,我们主张在高血压规范治疗的同时,积极治疗颈椎疾患。

1. 手法治疗 为颈源性血压异常的主要治疗手段,可以按照颈椎病的复位手法进行。

(1)基础放松手法:可选择推法、拿法、按法、摩法、揉法、擦法等。

(2)坐位定点旋转复位法:先将治疗方法、过程向患者解释,争取患者配合。令患者坐于矮凳上,身稍后仰,靠于椅背或医生身上。医生立于其后,摸准其患椎棘突(以第4颈椎棘突向左偏为例),以右手拇指轻轻扶按第4颈椎棘突的左侧缘,令患者低头至第4颈椎棘突稍向上将皮肤顶起,使该处皮肤被拉紧为度,保持此角度不变,将患者头稍向右摆,并将面旋向左。医生稍弯腰,用胸部轻轻压住患者头部,使其保持此角度固定,屈左前臂,用肘弯勾托于患者下颌,前臂及手部配合胸部将患者头颈部抱住,并稍向上提拉,带动患者头部在此角度向左旋转,至最大限度时,双手协同配合,左手带着患者头部继续向左稍做超限度旋转,右手拇指同时将第4颈椎棘突向右侧推顶。此时,该棘突有被推动移位感,且常伴随听到"咔嗒"的清脆响声。这些现象表明该椎关节已被推动,错位的椎体或错缝的关节已被复位。

(3)低头屈颈旋抖法:患者坐位、低头,助手用掌压住患者头部,协助固定患者头部(以左旋为例)。医生立于患者身后,右手拇指按扶患椎棘突左旁,左手托扶患者下颌,带动并嘱患者在此低头位主动向左缓慢旋转,当转至最大限度时,两手配合,做小角度的旋抖。左右各1次。

(4)坐位提拉仰推法:患者端坐,医生立于患者侧后方(依个人习惯而定,多右侧),用靠后侧(多左侧)手的拇指扶按需要复位的颈椎的棘突上,靠前方(多右手)之手屈前臂,用肘弯部勾托患者的下颌,用手、前臂及胸部将患者头部抱好固定,协同将头向上提拉,另一手的拇指同时将棘突向前上方推顶,手下颈椎有被推动感,并常伴有"咔嗒"的响声。

(5)拔伸牵引法:患者坐位,医生立于身后,双手拇指托扶患者枕部,双手其余四指扶托颈部及下颌,双前臂压患者双肩,将患者头抬起,做对抗牵引。

(6)45°颈部斜扳法:患者端坐方凳上,医生立于患者背后,用一手自上而下触摸患者颈部棘突及其双侧,发现有棘突偏歪、椎旁凸起、压痛及活动受限,该处就是病变部位。此时,医生用拇指压在偏歪的棘突或椎旁凸起的部位,另一手托住患者下颌弓,将头置于医生胸前,并使患者头向健侧旋转45°,然后用托下颌弓之手向上端提,此刻按压偏歪的棘突或椎旁凸起的部位可出现"咔嗒"的响声,随之再触摸偏歪的棘突或椎旁凸起即可消失,颈部活动也恢复正常。如另有棘突偏歪或椎旁凸起,可按上法再行整复。需要注意的是:施手法时头部旋转一定不能超过45°且应向上端提;患有颈部骨折、脱位、结核、肿瘤者禁用,小儿也应慎用本法。

(7)点穴拨筋法:用拇指点按风府、风池、哑门穴区及肩井、阿是穴等,以麻、窜、酸胀感为宜,继之弹拨胸锁乳突肌、斜方肌等。

在行以上手法治疗时,要注意:①手法宜轻柔,严禁用力过猛,切忌一味追求颈椎弹响声。②体弱者可用卧位。③有皮肤炎症的不能局部按揉;发热、有出血倾向的不宜用手法;血压高时,拔伸手法要慎用。④手法中随时注意患者反应,若出现头晕、欲吐、四肢出汗等现象,立即停止操作,嘱患者休息,不适症状多能迅速消失。

2. 中医分型施治

(1)肝阳上亢证:天麻钩藤饮加减。

（2）气血亏虚证：归脾汤加减。

（3）肾精亏虚证：左归丸、右归丸加减。

（4）痰浊中阻证：半夏白术天麻汤或通窍活血汤加减。

3. 西药　常用的降压药物包括以下几种：

（1）血管紧张素受体拮抗剂：如缬沙坦、氯沙坦。

（2）钙离子拮抗药：主要为二氢吡啶类，包括硝苯地平、尼群地平、氨氯地平等。

（3）血管紧张素转换酶抑制药（ACEI）：如卡托普利、依那普利、贝那普利、福辛普利等。

4. 物理治疗　半导体激光照射、电脑中频药物导入治疗、超短波治疗、颈椎牵引治疗。

5. 针刀治疗　根据颈椎结构位置的改变，选择相应的针刀治疗方法。

6. 针灸治疗　选穴：大椎、天柱、后溪、颈椎夹脊、风池、风府。头痛、头晕、耳鸣等加百会、印堂、太阳；上肢麻木、胀痛加肩井、曲池。

（二）手术治疗

部分颈椎失稳或椎间盘突出患者需要行椎间盘切除椎间融合内固定，椎管狭窄患者行椎管扩大成形术，各种微创手术如经皮激光椎间盘汽化减压、射频消融等也已在颈椎相关疾病中得到应用。

（三）中西医结合治疗思路和特点

颈源性高血压的治疗分为几个方面：一是针对颈椎病的治疗，包括手法、针灸、牵引、针刀等；二是系统口服降压药物，密切监测血压变化；三是对于高血压导致的心脑血管意外事件采取预防措施。

五、康复与调护

（一）健康指导

1. 心理指导。仔细观察患者心理情绪的变化，及时调节心理情绪，保持健康心理。让患者了解颈椎病的有关知识，提高防病意识，增强治疗信心，掌握康复方法。

2. 注意观察治疗前后血压变化与颈部症状关系，对治疗和护理中每一个阶段性效果进行评价、总结。

3. 鼓励患者坚持颈椎病的治疗，密切监测血压，避免因血压增高所致的脑血管疾病。

4. 指导患者掌握正确的睡卧姿势和适宜的枕头高度，睡姿忌俯卧位。合适的枕头对本病的防治有积极作用。适当的枕头高度：仰卧位是自己拳头高，侧卧位是自己一个半拳头高。

5. 做好饮食指导。摄入营养均衡、富含维生素、低盐、易消化饮食。

（二）康复

劳逸结合，适当康复活动，有利于保持和降低血压。

1. 针对颈椎的练功疗法　站立位，双腿分开约与肩同宽。练习前先进行深吸气，在呼气时头向后伸望天，使前额尽量保持最高位置，然后吸气，使颈还原，再呼气时，头前屈看地，尽量紧贴前胸，然后还原。站姿如前，双手握虚拳上举于双肩前，吸气双手上举，同时头颈向左后上方尽力旋转，双目视左后上方天空呼气，然后还原，再向右方，方法同前。

2. 功能锻炼　选择诸如散步、慢跑、体操、太极拳、气功等较温和的运动方式。如冬泳等刺激强的活动，需要在医生指导下循序渐进地进行。锻炼前做好热身活动，锻炼结束时要缓慢停下来。

3. 按摩保健　按摩颈部、耳部以及足部,会起到放松肌肉、调节血压的目的。

4. 避免过度低头、长期伏案工作;抬头等动作要缓慢。

5. 如果运动后有头晕、胸闷、气短、不想吃东西、睡眠不好、疲乏等现象,有可能是运动量过大,要注意调整强度。

6. 一般运动后马上测量脉搏及心率,以每分钟不超过 110 次为宜,也可以用 170 减去本人的年龄来计算,比如:60 岁的人,运动后的脉搏不超过 110 次 /min,就是合适的。

7. 如果患者在减少运动量后,仍出现头晕、胸闷等不适症状,应停止运动锻炼,必要时去医院就诊,以免发生意外。

六、转归和预后

50% 患者经过手法及锻炼后症状缓解,40% 患者需要配合短期中药及西药口服治疗,极少数患者需要长期口服降压药物或手术治疗。

七、现代研究

颈源性高血压概念的提出始于 20 世纪七八十年代,当时并未得到广大学者的认同,很大一部分患者被误诊为原发性高血压进行治疗,可是治疗效果并不理想,而许多患者在接受了颈椎病治疗后,相应症状得到改善,其血压亦得到很好的控制。但令人遗憾的是,至今仍没有一个权威的学术团体正式将这一概念规范化,以至于临床上出现了很多相关定义。目前关于颈源性高血压的发病机制没有定论,但颈椎的各种病变直接或间接刺激颈交感神经,收缩运动功能发生改变而致血压异常的观点普遍得到认同。同时,实验研究证实上段颈椎病变易致高血压,下段颈椎病变易致低血压。X 线片上的影像学改变仅可作为相应类型颈椎病的诊断参考依据,并不能证明颈椎病与高血压的必然相关性。颈源性高血压从刚开始的不被人们所认识,到将其归属于交感神经型颈椎病范畴,再到将其作为一个独立的概念提出来,此过程反映了人们对这一疾病认识的深入。

第十一节　脊源性胸痛

一、定义

胸痛是临床疾病发生发展过程中一个常见的症状,胸部疼痛的原因涉及心源性和非心源性疾病。资料表明约 1/2 胸痛是非心源性所致,且骨骼肌因素是非心源胸痛的重要原因。脊源性胸痛是颈胸椎的骨、关节、椎间盘损伤或退行性改变,在一定诱因作用下发生脊椎小关节错位、椎间盘突出、骨质增生,直接或间接刺激或压迫脊神经、交感神经、脊髓及椎管内外血管引起心脏临床症状的主要机制。主要表现为胸痛、胸闷,伴颈部或背部疼痛,可伴有自主神经系统功能紊乱的表现,如心烦意乱、心慌、心律失常、心绞痛、头晕、失眠、健忘等。在临床的诊断过程中,常常被误诊为冠心病心绞痛等。脊源性胸痛在中医中被称为"胸痹""真心痛""厥心痛"等。中医认为胸为人体阳气聚集的地方,当胸阳不振,阴气乘虚上犯,即"阳微阴弦",使胸中阳气运行不畅,气血运行受阻,不通则痛,又或是阳气运行不畅,胸中失去温煦作用,不荣则痛。治疗上以通阳宣痹为主,温阳益气为要。

二、解剖学基础

心脏是人体中最重要的器官之一,保证心脏有节律地跳动,持续地泵血,对维持生命起着重要的作用。由于心脏自身对于人体生命安危的重要性,故而保证心脏功能的有序进行,心脏既有自身内部传导系统的调节,又有复杂的神经支配,此处涉及非心源性疾病因素包括的神经有心脏运动神经和感觉神经。

1. 心脏的运动神经　包括交感神经和副交感神经。

(1)交感神经:来自脊柱前外侧交感神经链的颈部交感神经节,其低级中枢位于颈及胸部脊髓侧角细胞。颈部交感神经节有三个,分别是:①颈上节,呈梭形,位于第2、3颈椎横突的前方。颈上神经节发出的心上神经,沿颈总动脉后下方进入胸腔,加入心底部的心丛。②颈中节,位于第6颈椎平面,甲状腺下动脉附近。颈中节发出的心中神经(有时直接发自交感神经干),向下进入胸腔,亦加入心丛。③颈下节,位于第7颈椎横突基部和第1肋骨颈之前的前方,椎动脉后方。颈下节发出心下神经,沿锁骨下动脉后方、气管前方下降,加入心丛。

(2)副交感神经:心脏的副交感神经纤维,由延髓的迷走神经背核发出,随迷走神经的心支下行。内脏传入纤维接受内脏传入信息,感觉神经元的周围突随迷走神经等分布,其中枢突一部分终止于孤束核。迷走神经干自颈静脉孔出颅腔后在颈血管鞘内,颈总动脉和颈内静脉后方下行至颈根部。在迷走神经段发出二至三支心上支,依其发出部位的高低分为两组,并沿着血管到达心底部参与构成心丛。

双侧的交感神经和副交感神经在心底部构成心神经丛。按其所在部位分为浅、深两丛。心神经浅丛位于主动脉弓的下方;心神经深丛位于气管分叉处的前面。两丛相互交织,其内有神经节存在(迷走神经节前纤维在此交换神经元)。交感、副交感神经发出的小支组成网状随动脉分布于心肌。心脏内部自身传导系统中均有交感、副交感神经分布,其中窦房结最为丰富,房室结次之,且副交感神经占优势。由于神经在分布中有侧别的差异,因而左侧受损与右侧受损所表现出的影响有较大区别。交感神经的作用,表现在提高心脏起搏点的自律性和房室传导的兴奋性增强,冠状动脉扩张。副交感神经兴奋则使传导变慢、心肌收缩力减弱,冠状动脉收缩。

2. 心脏的感觉神经　与交感神经同行的感觉纤维(其中有痛觉纤维)至脊髓胸1至胸4、5节段后角灰质。临床上所见的心绞痛患者某一体表部位疼痛过敏(牵涉痛)与内脏传入神经和躯体传入神经传至同一脊髓节段有关。与副交感神经同行的感觉纤维(迷走神经的内脏感觉纤维)至延髓中迷走神经背核和网状结构,其作用是反射性地引起心跳减慢。最终传至丘脑、丘脑下部和大脑皮质,以形成更为复杂的反射活动。

三、病因病机

常见的病因为:①椎间盘突出症。②脊柱失稳。包括颈、肩、背、腰部慢性软组织劳损;椎间盘退行病变,发生椎体的变位(滑脱)或椎间关节错位而刺激神经根、椎间血管、脊髓、交感神经。③骨质增生。④感染。包括咽部炎症感染:使颈部关节囊及周围韧带松弛,而发生椎体错位;椎管内感染:发生于手术后;椎体感染:常见椎体骨髓炎。⑤肿瘤。常见椎体动脉瘤性骨囊肿或转移肿瘤等。⑥先天性畸形。

(一)引起胸痛的常见脊柱相关疾病

1. 颈椎病　颈椎的椎体间侧关节、关节突关节和椎体后缘等部位,由于颈部长期劳损,

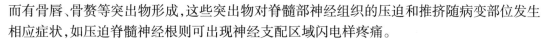

而有骨唇、骨赘等突出物形成,这些突出物对脊髓部神经组织的压迫和推挤随病变部位发生相应症状,如压迫脊髓神经根则可出现神经支配区域闪电样疼痛。

2. 胸椎小关节紊乱症　由于胸椎的劳损和退变引起。常见于搬运、体力劳动和肥胖者,在中年后发病。主要为椎间盘和椎体小关节、韧带的退变。椎间盘为各椎体的椎间关节,有利于脊柱的转动,其和韧带紧密相连,可避免滑脱和移位。当退变后则椎间盘易于因外伤、姿势不良等导致移位而挤压或刺激脊神经和交感神经发生本症。患者有似肋间神经痛的症状,由脊柱向前胸放射性疼痛,在咳嗽、弯腰、低头时均可使胸痛加重,重时难以忍受,影响生活起居;慢性患者则有胸痛、气短、不能承受较重体力劳动,或并发胃肠功能紊乱的表现。X线检查椎体边缘有骨质增生、骨刺。查体在受累胸椎棘突有触痛和偏歪、椎旁有肌紧张或索条状物。当脊柱前弯时可加重病变胸椎的局部疼痛及胸痛。

3. 脊椎压缩变性(Kummell 综合征)　为外伤引起的椎体营养血管损伤而渐渐形成椎体压缩性楔形改变。椎体主要改变为骨质疏松、压缩而有畸形,但无炎症。多在外伤后数月起病,并渐形成脊柱后突、驼背、受累椎体有压痛。侵犯上部胸椎时则有相应节段的胸痛,如累及椎管则脊髓受压出现被支配器官的功能障碍。

4. 骨质疏松症　多发生于老年人,尤其是停经后妇女,以及长期应用皮质激素和甲状旁腺功能亢进等患者。脊柱椎体常有单发或多发的压缩性骨折,为此身高较以往变矮,胸椎骨折楔形改变时则呈驼背畸形。临床主要症状为相应部位疼痛,胸椎受累则有胸痛,脊柱片示骨质密度疏松,椎体压缩骨折呈双凹形或楔形变。病情随压缩和疏松程度改变越重越明显,受累椎体数目亦逐渐增多。

5. 唇样骨赘增生　本征可发生在胸椎,较颈、腰椎为少,为椎体后缘、侧缘增生,而压迫神经根,发生相应部位的胸痛。患部椎体有压痛和局部肌紧张,X线片示椎体唇样骨赘和骨桥形成,其仅发生在局部而非全身性,类风湿因子阴性等可和类风湿病鉴别。

6. 脊柱畸形　分为侧弯和后凸。多为先天性疾病,使胸背部肌肉位置移动和平衡失常,从而引起劳损和肌纤维组织炎,或由于神经根受压引起胸痛。

7. 类风湿关节炎　为自身免疫性疾病,关节腔早期为滑膜炎和纤维素样沉积物,进一步形成肉芽组织并释放水解酶,破坏软骨、骨、韧带、肌腱等组织,而关节腔破坏、融合、纤维化致关节强直畸形,附近肌肉可萎缩。脊柱的特征为无滑膜炎,有韧带钙化和骨化,胸椎弯曲显著后凸,胸廓扩张度下降致肺活量减少,呼吸肌疲劳和胸痛。

8. 颈椎和上部胸椎结核　脊椎的结核感染 98% 以上为椎体受累,压迫神经根而有胸痛和背痛。查体有局部脊椎压痛和畸形,X线示椎间隙消失、椎体破坏呈楔形,并有发热、盗汗、食少、消瘦、乏力等全身症状。

9. 多发性骨髓瘤　涉及胸椎和脊神经受压引起相应部位胸痛。X线脊柱片示椎体骨质疏松、压缩性骨折和溶骨性破坏,破坏骨骼灶的边缘清楚,周围无硬化现象。本病一般全身受累,除涉及胸椎有胸痛外,还有骨痛、贫血、肾功能不全、高钙血症等临床表现,故易于诊断。

(二)发病机制

1. 脊神经根受压引起胸痛　颈椎病变使颈脊神经后根受刺激引发胸前区疼痛,其分布范围与脊神经后根经反射引起心源性疼痛相似。$C_8 \sim T_1$ 构成胸前神经内侧支,$C_{6\sim7}$ 构成胸前神经外侧支,两神经支受压引起胸痛;$C_{7\sim8}$ 神经根受刺激引起胸大肌痉挛疼痛,$C_{5\sim7}$ 神经根受刺激引起前斜角肌痉挛,使 C_7 或 C_8 神经在臂丛受压,也引起胸大肌痉挛疼痛。

2. 交感神经引起胸痛　颈交感神经节前纤维若在椎骨通道内受到椎周软组织影响引起颈交感神经功能紊乱,可出现颈源性心脏病,但有人认为交感神经节前纤维损伤不引起颈交感功能紊乱,只有节后纤维受损才出现胸痛症状。齐越峰等人刺激颈下交感神经节和心下神经,使心肌发生缺血性改变,心电图(ECG)出现明显的 ST-T 变化。①延髓缺血:有学者通过临床病例研究指出,颈椎骨赘形成,尤其钩椎关节增生,刺激颈交感神经及分布在其关节囊内的交感神经纤维的脊膜返支或压迫椎动脉及其伴行的交感丛,引起椎基底动脉供血不足,导致脑干及延髓网状结构缺血、缺氧,使位于延髓的神经血管调节中枢失调,影响心脏正常冲动发放和传导功能,出现胸痛。②关节错位:魏征等通过动物实验证明椎间关节错位影响交感神经节前纤维,刺激椎旁、椎前交感神经节引起交感神经功能异常,导致心律失常,进一步实验发现错位的脊椎经复位后能使异常 ECG 恢复正常;黄国志等临床研究得出相似结论。③交感反射:颈椎退变失稳及钩椎关节增生常压迫或刺激颈交感神经,若椎动脉周围交感神经丛受刺激,则冲动向下扩散,通过心下与心中交感神经支产生内脏感觉反射引起胸痛。前斜角肌痉挛压迫臂丛、斜方肌痉挛压迫脊神经后支的分支时,均通过体 - 交感神经反射引起肋间肌痉挛和沿前支反射的肋间痛或胸痛。

四、诊断及鉴别诊断

脊源性胸痛发病初始症状与心源性胸痛并无差别,绝大多数脊源性胸痛患者有颈胸椎相关疾患,在临床诊断过程中往往忽视患者既往颈胸椎疾病病史,容易误诊。目前对于脊源性胸痛尚无诊断标准,往往结合患者症状、病史、临床表现及相关体格检查、影像检查排除心源性胸痛,不难诊断。

1. 诊断要点

(1)病史:脊源性胸痛多好发于 40~50 岁颈胸椎疾病患者。胸痛症状往往出现在颈胸椎疾患之前,也可在颈胸椎疾患之后,大多数患者因胸痛症状前来就诊,忽视先有的颈胸椎疾患,为临床诊治带来一定的误导性。

(2)临床症状及体征:①胸口疼痛:多为心胸部疼痛,闷痛,紧束痛;痛多为持续性,一般至少半小时以上。劳累或情绪抑郁时,症状有所加重或诱发急性发作,同时伴有颈、肩、臂痛,颈、肩、臂活动往往也是胸口疼痛的加重或诱发因素。患者长期服用扩张冠状动脉药物对缓解症状无效。②胸闷:胸部常有束带感,气短,喜长叹气,常常因为胸闷、呼吸困难不能平卧。③颈部或背部疼痛:患者颈背部疼痛常常呈持续性,颈椎活动度受限,颈椎疾病发作往往伴随胸痛、胸闷的发作。④心律失常:大多数患者发病往往伴随有心律失常体征,不少心律失常患者经反复检查无器质性心脏病,且经常规药物治疗效果不佳,而在治疗脊柱病时可见好转。

(3)诊断脊源性胸痛的相关检查:脊柱系统的触诊及心脏检查方法为胸痛患者临床检查的重要内容。包括:①骨科检查:颈椎生理曲度,颈椎活动度,颈胸椎棘突上、棘突间、棘突旁、小关节、横突压痛点或压痛区,肩背部压痛,压痛部位结节状或纵形条索敏感物,经椎间孔挤压试验,椎动脉扭曲试验,摄颈胸椎 X 线片,脊髓造影术或 MRI 等;②心脏检查:ECG、心脏 B 超、心肌酶、平板运动试验,选择性心肌灌注显影(MPI)及冠脉造影术(CAG)。

目前对于诊断脊源性胸痛的要点包括以下几点:①胸痛或伴有心悸、胸闷、头昏、胸部紧束症状,多数患者以情绪、劳累及肩臂活动为诱因;②椎旁、肩胛上及内侧缘、颈前有单发或泛发的压痛点;③上述部位可触及条索状或结节样压痛敏感物;④压痛点经手法或阻滞治

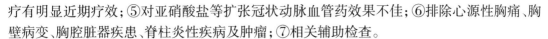

疗有明显近期疗效;⑤对亚硝酸盐等扩张冠状动脉血管药效果不佳;⑥排除心源性胸痛、胸壁病变、胸腔脏器疾患、脊柱炎性疾病及肿瘤;⑦相关辅助检查。

2. 鉴别诊断

(1) 心源性胸痛:颈胸椎病变和心脏疾患都可出现心前区痛、胸闷或刺痛,且多发生于40岁以上患者,二者极易互相误诊(表3-3)。

表 3-3 脊源性与心源性胸痛鉴别诊断

项目	脊源性胸痛	心源性胸痛
疼痛发作	缓	急
疼痛时间	多夜间或晨间发作,约10分钟至数小时	运动后发作,约几分钟
疼痛部位	颈及左或右上肢、胸部	心前区及左上肢
疼痛性质	心前区刺痛、烧灼痛或胀痛	多为绞痛,胸骨后压榨性闷痛
痛与颈肩活动	有关	无关
疼痛时血压变化	多升高	多下降
ECG	一般正常;若损伤交感神经结构可异常	发作时有改变
X 线	下颈椎骨质增生,椎间隙狭窄等	可见异常
治疗反应	亚硝酸盐治疗无效,压痛区局部封闭、牵引或理疗有效	亚硝酸盐治疗有效

(2) 颈椎病合并冠心病:此类患者颈椎病病史多较长,常有典型心绞痛的临床特点和颈椎病的症状与体征,如只注意颈椎病而忽视冠心病的诊治,常导致严重后果。

(3) 急性冠脉综合征(ACS):包括ST段抬高心肌梗死(STEMI)、非ST段抬高心肌梗死(NSTEMI)和不稳定型心绞痛(UA)。典型心绞痛位于胸骨后中下1/3区域,不同患者表现不同,可为压迫憋闷感、压榨疼痛感甚至濒死感,也可放射至下颌、咽喉部、上腹部(有时被误诊为胃痛)、左肩或左前臂。疼痛持续时间一般为2~10分钟,休息或舌下含服硝酸甘油3~5分钟可以缓解。常见的诱发因素包括运动、疲劳、饱餐、寒冷刺激、情绪激动等。结合胸痛症状、心电图和心肌损伤标志物这3项检查有助于ACS的诊断。ACS的介入治疗可以明显改善预后,而介入治疗前的冠状动脉造影则是ACS诊断的金标准。

(4) 不稳定型心绞痛:不稳定型心绞痛与典型心绞痛的区别就是患者或在休息时发作,或胸痛持续时间较长、程度加重,或发作频率增加。急性心肌梗死发作时,其胸痛的持续时间通常 >30 分钟,含服硝酸甘油不能得到有效缓解,可伴有呼吸困难、恶心、出汗等症状。老年患者和糖尿病患者,其发生心绞痛甚至急性心肌梗死也可无典型的临床症状,需要仔细鉴别。

(5) 主动脉夹层:主动脉夹层是由于主动脉中层形成夹层血肿,其沿着主动脉壁向两端剥离延展所致。大约有一半的主动脉夹层为高血压所致,尤其是恶性或急进型高血压,或长期难以控制或未控制的高血压。其他导致主动脉夹层的病因有血管炎性疾病、遗传性血管疾病、医源性因素等。主动脉夹层患者常出现突发性剧烈胸痛,可呈刀割样或持续性撕裂样疼痛,严重者常伴有烦躁不安、面色苍白、四肢厥冷、大汗淋漓等休克表现。胸痛部位及体征与主动脉夹层部位和累及器官有关:①如主动脉夹层累及心包则会导致心脏压塞,出现

Beck 三联征（颈静脉怒张，脉压下降，心动过速）；②如夹层累及主动脉根部，可引起主动脉瓣关闭不全及相应的杂音形成；③如锁骨下动脉受压可能会导致两上肢收缩压及两侧脉搏不对称；④如累及颈总动脉或无名动脉可引起脑灌注障碍，导致肢体瘫痪、失语、定向力障碍、嗜睡等症状；⑤如累及肾动脉，则可引起腰部剧烈疼痛、血尿、少尿、无尿，甚至急性肾功能衰竭；⑥如累及腹主动脉或肠系膜动脉可反复出现腹痛，伴有恶心、呕吐、黑便等症状。

（6）肺栓塞（PE）：又称肺动脉栓塞，是指栓子从外周静脉或右心腔进入肺循环系统造成肺动脉堵塞。栓塞的栓子可为血栓栓塞、脂肪栓塞和羊水栓塞等。肺栓塞的主要临床表现为：①胸痛，发生率占 70%，包括周边小栓子所致胸膜性疼痛和低氧血症及应激诱发的心绞痛；②呼吸困难，见于 80% 的肺栓塞患者，活动后更加明显，这需要与劳力性心绞痛鉴别；③惊恐、烦躁不安，这可能与低氧血症、胸痛有关；④咳嗽，多为干咳或有少量白痰；⑤咯血，一般量少；⑥血压下降，大面积肺栓塞可致休克；⑦晕厥，主要见于大块肺栓塞，也可以是慢性栓塞性肺动脉高压首发或唯一症状。肺栓塞患者体检时可闻及肺部啰音，少数可有胸膜摩擦音。血气分析多有低氧血症、低碳酸血症和肺泡 - 动脉血氧分压差升高。心电图示 $V_1 \sim V_4$ 和 Ⅱ、Ⅲ、aVF 导联 T 波改变与 ST 段异常，部分患者可有 S Ⅰ Q Ⅲ T Ⅲ 心电图改变，但出现率只有 1/3。血浆 D- 二聚体 $\geq 500\mu g/L$，高度提示有栓塞的可能；CT 对诊断肺栓塞有重要辅助价值，选择性肺动脉造影常被认为是诊断肺栓塞的金标准，但有一定风险。

（7）恶性肿瘤并发胸痛：恶性肿瘤并发胸痛住院的患者，出现胸痛暴发加重或原止痛方法无效者，或胸痛不变而出现心力衰竭表现，或原有心力衰竭症状加重者，均需再行床边心电图或心电监护，肌酸激酶（CK）、肌酸激酶同工酶（CK-MB）、肌钙蛋白 T（TnT）及 / 或影像学检查等进一步鉴别诊断。

（8）胸痛危险度分层鉴别：如有典型症状且胸痛持续时间大于 20 分钟、含服硝酸甘油后症状无缓解或再次发作、有冠心病病史的患者，临床检查异常（即符合急性心肌梗死），则属高危患者；中危患者为新出现心绞痛症状持续时间小于 20 分钟、明确为稳定型劳力性心绞痛、有冠心病病史但出现非典型胸痛的患者；脊源性胸痛患者胸痛症状常出现较为缓慢，程度多较轻，多属于中低危险度层级。

（9）胸壁组织病变：皮肤及皮下组织病变，如皮炎、皮下蜂窝织炎、带状疱疹等相关疾病；神经系统病变，如肋间神经炎、神经根痛、多发性硬化等；肌肉病变，如外伤、肌炎、皮肌炎等。结合患者外伤史、查体等不难鉴别。

（10）呼吸系统疾病：胸膜疾病：胸膜炎、胸膜肿瘤、自发性气胸、血胸、血气胸等；气管与支气管疾病：支气管炎、支气管肺癌等；食管疾病：食管炎、食管裂孔疝、食管肿瘤、食管憩室等；纵隔疾病：纵隔炎、纵隔肿瘤、纵隔气肿等。结合相关临床检查与 X 线、MRI 等，不难鉴别。

（11）腹部脏器疾病：膈下脓肿、肝脓肿、肝癌消化性溃疡穿孔、肝胆道疾病、脾梗死等，此类疾病患者有明显的腹部不适感，查体时较易区分。

五、中医辨证分型

1. 气滞郁塞　因思虑恼怒、情志不畅引起，人体心阳痹阻、胸阳不展导致胸痛。

2. 脏腑亏虚　心阳不足致心脉失温、胸阳不展；心阴亏虚致心无所养、阴液不足；心血不足增加心脉存养难度，以上三者均可导致胸痛。此外，将心脏因素排除外，人体其他脏器引发胸痛概率亦较高，具体表现为：肾阴不足，导致阴血不足与心阴失养，增加胸痹发生风险;若人体肾脏出现亏虚,则导致五脏之阳与肾阳虚,引发心阳不振与心气不足,最终导致胸痛;肺脏若出现亏虚,则致使心气、宗气不足和肺气虚而致病;脾脏亏虚使胸阳阻遏与气血无源而导致胸痛,肝脏亏虚使肝藏血功能减弱,致使血供减少、心失所养及肝失疏通,导致气留滞肝中引发胸痛。

3. 阴寒凝滞　寒气侵入机体经脉引发内寒、心脉闭阻致使血运受阻而发病。

4. 痰浊阻遏　痰浊内蕴,易在胸中壅塞,致使心脉阻塞与胸阳不展而发病。

六、治疗

脊源性胸痛一旦诊断成立,应按脊椎病立即予以治疗,针对病因,治疗原发疾病,解除神经受压或刺激后临床症状即可消失。根据患者临床症状、体征和影像学检查等确定治疗方案。

1. 非手术治疗

(1)手法治疗:①放松手法:进行肩背部软组织按摩约 10 分钟,缓解肩背部痉挛状态。②点按背部腧穴,以厥阴俞、心俞、膈俞、肝俞、脾俞、胃俞、三焦俞为主,大约 10 分钟,疏通背部经络,调理脏腑气血。③正骨手法:调整偏歪棘突,每次调整 1 个关节,采取坐位定点旋转复位法,患者端坐于方凳上,两脚分开与肩同宽,医者正坐于患者之后(以棘突右偏为例),首先用双拇指触诊法查清偏歪棘突,右手自患者右腋下伸向前,掌部压于颈后,拇指向下,余四指扶持左颈部,同时嘱患者双脚踏地,臀部坐正不准移动,左手拇指扣住偏向右侧之棘突,然后医者右手拉患者颈部使身体稍前屈,继续向右侧弯,在最大侧弯位医者右上肢使患者躯干向后内侧旋转,同时左手拇指顺向左上顶推棘突,即可察觉指下椎体轻微错动,往往伴随"咔嗒"声响。棘突左偏时,医者扶持患者肢体和牵引方向相反,方法相同。纠正偏歪棘突及调整胸椎小关节,每周治疗 2 次,10 次为 1 个疗程。

(2)牵引治疗:用腰椎牵引带行常规胸腰椎牵引,牵引力 15~20kg,时间为 30 分钟。以上治疗,每天 1 次,10 次为 1 个疗程,共治疗 2~3 个疗程。

(3)辨证施治:①气滞郁塞:可选橘枳姜汤,方中陈皮能够发挥和中健脾、行气止痛作用;枳实具有破气消积、化痰除痞功效,两药联合共奏散结理气功效。②脏腑亏虚:临床通常采用归脾汤治疗,可发挥养血安神与补心益脾作用;阴虚、气虚引发胸痛者,多采用益气养阴法,可选生脉散,益气养阴、敛汗生脉,有利于缓解患者胸痛症状。③阴寒凝滞:采用瓜蒌薤白半夏汤治疗,其中薤白等药物性偏温和,可起到畅通气机、辛开苦降和温通滑利作用;亦可选用孙思邈之"熨背散",方中乌头、细辛与附子等可发挥温通散寒作用,有利于患者胸痛症状缓解。④瘀血内停:选用王清任的血府逐瘀汤或身痛逐瘀汤加减以达到活血化瘀,通络止痛之功。⑤痰浊阻遏:选用瓜蒌薤白半夏汤,方中瓜蒌、薤白具有散结化瘀功效,半夏能够起到燥湿化热、消痞散结作用,诸药并用能够达到开胸化痰目的,有利于改善患者胸痛症状。

(4)西药治疗:对于急性脊柱源性胸痛患者可采用非甾体抗炎药、肌松剂配合应用。

(5)穴位埋线:主穴取相应胸夹脊旁开 1.5cm(单侧痛取患侧,双侧痛取双侧)。配穴根据疼痛部位循经取肘膝以下穴位,如胸痛在侧胸配阳陵泉、内关,痛在乳头垂直线以内,配足三里、太冲,有其他兼症者对症配上 1~2 穴。10~15 天治疗 1 次,3 次为 1 个疗程。

(6)物理治疗:中频电疗法、热罨包、超短波透热治疗、磁疗及等长肌力练习等。

(7)注射疗法:痛点注射可缓解疼痛,减轻症状,有利于错位关节的复位。

(8)支具:腰围等支具的应用有稳定胸腰椎脊柱和预防复发作用。

2. 手术治疗

（1）开放手术：经系统非手术治疗无效可进行手术治疗。①颈胸交感神经阻断：切除颈上神经节、星状神经节或颈胸干、交感链，或从下颈段到中胸段选择性的背侧脊神经根切断术。对 ECG 出现长 Q-T 间期综合征患者经胸左后路行心脏交感链切断术；对颈胸双侧交感节均发出心支的胸痛患者建议在不破坏交感神经节的情况下，切除交感神经的两心支。②颈胸突出椎间盘切除：颈椎间盘突出压迫脊神经应予椎间盘切除，胸椎间盘突出可在内镜下切除。③脊椎失稳：对不稳定脊椎关节以植骨融合内固定。

（2）射频治疗。

七、现代研究

1. 脊源性胸痛的发病机制研究进展　研究发现胸交感神经受压是一个始发因素，这一始发因素启动了如下过程：第一，整个交感神经系统活性的升高，并且以本节段与邻近节段更为显著；第二，本节段与邻近节段的交感神经通过分支支配其同节段脊神经的血管舒缩，其活性升高，必然导致相应脊神经的血管发生收缩，进而导致神经组织缺血，受压持续存在，则交感神经持续兴奋，所支配神经组织持续缺血，引起无菌性炎症、渗出、纤维化和粘连，进而产生疼痛，由于邻近多个节段的脊神经都受到影响，所以出现多个脊神经分布区域的疼痛。第三，脊神经损伤后，同节段交感神经节后纤维芽生入背根神经节，形成"篮状结构"，促进神经病理性疼痛的发生发展。虽然疼痛都是跨越多个脊神经分布区域，但是有的患者会有一个相对最痛的部位，有的患者则表现为几个部位的疼痛程度相仿，不存在明显的轻重差别。这可能与压迫发生的部位有关，当交感干神经节恰好受压被刺激时，整个交感神经系统兴奋性都会提高，但是仍以受压神经节的节后神经元兴奋性升高最显著，因此，同节段脊神经的缺血程度也最重，因之而启动的疼痛反应自然也最强烈，而当受压部位为节间支或者椎前内脏大小神经时，因为不存在神经元的直接受压，各个累及区域的疼痛会相对弥散均衡。椎前交感神经受压的患者，均不存在一个最痛的疼痛范围，部分印证了这一猜测。

2. CT 引导下射频消融治疗脊源性胸痛　脊源性胸痛患者行颈胸椎磁共振及 CT 检查，未发现小关节病变、颈椎骨赘形成或者椎间盘向后突出压迫神经根，但是却可见胸椎间盘向前突出或者胸椎椎体的前方或侧方增生，其疼痛定位模糊、呈游走性，表现出内脏痛的特点，鉴于交感神经参与内脏性疼痛的形成，并在炎性痛以及神经病理性疼痛中起着重要作用，在没有明确证据支持颈交感神经受压或者脊神经损伤的情况下，研究认为此胸交感神经受压征象与此具有内脏痛特点、多数情况下也具有神经病理性疼痛特点的胸痛之间存在因果关系。

在治疗过程中，可首先通过 CT 引导到达交感干神经节或节间支附近区域，进行高频刺激，如能诱发出患者原有疼痛或原疼痛部位的异常知觉，则进一步确认此处为责任区域，行彻底毁损。在电刺激参数与患者疼痛程度的比对引导下（更小的刺激，更大的疼痛），调整穿刺针至最具靶向性的位置后行标准射频，并在造影提示位置良好的情况下，予以化学毁损。由于通过射频电刺激的调试可以寻找到相对最接近的靶点，并且通过标准射频初步灭活了交感神经，所以，在行化学毁损时，我们便可以使用比通常的胸交感链灭活术更低的乙醇剂量，达到同等的灭活效果，进而可以减少乙醇在扩布过程中对周围非靶点区域造成的副损伤。

利用 CT 进行胸交感神经节毁损的引导，比利用 X 线引导具有更大优势。这是由于胸交感神经位于胸椎侧方,紧贴胸膜和肺组织,如操作不慎,极易穿透胸膜造成气胸、血胸等严重并发症,而 X 线不能清楚判断出针尖与胸膜及肺组织的准确位置关系,尤其是患者吸气时,针尖稍有偏差就可能刺破胸膜而出现气胸。CT 扫描层可由厚到薄,具有分辨率高、立体感强的特点,采用 CT 引导,可以清楚地辨认针尖与胸膜和肺组织的关系,可以利用随机软件上的工具尺辅助选择最佳穿刺层面及路径。基于这两点,CT 引导比之于 X 线,既安全、又精准。一般在穿刺过程中,需 CT 扫描 2~3 次,某些情况下,可能次数更多。穿刺过程中,操作者须保持充分的耐心,以安全为第一原则,反复在肺窗和骨窗之间切换观察,以利于及时发现气胸、出血等穿刺并发症,并及时处理。CT 引导下胸交感神经射频热凝联合化学毁损术治疗胸交感神经受压型脊源性胸痛的近期效果良好,安全性高,中远期效果及中远期并发症仍待观察。同时,其相关机制远未阐明,有待细致深入的研究。

第十二节　脊源性胃痛

一、定义

脊源性胃痛是由于脊柱两旁的压力失衡,导致关节轻度移位、椎间盘突出,或是骨质增生,压迫和刺激周围血管和神经,引起相关系统的相应症状和体征。临床表现以胃肠道症状为主,如反酸、嗳气、厌食、恶心、食后饱胀、腹痛、肠鸣、腹泻、便秘等。脊源性胃痛属于中医"胃脘痛"范畴,临床治疗当以祛风散寒、活血化瘀、补益脾胃为原则。

二、解剖学特点

胃是人体重要的器官之一,胃动力的蠕动及排空促进食物的消化和吸收,胃上面有丰富的神经分布,内分泌调节和神经调节保证了胃功能的正常运行。胃的运动神经为交感神经和副交感神经。

1. 交感神经来自脊髓第 6~9 胸节,经内脏大神经至腹腔神经节,由节细胞发出的节后纤维经腹腔丛随血管分支布于胃壁(血管壁、平滑肌、腺体),其作用为使胃蠕动减慢,胃液分泌减少,括约肌紧张,血管舒张。副交感神经纤维来自左、右迷走神经,其在第 4 胸椎水平以下,在食管壁形成食管丛,然后又重新组合成前干(以左迷走神经纤维为主)和后干(以右迷走神经纤维为主)经食管裂孔随食管进入腹腔。前干行于食管腹段的右前方,位于浆膜和肌膜间,在贲门附近分为胃前支和肝支。肝支经小网膜右行参加肝丛的构成。胃前支伴胃左动脉沿胃小弯走行,沿途分出 5~6 个小支与胃左动脉的胃支相伴到胃前壁,在角切迹附近以鸦爪形的分支分布于幽门窦和幽门管的前壁。后干行于食管的右后方,在贲门附近分为胃后支和腹腔支,腹腔支沿腹膜后胃左动脉干右行,参加腹腔丛的构成。胃后支在胃前支深面沿胃小弯走行,沿途发出小支至胃后壁,在角切迹附近以鸦爪支分布于幽门窦和幽门管的后壁。副交感神经使胃蠕动加强,胃腺分泌增加,括约肌开放。交感神经与副交感神经在肌层间和黏膜下层分别形成肌间神经丛和黏膜下神经丛,副交感神经在此二丛的神经内交换神经元后,发出的节后纤维与交感神经节后纤维共同支配平滑肌、腺体等效应器官。

2. 胃的感觉神经伴随交感、副交感神经走行,一般认为传递痛、温觉纤维伴交感神经进入脊髓第 6~9 胸节,而传递其他感觉如饥饿、膨满、恶心等的感觉纤维伴随迷走神经进入延髓。

3. 临床通过大量的研究发现,脊源性胃痛发病的原因主要是 $T_9~L_4$ 后关节错位,其原因是胃肠道功能受 $T_9~L_4$ 自主神经支配,由于脊柱的退行性病变、慢性劳损或由于外伤造成 $T_9~L_4$ 椎体后关节位移,引起椎体周围的软组织渗出、水肿、出血等炎症反应,导致脊神经及交感神经的继发性损伤,因而发生相应的内脏自主神经功能紊乱,从而出现胃肠道症状。

三、病因病机

(一)发病原因

1. 中医病因 中医认为胃脘痛的主要症状为胃脘部疼痛,并伴有嗳腐吞酸、恶心呕吐、不思饮食、脘腹胀满等症,其多因饮食不节、劳役过甚、忧思郁怒等情志所伤引起的胃失所养、脾胃不和、肝失疏泄、气滞血瘀所致。

2. 西医病因 其发病直接原因是各种急性外力或慢性损伤造成胸椎或腰椎发生退行性改变,脊柱椎间盘退变使椎间隙逐渐变窄,脊柱周围组织相对松弛,在诱因作用下椎体易发生滑脱和错位,使神经血管受到刺激而致病。其次是突出的椎间盘与血肿组织直接刺激椎神经而出现症状,或是椎体边缘骨刺直接压迫或刺激神经根、椎动静脉、交感神经致病,还见于椎间盘及小关节的退变使黄韧带松弛,逐渐肥厚,并向椎管内突入,诱发消化道相关脏器发生神经性胃肠功能紊乱。

(二)发病机制

在解剖学上,胃的内脏神经支配由迷走神经和交感神经组成。胃前壁内脏初级传入神经元分布的脊神经节段为 $T_1~L_3$。胃的交感神经来源于脊髓胸 6~10 节段,感觉神经支配来自迷走神经节及脊神经节,两类神经节细胞的纤维混合在交感及副交感神经中到达胃。胃及十二指肠由第 5~8 交感神经胸节支配,其纤维经内脏大神经至腹腔丛,沿腹腔动脉支而行,与动脉一同分布于胃及十二指肠。当胸椎发生小关节紊乱错位,交感神经节脊纤维受炎症刺激使交感神经和迷走神经兴奋与抑制失调,胃酸分泌减少可形成胃、十二指肠炎。而压迫则使迷走神经相对兴奋,引起胃痉挛及胃酸分泌增多,导致溃疡形成。所以,本病的发生发展与脊柱侧凸侧弯、胸椎小关节紊乱(肋小头关节、肋横突关节及胸椎后关节)及周围软组织损伤有密切关系。当胸椎及周围组织发生改变,使固有的生理平衡失调,势必刺激相应自主神经,导致自主神经功能紊乱,诱发胃脘痛而引起一系列症状。当胃脘痛发生后,又反过来使椎周生物力学平衡被进一步破坏,形成恶性循环。

四、诊断及鉴别诊断

1. 诊断要点

(1)病史:患者有既往脊椎病病史。

(2)临床表现:主要以胃痛、呃逆、腹泻、腹痛等症状为主,患者服用抗胃炎药无明显缓解效果,同时伴有有相应脊髓节段脊神经受累的表现,如出现颈肩部疼痛、背痛、腰痛,或是四肢的疼痛和麻木。

(3)相关检查:在 X 线检查中,常可见到颈、胸椎小关节错位,以及脊柱侧弯、"双边"等征象,可为诊断提供直接的证据。CT 及 MRI 检查:完善相关的脊柱源性疾病的影像学检查,排除恶性病变,明确其与胃脘疼痛的相关性。

（4）纤维胃镜、上消化道钡餐 X 线检查及组织病理活检等,排除胃、十二指肠黏膜炎症、溃疡等病变;大便或呕吐物隐血试验阳性者,排除并发消化道出血等胃部疾患。

2. 诊断标准　参照《中医病证诊断疗效标准》拟定:①胃脘部疼痛,常伴痞闷胀满、嗳气、反酸、嘈杂、恶心呕吐等症;②发病多有外伤史,症状及轻重与体位改变等因素有关;③下段胸椎两侧压痛,脊椎侧凸、侧弯者;④胸椎 X 线检查可见胸 5~8 椎棘突或小关节排列不正常,椎间孔变窄。

3. 鉴别诊断

（1）胃溃疡性胃痛:患者可以完全没有症状,因此一些患者在偶然情况下被发现。另外一些患者仅在发生严重并发症,如穿孔或出血以后才被发现。疼痛是症状性胃溃疡的最重要症状,但是一些不典型症状,如食欲不振、饭后胀满、恶心和呕吐也颇为常见,反酸和烧心也很常见,钡餐检查见龛影可诊断。

（2）早期胃癌:胃痛一般开始较轻微,且无规律性,进食后不能缓解,逐渐加重,可以为隐痛、钝痛。部分可以有节律性疼痛,尤其胃窦胃癌更明显,进食或服药可缓解。食欲减退和消瘦是胃癌次常见症状,将近 50% 的胃癌患者都有明显食欲减退或食欲不振的症状。部分患者因进食过多,会引起腹胀或腹痛,而自行限制进食。原因不明的厌食和消瘦,很可能就是早期胃癌的初步症状,需要引起重视。早期胃癌患者一般无明显的阳性体征。结合癌胚抗原、癌抗原 CA19-9、CA724、CA125 等检查有助于胃癌的确诊。内镜检查及活检为金标准。

（3）幽门螺杆菌（Hp）相关性胃炎:发病机制为 Hp 进入人胃内低 pH 环境中能生长繁殖,并引起组织损伤,其致病作用主要表现为:细菌在胃黏膜上定殖,侵入宿主的免疫防御系统、毒素的直接作用及诱导的炎症反应和免疫反应。症状可表现为腹痛、腹胀、晨起恶心、反酸、嗳气、饥饿感,重者出现呕吐。尿素酶试验 Hp 具有高度尿素酶活性,以及 ^{14}C 尿素呼气试验阳性可辅助诊断。

五、中医辨证分型

1. 肝胃气滞　症见胃脘胀痛,痛连两胁,口苦恶心,反酸,时兼有腹部疼痛,腹中觉有气窜,苔根淡黄或厚腻,脉濡弦或弦滑。

2. 虚寒胃痛　症见胃痛隐隐,喜温喜按,得食则缓,受凉后发作,泛吐清水,手足不温,大便溏薄,脉虚弱或迟缓。

六、治疗

1. 非手术治疗

（1）对症处理:脊源性胃痛诊断确定后应予以对症治疗,针对病因治疗原发疾病,解除神经压迫,缓解胃痛症状。急性期可予抑制胃酸、根除 Hp、保护胃黏膜等措施,镇痛、营养神经等药物可适度应用。

（2）手法治疗:可采用手法配合穴位点按治疗脊源性胃痛。第一步:俯卧放松法。患者俯卧位,医者站于一侧,先于背部做推、揉、点、拨等理筋通络手法,再做摇脊整复手法。第二步:侧卧扳按法。患者侧卧位,着床侧下肢伸直,另一下肢屈髋屈膝,医者在床侧面对而立,调整其上身角度,然后一肘置于其臀部,手扶于胸椎病变节段,另一手按于肩前,双手协同轻轻摇晃,到一定角度后反向瞬间发力,可闻及复位弹响声,手下有滑移感。第三步:俯卧复位法。患者俯卧位,胸部垫薄枕,医者两手交错按于偏歪棘突两侧,做一持续的反向牵引力,同时嘱患者深吸气,当其呼气时,双手瞬间向斜下发力,可闻及复位声,亦有手下滑移感。第四步:穴位点按。正脊手法结束后,点按胃俞、脾俞、背部夹脊穴、上脘、中脘、梁门等穴,辨证加取足三里、太冲、三阴交、血海、阳陵泉等。以上手法每日1次,10次为1疗程。

（3）中药辨证施治:①肝胃气滞证,治宜疏肝理气、和胃降逆,予柴胡、陈皮、青皮和厚朴等调畅气机,黄连、连翘和郁金清肝火,浙贝母、台乌、白及和龙骨等制酸止痛;②虚寒胃痛证,治以疏风散寒暖胃,方选良附丸加减。

（4）三步针罐疗法:第一步,平衡针,取升提穴、整脊穴、胸痛穴,快刺不留针;第二步,针刺胸背部两侧夹脊穴,并施以电针刺激20分钟后起针;第三步,在胸背部压痛处刺络拔罐,用三棱针点刺2~3下后拔罐5分钟,令出血3~5ml。每日1次,10次为1个疗程。

（5）耳穴压豆治疗:采取王不留行籽贴敷,先对耳郭进行消毒,之后从外向内按摩耳郭,使其充血,将王不留行籽贴敷于大小肠、交感、胃、脾、神门、肝胆、三焦等反射区,敷贴后按压穴位,按照走行方向给予一定压力,以患者感觉酸、胀、麻、热为宜。告知患者每4~6小时按压1次,每次3~5分钟,4~5日更换敷贴,两耳交替或同时贴用,4周为一个疗程。

（6）灸法治疗:主要以艾条灸、隔姜灸、雷火灸为主,常用的穴位有中脘、足三里、神阙、胃俞、脾俞等。

2. **手术治疗**　经非手术综合治疗效果欠佳,在确定胃脘痛与相关的脊柱源性疾病关系密切时,可考虑采用常规的脊柱外科手术去除脊柱源性病变,视症状的改善情况,对胃脘疼痛等症状做进一步的康复治疗。

七、研究进展

1. **脊柱病因作为消化系统疾病的神经功能解剖学基础**　自主神经支配在功能上不受意识控制的内脏器官(平滑肌、心肌)和腺体,在机体生理功能的调节和整合中起十分重要的作用。自主神经系统的副交感神经节前神经元位于脑干及脊椎骶段,其节后神经元起自各内脏的自主神经节;而交感神经的低级中枢位于T_1~L_3脊椎侧索细胞柱,由此发出节前纤维随脊神经前根通过椎间孔在椎前或椎旁神经节内换元后,其节后纤维才分布到效应器。椎关节错位、椎间盘突出导致椎间孔、椎管变形、变窄,达到失代偿程度时,将损及交感神经节前纤维,或因错位使横突前移刺激椎旁交感神经(例如颈椎段),引起自主神经功能紊乱。

2. **龙氏正骨手法治疗脊源性胃痛**　手法分四步进行。第一步,放松手法:以揉捏法为主,点、按、分法为辅,使椎旁紧张的软组织松弛,为正骨做准备,约2~5分钟。第二步,正骨手法:根据关节错位形式选择下列手法复位。前后滑脱或错位,以拔伸法为主(或器械牵引下正骨),推正冲压法为辅;侧摆侧弯式错位,以侧扳按法为主,侧屈摇正法为辅;左右旋转式错位,以屈位或仰位摇正法为主,分压法为辅;倾仰式错位,以拔伸与摇正结合应用为主。多关节错位,应先复正上位关节,再复正下位关节为宜。第三步,强壮手法:关节错位多由脊柱失稳引起,正骨后对椎旁软组织用手法治理,有利恢复脊柱稳定性。用提拿、弹拨等手法以松解粘连,解除肌痉挛,点穴调理气血营卫,加速疾病的康复,约2~3分钟。第四步,病部按摩:传统推拿以病部按摩为主,正骨推拿的病部按摩是辅助,属结束手法。如溃疡病在胃脘部,做按摩、揉按或叩打等轻松镇静手法,约2~3分钟。

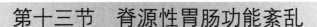

第十三节　脊源性胃肠功能紊乱

一、概述

脊源性胃肠功能紊乱临床表现以胃肠道症状为主,其发病直接原因是各种急性外力或慢性损伤造成胸椎和 / 或腰椎发生退行性改变、稳定性下降,椎间隙变窄,椎骨骨质增生,刺激周围软组织产生炎症,形成炎性水肿,或压迫相对应支配的脊神经根,诱发消化道相关脏器发生神经性胃肠功能紊乱。一般可分为脊源性腹痛、脊源性腹泻、脊源性便秘、脊源性呃逆、脊源性胃下垂等。由于本病临床症状以消化系统症状为主,腰背部症状并不突出,在临床上极容易发生误诊。

二、脊源性腹痛

1. 定义　腹痛是临床上常见的症状,也是促使患者就诊的原因。引起急性腹痛的原因很多,可大致分为两类:①由于腹内脏器病变所致者;②由于腹外脏器或全身性病变所致者。病变的性质可以是器质性的,也可以是功能性的。引起急性腹痛的疾病很多,其共同特点是发病急、变化快和病情重。本文主要讨论腰椎后关节滑膜嵌顿引起的急性腹痛,即脊源性腹痛。

2. 病因病机

(1)中医学:中医认为腹痛是指胃脘以下、耻骨毛际以上的部位发生疼痛,多由脏腑气机不利,经脉失养而成,按照疼痛范围可分为脐腹痛、小腹痛和少腹痛。《黄帝内经》称脐腹痛为"环脐而痛"。《伤寒论》《金匮要略》中的"少腹急结""少腹里结""少腹弦急"等均属于小腹痛范畴。

(2)西医学:椎间韧带和后关节囊、硬脊膜等均为极敏感组织,有脊神经后支发出的脊膜支的神经末梢分布。受到刺激和损伤后,可引起急性腰背痛,疼痛常很剧烈。患者不能翻身,在脊椎后伸时腰背痛明显加重,本病多发生于腰段脊椎。

内脏不仅受交感神经和副交感神经的双重神经支配,而且也有与此相应的双重感觉神经分布。其中走行在交感神经中的内脏感觉纤维的胞体,位于第 1 胸神经至第 3 腰神经的脊神经节内,其周围支随交感神经分布到相应脏器。内脏痛觉主要通过交感神经内的感觉纤维传导,当脊柱内外平衡破坏后,必然牵拉周围的软组织和脊髓,引起充血、水肿的炎症反应。这些内在变化,在一定条件下影响到脊髓侧角交感神经内的感觉纤维,从而反射性地引起腹腔脏器的血管和平滑肌痉挛、缺血,导致剧烈的腹痛。

3. 诊断　具有明确的外伤史,受伤后在较短时间内出现腰部难以忍受的剧痛,痛点较明确,患者屈髋、屈膝、侧卧,全部腰肌陷于紧张状态,不敢移动,腰部生理弯曲消失,功能活动障碍,并通过脑脊髓返支或交感神经的刺激,产生不同范围的牵涉痛及腹腔脏器缺血痉挛的剧烈腹痛。一般患者外伤后,先有腰部疼痛,接着发生剧烈腹痛,也有先腰部轻微胀痛,接着发生腹部轻微抽搐痛,1~2 天内发作腹部剧痛,接着腰部也发生剧痛。腹痛为痉挛性抽痛,很少有板状腹,但在剧烈抽痛时,腹部常有蠕动性隆起,此起彼伏,腹痛为阵发性,腰痛为触发性。多见中上腰部棘突偏歪,韧带钝厚或剥离感,棘突和椎旁关节突压痛,一般不伴有下肢的放射痛,无棘间隙变化。

X线检查脊柱无明显骨性损伤,但两侧关节突关节间隙不对称,有的甚至出现真空症,腹部平片无明显异常。实验室检查排除有细菌感染病灶存在,腹部触诊无板状腹和反跳痛,无明显压痛点和包块,无腹部移动性浊音。

4. 鉴别诊断　目前由于对本病的认识不足,易造成误诊,有的行剖腹探查,未查出结果,所以在临床上一定要与以下疾病相鉴别:

(1)急性腹膜炎:此病大多由腹内脏器穿孔、破裂和腹腔内脏器急性感染的蔓延而引起,原发性较少见,通过实验室和物理检查易于和上述腹痛鉴别,另外,急性腹膜炎患者喜欢屈腿仰卧,无腰扭伤史。

(2)急性肠梗阻、肠套叠、肠扭转:这几种疾病常有呕吐、腹部包块和明显的压痛点。

(3)急性血卟啉症:此症腹痛性状极易与胸腰椎后关节滑膜嵌顿引起的腹痛相混淆。但此症患者的小便放置后变为红色,卟啉胆原阳性。

(4)急性肠炎、急性痢疾:腹部剧痛,但有腹泻和脓血便,粪便镜检有大量脓细胞及红细胞,肠炎每高倍镜下红细胞少于5个,痢疾每高倍镜下红细胞多大于15个。

(5)腹主动脉瘤小破裂、夹层动脉瘤:腹痛剧烈,背部疼痛亦较剧,酷似胸椎小关节滑膜嵌顿引起的腹痛。但腹部触诊,深部可触及肿物,搏动性,有杂音,下肢动脉搏动减弱,脐周围或侧腹壁有瘀血斑,胸腹部CT及MRI可发现血管改变。

(6)急性尿中毒:腹痛、腰痛,但常有呕吐,腹泻,意识差,嗜睡,心电图不正常等,可以鉴别。

(7)急性阑尾炎:以转移性右下腹痛为特点,除腹痛外,还有胃肠道及全身症状,腹膜刺激征阳性。实验室检查白细胞计数增高或有核左移。

(8)腹腔脏器破裂出血性疾病:尤其是外伤后引起者,应提高警惕,但均有类似的急性失血性乃至休克表现。

4. 治疗

(1)脊源性腹痛的治疗以手法复位为主,可在放松腰背部软组织的情况下采用定点旋转复位或侧扳复位法,以纠正错位的小关节,从而使患椎恢复原来的解剖位置,以利于被嵌顿之滑膜回位。

(2)脊源性腹痛同时有剧烈腰痛者,急性期可肌内注射布桂嗪0.1g止痛。

(3)急性期过后可配合理疗及功能锻炼。

三、脊源性腹泻

1. 定义　腹泻是临床上常见的症状,系指排便次数增加,粪便稀薄并带有黏液、脓血或未消化的食物。腹泻可分为急性腹泻与慢性腹泻,腹泻超过两个月者属慢性腹泻,本节讨论脊柱相关的慢性腹泻,与颈椎病关系最密切。急性腹泻多与肠道感染、全身性感染、急性中毒或过敏性疾病有关,不及时治疗或治疗不当可变为慢性腹泻。

2. 病因病机

(1)中医学:腹泻,中医又称为泄泻,从外感病因辨证分为湿、火、气、痰、积等腹泻;从内伤分型,一般分为脾虚腹泻、肾虚腹泻、肝脾不和腹泻和食积腹泻等。

(2)西医学:腹泻的病因很多,有胃源性腹泻、肠源性腹泻、内分泌紊乱性腹泻及功能性

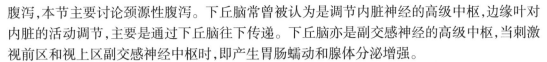

腹泻,本节主要讨论颈源性腹泻。下丘脑常曾被认为是调节内脏神经的高级中枢,边缘叶对内脏的活动调节,主要是通过下丘脑往下传递。下丘脑亦是副交感神经的高级中枢,当刺激视前区和视上区副交感神经中枢时,即产生胃肠蠕动和腺体分泌增强。

当颈椎因退行性改变,引起椎体及小关节骨质增生,将导致颈椎不稳,这时若遇轻微外力即可造成关节错位及软组织的创伤性反应。颈椎椎体的位移,刺激或压迫椎动脉或交感神经而发生血管痉挛,出现椎基底动脉供血不足,继发下丘脑缺血,反射性刺激视前区和视上区(副交感神经中枢),使内脏神经功能失调,交感神经的正常生理功能受到抑制,而副交感神经的功能占优势,使胃肠蠕动增强,并增进胃液、肠液、胆汁和胰液的分泌。

3. 诊断 症状轻重不一,有呈持续性,也有反复发作者,大便为每日 4~5 次到 8~9 次不等的水样便。病程长者,多有全身营养不良状态,每次发作与颈部症状相一致,当颈部症状减轻,腹泻也有所减轻。可根据以下几项做出颈源性腹泻诊断:①腹痛或腹部不适,肠鸣及腹胀,食欲不振等;②颈痛,头痛,头晕,眼花耳鸣等自主神经功能紊乱症状;③经内科检查治疗,效果不明显,大便常规检查无红、白细胞;④颈部触诊有棘突偏歪、压痛及棘上韧带有剥离感等;⑤X 线片显示符合颈椎病之改变。

4. 治疗 在排除内科其他原因之后,确诊为颈源性腹泻,对偏歪棘突予以纠正,恢复其正常解剖位置,使内外平衡统一、协调,生理功能恢复正常。

四、脊源性便秘

1. 定义 便秘是指大便秘结不通,排便间隔时间较平时习惯延长,或虽有便意,但排便困难而言。在正常情况下,食物通过胃肠道,经过消化、吸收,所余残渣的排泄常常需 24~48 小时。正常人每周排便不少于 3 次,便秘患者表现为每周排便少于 3 次,同时若排便间隔超过 48 小时,当可视为便秘。但是健康人的排便习惯有所不同,有隔 2~3 天 1 次者,不能直接诊断为便秘。便秘可见于多种病因与疾病,主要由于大肠传导功能失常,粪便在肠内停留时间过久,水分被吸收,造成粪质干燥、坚硬所致。脊源性便秘是由于颈椎病或腰骶疾病所引起。

2. 病因病机

(1)中医学:历代医著对便秘有各种辨证分型,因此命名也各不相同。《伤寒论》中有"阳结""阴结"及"脾结"等名称,后世医家又提出"风秘""热秘""虚秘""气秘""湿秘""热燥""风燥"等学说。

(2)西医学:降结肠以下肠管的自主神经支配包括:①副交感神经:节前纤维起自第 2~4 骶髓侧角,经第 2~4 骶神经和盆内脏神经以及盆神经丛,分布于降结肠、乙状结肠、直肠和膀胱等器官内的神经节,其节后纤维分布于上述各器官。作用为加强结肠和直肠的蠕动,抑制肛门内括约肌收缩。②交感神经:节前纤维发自上部腰髓侧角(主要是第 1、2 腰髓),作用为抑制结肠和直肠的蠕动,使肛门内括约肌收缩。由于颈椎病或腰骶疾病所引起脊柱小关节的错位或增生骨刺,刺激或压迫了交感神经,或造成脑干、丘脑下部及高位脊髓供血不足,抑制副交感神经系统,使分布在肠壁的胸、腰支交感神经的作用亢进,胃肠蠕动减弱和分泌减少,产生便秘。

3. 临床表现 大多为无器质性病变的单纯便秘患者,无症状或阳性体征。由于粪块在乙状结肠和直肠内过度壅滞,患者有时可感到左下腹胀痛,常有里急后重,欲便不畅等症状。又因粪块过于坚硬,可引起痔疮、肛裂等肛门疾患。习惯用泻药或灌肠的患者,由于胃肠运动紊乱,可诉中上腹饱胀不适、嗳气、反胃、恶心、腹痛、腹鸣、矢气等。在痉挛性结肠便秘时,常有阵发性腹部疼痛。少数病例有骶骨部、臀部、大腿后侧的隐痛与酸胀感觉,是由于粪块压迫第 3~5 骶神经根前支所致。慢性便秘特别是习惯用泻药或灌肠的患者往往陈诉所谓轻度毒血症症状,如食欲减退、恶心、口苦、精神萎靡、头晕乏力、全身酸痛,甚至有轻度贫血与营养不良等表现。对于便秘的诊断并不困难,但欲推究引起便秘的病因,则应详细分析病史。特别在 40 岁以上的患者,既往排便一直规律,逐渐发生顽固性便秘者,必须想到结肠癌的可能。经内外科排除其他器质性便秘后,并经手法治疗后,症状改善者才可考虑为脊源性便秘。

4. 治疗　对于便秘患者的处理,应注意下述 3 点原则:①探求便秘的原因,针对病因来解决便秘;②向患者宣传排便的生理知识,养成定时排便的习惯;③纠正或防止患者经常服用泻药或灌肠的习惯。

(1)手法纠正脊柱的小关节错位或棘突偏歪,是主要的病因治疗。

(2)辅助推拿治疗原则为利肠通便,如在腹部的中脘、天枢、大横、关元穴处用推、摩法;然后在背部的肝俞、脾俞、胃俞、肾俞、大肠俞、八髎穴用推、按、揉、擦法治疗。

(3)多喝开水(晨起空腹饮服淡盐水 1 杯),平时多食蔬菜、水果,尤其是粗纤维蔬菜,如芹菜、韭菜等。忌食辛辣刺激性食品。

五、脊源性呃逆

1. 定义　呃逆是指胃气上逆动膈,气逆上充,喉间呃呃连声,声短而频,不能自制为主要表现的一种症状。除胃部疾病外,肠、腹膜、纵隔、食管疾病以及胃食管手术后等引起膈肌痉挛也可发生呃逆。此外,颈椎的钩椎关节错位也会导致呃逆。

2. 病因病机　膈神经由颈 3~5 脊神经前支组成,以颈 4 脊神经为主。在前斜角肌前面自上外向下内斜行,经锁骨下动、静脉之间,经胸廓上口进入胸腔,向下过肺根前方,在心包与纵隔胸膜之间下行达膈,于中心腱附近穿入膈肌,以其运动纤维支配膈肌,感觉纤维分布经膈肌的下腔静脉孔在膈下与交感神经的分支结合成丛,分布于胸膜和心包及膈下面的部分腹膜。故由于颈椎外伤、退行性改变、慢性劳损(如睡姿不当、枕头高低不适)等,使颈 3、4、5 的钩椎关节侧摆式错位(指颈轴侧弯,或相邻两椎体的椎间钩椎关节偏歪不对称),导致膈神经受压迫或刺激,引起膈肌痉挛及连续不断的呃逆,也可因胃部疾病、膈肌或膈下病变引起膈肌痉挛而发病。

3. 诊断

(1)胃气上逆动膈,气逆上冲,喉间呃呃连声,不能自止,可伴有呼吸短促、胸闷,肩颈部和胸膜放射性疼痛。

(2)有自主神经功能紊乱的表现。

(3)颈痛或颈部活动受限。

(4)X 线检查:颈椎曲度变直,椎间钩椎关节不对称(侧摆),病程长者钩突变尖。颈3~5 椎体后缘连线变直、反张、成角、中断,椎体呈双边征或双突征。斜位片显示颈 3~4、颈4~5 椎间孔变形缩小,钩椎关节或后关节错位。

4. 治疗　行颈椎定点旋转复位手法。可点按穴位攒竹、天突、鱼腰、新设(位于第 3、4颈椎之间,正中线旁开 4.5cm)、膈俞、内关,以迅速解除呃逆。亦可同时并用针刺疗法。

六、脊源性胃下垂

1. 定义　胃的位置取决于人的姿势、体型、胃和小肠的充盈程度和腹壁的张力。胃的正常位置大部分在左季肋下,小部分在上腹部。贲门是胃的唯一的相对固定点,位于中线的左侧,相当于第10或11胸椎水平。下端与十二指肠相连,称之为幽门。幽门位置相当于第1腰椎下缘右侧。一般以胃小弯弧线最低点下降至髂嵴连线以下,十二指肠球部向左偏移时,称为胃下垂。胃下垂是一种慢性疾病。中医学虽无此病名,但在《灵枢·本脏》中已有"脾应肉,肉䐃坚大者胃厚;肉䐃么者胃薄。肉䐃小而么者胃不坚;肉䐃不称身者胃下,胃下者下管约不利"的记载。

2. 病因病机　脊柱平衡失稳引起胃下垂,具体机制目前尚不十分清楚,可能与椎旁交感神经节受刺激或压迫有一定关系。有待今后进一步探讨。中医学认为:脾胃损伤或七情所伤,肝气郁结,横逆犯胃,脾胃受损,进而生化之源不足,日久导致元气亏损,中气下陷,升高无力,而形成此病。

3. 诊断

(1)胃下垂者多为瘦长体型,胃脘部凹陷,腹部突出,并有慢性腹痛史。患者食后即有胀感,自觉胃下垂和肠鸣作声。偶见有便秘,腹泻,或腹泻、便秘交替出现。

(2)脊柱失稳症状:或先或后发生颈部或胸背部疼痛,活动僵硬,一侧或双侧上肢麻木、无力、疼痛,头痛、头晕,全身乏力,心慌,视物模糊,失眠以及直立性低血压等诸症状。

诊断胃下垂需根据临床表现,结合胃肠钡餐检查,站立时胃的位置下降,紧张力减退,小弯弧线最低点在髂嵴以下,并且球部不随胃一起下垂,胃呈马蹄形,球部因受牵拉,其上角尖锐。

4. 治疗　由于胃下垂是由多种原因造成的,故临床上应寻找病因,对于排除其他原因后的胃下垂且伴有脊柱失稳症状者,可行脊柱手法治疗,纠正棘突偏歪,解除压迫及刺激。

第十四节　脏器源性腰痛

1. 定义　内脏疾病引起腰腿痛可分为牵涉性疼痛和直接刺激压迫引起的疼痛两种情况。某些内脏器官发生病变时,支配内脏的神经末梢受到化学因素或扩张、痉挛等机械因素的刺激,就会在体表的特定区域产生疼痛或过敏,此现象即为牵涉痛。产生牵涉痛的相应皮区(牵涉区)称为海德带。牵涉疼痛可发生在病变脏器附近,也可发生在相隔较远的部位。

2. 病因病机　病变累及腰部或其邻近组织:当内脏疾患的病变累及脊柱周围组织与后腹膜时,腰部可感到疼痛,且同时多伴有腰背肌痉挛。例如,腹膜后肿瘤、肾周围脓肿等引起的腰痛。通过神经纤维传导,反射性地引起腰痛:由于某些脏器的病变刺激感觉神经纤维,传入后根或脊髓的某一节段,将刺激转移、扩散到这一节段脊髓和神经根所支配的腰部皮肤、筋膜等组织,产生腰部疼痛。某些内脏疾病引起的下腰痛,较常见的有肾脏及输尿管疾病、盆腔脏器疾病及腹膜后疾病或肿瘤。这些患者大多数同时有腰背痛和内脏疾病的临床表现,很少有腰背痛而完全没有内脏疾病,通过详细的病史询问和体检,不难发现其脏器疾病。此外,脏器性腰背痛在进行腰部主动及被动活动时并不会使疼痛加重,休息也不能使疼痛减轻,有的内脏痛患者甚至在床上不停翻扭,以此来减轻疼痛。

3. 相关内脏疾病

（1）泌尿系统疾病：肾炎、肾盂肾炎、泌尿道结石、结核、肿瘤、肾下垂和肾积水等多种疾病可引起腰背痛。不同疾病有其不同特点,肾炎呈深部胀痛,位于腰肋三角区,并有轻微叩痛；肾盂肾炎腰痛较鲜明,叩痛较明显；肾脓肿多为单侧腰痛,常伴有局部肌紧张和压痛；肾结石多为绞痛,叩痛剧烈；肾肿瘤引起的腰痛多为钝痛或胀痛,有时呈绞痛。

（2）盆腔器官疾病：男性前列腺炎和前列腺癌常引起下腰骶部疼痛,伴有尿频、尿急,排尿困难；女性慢性附件炎、宫颈炎、子宫脱垂和盆腔炎可引起腰骶部疼痛,且伴有下腹坠胀感和盆腔压痛。

（3）消化系统疾病：消化道及脏器的传入纤维与一定皮肤区的传入纤维进入相同的脊髓节段,故内脏传入疼痛感觉刺激兴奋了皮肤区的传入纤维,引起感应性疼痛。胃、十二指肠溃疡,后壁慢性穿孔时直接累及脊柱周围组织,引起腰背肌肉痉挛,出现疼痛,即在上腹部疼痛的同时,可出现下胸上腰椎区域疼痛。急性胰腺炎常有左侧腰背部放射痛；有些胰腺癌可出现腰背痛,取前倾坐位时疼痛缓解,仰卧位时加重。溃疡性结肠炎和克罗恩病于消化道功能紊乱的同时,常伴有下腰痛。

（4）呼吸系统疾病：胸膜炎、肺结核和肺癌等可引起后胸部和侧胸肩胛部疼痛。背痛的同时常伴有呼吸系统症状及体征,胸膜病变时常在深呼吸时加重,而脊柱本身无病变、无压痛,运动不受限。

4. 诊断

（1）起病时间：外伤或感染患者可准确指出疼痛时间,慢性累积性腰部损伤,仅能述说大概时间。

（2）起病缓急：疼痛出现的缓急因不同疾病而异,腰背部外伤,脏器急性病变,如肾结石、胆道胰腺疾病起病急骤；腰椎结核、腰肌劳损等起病缓慢。

（3）疼痛部位：脊椎及其软组织病变引起的腰背痛多在病变部位；此外,脏器放射所致腰背痛具有一定特点,如颈胸背部疼痛应考虑是否因胸膜肺部病变所致；中腰背部疼痛应考虑胃肠、胰腺及泌尿系统疾病；腰骶疼痛则应注意前列腺炎、子宫、附件等病变。

（4）疼痛的性质：腰椎骨折和腰肌急性扭伤多为锐痛,化脓性炎症呈跳痛,腰肌陈旧性损伤为胀痛,肾结石则感腰部绞痛。

（5）疼痛的程度：急性外伤、炎症、泌尿系统结石、脊椎肿瘤压迫神经根等疼痛剧烈；腰肌慢性劳损、肌纤维组织炎和盆腔脏器炎症引起的疼痛一般轻微模糊。

（6）疼痛的诱因及缓解因素：腰肌劳损多因劳累和活动过多时加重,休息时缓解；风湿性腰背痛常在天气变冷或潮湿阴冷的环境工作时诱发；盆腔妇科疾病常在月经期因充血而下腰部疼痛加重；腰椎间盘突出在咳嗽、喷嚏和用力大小便时加重。

（7）疼痛的演变过程：慢性腰肌劳损、腰肌纤维组织炎,是反复出现、反复缓解,不留畸形的良性过程；椎间盘突出、脊椎结核和肿瘤引起的疼痛则进行性加重。

（8）伴随症状：①腰痛伴尿频、尿急、排尿不尽,见于尿路感染、前列腺炎或前列腺肥大；腰背剧痛伴血尿,见于肾或输尿管结石。②腰痛伴嗳气、反酸、上腹胀痛,见于胃、十二指肠溃疡或胰腺病变。③腰痛伴腹泻或便秘见于溃疡性结肠炎或克罗恩病。④腰痛伴月经异常、痛经、白带过多,见于宫颈炎、盆腔炎、卵巢及附件炎症或肿瘤。

腰椎影像学检查可无明显改变。内脏疾病所致的腰痛,脏器自身可有阳性结果,如输尿

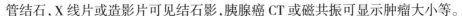

管结石，X 线片或造影片可见结石影，胰腺癌 CT 或磁共振可显示肿瘤大小等。

对内脏疾病引起的腰痛应根据其不同的特点进行分析、诊断，以免因误诊、漏诊导致延误治疗。

5. 治疗　对于牵涉性腰痛即非脊柱源性腰痛，应按其发病原因给予对症治疗。确切地说，必须先找出原发病，在治疗原发病的基础上，可适当选用药物、理疗等方法配合治疗，并可进行腰背肌功能锻炼。

第四章　脊柱手法及现代治疗

第一节　脊柱手法概述

一、前言

手法是中医重要的特色治疗方法之一,属于外治法。手法以手为主,按照特定的动作技巧,在患者体表施以各种力的操作,用以防治多种伤病。用于治疗脊柱及其相关疾病的手法多为较为复杂的特殊手法,技巧性和安全性要求较高,统称为脊柱手法。无论是在骨伤科还是在推拿科,脊柱正骨推拿都受到了极大的关注和重视。随着人们生活和工作方式的改变,脊柱损伤、退变所致的疾病及相关疾病日渐增多,人们对脊柱健康提出了更高的要求。正骨推拿手法也更加广泛地应用于脊柱,这是与临床实际需求相对应的。

以往对脊柱疾病的认识主要局限于单纯的脊柱源性或脊柱周围组织源性的颈、腰、背痛等病症,如颈椎病、腰椎间盘突出症、落枕、急性腰扭伤等。近几十年来,脊柱相关疾病愈发受到重视。脊柱病理学和生物力学的迅速发展,使脊柱与全身生理病理的相关性有了新的认识。脊柱正骨推拿疗法不仅用于骨伤科常见病的治疗,也涉及内、外、妇、儿、五官诸科疾病。随着治疗范围的扩大,脊柱正骨推拿治疗所造成的医源性损伤也受到了重视。学者们在关注脊柱手法疗效和机制的同时,开始对手法的规范化、安全性等方面给予了大量研究。

二、我国脊柱正骨手法发展概况

手法是一种古老的传统疗法,具有悠久的发展历史。根据考古资料,推拿是中国传统医学中最早应用的疗法之一。1973 年湖南长沙马王堆三号墓出土的《五十二病方》载有按、摩、抚、盫摯、中指盫、刮、捏等多种手法,是我国现存最早的记载推拿手法的书籍。

秦汉时期,《黄帝内经》中首次提到了"按摩"一词。《素问·血气形志论》云:"形乐志苦,病生于脉,治之以灸刺。形乐志乐,病生于肉,治之以针石。形苦志乐,病生于筋,治之以熨引。形苦志苦,病生于咽嗌,治之以百药。形数惊恐,经络不通,病生于不仁,治之以按摩醪药。"《素问·举痛论》解释按摩止痛的机制时说:"……按之则热气至,热气至则痛止矣。"说明经络气血不畅而出现麻木不仁的病症可以用按摩和药物治疗。《黄帝内经》中阐述了手法作用机制、手法适应证及膏摩的运用等,并记载了按、摩、推、扪、循、切、抓、揩、弹、挟、卷等手法,奠定了中医按摩初步的理论基础。《史记·扁鹊仓公列传》中记有俞跗运用按摩治病的记载:"上古之时,医有俞跗,治病不以汤液、醴洒、镵石、挢引、案扤、毒熨",并且传说俞跗总结了"古代按摩八法"。到了汉代,朝廷内设立了太医署,并设按摩医师数人,说明按摩已受到了国家的重视。《金匮要略》提出:"四肢才觉重滞,即导引吐纳,针灸膏摩,勿令九窍闭塞。"其中,"导引"是功能锻炼,"膏摩"是配合药物按摩。可见当时已经把按摩和功能锻炼结合起来使用。更为可贵的是,在《金匮要略》中记有"一人以脚踏其两肩,手少挽其发,常弦弦勿纵之",这是较早将手法用于脊柱治疗的记载。

晋代,葛洪在《肘后备急方》中首先描述了手法复位术,同时也有自我按摩、膏摩等方面的记载。《抱朴子·内篇》中载有按、抓、指弹、抽掣、捻、捋、拍、指捏、摩等方法。如:"使病人伏卧,一人跨上,两手抄举其腹,令病人自纵,重轻举抄之。令去床三尺许,便放之。如此二七度止。拾取痛引之,从龟尾至顶乃止。未愈更为之。"这里介绍了捏脊法和颠簸法。

隋唐时期按摩术非常盛行,是我国手法治疗学的奠基时期。太医署内设有不同职称的按摩师,并有专门的按摩教育:"掌教导引之法以除疾,损伤折跌者正之"。蔺道人的《仙授理伤续断秘方》是我国现存最早的一部伤科专著,书中重点论述了手法整复的有关问题,如采用中药作为复位前麻醉镇痛药,复位前要明确诊断,复位后要功能锻炼和适当固定,特别是阐述了类似现代"手摸心会""拔伸牵引"等的具体整复方法,对后世正骨方法产生了重大影响。孙思邈所著《备急千金要方》中载有"老子按摩法",介绍了推、捺、捻、掘、捩、细、抱、托、筑、挽、振、摇、搦、伸等手法,治疗脊椎病和四肢病痛,并介绍牵引屈伸法治疗急性腰扭伤,这些手法一直延续发展至今。

宋代取消了按摩科,但开始有了正骨科,按摩术也得到了进一步发展。《圣济总录》载有"凡坠堕颠仆,骨节闪脱,不得入臼,遂致蹉跌者,急须以手揣搦,复还枢纽","凡小有不安,必按摩捋捺,令百节通利,邪气得泄"。书中还有很多按摩手法、自我按摩及利用器具按摩的描述。

明代以来太医院重设了按摩科,按摩手法进一步丰富,计有按、摩、推、拿、掐、捻、运、揉、分、抹、摇、擦等法,并认识到手法的补泻作用,特别是小儿推拿发展很快,出现了很多推拿学专著,其中汇编于《针灸大成》中的《小儿按摩经》是我国现存最早的按摩专著。明末清初,郑芝龙《金疮跌打接骨药性秘书》首次介绍了颈椎斜扳法:"失枕有卧而失者,有一时之误而失者,使其低处坐定,一手扳其头,一手扳其下颈,伸之直也。"此法至今仍在广泛应用。

清代吴谦在《医宗金鉴·正骨心法要旨》中系统地论述了正骨手法及其要领,"夫手法者,谓以两手按置所伤之筋骨,使仍复于旧也"。要求手法者"必素知体相,识其部位,一旦临证,机触于外,巧生于内,手随心转,法从手出",并强调手法不可乱施,要因人因病制宜,否则"则为难挽回矣"。此书对中医正骨推拿手法做出了不可磨灭的贡献。清代胡青昆的《跌打损伤回生集》首次观察到颈椎拔伸法应用不当所引起的损伤:"顿颈骨者……用力徐徐拔而伸之,以归原为则。如过,则头伸太多,则又软了。"刘闻的《捏骨秘法》更是对我国古代脊柱手法的发展,作出了重要贡献。一是短杠杆手法的应用:"凡脖错揆(伤跌)俱是向后错头,必俯而不直。治法,用左手托住前边,右手向疼处略稍按,按左手稍有知觉即止。"二是认识到了手法操作过度可引起损伤:"若用力太大,手按太重,使后边之骨将咽喉填满,恐更碍饮食。或至伤生,治者慎之。"三是发现了棘突凸起这一临床重要体征:"凡脊骨疼,何处疼必定何处高。"而治疗的要点在于:"用大指向脊骨高处略略一按,与上下脊骨相平即愈。"四是发明了尾椎半脱位的整复方法:"自病人侧面,用左手扳住身前,右手扣住尻骨往下一按,遂即往外一扳,则尻骨仍然直上直下,即愈。"该整复手法很可能就是后世腰椎及骶髂关节斜扳法的来源。日本人二宫献彦可在总结中国正骨手法基础上绘图编写了《中国接骨图说》,书中介绍了治疗颈椎损伤的"熊顾法"。"熊顾法"的基本要领是端提牵引,同时旋转,整理舒筋。这种方法和现代的颈椎旋转复位法十分相似,经过改进提高,已是目前临床上治疗颈椎病的常用手法。

中华人民共和国成立前的几十年里,各种治疗手法在民间广泛应用,但手法传承多通过父子相传、师徒授受的方式维持。丁季峰先生在总结、继承伯祖父丁凤山、父亲丁树山一指禅推法的基础上,于20世纪40年代创立了滚法推拿流派。在长期的临床实践中,丁季峰先生深刻认识到中医传统理论和方法上的局限性,提出了以中医经络学说结合西医解剖、生理和病理知识指导推拿临床治疗的观点,在手法操作上形成了滚法与关节被动运动有机结合的特色。并提出关节被动运动必须精细化的观点,"差之毫厘,失之千里",认为关节运动的幅度和手法力量必须恰到好处,既非不足,又不过分。不足则达不到手法应用的目的,过分则容易引起损伤,两者均可影响手法治疗的效果。

20世纪60年代以来,中医正骨推拿手法得到了前所未有的长足发展,中西医结合治疗骨折的创始人尚天裕和新医正骨疗法的创始人冯天有功不可没。1977年,在周恩来、李先念等国家领导人的批准下,在数届学习班的基础上,第一所国家级的骨伤科研究所在中国中医研究院正式成立。尚天裕为所长,冯天有是第一副所长。骨伤科研究所成立之后,相继成立了骨折研究室、骨科生物力学实验室、颈椎病研究室、腰腿痛研究室、脊柱与内脏相关疾病研究室等研究部门。其中,由尚天裕所长和孟和教授带领的硬伤(骨折脱位)研究,由冯天有副所长和蒋位庄、倪文才、张长江教授等带领的软组织损伤研究,引领了全国骨伤科界的学术发展。在硬伤研究方面,主要围绕骨折愈合、骨折外固定生物力学和外固定器展开了一系列的临床和基础研究。在颈椎病的研究方面,发现不少颈椎病患者具有视力障碍等问题,通过手法治疗获得了较好疗效,并将这种问题称之为颈源性视力障碍。在腰腿痛研究方面,提出了腰椎软骨板破裂症的概念,椎间盘源性腰腿痛的临床分型和中医治疗方法。冯天有对损伤退变性脊柱疾病的临床研究建立了一套崭新的学术思想体系,开创了中西医结合临床诊治的新领域。他编著的《中西医结合治疗软组织损伤》一书被译成英文、日文向海外发行。他的主要学术观点和方法逐渐得到广泛认可,有关内容被编入著名的西医外科学家黄家驷教授等主编的《外科学》等十余本专著中。在尚天裕、冯天有等教授的带动下,中医手法受到了广泛的重视。学者们积极利用现代科学的技术和方法探讨脊柱手法治疗的机制和作用,使脊柱手法得到了广泛的传播和继承。

脊柱手法在我国使用相当广泛,是骨伤科常用的治疗方法。临床上使用比较多的是冯天有的坐位腰椎旋转手法、孙树椿的不定点旋转手法、王福根的牵引下斜扳手法、龙层花的颈椎复位手法等。随着研究的深入与临床的广泛应用,脊柱手法治疗的疾病逐步增多,包括颈椎病、腰椎间盘突出症、急性腰扭伤和一些慢性颈腰痛以及脊柱源性的内脏疾病等。但是,我国脊柱手法在早期发展阶段存在着很多问题:①脊柱手法流派众多,种类多样,但命名混乱,严重制约了该学科的发展与交流;②缺乏专业的期刊进行学术交流;③脊柱手法操作技巧性强,普遍缺乏规范,从而影响治疗效果,并有不良反应报道;④脊柱手法的理论有待更新;⑤脊柱手法的临床研究水平较低,多局限于一般经验总结;⑥手法基础研究滞后,作用机制多为推测;⑦从业人员素质参差不齐,缺乏医疗管理和监督。

20世纪80年代以后,在广大同行的努力下,脊柱手法的发展困境逐步得到了改善。改革开放以后,医学专业期刊,特别是与脊柱手法相关的出版物不断出现,如《中医正骨》《中

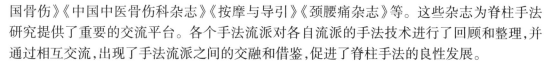

国骨伤》《中国中医骨伤科杂志》《按摩与导引》《颈腰痛杂志》等。这些杂志为脊柱手法研究提供了重要的交流平台。各个手法流派对各自流派的手法技术进行了回顾和整理，并通过相互交流，出现了手法流派之间的交融和借鉴，促进了脊柱手法的良性发展。

关于脊柱手法的理论研究亦得到了提高和完善。魏征和龙层花主编的《脊椎病因治疗学》详细地介绍了脊椎相关病的病因和治疗；李义凯主编的《脊柱推拿的基础与临床》全面介绍了与脊柱推拿相关的历史、假说、解剖学和生物力学基础；朱立国主编的《脊柱骨伤科学》系统总结了脊柱及其相关疾病的诊断与治疗；詹红生主编的《脊柱手法医学》详细介绍了脊柱手法医学的操作技术以及相关的临床评估、诊断与导引练功方法，较为系统地构筑了脊柱手法医学理论和技术体系框架。

针对脊柱手法规范性差、存在不良反应等问题，孙树椿与朱立国率先对颈椎旋转手法进行了规范化研究。朱立国承担的"十五"国家科技攻关计划项目"旋转手法治疗神经根型颈椎病的疗效评价和安全性的临床研究"首次采用多中心随机对照、量化主要效应指标的研究方法，评价了旋提手法治疗神经根型颈椎病的有效性和安全性。随后，腰椎斜扳法、坐位腰椎旋转手法、脊柱微调手法等均先后通过临床研究明确了疗效及安全性，为手法的推广提供了循证证据。针对脊柱手法机制研究落后等问题，姜宏、李义凯等学者围绕脊柱手法的机制与安全性开展了大量的基础研究，为手法的应用提供了科学依据。

三、国外脊柱手法简介

国外脊柱手法同样具有悠久的历史，在古代埃及、印度、希腊和罗马都有各自不同的手法问世。西方医学史研究资料发现，2000多年前奥瑞纳人（Aurignacian）所留下的洞穴岩画上，就描绘了原始人以手按压别人背部的画面，被认为是人类有关脊柱手法治疗的最早文献资料。希波克拉底对脊柱推拿情有独钟，并为脊柱推拿的发展作出了重要贡献，他在相关专著中描述了很多当时所用的脊柱手法和脊柱牵引设备，如他曾设计了一张用于治疗脊柱骨折脱位的"长凳"，此装置实质上是一张牵引床，与现代使用的极为相似。Herodicus是希波克拉底同时代的医生，在临床上经常以手法矫正脊柱畸形来为患者恢复健康，以及训练患者进行运动锻炼增强体质。

到了中世纪，由于欧洲宗教统治，科学受到压制，按摩推拿也受到严重影响。脊柱手法被赶出了医学圣堂，但并未完全消亡，仅在民间流传而已。民间的脊柱推拿被称之为整骨术（bone setting），目的是使移位的骨复位和接骨。主要以父子相传或母女相传的方式延续。随着西方资本主义生产方式的兴起和文艺复兴，"整骨"技术逐渐与正统的西方医学展开角逐。在18和19世纪，整骨在英国非常盛行，成为当时西方正统医学的强有力竞争者。他们并不从事像今天这样的骨折脱位整复，而仅是用手法调整小关节的轻微脱位，并认为手法治疗过程中产生的响声是关节软骨移动产生，常作为关节恢复原位的标志。随后，流传于欧洲民间的整骨成员随着移民浪潮来到了北美，将此技艺带到了新大陆，并在当时新大陆特殊的医疗环境中茁壮地成长，由此产生了西方近代脊柱手法的代表——整骨疗法（osteopathy）和整脊疗法（chiropractic）。

整骨疗法、整脊疗法和脊柱手法（spinal manipulation）是西方近代手法流派的主要代表。整骨疗法的创始人斯蒂尔在临床中注意到，头痛的患者往往伴有颈部肌肉的痉挛，而痉挛所在脊柱关节活动受限。如用手法整复颈椎后，痉挛的肌肉开始松解，脊柱关节活动也相应恢复正常，头痛也随之消失。由于疗效独特，吸引了大量的追随者。受到医生和患者的鼓舞,斯蒂尔开设了整骨疗法学校,成立了整骨疗法协会。今天的整骨术也已融入了现代医学知识,着重处理由于神经根和其他结构受压所产生的疼痛等临床症状,尤其是椎间盘移位所引发的症状。整骨术在西方国家作为一种非手术治疗方法仍在采用,只不过其内容和方法较前有了很大的改进和充实。

整脊疗法的出现和发展与整骨疗法处于同一时代,由 Palmer DD 所创立,他通过整复胸椎偶然治愈了看门人的耳聋,不久后他又以同样的方法治愈了一例心脏病的患者。由此他提出虽然耳聋和心脏病是两种不同的疾病,但任何疾病都不外乎是大脑和躯干之间"精神冲动"的传导障碍,而这种传导障碍一般是由脊柱的半脱位所致。他坚信脊柱是人体的控制器,几乎所有疾病都与脊柱有关,所以整脊疗法主要采用旋转脊柱的手法来治疗疾病。手法治疗可使脊柱恢复正常序列,身体恢复健康。显然这种过分强调与内脏器官及疾病的联系是不可取的。1897 年,他创办了第一所整脊学院和 Palmer 医院,从而奠定了整脊疗法的基础,使整脊疗法得到了广泛的应用和推广。尽管有人提及整脊疗法与整骨疗法的学术渊源,但是整脊疗法的确有其独有的理论体系。根据 Palmer 自己的说法,脊柱短杠杆手法是整脊疗法的特色。他说:"我不是第一个使用脊柱手法的人,但我确实是第一个应用短杠杆手法整复脊柱的人。"所谓长杠杆和短杠杆,是指引起脊柱病变节段产生整复运动所施加的手法力矩长短。许多传统的脊柱手法往往需要通过一个较长的力矩来产生整复动力,如整复颈椎时在头颅发力,在整复胸腰椎时在肩部和骨盆处发力,称之为长杠杆手法。如手法直接在病变节段的棘突、横突上发力,因力矩相对较短,称之为短杠杆手法。不过,根据清代《捏骨秘法》记载,其颈椎和腰椎整复手法就已经采用了直接按压病变节段棘突的短杠杆手法。

今天的整脊术认为椎间关节位置异常可造成结构和功能障碍,当神经受损可累及其他部位。研究表明,脊柱病变确实会引起很多疾病,特别是以内脏功能紊乱为特征的疾病。许多主流治疗方法如药物、手术、理疗并不能解决的问题,脊柱手法却显示了独特的治疗效果。整脊术的手法与整骨术有所不同。整骨术主要利用肩和骨盆的杠杆和旋转作用,即从远处用力,而整脊术则直接按压作用于脊椎骨本身,通过调节按压力的方向和强度来达到治疗目的。

在英国,整骨术多由先取得医师资格的人学习掌握。整脊师较整骨师少,但均接受训练,两者均有相应的学术组织。在美国,两者间的区别趋于消失,医生同时掌握这两门技术并合二为一。

在经历了整整一个世纪的奋斗后,由于脊柱手法确实是一种不可替代的疗法,在治疗脊柱源性疾病中具有独特的疗效,也部分由于中国针灸麻醉所取得巨大成功的影响,整骨疗法和整脊疗法终于得到了社会承认。20 世纪 70 年代,发生了对世界脊柱推拿发展史上具有重要意义的三件大事。一是美国国会通过决议,批准整脊疗法等脊柱推拿医疗费用可以列入全美医疗照顾和医疗援助法案及联邦雇员医疗保险计划;二是美国教育部批准美国整脊协会教育理事会建立整脊疗法教育认可制度和整脊医生行医执照考试制度;三是部分州整骨疗法协会并入美国医学会。

20 世纪 80 年代,中国中医研究院骨伤科研究所与美国一所整脊学院达成合作协议,骨伤科研究所先后派出 2 批骨伤科医生赴美学习整脊疗法。美方派出数名整脊师在骨伤科研究所开展示教性的整脊治疗和学术交流。近几年,少数从美国学习整脊疗法的人回到国内,开展了整脊疗法的医疗服务。但主要是在私人诊所中进行,在公立医院中没有开展。

第二节 脊柱手法的作用机制

在传统医学中,经络学说、气血学说和脏腑学说是脊柱手法的理论基础。经络在人体中循行分布,内连脏腑,外达肌表,网络四肢九窍,使人体的五脏六腑、四肢百骸、皮肉筋脉连成一个协调的整体,使气血上下流通,内外相贯,如环无端,周流不息,保持着正常的生命活动。经络不但是气血运行的通路,也是反映病理、传达治疗效应的重要途径。任何脏腑病变均可以通过经络反映于体表器官,即所谓"有诸内必形诸外",而体表器官的病变也可以内涉脏腑,引起脏腑功能障碍。在治疗上,可以通过调节脏腑来治疗体表器官的疾病,也可以通过手法、药物等作用于体表和经穴,来调节和治疗内脏病变。正如《伤科补要·手法论》所说:"人身有十二经,筋脉罗列,必知其体,识其部位。机触于外,巧生于内,手随心转,法从手出。"正骨手法正是通过手法作用于人体体表的特定部位,以调节机体的生理、病理状况,达到防治疾病的目的,属于中医学外治的范畴。中医学认为通过手法的作用,可以调整阴阳、活血化瘀、舒筋通络、正骨理筋、补虚泻实。

从现代科学观点来说,脊柱正骨手法主要是通过术者的手法作用于被治疗者脊柱体表的某些特定部位,运用各种手法技巧所做的有用功,从而起到纠正脊椎异常的解剖结构和位置,达到治疗疾病的目的。正骨推拿手法治疗某些脊柱疾患有独到之处,在其基础研究上,近几年在国内外也开展了一些形态学、生理学、生物化学和生物力学等方面的研究。这些研究集中在关节的应力反应、手法载荷的神经生物学效应等方面,并取得相关的研究成果,改变了以往对脊柱正骨推拿手法作用机制以推测为主的状况。借助于现代科学技术,如生物力学、影像学(CT、MRI 和 TCD)和生物化学等,来分析脊柱手法的作用机制、脊椎小关节半脱位与复合性半脱位的关系,以及在某些疾病中手法治疗的疗效与机制,部分证实了脊柱正骨推拿手法的科学依据,从而部分回答了正骨推拿手法这一古老的治疗方法在当前医学中存在的价值。

一、激发经气,协调阴阳

《素问·生气通天论》指出:"阴平阳秘,精神乃治,阴阳离决,精气乃绝。"人体内外、表里、上下各部分之间,以及机体的物质与物质、功能与功能之间,必须经常保持其相对的阴阳协调关系,才能维持正常的生理活动。因此,阴阳相对协调是健康的表现,而疾病的发生及其病理过程则是因某种原因而使阴阳失去协调所致,如气血不和、营卫失调等均属于阴阳失调的范畴。对于中医学而言,在治疗中十分强调调节脏腑,宣通气血,平衡阴阳。脊柱手法就是要根据证候的属性,施以相应的手法作用调节阴阳的偏盛或偏衰,使机体恢复至"阴平阳秘"的正常生理状态,从而达到治愈疾病的目的。这种调整阴阳的功能,主要是通过经络、气血而起作用的。这是因为经络是运行全身气血,联络脏腑肢节,以及沟通和联系人体所有的脏腑、器官、孔窍皮毛、筋肉、骨骼等组织的通路,是人体功能调控系统。脊柱手法既可作用于局部而正骨理筋,通经络、行气血、濡筋脉,又可通过气血、经络影响到脏器及其他部位。例如,颈椎手法不仅通过调整颈椎本身的骨节错缝,同时通过经络的作用而调节气血、阴阳和脏腑功能,从而能够有效缓解颈肩不适、头痛、头晕、视力下降和心慌等症状;通过胸椎手法的调整或捏脊、摩腹等手法治疗,可治疗失眠、心悸及控制胃痛和恢复胃肠蠕动功能的异常。研究表明:手法对神经系统具有调节作用,脊柱手法作为一种非伤害性刺激时,可以对自主神经系统的递质传导产生抑制影响,但是如果把握不当则可能成为一种伤害性刺激,产生兴奋性影响。有人通过实验表明:推拿脾俞和胃俞后可引起胃运动增强,而推拿足三里穴则引起胃运动减弱。这种作用机制尚未清楚,有人推测与神经反射或神经 - 体液调节有关。因此,手法治病应遵循"谨察阴阳所在而调之,以平为期"的原则,根据辨证分型,采用或轻、或重、或缓、或急、或刚、或柔等不同刺激量的手法,使虚者补之,实者泻之,热者寒之、寒者热之,壅滞者通之,结聚者散之,邪在皮毛者汗而发之,病在半表半里者和而解之,以改变人体内部阴阳失调的病理状态,恢复阴阳的相对平衡,从而达到"阴平阳秘"的健康状态。

二、活血化瘀

瘀血是因外伤或内在因素导致局部血液凝聚而成的一种病理产物,而这一产物在机体内又会成为很多伤病的致病因素,如《素问·举痛论》言"痛而闭不通",骨折、筋伤疼痛多与瘀血有关。《医宗金鉴·正骨心法要旨》指出:"又或有骨节间微有错落不合缝者,是伤虽平,而气血之流行未畅,不宜接、整、端、提等法,惟宜推拿,以通经络气血也。"正骨推拿可以通过适当的手法消除瘀血,治疗伤病。近年的多项研究也支持中医活血化瘀的理论。

1. 促进血液循环　现代研究表明微循环障碍是形成瘀血的主要原因之一。促使血液流动的一个主要因素就是动脉与静脉之间保持了一定的压力差,如果这个压力差达不到一定的数值,血液流动减慢,甚至停留,就形成了瘀血。推拿手法虽然作用于体外,但手法的压力能传递到血管壁,使血管壁有节律地压瘪、复原,在压瘪时,在按压处的近侧端,由于心脏的压力和血管壁的弹性,局部压力急骤增高,急速放松压迫,则血液以短暂的较大的冲击力向远端流去,由于动脉内的压力较高,不容易压瘪,而静脉内又有静脉瓣的存在,血液不能逆流,故实际上是驱动微循环内的血液从小动脉流向小静脉。由于血液中物质的交换是在微循环过程中完成的,故手法对微循环中血液流通的促进意义重大。例如,有研究表明在㨰法作用下,血管的一个心动周期内平均血流量将增大,从而促进血液局部循环达到活血的作用;同时管壁切应力的平均值和峰值都将随推拿的作用而显著增加,而血管壁切应力的变化对血管的内皮细胞和平滑肌细胞等也产生影响,促使一系列相应的生理变化,调动生理功能的调节反应,达到化瘀的效果。有人通过实验发现在肩部进行推拿时,手指的甲皱微循环明显加快,流速提高有明显的意义,指端血管容积增加,而这一容积的增加,在推拿停止后一段时间开始出现。

2. 改善血流变　瘀血与血液的流变有很大关系,血液的黏稠度越高,越不容易流动,血液的黏稠度并不是固定不变的,它与血流速度有关,流速越快黏稠度越低,流速越慢黏稠性越高,当流速减低到一定程度时,血液就会聚集、凝固。而手法的挤压作用可以提高流速,改善血流变。血液成分的改变对血液流变亦会产生一定的影响,研究表明,推拿后健康人白细胞总数增加,淋巴细胞比例升高,白细胞的噬菌能力有较大幅度的增强,血清中补体效价提高,贫血患者红细胞及血红蛋白数量增加。此外,有人研究发现通过脊柱手法的作用能降低血浆血栓素 B_2 含量,抑制体内血小板活化,缓解血管痉挛,同时提高血浆 6- 酮 -PGF1α 含量,扩张血管,改善血流变。

3. 降低血流阻力　血流阻力是血液流通的一个重要环节,与小血管管径有密切的关系,根据流体力学计算,血管的阻力与管径的四次方成反比,因此,即使血管管径的微小变化也会明显地影响血液流通的阻力。手法能使外周总阻力降低、血管顺应性改善,达到降低收缩压、舒张压及平均动脉压的效果。手法对血管的直接作用可以松弛血管的平滑肌,扩大管径。此外,手法可以降低交感神径的兴奋性,促进血液中游离肾上腺素和去甲肾上腺素的分解、排泄,从而促进小动脉管径扩张,降低血流阻力。手法对躯体外表的压力和手法操作时产生的摩擦力,可大量地消耗和去除血管壁上的脂类物质,从而恢复血管壁的弹性,改善管道的通畅性,对降低血流阻力起到良好的作用,同时还能改善淋巴循环。脊柱手法通过调整椎间盘与神经根的位置,恢复正常的颈椎关节解剖序列,有利于椎间盘、韧带、关节囊等组织水肿的消退和静脉回流的改善,促使神经根周围炎症减退,增加椎动脉血供,从而达到治疗目的。

4. 改善心功能　心脏有节律的搏动是形成血液循环的主要因素,心脏每搏排出量是衡量循环功能的主要标志。研究表明,适当的手法可以改善心功能,增强左心室收缩力,扩张冠状动脉,同时能够改善冠状动脉缺血、缺氧状况,从而缓解心绞痛,同时恢复迷走神经及交感神经的功能,达到调节心律的作用。此外,点按内关、心俞两穴后心率减慢,心肌舒张期延长,血液灌注也随之增多,提高了心肌的氧供,左心室舒张末压降低,左心室收缩功能明显增强。

5. 促进微循环的建立　在机体中,微细而呈网状管道的血管称为血管网,其中的血液循环称之为微循环,是血液与组织进行物质交换的主要部位,在安静情况下,平均仅有8%~16% 的毛细血管是开放的。在推拿前后有人进行了对比,发现推拿局部毛细血管的开放量增加,据此又进一步做动物实验,对家兔跟腱切断再缝合,缝合后行局部推拿治疗,发现推拿局部毛细血管的开放量最高增加到 32%,推拿组跟腱断端有大量小血管生成,形成新的血管网,而未推拿组动物仅跟腱周围组织中有一些管壁增厚并塌陷的小血管,血管中还有许多血栓形成,呈瘀血状态。由于有新的血管网的建立,推拿组断裂跟腱的修复较未推拿组快。研究亦发现被推拿部位的毛细血管数较推拿前增加了五十多倍。

三、舒筋通络,消除粘连

多数骨伤科疾病都有关节错位,肌腱、神经、韧带、关节囊等的粘连、挛缩、发僵和活动障碍等变化。通过各种脊柱手法的外力作用,可以纠正骨与关节的脱位和微小错位,以及肌腱、韧带、神经的脱槽离位(筋出槽);并可使僵硬、挛缩、粘连的软组织松解,增强韧带、关节囊的弹性,促进关节滑液的分泌,从而解除对神经等的刺激和压迫,恢复骨与关节的稳定性和活动性。骨入其位,筋归其槽,则筋骨健壮,关节通利,恢复"骨合筋舒"的正常状态。

现代医学认为人体组织损伤后,损伤部位发出疼痛刺激,通过反射作用,该刺激可以使机体有关组织处于警觉状态,例如肌肉收缩、紧张甚至痉挛,这是一种保护性机制,其目的是减少肢体活动,防止过度运动而牵拉受损处,从而引起疼痛或再损伤。此时如不及时、彻底治疗,肌肉紧张、痉挛就不能得到缓解,痉挛的肌肉压迫穿行其间的血管,致使肌肉的供血量明显减少,而痉挛的肌肉需血量更高,因此,代谢产物大量堆积,引起炎性疼痛;肌肉长期的慢性缺血、缺氧,可使损伤组织形成不同程度的结缔组织增生,以致粘连、纤维化或瘢痕化,长期发出有害刺激,从而加重疼痛和肌肉的紧张、痉挛,形成一恶性循环。

研究表明,调节肌肉张力的神经组织包括位于肌腹的肌梭感受器和位于肌腱的腱梭感受器,前者兴奋时可使肌肉加强收缩,后者兴奋时可抑制肌肉收缩。运动生理研究证实,受累肌肉充分拉长后可使腱梭感受器兴奋。实验显示,手法前后局部温度有明显提高,说明按摩手法作用于体表经穴和病变部位,可以通过对软组织的物理作用、局部摩擦的热效应,以及神经、体液的调节,起到温经通脉、宣导气血的作用。手法可拉长受损的肌肉,能抑制肌肉组织的异常兴奋,打破这一恶性循环,从而缓解肌肉紧张和痉挛,改善肌肉组织的营养和代谢,加速损伤组织的修复和功能恢复。

临床上,因肌肉、肌腱、韧带、神经、血管周围的组织粘连而引发的骨伤科病症很常见。颈椎的钩椎关节、脊椎的小关节、神经根周围以及椎管内的某些粘连是造成临床症状的重要原因。颈神经根的肿胀粘连促使椎间孔狭小,引发神经症状。关节周围的软组织粘连,致使关节活动受限和疼痛。快速的手法作用可使神经根和关节周围的粘连得到一定程度的松解。因此,松解粘连是手法的重要作用之一。

四、解痉镇痛

骨骼肌张力的异常升高,以及肌肉痉挛时,肌肉在功能上会出现非协调性的异常收缩,在临床触诊时可摸到收缩变硬的肌肉或僵硬无弹性的条索状肌腹。脊柱手法运用时的快速推扳和旋转,可突然牵拉松解肌肉的高张力,使异常的肌肉张力恢复正常,从而起到缓解肌肉痉挛,增加肌肉营养,提高肌肉收缩力和耐力的作用。解除肌肉痉挛不但可以止痛,还可以作为其他手法的先导,有利于手法复位和功能恢复。实验发现,在头、颈部进行节律性手法刺激,可降低脑电频率,出现 α 波形,表明大脑皮质的抑制过程加强。进一步研究表明,手法的镇静作用一方面是手法刺激对大脑皮质电活动的诱导作用,由于手法的刺激是周期性的变化,因此,使人大脑皮质的冲动也发生周期性的变化,诱导大脑皮质电活动同步化。另一方面是内啡肽的作用,内啡肽比较集中地分布在与痛觉有关的部位,特别是与慢痛有关的部位及痛的情绪反应中枢,如丘脑下部、边缘系统等。手法可以提高下丘脑内啡肽的含量,降低缓激肽、5-羟色胺、去甲肾上腺素、白介素、一氧化氮、内皮素等炎症介质的含量,从而改善微循环,促使神经根内外水肿吸收,发挥消炎镇痛的作用。对慢性疼痛患者的研究表明:在推拿前血清中内啡肽含量比正常人低,推拿后明显增高,疼痛明显缓解,手法操作的时间越长、推拿的次数越多,血清中内啡肽的含量越接近于正常水平。手法的镇静、镇痛作用亦可缓解疼痛导致的肌肉紧张和痉挛。

疼痛是一种复杂的特殊感觉,有人形象地称"疼痛是神经失去血液供应时的叫喊"。对机体来说,任何刺激只要超过了其痛阈就会产生痛觉。当血液循环发生障碍时,组织所需的营养和氧气供应不足,酸代谢产物不能及时清除而堆积,局部组织 H^+ 浓度增高,钾、钠离子泵运行发生障碍,而 H^+、K^+ 都是强烈的致痛物质,刺激神经末梢而引起剧烈疼痛。而手法可以有效地镇痛已得到公认,主要通过提高机体痛阈和减低刺激量而达到止痛作用。手法能使在痛觉感受器上所形成的阴阳离子键结构趋于不稳定,使其暴发的神经冲动次数减少,强度减弱,促使痛刺激的强度-时间曲线向上移位,大幅度提高痛阈,减轻或消除疼痛。同时,手法亦能使局部血液循环加快,促进体液代谢旺盛,加速体液的新陈代谢,减少血浆中致痛物质(如乳酸)的堆积,浓度下降,从而减轻疼痛。研究表明,在推拿麻醉时,患者血液中的胆碱酯酶得到提高,而胆碱酯酶可以水解乙酰胆碱(为致痛物质),使之成为无痛物质。

机械压迫、牵拉等损伤首先引起局部炎症肿胀,使组织内压力急剧增高,局部压力一方面直接刺激神经末梢引起疼痛,另一方面可压迫小血管导致局部微循环障碍,如肌肉痉挛、椎间盘突出、关节脱位等引起的疼痛。手法不仅可以减轻肌肉痉挛,解除突出物的压迫,纠正关节脱位等,从而消除机械压迫、牵拉的根本原因,还可以消除因机械压迫、牵拉而引起的组织肿胀。肿胀是局部的微循环、化学、免疫的综合反应,损伤后,形成局部血液循环障碍,导致蛋白质降解,血小板凝集,激活凝血系统。而血小板的代谢产物和凝血因子的降解产物又使局部血管通透性增高,吸引白细胞趋向损伤区域。大分子的蛋白质分解为小分子,组织分解的增强,从细胞中释放出的磷酸根离子、钾离子增多,综合原因使局部组织渗透压提高,邻近组织的水分流向局部。再者由于肿胀压迫,静脉、淋巴回流受阻,形成肿胀,手法可以改善局部微循环,从而消除因微循环障碍而引起的一系列继发性反应。

闸门学说是在解释刺激引起疼痛时普遍被接受的学说,在每一瞬间,人体内外感受器所感受到的各种刺激信息成千上万,而中枢神经系统不可能同时处理这些信息,只有对一些重要的、达到阈上值的刺激优先考虑,这一信息筛选,犹如一道闸门。研究表明,脊髓后角胶状质细胞对痛觉起闸门作用,而中枢控制系统的下传冲动以突触前抑制的形成控制闸门开关,胶状质细胞通过突触前抑制的形成对传入神经元发挥抑制性作用,因此,由粗感觉神经传入的痛觉不久就被抑制而细感觉神经抑制胶状质细胞,粗感觉神经与细感觉神经的作用相互拮抗。经研究分析,脊髓后角是疼痛传入系统最重要的整合中枢,也是脊柱手法镇痛机制中的关键部位。脊柱手法所产生的一系列机械性刺激可激发皮肤下的各种感受器产生信号沿着粗纤维传入后角,使 T 细胞活动减弱。强大持续推拿信号的输入,能使脊髓痛冲动传递的闸门关闭。此外,疼痛信号与推拿手法所产生的推拿信号沿同一条痛传导通路传递至中枢的同一端脑皮质感觉区,这可能发生两种信号的相互作用,疼痛冲动被推拿手法的信息所抑制,激活痛的调制系统,从而导致镇痛。当推拿手法作用于人体某一特定部位时,它所产生的推拿信号沿脊髓通过脑干上升入脑区,将激发多种中枢递质的释放,选择性地激活脑内镇痛机制,进而通过其下行控制通路,影响闸门的控制效应。

炎症介质的刺激是引起疼痛的主要因素,由于多种原因引起的炎症反应在病灶周围产生大量的炎症介质,如缓激肽、5-HT、前列腺素、血小板降解产物、P 物质等,这些炎症介质也是强烈的致痛物质,手法的局部操作加快了炎症介质的清除,使局部炎症介质浓度降低,从而达到止痛作用。

五、养肌荣筋

临床发现,脊柱手法治疗能使局部组织温度升高,促进毛细血管扩张,增强局部皮肤肌肉的营养供应,抑制纤维细胞增生和肌纤维变性,使肌萎缩得以改善;将紧张或痉挛的肌肉拉长,从而解除痉挛,增强局部关节的活动度,同时对软组织损伤有明显的修复作用,且促进肌肉疲劳的消除,预防肌肉劳损的发生。动物实验证明推拿后肌肉中的糖含量增加。有人切断猴子的坐骨神经,使腓肠肌萎缩,然后一组行腓肠肌按摩,另一组做对照。4~6 周后,推拿组猴子的腓肠肌萎缩明显恢复,而对照组猴子腓肠肌组织有明显的结缔组织增生,形成纤维索条状组织。对颈椎病患者的肌电图运动神经传导速度和潜伏期以及躯体感觉诱发电位的检查也表明,手法对于肌肉和神经都有明显的作用。国外相关专家采用肌电图研究手法后的效应,结果表明无论被动的颈部活动或颈椎手法都能增强周围肌肉的活动,说明手法不仅对局部有作用,而且可能通过神经的作用使周围肌肉产生效应。国内有人对颈椎病患者的肌电研究发现,在上肢和手部肌肉放松时出现纤颤电位、正相电位和束颤电位等自发电位,而在手法治疗以后,这些异常的自发肌电减轻或消失,因而提出肌电图不仅有助于诊断,而且可以作为判断疗效的客观指标。王以慈等对 123 例神经根型颈椎病的肌电图检查表明,有104例出现异常电位,这可能是由于椎间孔和软组织的异常改变,不同程度地刺激和压迫了神经根,导致神经根髓鞘和轴索的变性。运动神经传导速度是检查脊神经干髓鞘功能的,运动潜伏期除代表神经干髓鞘功能外,还代表运动终板肌纤维的功能,因此,可以用来协助诊断,判断疗效和预后。利用电子计算机叠加技术,做躯体感觉诱发电位检查,其中对66例颈椎病检查结果表明,其躯体感觉诱发电位的潜伏期恢复正常。对颈、腰、腿痛患者进行手法治疗后,经肌电图检查证实紧张性肌电活动可明显减少或消失。因此,这些现代医学的检查结果有助于说明手法不仅有明显的局部作用,也有激发经气、疏经通络、营养肌肉等全身性作用。

六、正骨理筋

筋伤在临床上十分常见,可发生于任何关节部位,而脊柱则是好发部位之一。对于筋伤疾病而言,"骨错缝,筋出槽"是其主要的病理状态,常表现为骨关节正常的间隙或相对位置,以及筋的形态结构、空间位置发生了细微的异常改变,并引起相应关节活动范围受限。所谓"骨错缝",《医宗金鉴·正骨心法要旨》中将其描述为"骨节间微有错落不合缝者",即骨关节正常的间隙或相对位置发生细微的异常改变;"筋出槽"则包括筋断、筋弛、筋偏、筋急、筋裂、筋强、筋走、筋滞、筋聚、筋粗等多种筋在形态结构、空间位置上的异常改变。临床上,筋出槽者,未必骨错缝;而骨错缝时,必有筋出槽。有学者认为"骨错缝、筋出槽"是导致颈椎病和腰腿痛等椎间盘病症的关键病机,而脊柱手法是其治疗的首选方法。

中医应用脊柱内外平衡,筋(肌肉)骨互为协调的观点,把人体看作统一的有机整体。《医宗金鉴》指出:"手法者,正骨之要务……当先揉筋,令其和软,再按其骨,徐徐合缝,背膂始直。"《伤科补要》认为:"轻者仅伤筋肉易治,重则骨缝参差难治。先以手轻轻搓摩,令其骨合筋舒……"对于筋出槽而未见骨错缝的病症,使用松解类手法使筋和软、归槽,从而达到治疗目的。如筋聚,在局部可以摸到块状或条索样隆起,使用弹拨等理筋手法使其恢复正常。不完全的筋断(肌肉、肌腱、韧带等不全断裂),可使用适当的理筋手法,捋顺筋体,消散肿胀及瘀血,辅以外固定,有利于筋断的愈合。相对的,筋出槽伴有骨错缝者,先用手轻轻搓摩,揉筋,使其筋舒,按捺筋归其原处,再施以矫正关节类手法,使其骨徐徐合缝,背脊则慢慢恢复正常,正如《伤科汇纂》所言"将筋按捺归原处,筋若宽舒病体轻"。例如根据患者颈部肌肉的情况,颈椎生理曲线的改变,触诊棘突的情况以及X线的表现,综合分析颈椎的力学变化,采用颈椎定点整复手法,可以纠正颈肌的痉挛,拨正椎体的病理性改变和小关节滑膜的嵌顿等,恢复颈椎正常或代偿性内外平衡关系,解除因颈椎解剖位置的改变和小关节的滑膜嵌顿等对血管、神经、脊髓的刺激和压迫,使临床症状和体征得以减轻或消失。

脊柱推拿作为一种手法治疗,主要是作用于脊柱关节,使其在解剖运动范围内做被动运动,起到解除滑膜嵌顿,纠正关节错位等作用。脊柱手法能解除滑膜嵌顿最早由欧洲脊柱推拿治疗者提出,认为脊柱小关节间的滑膜嵌入是造成脊柱活动受限和疼痛的主要原因,这就是固定学说。因为椎间小关节各有自己独立的关节囊,当颈随头做各个方向的运动,椎间关节间隙增大时,关节囊内层的滑膜或滑膜皱襞就有可能嵌入,成为疼痛源,患者可有剧烈疼痛。脊柱推扳或旋转手法可使嵌入的滑膜或滑膜皱襞得到解除,从而达到治疗目的。对关节脱位可以通过运动关节类手法使关节恢复到正常的解剖位置。对骶髂关节半脱位者,因滑膜嵌顿的挤压和局部软组织的牵拉而出现的疼痛,可通过斜扳、伸屈髋膝等手法整复脱位。此外,脊椎关节位置异常可造成椎间孔变小、变形,横突孔狭窄、扭转位移,使神经根受压或椎动脉扭曲或通路狭窄,造成神经根和椎动脉受损的症状。脊柱手法可以解除关节的交锁,对于脊柱后关节紊乱患者,棘突偏向一侧,关节囊及邻近的韧带因受牵拉损伤,也能采用扳法进行纠正。腰椎间盘突出症的患者,由于突出物对神经根的压迫而引起腰痛及下肢放射痛,应用坐位旋转、卧位斜扳等手法,可以改变突出物与神经根的空间位置关系,从而解除突出物对神经根的压迫,消除疼痛。除此之外,有人认为增加腰背肌群的力量是脊柱手法治疗腰椎间盘突出症的另一个可能作用机制,因为脊柱的稳定性很大程度上依靠肌肉及软组织的维持,通过脊柱手法可增加腰背伸肌群的收缩力量、提高腰背部主动肌群和拮抗剂群的协调能力、缓解腰背部肌肉的疲劳。在纠正解剖位置异常的同时,手法还可能改善系统内能而起到调节信息的作用。

七、补虚泻实

手法治疗是通过外力作用于体表、经络和穴位,起到调节脏腑、气血的功能。手法治疗既对局部起作用,又对全身有影响,这种影响又由于手法的轻重、顺逆及方向的不同而有所差异,这种差异是由手法补泻作用的不同所造成的。《黄帝内经》谓:"盛则泻之,虚则补之。"这一论述奠定了手法治病的基本原则。《灵枢·九针十二原》提出顺逆补泻的观点:"往者为逆,来者为顺,明知逆顺,正行无问。逆而夺之,恶得无虚,追而济之,恶得无实。"《灵枢·小针解》进一步解释:"迎而夺之者,泻也,追而济之者,补也。"《医宗金鉴·正骨心法要旨》也指出:"一推一拿,视其虚实酌而用之,则有宣通补泻之法,所以患者无不愈也。"现代医学的研究表明手法的补泻作用是明显的,医者通过一定手法的方向、缓急、轻重变化等,在一定的部位或穴位,在一定时间使人体发生一定变化,从而影响神经的传导,改变人体的神经及神经体液调节作用,达到促进或抑制某一脏腑功能的作用。也就是说,能补充人体物质之不足或增强人体组织某一功能的治疗方法,即谓之"补";直接祛除体内病邪的作用,或抑制组织器官功能亢进的治疗方法,则谓之"泻"。正如《厘正按摩要术》所言:"缓摩为补,急摩为泻""轻揉为补,重揉为泻",强而快的手法可使神经肌肉兴奋,轻而缓的手法则引起神经肌肉活动的抑制,这种兴奋和抑制是手法补泻不同作用的体现。

《素问·通评虚实论》说:"邪气盛则实,精气夺则虚。"正骨手法能通过手法的作用,使人体气血津液、脏腑经络起到相应的变化,补虚泻实,达到治疗目的。现代生理研究表明:对某一组织来说,弱刺激能活跃、兴奋其生理功能,强刺激能抑制其生理功能。例如,对病程较长的痿证患者施以拍、揉、擦、摩和点穴手法可以起到补益气血、健脾强筋、增强肌力的作用,这就是"补"的效果;而对腰椎后关节紊乱症采用快速的旋转扳法和推、按等手法,可以快速缓解疼痛,起到舒筋活血、正骨理筋的作用,这就是"泻"的体现。又如对脾胃虚的患者在脾俞、胃俞、气海等穴位施用轻柔的一指禅推法可取得好的疗效,而对胃肠痉挛者在其背部相应的腧穴,用点、按等较强的手法则可缓解其痉挛。通过以上举例可以看出,推拿虽无直接补泻物质进入体内,但通过不同的手法技术及在体表一定部位施以不同强度的刺激,可起到促进或抑制机体功能的作用,即手法的补泻作用。

1. 顺逆补泻法　手法讲究方向,方向有别,补泻各异。推拿临床主要是遵循经络迎随补泻与推拿特定穴方向补泻的原则来施术。经脉首尾相贯,如环无端,谓之"经脉流行不止,环周不休"。在行手法治疗时,顺应经脉走行方向操作者则可补虚而通之,逆其走行方向操作者则可泻实而调之。一般认为,操作时方向向上、向外、向左、向心、顺经络走行方向、逆时针等多为补法,向下、向内、向右、离心、逆经络走行方向、顺时针等多为泻法。例如,颈部足太阳膀胱经是由头向下走行,若从上向下按摩推拿则为补,可起到益气活血,使经脉充盛的作用;反之则为泻。又如周于蕃认为"推肚脐,须蘸汤往小腹下推,则泻;由小腹往肚脐上推,则补",这是因为足三阴经从足走腹交手三阴经,从小腹往上推是顺其经络循行方向,故为补,可以治疗脾胃虚寒,泄泻、消化不良等症;而从上推向小腹是逆其经脉走行方向,故为泻,可以治疗胃肠实热,积滞、大便不通等症。

顺逆补泻的另一个含义是以顺时针方向为补,逆时针方向为泻。这主要适用于手法旋转操作时,如在小儿推拿中,推"八卦",顺时针方向为补,逆之为泻。如摩腹操作,手法操作方向与治疗部位移动的方向为顺时针时,有明显的泻下作用,若手法的操作方向为逆时针,而治疗部位的移动方向为顺时针时,则有增加肠胃的消化功能,起到补益的作用。历代文献中,有关手法的方向跟治疗的补泻关系亦有大量记载:《幼科推拿秘书》说:"左转补兮右转泻",《小儿推拿广意》说:"运太阳往耳转为泻,往眼转为补。"在沿经络的推拿中,一般顺经推拿为补,逆经推拿为泻。

2. 轻重补泻法 轻重指推拿手法用力的大小,用力轻为补法,用力重为泻法。运用轻快、柔和的手法可起到益气活血、扶正补虚的作用,故为补;而重力推按揉压,则可散瘀解凝、化结止痛,具有消散泄泻的作用。例如运用柔和轻巧的手法治疗颈椎病等原因造成的肌肉萎弱、无力,可以激发经气,疏通血脉,增加肌肉的营养,使肌肉有力,起到一种补益作用;相反,以重手法治疗颈肩僵硬、疼痛,则可起到舒筋活络、散结止痛的作用,故为泄。

手法治疗软组织损伤,既可以加强局部血液循行,改变相应软组织的系统功能,提高该组织的痛阈,起到补的作用,又能促进局部水肿、血肿的吸收,使扭伤、错位等恢复正常,从而消除软组织疾患的致病因素,起到泻的作用。可见推拿手法对软组织的补泻作用是同时存在的,两者相互促进,从而起到较好的治疗效果。一般来说,凡是刺激时间较长、作用部位较浅的轻手法,对肌细胞有兴奋作用,偏重于补;凡刺激时间短、作用部位较深的重手法,对肌肉组织有抑制作用,偏重于泻。

3. 频率补泻法 《厘正按摩要术》中指出:"急摩为泻,缓摩为补。"手法频率对补虚泻实亦起着重要作用,手法频率的变动超过一定范围时,会出现从量变到质变的飞跃,如一般频率的一指禅推法,仅具有舒通经络、调和营卫的作用,但高频率的一指禅推法则具有活血消肿、托脓排毒的作用。因高频率的手法能量扩散少,能有效地渗透于组织中起到"清、消、托"等作用,称之为泻,反之则为补。

4. 时间补泻法 手法持续操作时间的长短,也是调控手法补泻效应的重要因素,一般认为推拿时间长为补法,推拿时间短为泻法。由于长时间的刺激,特别是轻手法的长时间刺激,患者感受相当舒适,能得到身心的极大放松,从而精神振奋、气血蓄积,因而被认为属补;反之,虽然推拿时间短,达不到阈上刺激,但重手法客观上也要求中病即止,不宜施用太久,故手法时间短就与泻法联系起来了。但具体推拿时间长短是很难量度的,临床多根据不同的证候来确定。

5. 平补平泻法 平补平泻法就是在手法治疗时,既不补也不泻,或补泻均衡,以达到治疗局部病变或起到调整作用的方法,临床上最为常用。例如:在施揉法时,顺时针或逆时针方向旋转的度数和次数相同,或在循经按摩时向上向下按摩的力量、次数相同,均属于平补平泻的方法。

第三节　脊柱手法的生物力学

脊柱推拿手法应用很广,特别是扳动类手法,能通过短促有力地推扳患椎横突或棘突达到松动或扳动脊椎关节的功效。目前,脊柱手法的临床研究优于基础研究,与脊柱手法类似的国外整脊手法的基础研究更为丰富多彩,尤其是生物力学研究方面,值得参考和借鉴。

脊柱手法的力学作用

脊柱动静力平衡理论认为:正常脊椎生理时动、静力处于动态平衡中,如果任何环节遭受破坏,均可引起生物力学失衡,最终导致疾病的发生。普遍认为,正骨类手法可以重建脊柱的动静力学平衡。脊柱手法可能的作用机制主要有解除滑膜嵌顿,缓解肌肉痉挛,松解粘连,纠正关节错位,改善局部血液循环等。

(一)调整异常的应力分布

目前,国外脊柱手法治疗师最常应用的脊柱手法主要指的是脊柱关节手法,一般不包括软组织手法。关节手法主要指的是短杠杆、高频率、低振幅的关节冲击技术。这类手法杠杆的支点在棘突或横突,但也有类似我国传统中医斜扳手法的长杠杆技术,其杠杆的支点在肩带和盆带。但无论何种关节手法,都分成松解手法和调整手法两种形式。前者通过对运动受限关节进行牵张松解达到扩大关节运动幅度的效应;后者则通过在关节运动极限时施加低振幅、短时效的扭转牵张,达到"打开"关节受限的作用,有时也称之为关节冲击手法。

现代研究中,无论是离体的还是载体的椎间盘内压测试都是困难的,Nachemson 等首先利用髓核的液态性作为载荷的传导体,用一个脊柱运动节段来做离体的测试,发现髓核内压与轴向加载有直接关系。他们的实验方法是将一个微压力传感器装在一个特制的针尖上,当针刺入髓核后,压力便通过传感器反映出来,此后他们又利用此法做了在体的椎间盘内压力测试(图 4-1)。

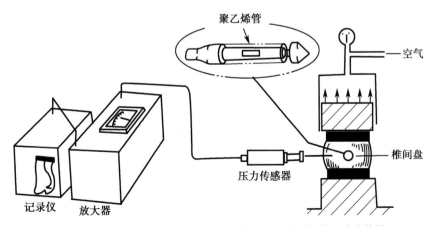

图 4-1　测量离体标本椎间盘内压的原始方法示意图,第一次在体的
椎间盘测试中使用了相同类型的针头

旋转手法可以引起颈椎(或腰椎)髓核内压力的变化。有研究报道,在手法扳动结束时,牵拉力占主导作用,从而分离椎体终板并将髓核内压力下降至基线以下。Schekelle认为旋转手法通过分离终板,拉伸后纵韧带,降低髓核内压力,有助于髓核的回纳。但由于研究结果易受受试者年龄、病情及手法具体操作方式的影响,故该假说尚未得到证实。Schmidt等对正常人体椎间盘组织的研究也指出,纤维环在旋转过程中张力明显增高,刚度显著增强,因此理论上脊柱的旋转过程会加强纤维环对髓核的限制作用。张勇、李义凯等在模拟腰椎旋转手法的生物力学实验中也发现:旋转手法有加强纤维环的作用,可以限制突出髓核的进一步恶化,但由于椎间盘内压力和纤维环的刚度增高,已破出纤维环的髓核组织将难以回纳。章莹等参照 Nachemson 的方法,在尸体上模拟腰椎旋转复位手法,动态测量了手法过程中髓核内压的变化,发现单纯旋转复位手法会使髓核内压增高,而且在手法成功时髓核内压最高。Lisi 等于 2006 年首次在正常志愿者的腰椎做手法状态下进行髓核内压力测试,且测试结果发现,无论是俯卧位还是侧卧位,旋转手法都一定会增加髓核内压,而不是减低。上述研究结果均不支持脊柱旋转手法有助于髓核回纳的假说。目前较为明确的是,旋转手法能降低纤维环后方高应力区的峰值,从而调整异常的应力集中。

姜宏等通过测量旋转手法前后颈椎间盘的蠕变、应力松弛及其扭矩变化,发现旋转手法能改善颈椎间盘的黏弹性与应力分布,从而起到调整颈椎静力性平衡的作用,增强颈椎稳定性。舒新农等在腰椎手法有限元研究中认为由于脊柱纵轴压力,手法治疗前椎间盘已经产生一定位移与应力,因此腰椎手法有限元研究应当采用二步加载计算方式,通过二步加载计算模式,发现传统斜扳作用下椎间盘应力与位移均大于直腰旋转手法,表明其力学效果更为明显;同时发现斜扳手法导致突出侧椎间盘发生向前而非向后位移,这一结果更能解释手法机制。陈浩等运用有限元分析方法研究坐位腰椎旋转手法过程中腰椎内在应力的变化,发现该手法对于正常腰椎与退变腰椎的应力集中部位并不一致。在旋转手法作用时应力主要集中在椎体、终板和椎间盘处。退变腰椎在手法作用时应力主要集中在 L_4 小关节的下关节突和椎弓,且应力分布集中。

(二)调整椎体,改变椎间孔大小,调整小关节位置关系

旋转手法具有调整椎体位移的作用,改变受压神经根的相对位置,解除神经根所受的压迫。Triano 指出扳动过程中,一部分推力被脊柱椎旁软组织吸收,而其余的部分则起到了调整椎体的作用。国内学者认为这种细微的调整作用可以达到纠正"骨错缝、筋出槽"的目的。

冯天有提出定位旋转复位手法可纠正椎体位移(复位时拇指可感觉椎体三维错动),恢复脊柱内外平衡。吕立江等利用三维有限元建模分析杠杆手法对腰椎间盘的生物力学影响,证实杠杆手法可以使腰椎间盘发生明显位移,重塑腰椎生理曲度。李义凯等认为颈椎旋转手法可调整椎间盘与神经根的位置,调整钩椎关节,恢复正常的颈椎关节解剖序列,有利于椎间盘、韧带和关节囊等处组织水肿的消退,缓解神经根的压迫。

张正丰等通过对成人颈椎标本椎间孔面积进行图像分析计算,认为过屈位时颈椎椎间孔面积增大,椎管矢状径也增大,可以减轻根性刺激症状。侯筱魁等测量了下腰椎后部结构在腰椎斜扳手法时所发生的运动学变化。结果显示了斜扳手法过程是一种复杂的三维六自由度运动,不仅使腰椎旋转,同时伴有前屈侧弯运动,可获得最大、最合理的手法效果。正确的手法可调整神经根管容积,松动上下关节突,使神经根管内容和小关节的粘连获得松解,改善局部循环,有利于症状缓解。还有研究将微型力学传感器埋入脊椎关节突关节,直接观测了手法力作用下关节内应力的变化,测试结果表明,在腰椎定点旋转整复手法过程中,下关节突呈现向上 - 向前 - 向下 - 向后的时序运动,且活动范围较大,使错位关节出现复位倾向。

此外,万磊等通过计算机三维重建模拟颈椎拔伸旋转手法内在应力的分布特点,发现颈椎旋转是一个复杂的耦合运动。向上拔伸过程中,有限元整体模型应力集中部位主要出现在 $C_{3/4}$ 的关节突关节,$C_{4/5}$ 及 $C_{5/6}$ 的关节突关节可见应力集中。且在整个手法施行过程中,模型的最大应力基本上都出现在 C_6 的下关节突,右侧 $C_{3/4}$ 关节突关节等部位。因此,关节突关节在颈椎活动中承受主要应力,手法对调整关节突关节在颈椎正常的应力分布起到重要作用。

(三)松解神经根及软组织粘连

脊神经的神经根袖是由被覆在脊髓外面的硬膜、蛛网膜和软膜等移行而成,神经根受到猛烈牵拉和慢性损伤,可引起神经根袖的损伤或慢性炎症所致的粘连、瘢痕挛缩等,因此神经根袖或出口处的粘连或瘢痕挛缩也可导致脊神经根管的狭窄和神经根的卡压症状。关节周围的软组织粘连,可导致关节疼痛和活动障碍。快速的脊柱手法可使神经和关节周围的粘连得到一定程度的松解,从而改善临床症状。

李义凯等在新鲜颈椎标本上直接观察了颈椎活动时椎管结构的变化,发现旋转手法对颈椎管内解剖结构的改变,如椎管截面积、椎管矢状径、神经根袖等具有较明显的作用,其中前屈旋转较为安全且有利于松解下位神经根袖。王军通过测量旋转手法作用下新鲜动力型颈椎管狭窄动物模型颈椎间盘内生物力学的变化,认为旋转手法在椎间盘保持负压的情况下调整脊神经根管容积,使脊髓和神经根在减压的姿势下获得了较充分的松解。毕胜等应用生物力学方法和三维有限元模型,模拟斜扳手法、坐位旋转和牵扳手法,比较腰椎内部结构的变化,发现模拟手法作用时椎间盘与相邻神经根之间有一相对位移,有助于松解神经根及其周围组织的粘连。

(四)解除滑膜嵌顿

脊柱小关节间的滑膜嵌顿是造成脊柱活动受限和疼痛的原因之一。因为椎间小关节有独立的关节囊,关节囊内滑膜皱襞上有丰富的感觉神经纤维和 P 物质,当脊椎各个方向运动时,椎间关节间隙增大,关节囊内层的滑膜或滑膜皱襞就有可能嵌入,成为疼痛源。国外学者提出了固定学说来阐述其致痛机制。

基于大量临床报道旋转手法在缓解颈痛的治疗中具有立竿见影的效应,因此许多学者认为旋转手法具有解除嵌顿的滑膜或滑膜皱襞的作用。根据颈椎的解剖结构,有学者认为颈椎旋转手法过程中同侧关节突上下关节面远离并做切面旋转运动,关节突张开,而对侧关节面靠紧,有利于关节复位,解除嵌顿滑膜。国外学者认为腰椎手法可以松动腰椎后关节,允许后关节产生更多的活动,帮助脊柱运动单元恢复生理活动。Wuest 等认为手法导致的颈部横筋膜连接椎间孔关节处的耦合运动,对椎基底动脉供血发挥至关重要的生物力学作用。Cramer 等通过影像学研究,认为快速的扳动手法可以打开小关节,减轻关节间的挤压,有助于滑膜或滑膜皱襞恢复原来的生理位置,然而该假说仍缺乏充分的实验证据支持。

（五）缓解肌肉痉挛

肌肉是脊椎外源性稳定结构中的重要组成部分,维持着脊柱动力平衡。脊柱后伸肌群的正常力学功能在于维持脊柱动力平衡、保持姿势。长期低头工作可引起颈椎后伸肌群慢性损伤,并进一步因脊柱动静力失衡而引起颈椎病的发生。

Herzog 的研究指出,旋转手法操作时间在 100~200ms,而手法后大约 50~200ms 肌肉才开始响应,而且肌肉从响应到产生收缩作用时间需 40~100ms,所以在旋转手法作用时间内椎旁肌肉只发挥了黏弹性阻力的作用,椎体则可以得到很好的调整。若扳动过程中椎旁肌痉挛或主动收缩会导致扳动手法操作的失败,这可以解释旋转手法前进行颈部放松手法的必要性。

国内研究者应用肌电测试、脊柱功能测试、软组织张力测试分析等研究斜扳手法对神经肌肉系统的影响,发现该手法可降低竖脊肌肌电图中位频率斜率,斜率增大多见于肌肉疲劳,表明斜扳手法可缓解腰部肌肉紧张,改善受试者腰部软组织张力,减小椎间压力,从而减轻症状。

Jean-Yves Maigne 认为旋转手法缓解肌肉痉挛可能具有三个机制：①直接牵拉肌肉;②椎旁神经受到牵拉;③关节囊受到牵拉。在单一椎节上施加机械载荷可以诱发椎旁组织向中枢神经系统上传冲动信号反应。而在肌肉拉伸后出现的短暂收缩性反射（小于 400ms）可能有助于缓解肌肉痉挛。有力的拉伸可以刺激屈肌群的Ⅰb纤维,引起Ⅰa传入神经纤维激动剂的突触前抑制,从而有助于降低伸肌群的α运动神经元的活性。旋转手法能诱发脊柱相关肌肉的反射及改善肌肉神经元的兴奋性。脊柱手法主要是通过躯体神经反射通路的易化或抑制影响局部肌肉的功能状态。旋转手法的一个重要力学效应可能就是调整肌肉及其附着韧带的张力,进而恢复脊柱力学平衡。

（六）旋转手法声响研究

旋转手法操作结束时常可闻及"咔嗒"声响。目前国内外对于关节弹响与推拿所致"咔嗒"声响的研究已较为充分,对其产生机制已有相关实验研究报道,而争议的焦点主要存在于推拿时产生的"咔嗒"声能否作为手法成功的标志,以及其与临床疗效间的关系。关于声响的发生,最早是以掌指关节为对象进行研究的。该研究认为"咔嗒"声响是在高速牵拉过程中气体和蒸气气泡在关节面突然分开时被置换入关节液内的低压区而产生的,称之为"气穴现象"（图 4-2）。Jean-Yves Maigne 等认为这个结论同样适用于脊柱小关节。Brodeur 对这种"咔嗒"声响的产生机制提出了不同看法,他指出滑膜关节内压力的下降,将会使关节囊韧带出现反折或套叠,进入关节腔。当关节囊韧带从滑膜关节的界面之间迅速

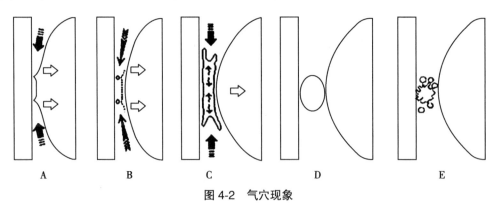

A　　　　B　　　　C　　　　D　　　　E

图 4-2　气穴现象

地回缩时即可引发这种"咔嗒"声响。Carl 在其研究中发现"咔嗒"声响的产生与运动诱发电位和牵张反射有关,牵张反射即刺激有神经支配的骨骼肌,在外力牵拉使其伸长时,能引起受牵拉肌肉的收缩,牵张反射减弱导致在手法操作过程中产生声响,受牵拉的肌肉向牵张反方向收缩,从而降低肌肉的敏感度。此外,国内学者王新军等认为"咔嗒"声响是手法作用于关节的过程中,关节液快速流动冲击关节壁的声音。旋转扳法可导致关节迅速位移,使关节腔内压力状态迅速发生改变,滑液快速流动,撞击关节囊壁并产生"咔嗒"声。目前针对关节"咔嗒"声响的发生机制尚未达到共识,但上述各种解释在很大程度上都是依赖于关节囊的变形。

Herzo 和 Conway 的研究均发现在脊柱扳动手法出现"咔嗒"声响的同时伴随着独特的振动现象,而这种振动现象是非扳动类手法所没有的。虽然没有证据支持旋转手法"咔嗒"声响的出现是小关节复位成功的标志,但是有学者认为在临床上通过听觉辨认"咔嗒"声响可以作为衡量旋转手法是否成功完成的依据。

李义凯认为推拿时脊柱关节出现"咔嗒"声,可以说明推拿的旋转力已经作用到脊柱关节,使其产生了活动,并且使被旋转的关节处于关节运动的极限状态。李义凯应用压力传感器检测并记录旋转手法作用过程中出现"咔嗒"声响时术者拇指顶推患者颈椎棘突的最大推扳力。其结果显示推扳力的大小与"咔嗒"声响的发生无直接关系,利手对左右拇指的推扳力有显著影响。吴惠明通过瞬间发力定点旋转法与缓慢抖压定点旋转法做疗效比较,认为旋转手法无须强调"咔嗒"声,并可以避免手法不当引起的严重并发症。Williams 等发现胸椎手法时冲击加速度越大,出现"咔嗒"声响的概率越高。李义凯的研究以及 Reggar 和 Pollard 的研究都指出,脊柱推拿治疗中的颈椎旋转手法作用时,在旋转侧出现的"咔嗒"声响要明显地多于对侧,但是尚无实验能准确地确定具体发生声响关节。

"咔嗒"声能否作为复位成功的标志仍存争议。查和萍等通过研究胸椎掌按法作用时"咔嗒"声响与最大按压力的量效关系,认为胸椎掌按时按压力大小和"咔嗒"声响的发生没有直接关系。范志勇等通过手法整复胸椎小关节错缝所致"咔嗒"声和即时镇痛疗效间的关系,认为"咔嗒"声响与即时镇痛疗效无关,与棘突错动感有密切关系。吴山等在其提拉旋转斜扳法和腰椎旋转斜扳法临床疗效试验的研究中,基本同意范志勇的观点,发现经斜扳法治疗后有声响抑或无声响的受试者,均出现明确的棘突错动感,但经由手法产生的声响均与临床即时镇痛疗效无关,疗效与棘突错动感有关,棘突错动感与声响的发生无必然联系。由于手法复位的前提是有关节错位的诊断,在不能诊断关节错位的情况下谈论复位显然是不准确的,然而采用扳法于健康人的关节上亦存在"咔嗒"声,不支持复位理论。

第四节　脊柱手法的安全性问题与风险防范

一、脊柱手法的安全性现状

中医骨伤推拿手法是治疗疾病的基本手段之一,是一种在医生意念支配下"力"的有序、顺滑、规范化运用技巧,具有很高的技术要求,是一项专业性、技巧性很强的临床技能。这一疗法历史悠久,在其漫长的发展过程中,由于学术渊源、师承关系,主治对象,以及地域人情等复杂原因逐渐形成了各具特色的学术流派与分支,特别是 20 世纪 60 年代以来,由于多种因素的作用,中医正骨推拿手法有了长足的发展。当今中医正骨推拿门派多、种类多、手法名称多。《推拿手法学》教材汇总了 8 大类 44 种基本手法和 193 种人体各部位的具体操作手法。手法种类的增多和技术操作的易变性,属于手法正常发展和自然演变不可缺少的过程。同时由于手法操作技术的不稳定性,特别是由于手法不当、滥用手法以及操作人员的素质良莠不齐等原因,一些医源性损伤暴露出来,手法治疗的不良反应、并发症和医疗纠纷等明显增多,甚至截瘫或死亡时有发生,对此应该引起高度重视。

与其他手法相比,脊柱手法的力量较强,动作幅度较大,因而对机体组织的机械效应要比其他手法更为明显。脊柱手法要对脊柱及附属结构施加动态负荷使得其空间位置发生改变,如对这种应力效应和位移效应控制不当,就容易造成脊柱连接结构如韧带、关节囊甚至椎骨本身的机械损伤。同样,位于椎骨骨性结构保护下及紧贴骨性结构的神经、血管组织更易受应力改变及骨性结构位置改变的影响而出现损伤。与神经根相比,脊髓的神经组织由于缺乏由硬脊膜延伸而来的神经外膜和神经束膜的机械保护作用,对外来应力的抵抗力很差,容易在外力的作用下出现严重的损伤。与其他脊柱节段相比,颈椎结构相对脆弱、解剖结构更加复杂及椎管相对容积狭小,颈椎手法的安全性问题尤为突出。根据文献报道,常见的手法意外有:骨折、周围神经损伤、脊髓损伤、椎动脉或颈内动脉损伤及脑梗死等。由于这类损伤往往造成患者不可逆的运动和感觉功能丧失,甚至威胁生命,故脊柱手法的安全性问题必须给予高度重视。

目前对手法的并发症等缺少系统的研究报告。《中国中医药报》2003 年 2 月 24 日报道了因误用推拿牵引治疗脊柱伤病导致严重并发症的概率很高,而且这些严重并发症全部来自国内,而国外报道的并发症只是一般的手法反应,包括 Rubinstein 在内的多位学者研究表明,脊柱推拿治疗腰背痛等病症不会产生严重并发症。韦以宗等对推拿、牵引治疗脊柱伤病导致的严重并发症 155 例进行分析,其中死亡 2 例,休克 3 例,截瘫 8 例,不全瘫 16 例,骨折脱位 49 例,病情加重 32 例,其他并发症 45 例。其原因有诊断不清、未严格选择适应证、乱用手法和手法暴力等。他们提出进行手法操作的医师需经严格专业训练,手法需规范化、标准化和明确诊断等预防性措施。颈椎手法,特别是颈椎旋转手法引起的意外和并发症临床上出现得最多、最严重,因此颈椎旋转手法的安全性一直是学术界争论的焦点。文献报道的主要损伤包括脊髓损伤、椎动脉损伤、寰枢椎脱位、下关节突骨折及颈椎间盘突出等。有学者认为,旋转手法易致椎动脉内膜下撕裂、血肿、血管周围出血、血栓形成和椎动脉痉挛等。通过对颈椎旋转手法并发症,特别是椎动脉损伤并发症的文献研究发现,旋转手法并发症的发生率较以前有明显升高。手法造成颈椎血管神经损伤的原因主要是由于过度或过于粗暴的旋转、后伸颈椎引起。由于椎动脉迂曲穿行于骨纤维性管道中,一旦受到牵拉作用,管壁就会塌陷。急剧的头颈旋转使对侧寰椎横突前移而压迫颈内动脉,或因机械刺激而引起颈内动脉的反射性痉挛,造成颈内动脉系统一过性供血受阻。颈椎后伸扳法时黄韧带皱缩,皱褶向前突入椎管内,使椎管管径明显减小;后伸也使颈椎生理前凸增大,椎动脉下段处于被牵拉状态。同时寰椎后弓与枕骨下缘的间隙缩小,若患者伴有枕骨下缘增生,就更加重了对椎动脉上段的挤压,使椎动脉受压,引起血流障碍。颈椎过度的前屈可使寰椎前移而使横韧带紧张,再加上旋转扭力的作用,有造成横韧带撕裂、寰枢关节不稳或齿状突骨折的可能。对于这些问题的发生原因需要深入分析,针对旋转手法加重颈椎间盘突出的推测,李义凯用 MTS 生物材料试验机对新鲜尸体颈椎标本进行定量旋转和牵引,比较临床上几种常用的手法对颈椎内髓核的压力影响,发现髓核内压力随着牵引力的增加而下降,虽然旋转时有轻度升高,但升高幅度仍低于正常时水平。几乎所有颈椎标本的髓核内压力在旋转后复位过程中出现一过性的下降,相当一部分颈椎标本髓核内压力降低非常明显。试验结果并不能说明颈椎手法是十分安全可靠的,因为颈椎手法时发生意外的原因是很复杂的,远远超出试验中可控制的因素。陈丽贤等对颈椎旋转手法治疗后脑卒中报道的 117 例中的 64 例进行独立回顾性研究,发现通过推拿前头颈部旋转或伸展试验进行筛选并不能检测出危险因素,认为旋转手法后的脑卒中的发生具有不可预测性。临床实践中也发现,有些临床经验十分丰富的颈椎病手法专家也有出现问题的时候,究竟是偶尔疏忽,还是有不可预测性的因素存在,尚需深入研究才能确定。

鉴于颈部手法所发生的问题往往较为严重,提出颈椎手法的安全性问题是十分必要的,这是为了提醒医生们引起重视,提高手法治疗前的认真评估和温和操作,尽可能地避免或减少颈椎手法的并发症。任何疗法可能都有一定的风险或损害。颈椎手法也是如此。在一篇对比颈部推拿与非激素类抗炎制剂在治疗颈痛中危险性的综述表明:非激素类抗炎制剂是治疗骨骼肌性颈部疼痛最常用的首选疗法,占美国国内处方量的 5%,每年达 9 千万张。非激素类抗炎制剂最严重的并发症是胃肠道溃疡、穿孔和出血,这有致命的危险。另外,长期使用非甾体抗炎药物可能会增加并发症的风险,导致严重心血管事件、高血压、急性肾功能衰竭和原有心力衰竭恶化。仅在美国,每年就有 3 200 人因骨关节炎服用非激素类抗炎制剂而丧命。统计结果表明,服用非激素类抗炎制剂治疗颈痛的危险性是颈部推拿的100~400 倍。虽然此文报道的脊柱推拿的危险性低于非激素类抗炎药的危险性,但在行颈部手法治疗时仍要百倍的认真和警觉。

近年来关于颈椎旋转手法导致急性颈髓损伤的报道也逐渐增多,甚至有因颈椎旋转手法导致脊髓半切综合征的报道。吕亚南等分析了 94 例推拿造成的急性颈髓损伤,发现患者均有颈椎管发育性或退变性狭窄。颈椎管狭窄,使椎管储备间隙显著减少,任何使颈椎管进一步变小或椎管内容物增加的损伤,甚至突然后伸动作均易引起脊髓损伤。李义凯在分析旋转手法对椎管内结构和容积的影响时发现,纤维环在过伸旋转时均有轻度凸出,并随左右旋转而左右移动。如果退变严重,或椎体后缘出现较大的骨赘,或有较大的髓核突向椎管内,旋转手法容易造成脊髓损伤。

手法造成的其他并发症还有脊椎骨折、小关节紊乱、肋骨骨折等。例如胸椎后关节紊乱行俯卧位扳肩、推按手法导致肋骨骨折和胸肋软组织损伤;腰肌劳损进行按摩治疗不当造成椎旁血肿,腰椎手法导致腰部软组织损伤、脊髓压迫、腰椎间盘破裂合并椎管内巨大游离体,腹部按摩致腹壁深层血肿等。

手法是一种医疗技术,也是一门特殊的技艺。从学科发展的眼光来看,推拿手法操作技能是不断向前发展的。对每位医生来说,手法操作技能也有一个不断探索、反复实践、逐步提高的过程。作为一种疗法,手法能促进人体自身的调整功能和免疫功能,纠正骨与关节解剖位置的异常,解除软组织粘连,消除神经、血管压迫,从而治愈多种疾病。但手法毕竟以力作为主要物理载体,当手法操作或应用不当时,不仅不能起到治疗目的,反而会给患者带来不适、痛苦,甚至造成医源性损伤。故《医宗金鉴·正骨心法要旨》认为:"伤有轻重,而手法各有所宜,其痊可之迟速及遗留残疾与否,皆关乎手法之所施得宜。或失其宜,或未尽其法也。"国外也有学者认为"凡是手法所能纠正的病理状态,也可因这种手法应用不当而造成"。正骨手法作为一种医疗性技术,必须讲究操作技能,在考虑其疗效的同时,必须考虑如何防范手法引起的并发症。

二、脊柱手法风险的防范措施

1. 明确疾病诊断　一定要借助脊椎 X 线片或 CT、MRI 的作用,排除骨质破坏性病变,如肿瘤、结核及脊髓本身病变。没有 X 线片,没有明确诊断就绝不轻易施行脊柱旋转、扳动手法,颈椎更要严格执行。

2. 严格掌握适应证与禁忌证　一定要全面了解患者的病史,严格掌握脊柱手法的禁忌证,其中包括:诊断不明确者,急性骨折,精神失常等拒不配合者,治疗部位皮肤异常者,颅内高压、脑积水,脊髓肿瘤、脊柱恶性肿瘤、硬脊髓膜肿瘤等,装有内固定等稳定装置的脊柱,脊髓或椎管内血肿、脊椎间隙感染、脊柱结核、椎体骨髓炎等脊柱感染疾病,脊椎先天性畸形、椎体骨质增生明显骨桥形成、严重骨质疏松、严重脊柱失稳、脊髓空洞症、马尾综合征、脊髓纵裂、X 线片上测量有严重发育性颈椎管狭窄和脊髓型颈椎病等。每种脊柱手法都有自己特殊的应用范围,或对特殊的关节或特殊的节段发挥作用,或对特殊的病理状态加以矫正。若手法应用的范围超过这些限定,就起不到应有的治疗作用,而且可能产生不良反应,以致发生意外。如对于张力型腰椎间盘突出症,脊柱后伸按压手法有助于髓核在完整包膜的牵拉下向前滚动回纳,从而减轻或消除对神经根的机械压迫,有利于损伤修复。但对于退变失稳而膨出的椎间盘,脊柱后伸按压手法将使椎间隙后缘变窄,反而使膨出的纤维环结构更加后突。而对于继发性椎管、侧隐窝增生狭窄的患者,脊柱后伸按压手法则反而导致后纵韧带及黄韧带的皱缩和椎管、神经根管的进一步狭窄,以致增加对神经、血管的机械压迫,加重临床症状。随着老龄化社会的到来,骨质疏松的患者越来越多。疏松的骨质使骨骼机械强度大幅度下降,容易在外来力量甚至自身重力的作用下折断。故对骨质疏松的患者,切忌使用暴力手法。

针对颈部手法易出现损伤这一现实,国外加强了颈部手法适应证和禁忌证的研究。如美国的整脊医师十分注意在手法治疗前后有无脑血管损伤的症状和体征,现在认为大多数手法造成颈、脑血管损伤是由于手法前未能筛选适合手法的患者所致,但用何种检查方法来确定颈部手法的适应证和禁忌证还有争议。

3. 在其他因素相同的条件下,矫正性手法的安全性与脊椎旋转运动幅度及手法力量的大小呈反比关系,即运动幅度越小、手法力越轻,安全性就越高。实际上,由于椎间孔、椎管、侧隐窝、横突孔等重要的骨性结构都有一定的缓冲空间,有时即使椎骨仅出现很小的空间位置移动,也可使神经根、韧带、血管、滑膜组织的压力或张力发生巨大的变化,导致临床症状、体征的明显改善或恶化。既然脊柱解剖位置的完全整复既无必要,在实践中的可行性也很差,手法治疗的目的又是减轻及消除患者痛苦,就不能以在手法操作过程中是否有弹响声发出,棘突或横突是否恢复平整作为判断手法成功的标志,而要以手法前后患者的临床症状和体征是否出现改善为标志。这样,才能在理论和实践上解决以最小的脊柱运动幅度和最小的手法力来完成手法操作的价值取向,保证手法的安全性。

4. 一般而言,手法的力量与刺激性呈正比关系,即手法力量越重,刺激性越强;手法力量越轻,刺激性越弱。因此,手法在应用过程中,力量要辨证应用,力量的大小,要根据患者的年龄、性别、体质、病情等情况灵活掌握。一般来讲,形体健壮者,手法的力量宜重;形体瘦弱者,手法力量宜轻。软组织损伤的初期、局部肿胀,手法用力宜轻;软组织损伤后期手法用力宜重。年老体弱,用力宜轻;初病体实,用力宜加重。另外,就一个完整的手法操作过程而言,一般宜遵循“轻—重—轻”的原则,即前、后 1/4 的时间手法用力宜轻一些,中间一段时

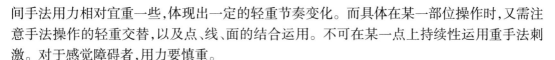

间手法用力相对宜重一些,体现出一定的轻重节奏变化。而具体在某一部位操作时,又需注意手法操作的轻重交替,以及点、线、面的结合运用。不可在某一点上持续性运用重手法刺激。对于感觉障碍者,用力要慎重。

5. 手法安全性决定于操作者对所治病情的正确把握和所施手法的熟练程度。熟练掌握的唯一办法就是"手摸心会"指导下的反复练习。掌握和提高手法操作技能的本质是运动条件反射的形成、强化和定型。例如,一指禅推法是由多个关节和肌肉参与完成的复合性运动。这些肌肉和关节运动的实现,一方面有大脑皮质的参与,另一方面依赖于本体感觉传入冲动反馈信号。没有反复的训练就不可能形成相应的条件反射,也就没有熟练掌握的可能。

6. 对年老体弱,妇女妊娠期、月经期,患有严重心、肝、肾等疾病及传染病急性期,伴有老年人高血压、动脉硬化、心律失常,椎动脉有明显解剖学变异的颈椎病患者要慎用或不用手法治疗。

7. 对神经敏感性较高、低血压、低血糖和处于极度饥饿状态者,不要进行手法治疗,以防止晕厥等发生。

三、颈椎手法风险的防范

1. 重视准备手法(点、按、揉、捻、擦等法)和善后手法(提、拿、劈、散、归合等法)。准备手法能放松痉挛僵硬的颈肩肌群,促进局部血液循环,达到舒筋通络、宣通气血、解痉镇痛的效果,同时也为下一步手法的运用打好基础。善后手法可以放松颈肩部肌群,进一步解除肌肉痉挛,改善血液循环,增加局部血液供应,消除软组织的炎症反应,从而起到疏风通络、消炎止痛、调和气血之功。

2. 在颈椎手法治疗前,可通过触压颈椎后纵韧带等部位,感知一下患者的敏感度。有的交感神经型颈椎病,在触压颈部后纵韧带时就可诱发恶心、眩晕甚至晕厥;还应通过缓慢左右旋转患者头部,看是否出现头晕或头晕加重的情况。有时让患者屈伸颈椎也可引起头晕或头晕加重。如有上述情况出现,一般应停止对颈部的刺激,更不要施行颈部旋转手法。

3. 颈椎扳法的操作过程一般分为两个阶段,首先是患者的主动旋转,医生继续在基本无痛的条件下进一步加大旋转,使关节缓缓被动运动到紧张位,然后在患者无抵抗的情况下加力,以突发、短促、轻巧、有控制的动作,强制扩大关节运动幅度3°~5°,使关节复位或软组织粘连分离。这一操作主要是根据关节运动生理的特点,控制患者关节的运动幅度,既达到手法治疗目的,又保证手法安全,不致引起关节损伤。每个人的关节正常运动幅度有较大的差异,事先很难精确测定其病变关节的生理运动范围及复位所需达到的超关节运动幅度。第一阶段动作的实质是探寻患者个体关节的生理运动范围,以后的突发加力动作则是严格控制下的超关节运动幅度,使其限制在安全范围内。所以,在行颈椎手法治疗时,必须事先体察清楚每个患者颈椎活动的特殊性,在心中预定了适合该患者特点的手法操作预案后,再按序实施手法操作。否则,就难以精确地控制手法的关节被动运动幅度,不是幅度不足而不能矫正错位,就是幅度过大而造成损伤。

4. 旋转手法的要领在于手法全程都是在施加一定的拔伸力保护下进行的,头部以微屈为好,对颈椎存在严重退变失稳的患者应减少旋转的幅度和力量。旋转幅度不可太大,不可粗暴,更不能超越解剖极限。脊柱手法损伤的实质是机械损伤或外力损伤,或可认为是被动运动性损伤,必然具有某种规律性。而这一规律性可通过脊柱运动学研究予以揭示,如国内外都应用尸体标本及活体状态下模拟颈部旋转手法观察过对椎动脉管径和流量的影响,得到了基本一致的结果。即颈椎旋转幅度一旦超过45°,就有引起椎动脉血流减少的可能。因此,旋转手法一定要控制好旋转的幅度,在手法操作过程中,要做到收放自如,全程可控。即对手法所施的力量可控,手法力量作用的颈椎节段可控,手法旋转的幅度与速度可控。一般来说,定点旋转手法较不定点旋转手法容易掌控。

5. 脊髓型颈椎病的病理机制与其他类型颈椎病不太一样,神经损伤的原因也并非单一的实质性压迫,交感神经性因素和椎管内软组织肿胀所引起的软压迫在部分患者身上可能起到较大作用。以往把脊髓型颈椎病列为手法治疗的禁忌证。近年来,对脊髓型颈椎病手法治疗的报道增多。但是,鉴于脊髓型颈椎病的基本发病机制和手法本身的风险,对脊髓型颈椎病的手法治疗必须由具有丰富临床经验和高超手法操作技能的专业医生进行,而且要符合以下要求:①脊髓型颈椎病是早期初次发病;②经 CT 或 MRI 检查,脊髓压迹深度小于1.5mm(或脊髓直径的1/5),且造成脊髓压迹的突出物密度不高;③无大小便障碍;④无骨性椎管的狭窄现象。

6. 应严格掌握颈椎旋转手法的适应证和禁忌证,不能仅听患者的要求。有的患者长期依赖手法,已经形成了"手法依赖综合征"。一有颈部不适就要求手法治疗,实际上患者的病情可能已经发生了变化,不加考虑地施行手法,很容易造成意想不到的损伤。

7. 在使用脊柱手法进行治疗时,需要告知患者治疗存在或可能存在一些风险。虽然,只有极少数患者会出现并发症,诸如动脉损伤会导致中风,有时伴有严重的神经损伤,甚至死亡等,但足以引起重视。因此,患者需要充分了解脊柱推拿的潜在风险和好处,并完成知情同意书。同时,医生必须保存足够的患者记录,清楚地反映患者的治疗过程。记录准确、易读、全面,清楚地反映出患者的状态,并基于临床需要,为后期的治疗提供依据与支持。

8. 必须要清楚地分辨出现常见并发症的症状与体征,在治疗过程中、治疗后的短时间内,患者出现异常情况能够及时发现,并采取应急措施。例如,颈椎操作后中风的体征和症状:①头晕、眩晕;②失去意识;③复视或其他视觉障碍;④构音障碍,发音困难;⑤吞咽困难;⑥步态失调;⑦恶心;⑧身体的一侧或脸部麻木;⑨眼球震颤。

目前,手法虽然有了院校式的统一教育,但由于手法技术本身的特殊性,手法治疗者多数是凭着自己的经验进行操作的,个体差异很大,随意性很强,手法的安全性和准确性也因人而异。为了手法操作的统一性、安全性和有效性,有学者开展了手法在体生物力学和传承模式的研究。为了手法的安全,有学者提出将手法分级施行,但目前缺少系统的研究和分级标准。也有学者通过颈椎的可视化来探求颈椎旋转手法的作用机制,提高手法治疗中的准确性和安全性,建立颈椎可视化研究系统及颈椎力学的有限元分析。这些研究终将为手法的安全性带来巨大的助益。

第五节　脊柱手法治疗的环境要求及辅助器具

中医正骨推拿技术是在最为简陋的环境中发展、生存下来的。随着正骨推拿技术和相关学科的发展,为了更好地发挥正骨推拿技术的疗效和安全性,确保手法治疗的顺利进行,正骨推拿技术的操作不仅要有适合的操作场所和环境,也应借助必要的器具。手法治疗一

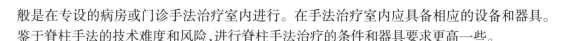

般是在专设的病房或门诊手法治疗室内进行。在手法治疗室内应具备相应的设备和器具。鉴于脊柱手法的技术难度和风险,进行脊柱手法治疗的条件和器具要求更高一些。

一、手法诊疗室

手法诊疗室是医生从事疾病诊断和手法治疗的场所,它需要具备良好的环境和设施,其基本要求是:

1. 房间内应宽敞、明亮、卫生、整洁、安静。

2. 每个诊疗室的面积以 20m² 大小为宜,长方形者较正方形者为佳。根据条件可在室内放置 1~2 张手法诊疗床和其他必要的器具和物品。有条件者,应将诊断室和治疗室分开设置。为了保护患者的隐私,并提供良好的诊疗环境,最好每个诊疗室放置 1 张诊疗床,做到一人(患者)一室,一室一床。对于需要多人协同进行的手法治疗或在相对较为暴露的情况下进行手法操作,一人一室就显得更为必要。手法诊疗床要放在房间的中央区域,床的周边要留有充足的空间,以便医生操作时自由移动或多人操作的需求。

3. 诊疗室的温度必须处于适宜状态,既要防止温度偏低造成患者不适甚至受凉感冒,又要考虑温度偏高、医生操作时出汗等对手法操作的影响和对患者身体、情绪的影响。夏季天气炎热时,应配备空调或电风扇,使医患双方在舒适的环境中完成(接受)治疗,也可使医生得以体力充沛,预防中暑,避免误操作。但要避免风向持续朝向患者。夏季时,如手法操作时间较长,可将室温调得稍低。冬季天气寒冷,室内应注意保暖。这是因为即使在冬季进行手法操作时,患者也须脱掉防寒外衣,有的部位甚至必须裸露,这样才能保证治疗效果。诊疗室也可配备薄被或毯子,在治疗时盖在患者非治疗的部位,既可用于调节温度,也能起到保护患者隐私的作用。

4. 手法诊疗室要配备紫外线消毒设备,并定期消毒,防止交叉感染。门窗要定时通风换气,保证空气新鲜,营造良好的诊疗氛围。

5. 手法诊疗室要配备床单、枕头和治疗巾,并定期清洗和消毒。有条件的单位,可以采用一次性床单和治疗巾,做到一人一换。

二、手法治疗的辅助器具

1. 手法诊疗床用于颈椎、胸椎、腰椎、骶髂部和下肢疾患的诊疗。一些头部和肩部疾患的诊疗也需要在手法诊疗床上进行。当然,内科、妇科、神经科和儿科等疾患的手法治疗也离不开手法诊疗床。可以说,手法诊疗床是保证手法治疗成功和安全的重要设备,应根据手法技术的要求严格选择。手法诊疗床首先要坚固稳定,在操作时不能发出声响,医生使用拔伸和牵抖手法时不至于使床前后移动。一般市售手法诊疗床的长度和宽度差异缺乏统一规格,但一般情况下不宜太宽,在床头必须设置患者俯卧时便于呼吸的"面孔"。手法诊疗床的高度十分重要,直接影响到医生的技术操作,关系到治疗的疗效和安全,所以最好能根据治疗的需要和医生身材的高低可调。若医生身高为 175cm,其所用的诊疗床高度应为60~90cm;若医者身高远大于 175cm 者,其所用诊疗床的高度应有所增加;如果医者身材较矮,其所用诊疗床的高度须随之降低。床的长度多为 180~185cm,宽度多为 65cm 左右。这样的规格基本能满足绝大多数国人身材的需要。手法诊疗床过长、过宽,不仅占据空间太多,而且不便于手法技术的操作。因此,手法诊疗床不是越大越好。

目前市场上已经出现了多款不仅高度可调,而且可以根据治疗中的需要,对患者躯干、肢体等进行调节的手法诊疗床。这些手法诊疗床的研制,多是根据生物力学研究的成功和手法技术的特点而制造,不仅省事省力,大大减少医生的体力,而且能提高手法力的应用效能,使原来难以进行的手法变得简单和省力,使原来需要多人进行的操作变为一人就可完成。因此,新的手法诊疗床的研制和应用不仅是手法技术发展的必然趋势,也是提高手法疗效和安全性的重要措施。

2. 很多手法治疗,例如头、颈、肩、臂部疾患的治疗都是在患者坐位下进行的。因此,手法诊疗室一般有两种不同的方凳。一种为普通的方形凳子(简称方凳),给患者就诊时使用;另一种为特殊的方凳,让患者坐于其上,接受医生手法治疗时使用。这一凳子的高度直接关系到医生手法操作时的舒适度和对力的把控,间接地影响到手法治疗的疗效和安全。因此,这个凳子的高度就显得十分重要。一般来说,患者坐的凳子必须沉重、稳定,要比日常使用的凳子低一些(10cm左右),这样便于医生操作,尤其是便于一些手法力的应用和掌控。为了更有效地进行手法操作,现已发明了多种用于手法治疗的专用椅凳。中国中医科学院骨伤科研究所最早制成了供医生和患者同时使用的连体木制治疗椅,其全长是970cm,宽度是385cm,高度是450cm(图4-3)。专门用于腰骶部的手法治疗,也可用于一般的颈背部和头部的手法治疗。在该治疗椅的侧方,安置了两条皮带,用于固定患者的臀部和大腿,取代了以往由助手固定患者大腿的方法,节约了人力和体力。这样,在行腰骶部旋转、扳动手法治疗时,可使患者臀部相对固定,使旋转和扳动的作用主要发生于腰椎部位。然而,由于这种椅子的高度、前后距离不能调节,皮带固定的方法也欠舒适,中国中医科学院望京医院在这种椅子的基础上,进行了重新设计和改良,研制出了新型的治疗椅(图4-4)。新的治疗椅前后距离可以根据治疗的需要进行调节,医生坐的凳子的高度也可调节。特别是患者大腿和臀部的固定装置变得灵活舒适,增强了固定效果。

3. 治疗巾　用于手法治疗时覆盖于患者被按摩的部位,可避免某些手法操作时医生的手臂直接作用于患者皮肤,减少或防止对患者皮肤的刺激或损伤,并有利于手法卫生。治疗巾由较好的棉布制作而成,规格多种多样,但是多为方形,故称为方巾,以边长为0.5m和1m者最为常用。在中国北方,居民身材高大,治疗巾应略大,并变为长方形,以长1.5m,宽度为1m较为适合。治疗巾应当轻薄、柔软,有利于手法力的传导。治疗巾过厚会减低手法治疗时的感知度,还会造成力的浪费,增加了医生的体力消耗。

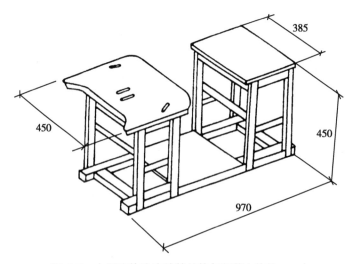

图 4-3　木制连体治疗椅的结构与规格(单位:cm)

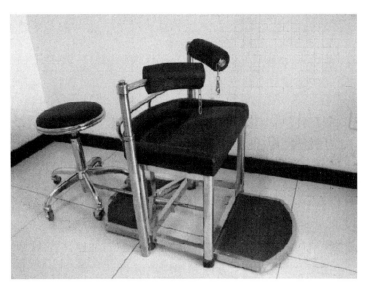

图4-4 金属可调式治疗椅

4. 枕头和薄垫　用一般的枕头或特制的垫子即可。常用于患者仰卧位、侧卧位或踩跷治疗时垫于患者身下,起到支撑和保护的作用。

5. 推拿介质　《五十二病方》记载了最早的推拿介质——发灰,用以按压止血等。东汉医学简牍载"千金膏药方",用猪油和蛋黄为赋形剂,成为史载第一张摩膏方。其后历代医书均有应用推拿介质的记载,至清代吴师机著《理瀹骈文》,将药摩等中医外治法进行全面总结,记载了大量药摩法和推拿介质。推拿介质包括单方、复方及药炭、药膏、药散、药丸、药酒、药油、药汁、药粉(含滑石粉等)、水、蛋清、姜汁和蜂蜜等。根据药物性质不同而选择使用。使用推拿介质的目的主要是增加疗效,润滑肌肤以防止皮肤破损等。尤其是小儿推拿,介质显得尤为重要。临床上应根据病情需要选择相应的介质。

6. 推拿棒和"拍子"　由桑枝条制成的推拿棒用以拍打治疗部位,达到治疗目的。也可用16~24号的钢丝制成一头大一头小,周围用棉花包裹扎实,再用绷带或布条缠绕牢固,外表用胶布包扎粘牢,长约35cm的钢丝拍子,拍子头呈椭圆形,宽约9cm,厚约4cm,柄部呈圆柱形,直径约3cm。这种拍子柔软而有弹性,作用面积大,适合于腰背部和肢体部位的拍打治疗。

7. 电动按摩器具　现有适合不同需求的按摩棒、按摩垫和按摩器。它们一般均由微电脑控制,能行捶打、按压、滚揉等操作,并具有红外线加热和定时功能,适于颈部、肩部、背部、腰部、臀部和肢体等部位,通过对体表经络、穴位、肌肉的刺激,具有舒筋活血、消除疲劳和肌肉酸痛、促进血液循环、改善新陈代谢和调节自律神经等作用。按照振动方式分为电磁式和电动机式两种。一般由电动机、按摩头、弹簧轴、弹簧和偏心轮五大部件构成。电动机通过弹簧轴带动偏心轮高速转动,偏心轮使按摩头产生振动。电动机一般为永磁直流式,功率5~8W,转速6 000r/min;也可用交直流两用串激式电动机,转速通常为5 000~10 000r/min。因按摩头的振动直接受偏心轮的影响,所以按摩头的振动频率值就是电动机的转速值,改变电动机的转速即可调节按摩力的强弱。电动按摩器具也可在家里、办公室等地方使用,主要用于保健和轻度病症的治疗。很多病症都是由轻变重的,能积极预防或在早期给予治疗,其价值是很大的,不容轻视。

第六节　颈椎旋提手法

颈椎病主要以非手术方法治疗,其中手法治疗是临床常用方法之一。其历史悠久,应用广泛,方便易行,费用低廉,易于被患者接受。中医理论认为,"筋出槽,骨错缝"是颈椎病的重要病理环节。旋转手法可以通过改善颈椎动静力平衡,达到"骨合缝,筋归槽"的治疗目的。

传统旋转手法操作是由医生凭经验完成,其旋转角度及发力时间和力度难以控制、难以规范,可重复性差,不但影响治疗效果,而且易对颈椎造成损伤。中国中医科学院朱立国教授总结多年临床经验,根据中医学"筋束骨"理论,结合牵引的作用特点,在继承传统旋转手法基础上,对其旋转角度及力的大小、方向和作用点进行了改进和创新,建立了由患者主动旋转、屈曲、再旋转至最大程度后,医生纵向提拉的治疗方法——颈椎旋提手法。旋提手法不仅保持了不定点旋转手法的治疗特点和效果,还将手法操作步骤进行了规范,增加了可重复性及安全性。

1. 旋提手法的适应证与禁忌证

（1）适应证:神经根型颈椎病,椎动脉型颈椎病,颈型颈椎病,颈椎失稳症,颈椎小关节紊乱。目前已经过大样本随机对照研究验证的旋提手法优势病种为神经根型颈椎病和椎动脉型颈椎病。

（2）禁忌证:疑有或已确诊的颈椎及椎管内肿瘤者、骨关节结核及骨髓炎;先天性颈椎畸形;诊断不明确的脊柱损伤伴脊髓损伤症状者;脊髓型颈椎病;手法部位有严重皮肤损伤或皮肤病者;既往曾有颈椎手术史。

应用旋提手法要严格把握适应证、排除禁忌证,重视临床查体,操作前必须有影像学资料作为诊断及鉴别诊断依据。

2. 旋提手法操作（图4-5）　①患者端坐位,颈部自然放松,医者采用按法、揉法、㨰法等手法放松颈部软组织,5~10分钟;②让患者的头部水平旋转至极限角度,最大屈曲,达到有固定感;③医生以肘部托患者下颌,轻轻向上牵引3~5秒;④嘱其放松肌肉,肘部用短力快

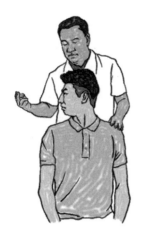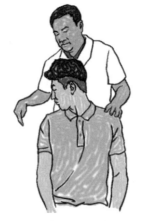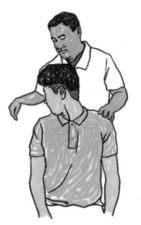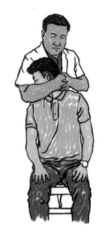

图4-5　颈椎旋提手法操作过程

速向上提拉,操作成功可以听到一声或多声弹响;⑤应用提、拿等手法再次将颈肩部肌肉放松;⑥隔天1次,每次10~15分钟。

旋提手法的核心操作可简化为"患者主动屈曲旋转定位"和"术者预牵引后快速向上提扳"两个关键步骤。患者主动屈曲旋转定位是手法成功的前提条件,其目的是达到颈椎小关节交锁状态。"术者预牵引后快速向上提扳"是旋提手法操作成功的关键。传统旋转手法需要术者主动旋扳患者颈椎,旋扳的幅度、力量与方向依赖于术者的经验,因此临床操作存在旋转过度的风险。而旋提手法把风险最大的旋转动作交由患者主动完成,术者扳动发力方向改为了垂直向上,提高了手法的安全性。

对于不同病情的颈椎病患者,应用旋提手法时均应对颈部左右两侧进行治疗。旋提手法通过向上的提扳,可将扳动力传导至应力集中点,达到纠正异常应力、松解粘连的作用。一般情况下,建议先调整颈部活动受限明显侧,然后再调整对侧。旋提手法操作成功时往往伴有弹响声,提示扳动力已作用于颈椎关节并产生活动。但临床上旋提手法不应强求弹响声,推荐以扳动时手下有骨关节滑动感为手法操作成功标准。

3. 旋提手法的临床应用与疗效　旋提手法治疗推荐隔日进行1次或每周2~3次,5~7次为一疗程。

4. 颈椎旋提手法的基础研究

(1)旋提手法操作的在体力学研究:采用旋转手法操作力学测量仪对同一操作者的旋提手法进行在体力学实测。研究发现,旋提手法操作过程的"作用力 - 时间"曲线图呈典型双峰波形(图4-6),前一波形长而缓,表示颈椎旋提手法扳动前术者手臂带动患者头颈部上牵的过程(预牵引),其最大值定义为预加载力;紧接着的下一波形短而陡,表示术者高速扳动颈椎的过程(提扳),该波峰的顶点定义为最大作用力;预加载力与最大作用力之间有一小波谷,乃术者发力扳动前缓冲所致,故最大作用力与该谷底数值的差值乃旋提手法扳动操作的真实作用力,定义为扳动力。研究结果显示,旋提手法从缓慢上牵开始到扳动操作结束整个过程具有一定的规律性:旋提手法过程中预加载力、最大作用力、扳动力具有显著的正相关性,扳动力的大小取决于预加载力的大小。

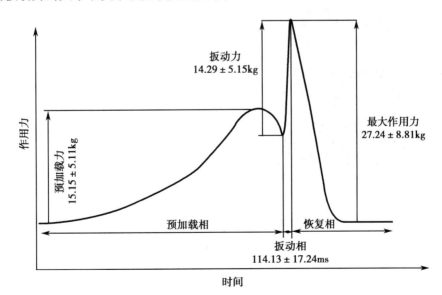

图4-6　"作用力 - 时间"曲线图呈典型双峰波形

随后针对可能影响旋提手法操作的因素进行了研究。结果显示,体重指数是旋提手法操作的影响因素之一;在临床操作中,术者应根据患者体型调整旋提手法的发力。不同体重指数等级的旋提手法作用力参数,参考值具体如下(表4-1):

表4-1 不同体重指数等级的旋提手法作用力参数(kg)

	正常组		超重组		肥胖组	
	平均值	标准差	平均值	标准差	平均值	标准差
预加载	15.38	4.66	17.65	3.99	21.67	4.18
扳动力	11.07	3.19	13.61	2.72	15.83	3.39
最大作用力	23.94	5.41	27.79	4.69	35.35	5.61

(2)旋提手法操作的运动学研究:采用运动捕捉系统对旋提手法操作轨迹进行运动学分析。旋提手法运动学参数参考值如下:头颈部速度为288.48+50.18mm/s,头颈部加速度为4 264.42+1 856.86mm/s^2,颈部位移为5.29+2.09mm;旋提手法的运动学参数并不随患者体重指数的变化而有明显变化(图4-7、图4-8)。该研究明确了颈椎旋提手法操作的运动学特征:扳动方向主要为垂直向上;扳动操作具有"短促"特点;扳动前后没有产生明显的旋转角度,操作稳定;扳动后受试者颈部旋转角度小于旋转定位角度,操作安全。

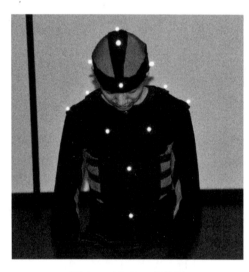

图4-7 Marker点设置

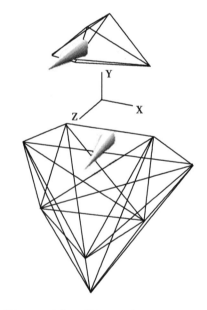

图4-8 头部矢量与躯干部矢量及坐标系

(3)旋提手法操作的力学评价标准:根据运动生物力学研究结果发现,预加载力、最大作用力、扳动力、扳动时间、最大速度、最大加速度以及位移均是描述该手法力学特征的可靠性指标。

典型的"作用力-时间"曲线图是旋提手法的操作特征,应作为力学评价标准之一。规范化的旋提手法操作受到患者体重指数的影响。在临床操作中,医师应根据不同体型的患者调整旋提手法的发力。旋提手法的最大作用力值建议低于可能引起颈椎损伤的拉力值（44.76kg），以确保手法操作的安全。文献报道，扳动时间小于200ms可避免肌肉的响应，从而有效调整小关节。运动学研究显示，旋提手法过程中患者头颈部的活动范围均未超出生理范围，且扳动过程中受试者的颈部旋转角度小于患者主动旋转定位的角度，扳动前后颈部旋转角度幅度不大，可见旋提手法的扳动操作非常安全。因此，在培训及考核过程中，旋提手法的发力方向（垂直向上）及扳动过程的旋转角度变化应作为力学评价标准之一。

综上所述，旋提手法操作的力学评价标准应包含以下内容：①旋提手法的主要发力方向为垂直向上；②"作用力-时间"曲线图呈典型双峰波形，前缓后陡；③旋提手法的预加载力、最大作用力及扳动力均应在参考值范围内（备注：参考值范围根据受试者体重指数确定）；④扳动时间控制在200ms以内；⑤最大作用力建议控制在45kg以内；⑥扳动前后受试者的颈部旋转角度差值<4°。

（4）旋提手法对颈椎髓核内压力的影响：以手法量化参数为依据，运用MTS生物力学材料机在颈段新鲜标本上模拟不同状态旋提手法，同时采用微型压力传感器植入颈椎间盘髓核内进行压力测量。该实验测量了旋提手法作用下颈椎髓核内压力变化，结果显示，髓核内压力随着上提力的增加而下降，150N扳动力的旋提手法可以有效降低髓核内压力，而150N与250N扳动力髓核内压力变化相比较，差异无统计学意义（$P>0.05$）。该研究提示临床上，150N扳动力在旋提手法操作中比较合适，不宜过度用力。

（5）旋提手法对椎动脉流量的影响：从体位对椎动脉影响角度出发，进一步对旋提手法的安全性进行了研究。以新鲜人尸颈椎标本为研究对象，通过调节压力泵模拟人体椎动脉压力，采用数字动作捕捉系统动态测量，实现了在旋转相关体位下椎动脉流量的动态测定。该研究显示，极限旋转与后伸旋转对椎动脉的影响最大，前屈旋转对椎动脉影响最小。临床上，旋提手法是在患者主动旋转、前屈、再旋转致交锁状态后进行纵向提扳，无旋转方向的扳动力，故避免了颈椎极限旋转对椎动脉流量的影响；另外，旋提手法强调在患者前屈旋转体位进行提拉，因此对椎动脉的管径影响较小，安全性高。

（6）旋提手法对颈椎椎体的运动分析：采用MTS材料机在新鲜颈段标本上进行模拟不同状态旋提手法，同时利用运动捕捉系统对下颈椎（$C_4 \sim C_7$）椎体的三维位移进行动态测量，分析了不同状态旋提手法时颈椎内部结构的力学及运动学变化。研究结果显示：下颈椎位移变化由上向下递减，C_7最少；右侧旋提手法时C_4右侧横突的Y轴（纵向）方向位移明显大于同节段左侧横突的位移及其他下颈椎椎体右侧横突，而C_5左侧横突的Y轴位移明显大于同节段右侧横突，提示手法对$C_{4/5}$的位移影响最大。

（7）旋提手法对下颈椎椎间孔结构变化的影响：研究结果显示，旋提手法可增加双侧下颈椎椎间孔的纵径及面积，其中对侧椎间孔的面积变化较大，可能有助于减轻神经根的挤压，从而缓解神经根刺激症状。

5. 总结 颈椎旋提手法从操作规范、疗效评价、安全性分析、机制探讨等方面均经过了严谨的科学研究，已证明了其为有效性及安全性兼具的中医骨伤科代表手法之一，具有易操作、见效快、安全性高等特点。

第七节　清宫正骨手法

孙树椿教授系中国中医科学院首席研究员,他对清宫正骨手法进行了系统的整理和研究,在进行手法治疗时特别强调手法的轻、巧、柔、和。轻,主要指动作要轻,不用暴力手法同样能达到治疗目的,使患者在心理上易于接受。巧,巧妙,一方面是指手法运用的技巧,另一方面是指用巧劲。比如针对颈椎病的不定点旋转手法,就是在患者主动配合下,施以巧力达到治疗效果。柔,是手法用力要柔和,不能粗暴、生硬,强调刚中有柔、柔中有刚,刚柔相济。手法的力量要根据患者病情,并结合医生自身功力运用。对新伤用力要轻,动作要缓,而陈旧伤则可逐步加重用力。对于体质较弱、病情较重的患者,治疗时要徐徐用力,以能耐受为限。对于身体强壮、病情较轻的患者,用力时使患者感到患处有沉重感或酸痛,但能忍受即可。和,就是心、手相合。医生用双手"体会"病患损伤的情况,取得对疾病的正确诊断是治疗的基础,用"心"指导双手施术治疗。手法不是简单重复的机械运动,而是在"心神"的指引下所做的一种能量输出,目的是达到"机触于外,巧生于内,手随心转,法从手出"。

一、颈项部手法

1. 牵引揉捻法　本手法由牵引、揉捻、旋转颈部组成。适用于颈部急性软组织损伤、颈肌筋膜炎、落枕及各种类型的颈椎综合征。具有舒筋活血、散风止痛、缓解软组织痉挛等作用。动作要求轻柔和缓,沉稳连贯。

患者坐位,医生站在患者身后,双手拇指置于枕骨乳突处,余四指托住下颌。

(1)双前臂压住患者双肩,双手腕立起,牵引颈椎。保持牵引力,环转摇晃头部数次。

(2)保持牵引力,做头部前屈后伸运动。

(3)医生右手改为托住下颌部,同时用肩及枕部顶在患者左侧颞枕部以固定头部。保持牵引力。以左手用拇指按在左侧胸锁乳突肌起止点(或痉挛的颈部肌肉处),左拇指沿胸锁乳突肌自上而下做快速的揉捻,同时将患者头部缓缓向右侧旋转,以颈部散法和劈法结束治疗。

2. 拔伸推按法　以推按为主的此套手法可被动牵拉颈肩部软组织,故对于软组织损伤后的组织僵硬、沉重病痛者,可起到缓解痉挛、松解粘连、通络止痛的作用。

(左侧为例)患者坐位,医生站在患者左前方,左手扶住患者头部,右手握住患者左手2~5指,肘后部顶住患者肘窝部。

令患者屈肘,然后医生左手推按患者头部,右手同时向相反方向用力。以劈法及散法放松软组织。

3. 旋转法　此法在治疗颈部疾病中广泛应用,可松解软组织粘连,调整小关节紊乱,舒筋活络止痛。对于颈椎综合征、颈椎小关节紊乱等颈部损伤性病症都有满意疗效。

根据临床需要,此法又可分为快速旋转法、坐位旋转法、卧位旋转法三种方式。快速旋转法迅速有力,适用于颈项肌肉较松弛的患者;坐位旋转法沉稳准确,易于掌握,大多数患者均可应用;卧位旋转法较稳妥,有足够的牵引力,常用于寰枢椎半脱位的患者。

(1)快速旋转法:患者坐位。医生站在患者侧方,一手掌扶在枕后,一手掌托在颔下。

1）轻轻旋转摇晃数次，使颈项部肌肉放松。

2）医生双手向相反方向用力，使头部向一侧快速旋转，同时医生迅速撤除双手。

（2）坐位旋转法：患者坐位。医生站在患者身后，以右肘置于患者颌下，左手托扶枕部。

1）在牵引力下轻轻摇晃数次，使颈部肌肉放松。

2）保持牵引力，使患者头部转向右侧，当达到有固定感时，在牵引下向左侧用力，此时可听到一声或多声弹响。本法可旋完一侧，再旋另一侧。

（3）卧位旋转法：患者仰卧位。医生坐在患者头前方，双手分别置于颌下及枕后部。

1）牵引颈部，并轻轻摇晃，使颈部肌肉放松。

2）牵引，双手逐渐用力使患者头颈部向右旋转。医生更换双手位置，可再向左旋转一次。以颈部揉捻法和拿法放松肌肉组织。

二、胸背部手法

1. 提端法　患者坐位。助手蹲在患者前方，双手按住患者双腿，医生站在患者身后，双手从腋下抱住患者。

（1）将患者轻轻上提，按顺时针方向环转摇晃数次。

（2）在上提的同时，令患者吸气，使其胸廓隆起。

（3）令患者身体前屈，同时医生之胸压挤患者之背，并以双手戳按患处。

2. 拍打法　患者坐位。医生半蹲位站在患侧后方，手握患者手腕令其屈肘，另一手背置于胸部伤处。

（1）医生置于胸部之手背轻轻拍打患处数次。

（2）在医生牵拉上肢快速上提的同时，医生置于胸部之手反转以手掌面拍打患处。

3. 旋扭法　患者坐位。助手半蹲在患者前方，双手按压患者双腿；医生站在患者身后，双手从腋下抱住，右手持毛巾一块。

（1）将患者轻轻提起，环转摇晃数次。

（2）嘱患者挺胸吸气，并使患者身体向右倾斜，用毛巾捂住患者口鼻。

（3）令患者身体前屈并左倾，用力咳嗽，同时撤去毛巾。医生左手按在伤处拍打、捋顺。

4. 上胸椎手法　此手法分四种，包括提端、推按、扳顶等动作。主要治疗胸椎小关节紊乱、胸椎棘突炎、棘上韧带损伤等症。具有调整胸椎小关节错位、加快炎症吸收的作用。操作时动作要协调，力量大小要适宜，不可使用暴力。

手法一：患者坐位，双手抱头。医生于患者身后略下蹲。①双手从患者腋下通过，在其颈项部交叉握住。②医生外展上提患者双肩，使之挺胸，待有固定感时，突然发力上提，并向后扳拉双肩，可听到胸椎部的弹响声。

手法二：患者坐位，双手抱头，尽量放松。医生在患者背后用一侧膝部顶住患处，双手扶患者肩部。在用力向后扳肩具有固定感的同时，突然用力向后扳拉患者双肩，同时膝部对患处顶按。

手法三：患者坐位，身体上部后倾。医生站在患者身后，一手扶患者肩部，另一手掌根按在患处。利用患者后倾之力，医生突然以掌根部推按患处。

手法四：患者俯卧位，医生站立在床边。医生以双手交叉重叠，掌根部置于患处，突然用力向下按压。

三、腰部手法

1. 捏脊法　多用于腰背部肌肉劳损、痉挛等症,并可增强机体抵抗力,调节自主神经功能紊乱。

（1）患者俯卧位,医生站于床边。

（2）医生双手拇指与食指桡侧面相对,分别捏起棘突两旁皮肤,拇指位于棘突上,随捏随向上提,由骶部开始向前推进至大椎,向上提时可听见弹响声,重复3次。

（3）以双手拇食指相对提起皮肤,沿双侧骶棘肌自下而上各3次。

（4）双手拇食指相对,提捏骶棘肌外侧皮肤,自下而上横捏3遍。

2. 推拍弯腰法　多用于损伤后腰前屈受限者。

（1）患者双足分开与肩等宽,双手举起,背对床边站立,距床约20cm。医生面对患者呈丁字步站立。

（2）医生以双手掌轻轻推拍患者胸部数次。

（3）在患者不注意时,医生突然平掌猛推患者双髂骨前部。

（4）患者跌坐于床上。

3. 弯腰挺立法　本法可纠正腰骶关节错位,同样用于治疗腰部扭伤后,腰骶关节扭伤致前屈功能受限者。

（1）患者双足分开与肩等宽站立。医生丁字步立于患者身后,左足在患者两足之间,双手臂绕过患者,双手在患者少腹部,抱着患者。

（2）令患者尽量向前弯腰。

（3）再嘱患者缓缓伸直腰部并向后伸,轻轻靠在医生身上,全身放松,医生用力将患者抱起。

（4）突然将患者向上抛出,待其双足落地后,医生双手前伸至患者腋下保护,防止患者向前跌倒。

4. 拔伸屈按法　多用于腰椎间关节扭伤、骶髂关节扭挫伤及半脱位。

（1）患者侧卧床上,伤侧在上（左侧为例）,一手扒住床边（或一助手扶住患者）,医生站在患者身后,左手握住患肢踝部,右手扶在髋部。

（2）医生在牵引力下,摇晃患肢数次,幅度不宜过大。

（3）将患肢小腿夹于腋下,大力拔伸患肢。

（4）令患者快速屈膝屈髋,医生亦助之,使之膝部尽量靠近胸部,同时左手在患处戳按。

（5）将患肢拔直。

5. 三扳法　可广泛应用于腰部损伤及腰椎间盘突出症。

（1）患者俯卧位,自然放松,医生站在患者健侧。

（2）扳肩推腰:右手扳起患者肩部,左手在腰部患处推按。

（3）扳腿推腰:左手扳起患者大腿,右手在腰部患处推按。

（4）扳肩推臀:患者侧卧。上腿屈膝屈髋,下腿伸直。医生一手扳肩向后,另一手推臀向前,使腰部旋扭。扳推数次后,令患者放松,医生再逐渐加力,待有固定感时,突然用力推之,此时腰部常可发出响声。

6. 摇腿戳按法　多用于治疗腰骶关节部的扭挫伤及微细错位。

（1）患者俯卧位。医生站在床边,一手按在腰部患处,一手置于腿前方。

（2）一手扳起大腿并摇晃下肢数次。

（3）将下肢向斜上方扳，同时一手戳按患处。

另法：原位。医生扳起患者双大腿；助手握住患者双踝部，协助医生在牵引下摇晃数次。医生与助手同时用力，将双下肢向斜上方拔伸，同时医生之手在伤处戳按。

7. 抖腰法 快速抖动牵拉，使腰部肌肉放松，松解小关节的交锁、粘连，调整其错位。

（1）患者俯卧位，双手抓住床边。助手站在患者前方，拉住肩部；医生站在患者下方，双手握住患者踝部。

（2）医生与助手做对抗牵引。

（3）在牵引下，医生提起踝部先轻轻上下抖动数次，然后突然将患者快速抖起。

（4）使患者屈膝，医生一手屈小腿，一手戳按患处。

8. 过伸推按法 多用于腰椎小关节紊乱症、腰椎间盘脱出症、急慢性腰肌损伤等。

（1）患者侧卧，患侧在上。医生半蹲位于患者身后，一手握患侧之踝部，一手按在腰部伤处。

（2）将患侧下肢向后牵拉，同时一手向前推按腰部，似拉弓状。

9. 屈膝戳按法 用于治疗急性腰扭伤，急慢性骶髂关节、腰骶关节的扭挫伤。

（1）患者侧卧位。医生站在患者身后，一手用前臂托住患侧膝部，一手按在伤处。

（2）在患侧屈膝屈髋位下做环转摇晃数次。

（3）尽量屈膝屈髋，同时戳按伤处。

10. 仰卧晃腰法 多用于腰部软组织劳损、腰肌筋膜炎、腰前屈功能受限者。

（1）嘱患者屈膝屈髋。医生双手置于小腿部做环转摇晃。

（2）用力按压小腿，使之极度屈膝屈髋。最后伸直下肢。

11. 伸膝蹬空法 用于治疗腰椎间盘突出症、腰痛伴腿痛和各种坐骨神经痛患者。

（1）患者仰卧位。医生以一手臂托扶小腿，一手放于膝上保护膝部。

（2）令患者屈膝屈髋。

（3）医生患者配合，使小腿在向上提拔的力量下做伸膝动作，幅度由小到大，以患者能忍受为限。

12. 坐位摇晃法 多用于治疗腰部急性扭挫伤、坐立困难、后伸受限者。

（1）患者坐位。助手蹲在患者前方，双手固定患者双下肢；医生站在患者身后，双手从腋下抱住患者。

（2）在牵引力下摇晃腰部数次。

（3）将患者向后上方提起，在保持牵引力下向斜后方做左右旋转，同时用单膝顶住患者腰部患处。

（4）嘱患者将双腿伸直。医生站于患者侧方，一手按住背部，尽量使患者前屈腰部，另一手掌由上至下沿脊旁推之。

（5）按背之手从腋下抱着躯干使腰部挺直，另一手掌同时在伤处戳按。

13. 滚床法 多用于治疗因椎间关节紊乱所致的脊柱功能性侧弯、腰椎间盘突出症等。患者坐在床边。助手蹲在患者侧前方，用双手抱住患者双小腿将其固定；医生站在患者身后，双手从腋下抱住患者，直腰将患者提起，在牵引下环转摇晃腰 6~7 次，保持大力牵引的同时，使患者腰部尽量向健侧旋转。然后转回原位，再用力向后上方拔伸牵引腰部。在保持大力拔伸的同时，使患者腰部尽力向患侧旋转，再转回原位，并大力向后上方拔伸牵引腰部片刻后放松。

14. 直立晃腰法 用于治疗急性腰扭伤、腰椎间盘突出症、腰后伸受限者。

（1）患者双足分开,与肩等宽站立,双手扶床边。医生站在患者侧方,一手掌捂在患者少腹气海穴处,另一手掌按在患处。

（2）将腰部环转摇晃数次。

（3）捂气海穴之手向后推,使腰前屈。

（4）按伤处之手向前用力戳按,使腰后伸。然后揉按伤处。

15. 挎打法 用于治疗腰部损伤后侧弯受限和一侧腰肌损伤者。

医生于患者右侧与其并排站立（左侧为例）,患者双足分开与肩等宽。医生从其身后揽住腰部,并用右手握住其右腕,使其右上肢搭于医生肩上。

（1）医生身体向右侧弯,用大力将患者提起。

（2）医生迅速撒手,将患者向左抛出,随即用双手掌推按患者右侧胁下。

16. 背挎法 用于腰部损伤后伸功能受限者。

（1）医生患者背靠背站立,双足分开与肩等宽。医生双臂通过患者腋下,将患者双臂揽住。

（2）医生弯腰将患者背起,轻轻摇动或振颤数次,然后将其放下。

17. 摇床法 可放松软组织,用于腰部扭挫伤、腰肌痉挛等症。

（1）患者仰卧位,屈膝屈髋,双手抱住膝下。医生站在患者一侧,一手扶在患者小腿上,另一手扶患者肩背部。

（2）使患者尽量屈膝屈髋。

（3）使患者坐起再躺下,反复数次,状如摇篮一般。

18. 腰部旋转法 适用于腰椎间盘突出症、腰椎小关节紊乱症、腰椎滑脱以及腰部损伤后前屈受限者。

（1）患者坐位（右侧为例）。助手站于患者右前方,双腿夹住患者右膝部,双手按在大腿部使其固定不动。医生坐于患者身后,左手从腋下绕过放在患者右肩颈部,右手拇指放在患椎棘突左侧。

（2）患者放松腰部肌肉。医生左手扳动患者,使腰部前屈并向左旋转。

（3）在有固定感时,医生右手拇指推按棘突,可听到弹响。

19. 踩跷法 本法是医生站在患者身体上,运用身体的重力治疗腰背部疾病的一种方法,一般适用于身体强壮的腰背痛、腰腿痛患者。力量大小的掌握,全在于医生扶杠之手。站的部位一定要准确,以避免引起不应有的损伤。对年老体弱、心肺功能不全,或骨肿瘤、结核等患者禁用。

（1）患者俯卧位,腹部应垫以枕头。医生借双杠支撑身体,站在患者身上。

（2）医生以双杠支撑身体,双足站在患者臀部。

（3）一足站于臀部,另一足沿骶棘肌自下而上做推法。

（4）双足在腰骶部做分推法、合推法。

（5）患者侧卧。医生一足站在臀部,一足沿大腿外侧做推法。

（6）医生站在床上,用足尖或足跟点按环跳穴。

四、骶尾部手法

1. 归挤拍打手法 通过归挤拍打法,可使耻骨联合间隙恢复正常,并促进炎症的吸收。

对于妊娠期患者,应用手法时应注意不可挤压腹部。

（1）患者坐在床边,上身略向后仰,其右手置于耻骨联合处。第一助手在患者身后扶住其肩背部,第二助手在患者前方分别握住患者双踝部。医生坐在患者左侧,以右髋部顶住患者左髋部,右手从患者前方穿过置于对侧髋部髂前上棘处,左手握住患者左手腕部。

（2）第二助手令患者屈髋屈膝,身体后倾,并外展外旋髋关节,尽量使足跟靠近臀部。

（3）按医生指挥令第二助手拉患者双下肢,使双下肢内旋伸直;第一助手推按患者使上身前倾;同时医生右手用力提拉髂前上棘,握患者左腕之手,拍打患者右手背。医生和两个助手同时发力,三力合一。

2. 治疗尾骨骨折及骶尾部挫伤手法　本手法具有活血化瘀、舒筋止痛的作用,治疗后可使患者症状减轻,缩短病程。

（1）患者俯卧位,骨盆下垫一枕头。医生站于患者一侧,一助手站在患者下方。

（2）医生双手拇指在骶尾交界部轻轻揉捻,力量轻到患者能忍受为度。然后向上顺之,力量以患者能忍受为度,逐渐加重,可反复多次。

（3）医生一手托起患者双下肢,另一手大鱼际置于骶尾交界处,助手握患者踝部协助,摇晃下肢 6~7 次,同时大鱼际在局部揉捻。助手将下肢在牵引下向上抬起,使腰部过伸,同时医生大鱼际在骶尾交界处戳按。

（4）患者改为仰卧位。助手握住患者双踝,令患者屈髋屈膝;医生在一旁,一手在膝前,一手在骶尾部,手心向上,两手相对用力按之。

（5）令助手将下肢拉直。快要伸直时再快速拉一下,使患者骶尾部在医生大鱼际上滚过。

五、练功疗法

练功疗法是通过各种肢体主动运动,锻炼肌肉,滑利关节,促使损伤肢体康复的一种疗法。

练功,古称"导引",其历史悠久,受到历代医家普遍重视。早在《黄帝内经》中就已出现"导引"一词,以后历代文献也都有记述。清代宫廷医生特别重视练功,要求医者自己要有强健的身体,也要求患者注重功能锻炼。

功法的种类极其丰富,能用以防治多种疾病。在骨伤科,练功是防治疾病的一个重要组成部分。这里着重针对骨伤科疾病,选择临床一些实用而有效的练功方法,根据其主要作用部位的不同,进行分类叙述。

（一）颈部练功

颈部练功适用于颈部肌肉劳损、落枕、颈椎小关节错位整复后以及颈椎综合征等。练功的体位多为站立和坐位。由于在日常生活和工作中,颈部前屈活动较多而后伸不够。因此,颈部练功应重视后伸体位的各种练功方法。

1. 与项争力

（1）起势:端坐在椅子上,身体力求放松,双手叉腰,身体稳定。

（2）功法:头尽量后仰,同时深吸气,此时颈部前屈肌群紧张对抗,然后复原,同时呼气。低头,闭口,下颌尽量紧贴前胸,同时呼气,颈部后伸肌群对抗用力,然后复原,同时吸气。本法逐渐增加次数,最后达 20~30 次。

（3）功效及注意事项:此功法舒展颈部筋骨关节,增加颈部后伸肌肉力量,提高颈椎稳定性。练功时注意颈部活动幅度和速度,由小量、小幅度逐渐增加次数和幅度。颈椎病、颈部扭挫伤等病的急性期不宜练习。

2. 哪吒探海

（1）起势：端坐在椅子上，双手叉腰。

（2）功法：头颈用力伸向 45° 侧前方，双目注视前方地面约 1.5m 处。身体不动，颈部继续努力向前探伸，同时吸气，然后还原，同时呼气。左右相同，由小量、小幅度开始逐渐增加次数和幅度，最后达 20~30 次。

（3）功效及注意事项：本功法可舒筋活络，练习颈部前侧肌群，提高颈椎运动的协调性。练功要循序渐进，逐渐增加力量和运动幅度。

3. 回头望月

（1）起势：坐位，叉腰。

（2）功法：以左侧为例。头颈用力左转，向后上方，眼向后上方看，右肩略下沉，左肩微耸，如回首望月样，同时深吸气，然后还原，呼气。左右相同，逐渐增加到 20~30 次。

（3）功效及注意事项：本功法可舒展颈部筋骨关节，锻炼颈部旋转及屈伸肌力，增加颈椎活动的灵活性及协调性。锻炼时应循序渐进，要做到扭中有转，严格按左右前后之顺序，不可杂乱无章。

4. 雏鸟起飞

（1）起势：站立，双足分开与肩同宽，双手自然下垂，练时注意颈部与手的配合。

（2）功法：颈部左侧屈并略前倾，双肘微屈，耸肩，同时吸气，继而手掌向后下方用力伸出，伸肘，垂肩，吸气，然后还原。左右相同，各做 10~20 次。

（3）功效及注意事项：本功法可舒筋通络，增强颈部侧屈肌力及侧屈稳定性。动作幅度切勿过大，幅度逐渐增加，练习时注意配合呼吸。

5. 九鬼拔马刀

（1）起势：站立，双足分开与肩同宽，双手半握拳置腰侧。

（2）功法：左手开拳用力上举，继向侧方下降划至背后握拳，拳带上臂贴腰背，尽量上提，使拳贴附于对侧肩胛骨内缘。随之右手开拳上举过头，前臂下降绕至头后，手掌抱头，头随即左转，四指贴对侧耳门，这时，头用力后仰，而右手则用力推头，使之向前，两力相抗。右手尽量后展，两眼向左平视。最后头转正，右手滑至枕后，向右伸呈侧手举，勾掌屈肘；继而如法做对侧。左右各做 10~20 次。

（3）功效及注意事项：着重锻炼肩颈背肌筋，增强其肌力；疏导手阳明经筋，调节脊椎。手和颈项相对同时用力，动作协调，屈颈仰项，开阖胸胁，呼吸自然。

（二）胸背部练功

胸背部练功适用于背部肌肉劳损、扭伤、岔气、脊柱侧弯、胸壁挫伤以及肋软骨炎等疾病。练时多采用站立位。胸椎关节活动相对较小，练功时要求颈、腰和上肢的配合，才能更好完成，但主要活动部位在胸背，这一点必须时时注意。

1. 张臂挺胸

（1）起势：站立。双足与肩同宽。双手前平举，手心向下，手指伸直。

（2）功法：双手骤然收回，屈肘，双肘尖用力向后摆，同时配合胸部前挺。呼气。然后借冲击的回弹力使双手复原，胸内收，同时吸气。接上势，随之手心翻转向上，两手向前平举，再向后摆和扩张，也配合胸部前挺，吸气，继又还原，呼气。反复做 20~30 次。关键在于双臂扩张的同时配合胸部前挺。

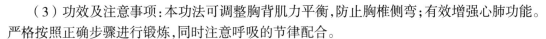

（3）功效及注意事项：本功法可调整胸背肌力平衡，防止胸椎侧弯；有效增强心肺功能。严格按照正确步骤进行锻炼，同时注意呼吸的节律配合。

2. 转体展手

（1）起势：右转呈右弓箭步，手指并拢，前臂交叉置于胸前。

（2）功法：掌心斜向外上方迅速弹出展开，瞬间收回胸前，随之手心翻转向下，迅速向两侧下方划出。

（3）功效及注意事项：本功法可舒展胸背部肌肉筋骨，锻炼胸背部肌力，增强其协调性，防止胸椎单向侧弯；改善胸椎小关节紊乱和岔气所致的不适症状；同时锻炼肩部，增强其灵活性、协调性。注意手臂弹开时要保持一定速度，不可太慢或太快，太慢起不到疗效，太快容易损伤肌肉筋膜。

3. 俯卧拧胸

（1）起势：俯卧位，四肢自然伸直。

（2）功法：上半身右侧随右臂慢慢抬起，头颈及胸也尽量向右扭转，右下肢后伸抬起，同时吸气，然后还原，同时呼气。左右相同，做30~40次。

（3）功效及注意事项：本功法可增强胸背部肌力及力学平衡，有效防止并可在一定程度上纠正脊柱侧弯、胸椎小关节紊乱，改善不良姿势所致胸背部疼痛等不适症状，增强心肺功能。注意动作需保持一定节律和幅度，强度因人而异。

4. 后推挺胸

（1）起势：站立，两臂后伸，双手十指相嵌，掌心朝内置腰部。

（2）功法：略屈双肘，翻转掌心向后下方缓缓推出，同时挺胸深吸气，再慢慢收回，呼气，做30次左右。

（3）功效及注意事项：本功法可增强心肺功能，增加体内氧含量，改善循环。有效缓解胸背部疾患所致的胸闷、憋气症状；与上肢配合，还可起到锻炼肩部作用。行此锻炼时需密切配合上肢运动和呼吸，动作循序渐进，不可操之过急，否则容易造成肌肉、筋膜拉伤。

5. 上下推掌

（1）起势：站立，双手握拳置于腰侧。

（2）功法：拳变立掌，虎口张开，用力做上托下推动作，左右交替，上推之手尽量上举，下推之手略后伸，做10~20次。

（3）功效及注意事项：本功法可舒展胸背部筋骨肌肉，增强肌力，改善肌肉的协调性；增强心肺功能，改善循环。动作应循序渐进，力度由小到大逐渐增加。

6. 大圆手

（1）起势：半蹲位，双手置腰侧。

（2）功法：手指自然分开并略屈曲，掌心向上逐渐提至胸前，然后双手先后分别做由内—上—外—下—内的翻转划圈。由内向上时，手心朝上，接近外侧手心逐渐翻转向下。左手在上身体重心稍左移，右手在上则稍右移。做30~60次。

（3）功效及注意事项：本功法可锻炼胸背部肌肉筋膜，增强其协调性，畅通气血运行，改善呼吸循环及岔气、肋部挫伤等症状，同时锻炼肩部，增加其灵活性。练功时注意具体顺序，循序渐进，坚持不懈。

（三）腰部练功

腰部练功适用于腰部扭伤、腰肌劳损、腰椎后关节紊乱症、腰椎间盘突出症以及不明原因腰痛等。练功时主要有站立位和卧位两种体位。由于腰部活动较多,承受应力大,较易发生损伤,而且腰部的稳定主要靠肌肉来完成,故腰肌力量的锻炼很重要。

1. 仙人推碑

(1)起势:两足分开与肩同宽,站立,双手握拳置腰侧。

(2)功法:右手开拳变立掌,向右侧方缓慢用力推出,同时腰略右旋,头右转,眼看手指,然后收回复原。左右相同,做 30 次。

(3)功效及注意事项:本功法可加强腰背部肌肉韧带力量,防治脊椎退行性变和软组织劳损等引起的腰痛,还有利于锻炼颈椎和肩背。动作要缓慢,臀部不要僵硬,两腿立定不动。开始转动时动作宜轻慢,经过一段时间的锻炼后,动作幅度可加大。

2. 拧腰后举

(1)起势:站立,双足分开比肩略宽,下肢伸直,上身下俯,双手自然垂下。

(2)功法:腰向右拧转,右手同时向后伸起,头右转,眼看右手指,左手摸右足尖,身体重心不移。随之腰部向左拧转,如法做对侧。左右相同,做 30 次。

(3)功效及注意事项:本功法可增强腰背部肌力,改善肌肉僵硬,增强其协调性,可治疗急性腰部扭伤、慢性腰肌劳损等引起的腰部疼痛及功能活动障碍。练功时注意自然放松,不可使用暴力,注意呼吸均匀,不可闭气强行练习。

3. 风摆荷叶

(1)起势:站立,双足分开略宽于肩,双手叉腰。

(2)功法:臀腿部尽量不动,做上身的左右侧屈,前俯后仰,形同风吹荷叶的摇摆状。

(3)功效及注意事项:本功法可疏通腰部经脉气血,改善肌肉协调性和肌肉僵硬;调整腰椎小关节紊乱,预防并在一定程度上改善腰椎侧弯。动作需协调、柔顺,掌握合适幅度,由小到大,循序渐进。

4. 浪里荡舟

(1)起势:两足分开略宽于肩站立,双手叉腰,拇指在后按肾俞穴,余四指在前。

(2)功法:上身与下肢相对固定,做腰部大回旋活动,先顺时针,后逆时针。身体凸向右前侧方时,左拇指压左侧肾俞穴;凸向左前侧方时,右拇指压右侧肾俞穴。动作幅度适当,顺逆方向各做 10 次。

(3)功效及注意事项:本功法可增强腰背肌力,增强腰部软组织柔韧性。改善局部血液循环,减轻和防止肌肉萎缩,促使组织修复,调整小关节正常解剖关系,增强脊柱稳定性。练功过程循序渐进,掌握合适幅度,动作由小到大,由慢到快。

5. 打躬势

(1)起势:站立,双足并拢,双手自然垂放两侧。

(2)功法:双手自两侧慢慢抬起,于头顶十指相嵌,然后降至枕后,并扣抱于枕后,呼气。双肩尽量展开,随之低头弯腰,双手压头令接近膝间,默数 30 个数,慢慢挺身站立,松手自然下垂,吸气。注意低头弯腰时膝关节要伸直,反复做 10~20 次。

(3)功效及注意事项:本功法可增强腰背部肌力,增加腰椎稳定性,疏通腰背部气血经络,改善腰部脏腑功能,有效缓解腰部劳损、疼痛和腰椎的退变。练此功法切勿性急,应循序渐进,否则会使腰部增加新的损伤。

6. 双手攀足

(1)起势:坐位,双腿伸直并拢,腰挺直,双手自然放两侧。

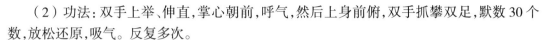

（2）功法：双手上举、伸直，掌心朝前，呼气，然后上身前俯，双手抓攀双足，默数 30 个数，放松还原，吸气。反复多次。

7. 躬尾势

（1）起势：双足并拢站立，双手握拳至腰侧。

（2）功法：双拳变掌，掌心朝上向前伸出，双臂伸直后合掌，十指相嵌，然后屈肘收臂，双手收至胸前，再沿胸前慢慢下降，呼气弯腰，至双掌心接触地面，微微抬起足跟，并昂首向前看，默数 30 个数，随之挺身起立，两臂前平举，开指松手放下，吸气复还。

（3）功效及注意事项：本功法可舒展腰部和腿后肌群，增强腰背部肌力，提高腰部稳定性，可以缓解腰肌劳损及腰椎退变所致疼痛。练功时循序渐进，动作由轻到重，同时配合呼吸。

8. 前俯分掌

（1）起势：站立，两足分开与肩同宽，双手自然下垂。

（2）功法：上身前俯的同时，双手借内收的抛甩力使双臂交叉，旋即挺腰站起，双手同时从两侧甩至头顶交叉，反复做 30 次。

（3）功效及注意事项：本功法可疏通腰部气血筋脉，增强腰背肌力量，增加腰椎稳定性。动作不宜过猛，循序渐进，配合呼吸。

9. 摇椅势

（1）起势：仰卧，尽量屈髋屈膝，双手环抱两腿，十指相嵌，低头，使脊柱呈弧形。

（2）功法：借助腰臀部肌肉收缩所产生的腰骶下坠力，使身体头起腿落，腿起头落，交替如摇椅摇摆状。

（3）功效及注意事项：本功法可增强腰肌和腰背肌肌力，防治腰背酸痛及腰部前屈功能障碍，改善脊柱的生理曲度，也可改善由腰椎退变所致的疼痛和功能障碍。此功法练之易，行之艰，不可过急、过猛，应循序渐进，次数由少到多，幅度由小到大。

10. 喜鹊登枝

（1）起势：自然站立，双手叉腰。

（2）功法：先向前探身，至弯腰成 45°，徐徐挺身仰头，随后头左旋，继而头转正。左右相同，各做 10~20 次。

（3）功效及注意事项：本功法可增强腰背肌的协调性，尤其是旋转肌力，防治腰部旋转功能障碍；调整小关节的紊乱，恢复腰椎正常解剖关系。练功时应循序渐进，动作柔和，不可一味冒进。

11. 鲤鱼打挺

（1）起势：俯卧，四肢伸直，两腿并拢。

（2）功法：两腿不动，头及上身缓缓抬起，双手自然后伸，同时吸气，稍停片刻，还原呼气，反复多次；上身不动，两腿并拢，做缓缓抬起、放下的运动，反复多次。当练上法至腰肌力量达一定程度时，再练头、上身与两腿同时背伸，令整个身体后伸成一自然弧形，同时吸气，其形如鲤鱼打挺，又如飞燕翔空。停留片刻后呼气还原，如此反复 30~60 次。

（3）功效及注意事项：本法可增强腰背肌肌力，常用于腰肌劳损及腰椎退变所致腰腿痛，亦常用于椎体压缩性骨折后期功能锻炼。练功需循序渐进，初期可能难以达到动作标准，通过锻炼逐渐进步，切勿练习过度以造成不必要的损伤。

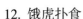

12. 饿虎扑食

（1）起势：右弓箭步，双手握拳至腰侧。

（2）功法：开拳，手指自然张开，提至胸前翻转，掌心向前方，继续上举到额前，同时头及身体略后仰，紧接着身体前扑，十指抓地于左足侧前方，抬头望正前方，注意胸腰要直，臀部不要撅起。然后收回转身做另一侧。

（3）功效及注意事项：锻炼腰背肌力，加强脊柱稳定性，调节椎体间小关节紊乱。行此功法时需挺直上身，配合呼吸，同时注意幅度不可过大，以免发生跌仆损伤。

13. 大转腰

（1）起势：两足分开略宽于肩站立，双手自然下垂。

（2）功法：做腰部自右下→右上→后→左上→左下→前→右下的环转运动，双臂随身体协调地摆动，上身前倾时，右臂在前，左臂跟随，当转至侧方及后仰时，改换成左臂在前，右臂在后跟随。做 10~20 次。

（3）功效及注意事项：本法可缓解腰部肌肉痉挛，疏通气血，主要锻炼腰椎旋转活动功能，能防治腰部肌肉劳损和腰椎及小关节退变所引起的腰部酸痛。练功时循序渐进，不可操之过急，防止由过度锻炼而引起的继发性损伤。

（四）注意事项

练功虽不失为一种有效的疗法，但应用时要注意以下几点。

1. 详察病情，合理选练　治疗必先诊，这是一般规律，也是必须遵循的原则。练功也一样，既要不加重损伤，又要能疗伤愈病，这就应该对练功方法有一定的选择、安排和要求。练功前必须对病情有一个全面的了解，尤其是对伤病肢体活动范围和活动能力的估计，然后根据患者体质、伤病发生部位、患病时间、损伤的性质和类型、病情的轻重缓急等，正确选择练功方法，适当掌握练功次数和强度，才可避免练而无功或出现不良作用。此外，由于肢体的生理功能不同，如上肢主要在灵巧，下肢主要在负重，所以其练功的具体要求和侧重点也不一样，这些在练功过程中也应注意。

2. 动静结合，主动为主　动和静是对立统一的，动是绝对的，静是相对的，静是为了更好地动，动也是为了更好地静，两者之间体现了辩证关系。静，是使伤肢得到休养，有利于损伤组织的修复和肢体功能活动的恢复。但如果肢体缺乏必要的活动，势必造成循环瘀滞，新陈代谢减弱，关节囊、韧带、筋膜和肌肉等发生弹性降低、挛缩、变性和粘连等一系列改变，这是有害的。而适当的活动，可使肢体得到一定程度的锻炼，促进血液循环，加强新陈代谢，恢复组织性能，解除组织间粘连，从而使伤病得到更快康复。由此可见，在损伤肢体的康复过程中，动是积极的。动静结合，取长补短，相辅相成，这种合乎正常生理活动的动态平衡的建立，便是练功的基本法则。练功主要在于发挥患者的主观能动作用，利用机体潜在的能力来达到治疗目的。因而，应积极主动地练功，并能做到意、气、力俱到，起到局部与整体并重的效应。

3. 循序渐进，贵在坚持　事物发展有一定规律性，所谓"时到花自开，功到自然成"，急于求成往往适得其反。练功不能操之过急，这是无数临床实践证明了的。练功的次数和强度，在编排上要有一定原则。一般而言，是由少到多，在一定限度内慢慢增加次数；由不动变为小动，由小动变为大动，逐渐提高锻炼强度，扩大活动范围，以练功后自觉很舒适为度，如症状加重则为不正确。比如腰背肌锻炼的"鲤鱼打挺"，有人称"小燕飞"，如开始练时先试一下能做多少个，逐渐增加至男 50 个、女 40 个，逐步增加即可，但贵在坚持。练功应以健肢带动患肢,耐心细致地进行,最终恢复躯干和肢体各关节固有的功能活动。练功效果出现较迟,但疗效巩固,是一个由量变到质变的过程,这是练功疗法的特点。因此,练功疗法要求患者有信心和耐心,坚持下去,始能收效,千万不可一曝十寒,那只有徒劳无功,更不能图快或贪一时之功,盲目增加练功强度和次数,甚至采用一些被动活动方法,这样做会造成不良后果。在练功过程中,关节活动范围的增加和肌力的增强,是互相促进的。所以活动范围的锻炼和肌肉力量的训练同样重要,不可偏废。动作正确,只是解决了练功的姿势问题,而正确的姿势与力量的结合,才能达到练功的质量要求。同样,这也非一日之功。常见的习惯是先求得姿势正确,再满足力量要求,从而达到练功标准,提高练功效果。

附：颈椎旋提手法教学培训系统的研制与应用

旋提手法是一项技巧性很强的医疗技术,需要经过规范培训方可掌握。既往手法传承多采用口传心授的方法施教,需要初学者有较高的领悟力,并在临床的学习工作中投入大量的精力去摸索,因此学习效率低,推广难度大,可操作机会少,这些问题成为影响旋提手法治疗颈椎病临床推广的主要因素。规避不规范旋提手法的操作风险、提高手法操作质量是促进其推广应用的关键。

近年来,国内外学者从物理学及运动学角度分析手法操作过程,以从中获得手法操作的力学轨迹及力学参数,力学指标得到量化后,可以将手法操作过程中的难点进行数学模型重建,从中得到力学曲线,进而研发相应的教学模拟器。模拟器的应用为临床教学及科研等方面提供了坚实的技术保障,为学生及低年资医师提供了很好的实践平台,有效避免了原有教学模式下因医患关系紧张、医学伦理学限制而造成实践机会少的弊端,给予临床医务工作者更多实操机会,训练的同时进行考核,使学习具有针对性,在手法教学传承方面有望另辟蹊径。

因此,研发具有临床操作实感的旋提手法教学培训系统,可为手法培训提供实践平台,使初学者快速掌握其技术要点,缩短学习周期,避免直接在人体上进行手法操作所导致的风险、低效和差异等问题,并可对掌握程度进行量化考核与评价,具有现实意义和科研价值。

一、颈椎旋提手法教学培训系统的研发

旋提手法教学培训系统由主体机械部分和控制与检测系统组成。主体机械部分实现人体颈椎的机械模拟,控制与检测系统通过外围电路完成对主体机械部分的控制以及手法操作过程的力学数据采集与分析。旋提手法教学培训系统概念图见图4-9。

（一）旋提手法模拟操作考核系统主体

旋提手法教学培训系统本体由头部模型、头部运动模拟装置、颈椎模拟器、高度可调机构以及可移动平台组成（图4-10）。操作者直接作用在头部模型上,头部模型与头部运动模拟装置固连,头部运动模拟装置采用阻抗控制技术,可以实现颈椎在旋转操作过程中生物力学状态的模拟。颈椎模拟装置采用直线主动变刚度机构,用于模拟颈椎在受到扳动力手法时的生物力学特征,并通过直线主动变刚度机构中的电机加载,实现对扳动过程中两个部分的模拟。高度可调机构实现对不同身高人群的坐姿高度模拟,丰富颈椎旋提手法培训的应用范围。

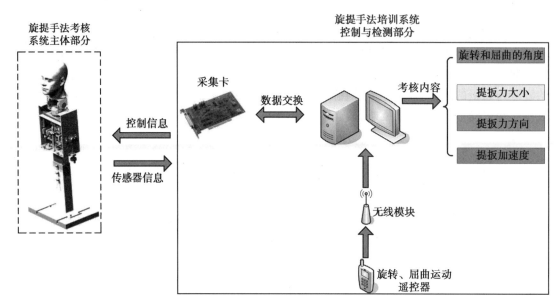

图 4-9 旋提手法模拟操作考核系统概念图

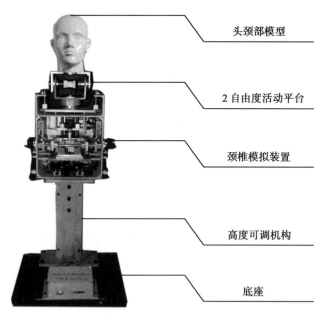

图 4-10 旋提手法模拟操作考核系统主体构造

（二）控制与检测系统设计

控制与检测系统总体设计见图 4-11,为了保证系统稳定性和节省开发周期,控制信号的产生和检测信号的获取均通过采集卡完成,并通过较为成熟的模块电路和传感器模块来搭建整个硬件平台。硬件平台分为电源部分、控制部分和检测部分,软件平台采用基于VC2008 的软件平台进行开发。

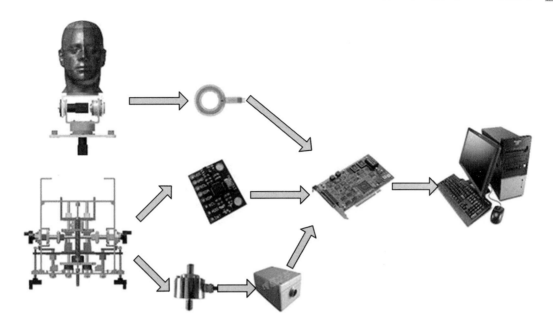

图 4-11　控制与检测系统组成

（三）安全性设计

　　考核系统直接与操作者接触，为避免操作者出现危险以及降低考核系统的故障率，从机构、电路和软件 3 个方面对系统进行了安全性设计。

　　1. 机构方面安全性设计　旋提手法的操作主要分为旋转和提扳两个步骤，两个步骤之间相互独立。因此，在设计机构安全性时，本研究通过两方面的设计保证机构的安全性。一方面，旋转部分需要完成旋转 - 屈曲 - 再旋转的动作，为了保证电机和传感器的信号线不发生绕线，课题组在每个旋转关节处添加了抱闸，当超过规定角度的最大值时，抱闸将自动抱紧，并给出警告信息，提示操作者操作失误，从而确保考核系统旋转部分的安全性。另一方面，提扳力属于冲击力且力量较大，在提扳过程中可能会将设备整体提起，导致对操作者人身安全和系统主体损坏的隐患。为此，本研究在考核系统的底部增加了较大的配重，配重重量略大于正常人体的体重，确保提扳过程中，主体部分不会发生倾翻，保证人身和设备的安全。

　　2. 电路方面安全性设计　采用工业级高性能直流电源，确保电供应稳定。在电路模块连接时，采用共地的连接方法，确保模块供电不会产生压差导致模块损坏。由于采用的最大电压为 24V，不会产生对人体伤害的安全问题。在操作过程中，如果发生设备失控的情形，利用急停开关可以终止手法操作，确保考核系统和操作者安全。

　　3. 软件方面安全性设计　由于在操作结束后，头部处于手法结束后的位置，当关闭软件时，抱闸会松开，导致头部向下继续移动，直到接触到机械限位，可能导致设备损坏。因此，本研究在软件方面进行了相应处理，保证在关闭软件前，将设备回到初始位置，从而确保设备的安全。

二、颈椎旋提手法教学培训系统的稳定性研究

　　应用颈椎旋提手法教学培训系统对 10 位临床应用旋提手法至少 5 年且熟练掌握手法操作要领的医师进行操作考核，对考核过程中的 6 项核心指标（预牵引力、提扳力、最大作

用力、提扳时间、旋转幅度和俯仰幅度）进行数据采集，比较 10 位医师 5 次操作（G_1、G_2、G_3、G_4、G_5）中各项指标的合格率差异，并对每位医师 5 次操作各项指标的合格情况进行分析，以评价该机器人的稳定性。实验结果如下：10 位医师在 G_1、G_2 操作中存在不合格指标，以提扳力、最大作用力、旋转幅度为著，经 χ^2 检验，P 值分别为 0.074、0.264、0.531，差异无统计学意义；G_3 操作开始未再出现不合格指标。对 10 位操作者的 5 次操作数据进行单因素方差分析比较，提扳力方面，G_4、G_5 与 G_1 相比较，差异有统计学意义（$P=0.015$，$P=0.006$）；最大作用力方面，G_4、G_5 与 G_1 相比较，差异有统计学意义（$P=0.021$，$P=0.012$）；其余各项指标两两比较，P 值均 >0.05，差异无统计学意义。该研究结果显示，颈椎旋提手法教学培训系统作为考核工具能稳定有效地评价术者施行旋提手法操作的优劣，并可将旋提手法的核心指标进行客观量化。

三、颈椎旋提手法教学培训系统的应用

旋提手法教学培训系统的对象人群为骨伤科、按摩科、康复科临床医疗工作者及医学生。本产品特点在于可以实时反馈手法过程中的问题，对手法进行不断的校正，使学员快速掌握手法要领。本产品为初学者提供了可重复操作的实践平台，能够有效避免医疗风险，规避了当下因医患关系紧张、医学伦理学限制而造成实践机会少的弊端，给予临床医务工作者更多实操机会，在训练同时进行考核，使学习具有针对性，而且可以在操作过程中记录初学者的操作数据，由计算机进行整合分析，与标准值进行对比，得出操作报告。让初学者和施教者对操作过程中的不足一目了然，为下一步的教学工作及学习计划提供更直观的客观依据，能够有效缩短学习曲线，进一步促进旋提手法的推广及普及。

（一）颈椎旋提手法学习过程中常见的操作错误分析

正常体重指数模拟状态下，初学者操作旋提手法时的主要错误为发力偏小、提扳时间过长、旋转幅度过大以及俯仰幅度过大。超重体重指数模拟状态下，初学者的主要操作错误为发力不当、提扳时间过长、旋转幅度过大以及俯仰幅度过大。肥胖体重指数模拟状态下，初学者的主要操作错误为发力不当、提扳时间过长、旋转幅度过大以及俯仰幅度过大。该研究显示，操作过程中最常见的不规范操作分别为发力不当、旋转幅度过大、提扳方向不垂直以及提扳时间过长。由数据分析结果得出，初学者在掌握旋提手法操作过程中最难以掌握的技巧是如何合理地进行发力操作。

（二）基于颈椎旋提手法教学培训系统的手法传承模式研究

旋提手法教学培训系统在旋提手法规范化操作传承模式中开创了新模式。通过对 27 名手法传承人分为视频教学、师承教学和旋提手法智能机器人培训各 9 名，对每组传承人接受相应传承模式学习颈椎旋提手法规范化操作 2 周后分别进行智能机器人和专家考核，其中智能机器人考核指标包括预牵引力、提扳力、最大作用力、提扳时间、旋转幅度、俯仰幅度合格次数及合格率，专家考核指标包括颈椎定位、颈椎固定、预牵引、提扳力度、提扳方向、提扳技巧合格次数及合格率。结果机器人考核中机器人培训组、视频教学组、师承组总平均合格率分别为 82.22%、67.84%、69.91%，专家考核中机器人培训组、视频教学组和师承组总平均合格率分别为 91.11%、66.96% 和 83.80%。全部考核后总合格次数分别为视频教学组（5.89±2.54）次，师承组（4.44±2.18）次，机器人培训组（3.11±1.69）次。各组合格次数比较差异具有统计学意义（$P<0.05$），机器人培训组合格次数明显少于视频教学组（$P<0.05$），视频教学组与师承组、师承组与机器人培训组间比较差异无统计学意义（$P>0.05$）。结论：机

器人培训传承模式在旋提手法治疗颈椎病手法考核时合格率较高,其传承效果优于视频教学和师承模式。

四、总结

　　旋提手法教学培训系统为国内首个颈部扳动类手法考评机器人。该系统改变了过去只能"口传手授"且难以评价的状况,为旋提手法培训提供了可反复操作的实践平台,使学习者快速掌握其技术要点(力的大小、发力时间及方向),并可对实际掌握程度进行量化评价,开创了科学的可重复的手法传承及评价的新模式。

第五章　脊柱疾病微创治疗技术

微创治疗是指通过微小创伤和入路,将特殊器械、物理能量或化学药剂等送入人体内部,完成对体内病变、畸形、创伤的切除、灭活、修复或重建等手术操作,从而达到治疗目的。微创治疗具有创伤小、疼痛轻、恢复快及心理效应好等优点。手术微创化是未来外科手术的发展方向,在脊柱外科中,自 20 世纪 60 年代 Smith 采用化学溶核方法治疗椎间盘突出以来,微创方法治疗脊柱疾病经历了化学溶核、经皮椎间盘切吸术、经皮内镜椎间盘切除术及经皮髓核射频消融术等过程。随着科技的发展和手术技术经验的提高,脊柱疾病微创治疗技术不断更新,目前脊柱疾病的微创治疗技术主要包括微创介入疗法、内镜技术疗法及针刀疗法等。

第一节　微创介入治疗技术

一、经皮椎间盘微创技术

(一)髓核化学溶解术

髓核化学溶解术是指通过经皮穿刺向椎间盘内注入某种酶,溶解椎间盘的某些成分,降低椎间盘内压力,缓解椎间盘突出物对神经根的压迫,以达到消除或缓解症状目的的手术方法。1916 年,法国巴斯德研究所的工作者发现了胶原酶;1941 年,Jansen 和 Balls 分离出木瓜凝乳蛋白酶;1959 年瑞典学者 Hirsch 认识到椎间盘内的软骨黏液蛋白随着年龄增长而退变成胶原或纤维组织,他设想将某种酶注入病变椎间盘内,加速其退变,使其纤维化从而缩小间盘体积,减轻对神经根的压迫。1963 年,美国学者 Smith 用木瓜凝乳蛋白酶注入患者病变腰椎间盘内治疗腰椎间盘突出症,取得了较好的疗效。1969 年,美国学者 Sussman 使用胶原酶椎间盘内注射治疗腰椎间盘突出症获得成功。临床报道中,木瓜凝乳蛋白酶具有过敏反应、截瘫、急性横断性脊髓炎等不良反应,但发生率极低,国内尚无注射木瓜凝乳蛋白酶治疗腰椎间盘突出症的报道。由于 2002 年国外厂家停止木瓜凝乳蛋白酶的生产,临床上也就不再用此酶治疗腰椎间盘突出症,胶原酶可造成椎间盘周围组织的破坏,部分患者术后出现剧烈疼痛等不良反应,日本学者发现软骨素酶 ABC 具有更好的特异性,可选择性降解椎间盘软骨基质中的蛋白多糖,降低椎间盘内水含量和压力,与前两者相比对细胞或组织的损伤更小,在溶解髓核的同时不破坏软骨细胞,对血管神经亦无显著影响,但目前尚处于临床前实验阶段;当前髓核化学溶解术所用的大部分是胶原酶。

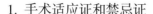

1. 手术适应证和禁忌证

（1）适应证：腰椎间盘突出症诊断明确，症状、体征与影像学表现相一致，经过严格保守治疗无效。

（2）禁忌证：①突出组织钙化；②合并骨性椎管狭窄或侧隐窝狭窄；③合并椎体失稳；④合并马尾综合征；⑤化学溶解酶过敏；⑤腰椎结核、肿瘤；⑥局部皮肤感染。

2. 手术过程

（1）术前用药：术前1小时可用地塞米松5mg溶于50%葡萄糖注射液60ml静脉注射，或口服抗过敏药物，预防过敏反应。

（2）体位：患者侧卧或俯卧于能透视的手术台，弯腰屈膝或腹部垫枕，使腰椎生理前凸和腰骶角变平直，利于穿刺。

（3）定位：经C形臂X线透视辅助确定治疗的病变椎间隙，在其背部皮肤标记，于将要进针的腰椎间隙平面后正中线旁开8~12cm确定穿刺点。

（4）麻醉：常规消毒腰背部皮肤，铺巾，用2%利多卡因于穿刺点沿穿刺路径行皮内、皮下及肌肉浸润麻醉，避免麻醉过深，麻醉到脊神经。

（5）注射方法：①盘内注射方法：持15cm长的18号或20号穿刺针，与躯干矢状面成45°~55°，L_5~S_1椎间盘注射时针尾向头侧倾斜20°~30°，经皮肤、皮下脂肪、腰背筋膜、骶棘肌外侧部、腰方肌及腰大肌，从神经根下至纤维环后外侧表面，穿刺区域为经典的"安全三角"（内界为上关节突，下界为上终板，上外界为走行的神经根），针尖接触纤维环之前应停止，X线检查针尖位置，进针过程中若出现根性疼痛症状应退针，调整针的方向和角度再次进针，针尖穿入纤维环时有涩韧感，突破纤维环内层时有落空感，进入椎间盘内，X线确定针尖位置。针尖理想位置正位片应在中线经椎弓根影内侧，侧位片应在椎间隙后1/3，抽出针芯，向椎间盘内缓慢、分次推注胶原酶400~600U，推注时间要在3分钟以上，注入后留针5~10分钟，防止药液沿穿刺途径反流，拔针后按压止血，用无菌贴贴敷。②盘外注射方法：穿刺点距棘突距离稍加大，一般为9~13cm，用15cm长的18号或20号穿刺针，采用与盘内注射基本相同的方法进行穿刺，在X线透视下对准椎间孔的下1/2处，将穿刺针缓慢刺入椎间孔处的神经根通道内，硬膜外腔内，针尖突破黄韧带进入硬膜外腔时动作要轻，有落空感后测定负压并透视确定针尖位置，后用造影剂行硬膜外腔造影，或注入普鲁卡因100mg行脊椎麻醉试验，若造影证实针尖位于硬膜外腔内，或注入普鲁卡因做试验10分钟后无脊椎麻醉现象发生，则可缓慢注入胶原酶1 200U，拔针后按压止血，用无菌贴贴敷。③盘内外联合注射方法：结合上述两种方法同时应用。

3. 术后处理

（1）严密观察患者有无过敏反应。

（2）椎间盘突出物为中央型者，术后屈膝、屈髋仰卧6小时；椎间盘突出物为旁侧型者，术后向下侧卧位8小时；此后卧床休息3~5日。

（3）对症处理：注射髓核溶解酶后可引起暂时性的局部软组织充血水肿与肌肉痉挛，一般不需特殊处理，术后2~3日后可自行缓解。对疼痛严重者，可用止痛剂、肌肉松弛剂或理疗等对症处理。

4. 并发症 化学髓核溶解术并发症的发生率为1%~3%，主要有过敏反应、神经损伤、椎间隙感染、继发性椎间孔或椎管狭窄、一过性排尿困难和肠麻痹等。

（1）过敏反应主要包括暂时性皮疹、暂时性紫癜或伴低血压、过敏性休克和呼吸困难。

暂时性皮疹可发生于术后数日,一般无须特殊处理,暂时性紫癜或伴低血压常发生于髓核溶解酶注射后数分钟,静脉注射激素后可迅速消失,过敏性休克和呼吸困难发生于髓核溶解酶注射后数分钟内,应立即给予激素静脉注射和吸氧。

（2）神经损伤主要包括穿刺过程中的机械损伤、溶解酶误入髓鞘导致横断性脊髓炎、巨大的椎间盘片段经盘内注射后引起马尾综合征等,因此,必须熟练掌握要领,确定穿刺位置正确,方可进行注射。

（3）椎间隙感染主要是由于无菌操作不严格所致,因此应严格无菌操作,术后可予抗生素预防感染。

（4）化学髓核溶解术后椎间隙变窄,可导致继发性椎间孔或椎管狭窄,影响远期疗效。

（5）一过性排尿困难和肠麻痹一般出现 1~2 日后可自行消失,亦可行导尿、通便治疗,或行中药、针灸治疗。

（6）其他:出血性蛛网膜炎、血栓性静脉炎、肺栓塞、硬膜外脓肿等较少见。

（二）椎间盘内臭氧治疗

意大利学者 Bocci 从 20 世纪 80 年代起对臭氧的作用机制进行了大量的基础和临床研究,结果表明臭氧具有消炎、止痛及溶解髓核内蛋白多糖等作用。1988 年,意大利医师 Verga 首先将臭氧注入腰大肌及椎旁间隙治疗腰腿痛;Muto 于 1998 年最早报道了臭氧治疗椎间盘突出症。臭氧治疗椎间盘突出症目前主要采用经皮注射椎间盘内的方式,又称为臭氧消融术或氧 - 臭氧化学溶盘术,即将氧 - 臭氧浸润在髓核、神经根和 / 或神经节周围治疗椎间盘突出症。

1. 手术适应证和禁忌证

（1）适应证:①腰痛和 / 或根性疼痛,经过不少于 2 个月的正规保守治疗无效;②根性分布的感觉异常、轻度的肌力减退及根性激惹症状;③影像学表现椎间盘轻中度突出并且与症状一致。

（2）禁忌证:马尾症状、明显的肌力减退以及重度椎间盘突出 / 脱出。

2. 手术过程

（1）体位、定位及麻醉同 "髓核化学溶解术"。

（2）注射方法:注射操作基本和髓核化学溶解术相同,针尖到达椎间盘或椎间孔造影确定造影剂无向外泄露后,缓慢注射 20~60μg/ml 臭氧气体 10ml,拔针后无菌贴贴敷。

3. 术后处理

（1）术后立即观察患者的双下肢运动功能与感觉情况。

（2）24 小时内尽量卧床休息,之后逐步进行下肢及腰背肌功能锻炼。

（3）术后常规应用抗生素预防感染。

（4）症状严重者应用激素、脱水药及神经营养药物。

4. 并发症　椎间盘内臭氧治疗的并发症临床报道较少,主要有平面异常扩散及神经损伤。

（1）平面异常扩散:椎旁周围组织相对疏松,气体可向上或向下扩散,从而产生相应节段的神经根束带样反应,气体进入蛛网膜下腔可以出现头痛等颅内高压症状。因此,操作时应避免注入量过大,避免注入硬膜囊,同时臭氧具有一定的神经毒性,应将浓度控制在 60μg/ml 以内。

（2）神经损伤:操作中手法、力度过于粗暴,可破坏纤维环,使髓核脱出到椎管腔导致神

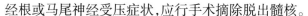

经根或马尾神经受压症状,应行手术摘除脱出髓核。

（三）椎间盘内热疗

1. 椎间盘内电热治疗　椎间盘内电热治疗是将热疗导索置入椎间盘内,通过热能使间盘物质皱缩,促进纤维环愈合,灭活炎症因子,消除炎症,并凝固杀灭纤维环内部的神经末梢,达到治疗间盘源性疼痛目的的疗法,是美国康复医师 Jeffrey 和 Joel 于 20 世纪 90 年代末最先报道的一种微创疗法。

（1）手术适应证和禁忌证

适应证:①慢性腰痛,正规保守治疗 6 个月以上无效;②无影像学上明显的椎间盘突出神经根受压表现及临床上的根性症状、体征;③椎间盘造影阳性。

禁忌证:①重度椎间盘突出;②影像学显示脊髓和/或神经根受压;③影像学显示病变椎间盘高度低于正常高度的 50%;④合并骨性椎管狭窄或侧隐窝狭窄;⑤合并椎体失稳;⑥合并马尾综合征;⑦腰椎结核、肿瘤;⑧局部皮肤感染。

（2）手术过程:①体位、定位及麻醉同"髓核化学溶解术"。②手术操作方法:一般选择腰痛症状较重的对侧进针,17 号穿刺针与躯干矢状面成 45°~55° 进针,穿刺针进入椎间盘的操作基本和髓核化学溶解术的盘内注射操作相同,进入椎间盘后拔出针芯,置入热疗导索,在影像引导下,使导索沿纤维环内壁走行至对侧,最后到达后部纤维环内壁,一般逐渐加热至 90℃,持续 4~6 分钟,一旦出现根性症状,立即停止并调整导索位置。加热结束后移出导索,通过导针向椎间盘内注入抗生素和局麻药或造影剂,拔除导针,局部按压止血,无菌贴贴敷创口。

（3）术后处理:患者术后可观察 1~3 日,也可当日出院,不强调特殊卧床休息,第 1 个月在腰部支具保护下正常行走,第 2 个月可逐渐开始腰背肌锻炼,5 个月内避免进行剧烈运动。

（4）并发症:并发症报道较少,主要是操作时累及神经根造成神经损伤以及重复操作导致导索断裂在椎间盘内,虽然尚未见椎间盘感染的相关报道,但仍应该严格无菌操作。

2. 激光汽化减压术、低温等离子射频消融术和射频热凝消融术　①经皮椎间盘激光汽化减压术于 1987 年由 Choy 与 Ascyher 首次报道。其原理是通过激光产生热能,使髓核组织汽化,干燥脱水,降低椎间盘内压,缓解其神经根及周围痛觉感觉器的压迫和刺激,从而达到治疗目的。②1996 年,Yeung 等首次报道将低温等离子射频技术应用于临床治疗腰椎间盘突出症,椎间盘低温等离子消融术是利用双极射频产生的能量,使射频头周围的电解液转换成等离子体蒸汽层,其中的带电粒子被电场加速后,击碎细胞的分子键,使组织以分子为单位解体,从而形成单元素分子和低分子气体（O_2、H_2、CO_2 等）,气体从消融通道散出,从而达到减压目的。这种效应局限于目标组织表层,且在 40~70℃ 实现,对周边组织的热损伤被降至最小。它运用 40℃ 低温射频能量在髓核内切开多个槽道,配合 70℃ 热凝,使髓核胶原纤维汽化、收缩和固化,移除部分髓核,降低椎间盘内压,使突出的髓核组织回缩,从而达到治疗目的。③射频热凝消融术是射频发生器通过射频针在电极间产生高频电流,通过有一定阻抗的组织,使组织内离子产生振动,与周围质粒相互碰撞摩擦产生热量,使组织变性凝固的方法,2000 年 7 月美国食品药品管理局批准其用于治疗腰椎间盘突出症。射频热凝消融术治疗腰椎间盘突出症是通过高能射频使髓核及纤维环发生凝固、变性、消融,降低椎间盘内压,使突出的髓核组织回缩,纤维环再塑,同时杀灭神经末梢,从而达到治疗目的。

三者的作用原理和操作方式相近。

（1）手术适应证和禁忌证

适应证：椎间盘性腰痛或局限性椎间盘突出导致的腰腿痛，经严格保守治疗 2~6 个月无效。

禁忌证：①重度椎间盘突出；②突出的髓核脱落于椎管；③影像显示病变椎间盘高度低于正常高度的 50%；④合并骨性椎管狭窄或侧隐窝狭窄；⑤合并椎体失稳；⑥合并马尾综合征；⑦腰椎结核、肿瘤；⑧局部皮肤感染。

（2）手术过程：①体位、定位及麻醉同"髓核化学溶解术"；②手术操作方法：18 号穿刺针与躯干矢状面成 45°~55° 进针，穿刺针进入椎间盘的操作基本和髓核化学溶解术的盘内注射操作相同，进入椎间盘后拔出针芯，置入光纤 / 汽化棒 / 射频针。激光汽化减压：连接光纤，调好释能模式，根据不同患者，脉冲功率调整在 10~20W，照射时间 0.2~5 秒，间隔时间 0.5~10 秒，照射总量控制在 600~1 850J，具体治疗参数需根据患者的症状、身高、体重及病变椎间盘的位置和体积等因素决定。低温等离子射频：汽化棒插入的起点为进入侧纤维环层，终点为对侧纤维环内层，将治疗强度改设为 3 挡或 4 挡，脚踏"消融"键，缓慢插入刀头至终点，此过程为 25~30 秒，此时可见液泡和焦烟味自穿刺针口溢出，再脚踏"热凝"键，同时将刀头缓慢撤出至起点，来回移动的距离不要过长，一般为 1.5cm 左右，然后多次变换角度，对髓核组织进行消融和热凝 6 次。射频消融：使用 0.5V、50Hz 及 1.0V、50Hz 的电流进行电刺激，患者无明显不适后，从低温 60℃ 开始射频治疗 30 秒，而后逐渐升温至 70℃ 30 秒，80℃ 30 秒，90℃ 120 秒进行射频热凝消融治疗。治疗后拔出光纤 / 汽化棒 / 射频针，可接负压吸引约 2 分钟，然后通过导针在椎间盘内注入抗生素，拔出穿刺针，局部按压止血，无菌敷料贴敷。

（3）术后处理：术后 3 天予抗生素预防感染，并给予激素、利尿剂等药物减轻炎症；术后卧床 1~3 天，3~5 天后开始腰背肌功能锻炼，支具保护 3 个月，3 个月内避免剧烈运动。

（4）并发症：并发症较少，临床报道的并发症主要是由于操作不慎导致的神经损伤和椎间隙感染。

（四）经皮椎间盘切吸术

1975 年日本学者 Hijikata 在 X 线监视和椎间盘造影的基础上，率先完成了经皮腰椎间盘切吸术。其手术原理是经皮后外侧入路进入椎间盘，在纤维环上钻孔开窗，切除部分髓核，降低椎间盘内压，减轻对神经根和椎间盘周围痛觉感受器的刺激，从而达到治疗目的。1985 年美国放射科医师 Onik 首次报道了利用切割、冲洗和抽吸为一体的自动切除器治疗腰椎间盘突出症，称为自动经皮椎间盘切吸术，提高了工作效率。1992 年 Conrtheoux 首次报道了经皮颈椎间盘切吸术。

1. 经皮腰椎间盘切吸术

（1）手术适应证和禁忌证

适应证：局限性椎间盘突出导致的腰腿痛，正规保守治疗 2~6 个月无效者。

禁忌证：①重度椎间盘突出；②突出的髓核脱落于椎管；③合并骨性椎管狭窄或侧隐窝狭窄；④合并椎体失稳；⑤合并马尾综合征；⑥腰椎结核、肿瘤；⑦局部皮肤感染。

（2）手术过程：①器械准备：C 形臂 X 线机、穿刺针、扩张管、弹性工作套管、髓核切割器等；②体位、定位及麻醉同"髓核化学溶解术"；③手术操作方法：穿刺针进入椎间盘的操作基本和髓核化学溶解术的盘内注射操作相同，在穿刺针穿入过程中，若患者出现下肢反射痛，调整角度重新置入穿刺针，将穿刺针缓慢送入椎间盘后 1/3，穿刺针应与椎间隙保持平

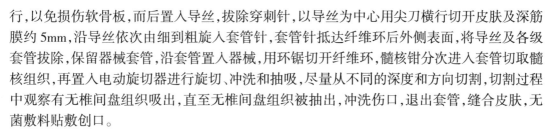

行,以免损伤软骨板,而后置入导丝,拔除穿刺针,以导丝为中心用尖刀横行切开皮肤及深筋膜约 5mm,沿导丝依次由细到粗旋入套管针,套管针抵达纤维环后外侧表面,将导丝及各级套管拔除,保留器械套管,沿套管置入器械,用环锯切开纤维环,髓核钳分次进入套管切取髓核组织,再置入电动旋切器进行旋切、冲洗、抽吸,尽量从不同的深度和方向切割,切割过程中观察有无椎间盘组织吸出,直至无椎间盘组织被抽出,冲洗伤口,退出套管,缝合皮肤,无菌敷料贴敷创口。

(3)术后处理:术后口服 3 天抗生素,第 2 天即可下地活动,逐渐进行腰背肌锻炼,6 周内避免负重。

(4)并发症:术后出现椎间盘感染是严重的并发症之一,应当严格无菌操作,术后常规抗生素预防感染;术中有伤及神经和大动脉的风险,应熟悉解剖及操作规程,避免粗暴操作,在良好的透视条件下进行手术;腰大肌旁血肿发生率较高,和穿刺器械粗大及操作不当密切相关,症状主要是腰痛,可持续几周,通过卧床休息、理疗等多可自行吸收;穿刺针与冠状面夹角过大可能损伤结肠,需要良好的术中定位和操作避免损伤脏器。

2. 经皮颈椎间盘切吸术

(1)手术适应证和禁忌证

适应证:①临床表现与颈椎间盘突出的症状、体征及影像结果相符,经 2 个月以上保守治疗无效;②局限型颈椎间盘突出。

禁忌证:①影像学检查显示突出的椎间盘已钙化或骨化,或纤维环破裂、髓核游离者;②伴有骨性椎管狭窄、后纵韧带骨化、黄韧带肥厚;③椎间孔、椎间关节及钩椎关节骨质增生;④椎间隙退变狭窄,导致穿刺针不能进入;⑤合并椎管椎体肿瘤、结核等病变;⑥甲状腺肿大者,颈部瘢痕影响操作。

(2)手术过程:①器械准备:C 形臂 X 线机、穿刺针、扩张管、弹性工作套管、髓核切割器等;②体位:患者取仰卧位,颈肩部垫软枕,使头稍后伸;③定位:影像辅助下确定穿刺间隙,进针点在健侧中线旁开 2~3cm,颈动脉内侧 0.5~1cm 处,即甲状腺外缘与颈动脉之间;④麻醉:常规消毒颈部皮肤,铺巾,用 2% 利多卡因于穿刺点沿穿刺路径行皮内、皮下及肌肉浸润麻醉;⑤手术操作方法:将颈动脉推向外侧,气管推向内侧,手指按压椎前缘软组织至待处理的椎间盘前缘,将穿刺针在 X 线监视下刺入病变椎间隙,正位像针尖在椎间隙中外 1/3 处,侧位像针尖进入椎间隙 5mm,在穿刺针入皮处做一约 2mm 的小横形切口,沿导针由细至粗依次逐级扩张插入套管,套管进入椎间隙前缘的深度约为 3mm,拔出穿刺针及各级套管,保留器械套管,沿套管置入器械,用环锯切开纤维环,髓核钳分次进入套管切取髓核组织,再置入电动旋切器进行旋切、冲洗和抽吸,从不同深度和方向切割,切割过程中观察有无椎间盘组织吸出,直至无椎间盘组织被抽出,冲洗伤口,退出套管,局部按压止血,无菌敷料贴敷创口。

(3)术后处理:术后观察患者是否有神经根损伤、喉上神经及喉返神经损伤、食管损伤等症状,常规使用抗生素预防感染。

(4)并发症:术后并发症主要有喉上神经、喉返神经麻痹,局部穿刺点血肿形成,甲状腺损伤,气管、食管损伤,颈部血管损伤,椎间隙内感染等。

二、经皮椎体骨水泥强化技术

经皮椎体骨水泥强化技术是指通过向椎体内注入骨水泥,即聚甲基丙烯酸甲酯

（PMMA），达到增加椎体强度，稳定病变，防止椎体塌陷，减轻疼痛等目的的手术操作，包括经皮椎体成形术（PVP）和经皮椎体后凸成形术（PKP）。1984年，法国医师 Deramond 和 Cralibert 利用经皮椎体内骨水泥注射治疗椎体内血管瘤，取得了满意疗效。1989年，Kaemmerlen 报道采用经皮椎体成形术治疗椎体转移瘤，获得了良好的止痛和强化椎体的效果。1990年，Deramond 进一步提出该技术可应用于骨质疏松性椎体压缩骨折。1994年，Deramond 和 Dudeney 在 Belkoff 等人实验研究的基础上，进行了经皮椎体后凸成形术，将可膨胀式气囊穿刺置入椎体，充气膨胀后注入骨水泥，相比经皮椎体成形术，经皮椎体后凸成形术可恢复部分椎体高度，矫正后凸畸形，同时充气后使椎体内压力降低，使骨水泥注入更加安全。经皮椎体成形术和经皮椎体后凸成形术可起到减轻疼痛、防止椎体进一步塌陷、稳定脊柱、部分杀灭肿瘤的作用，止痛效果可能是由于制动作用和/或骨水泥灌注时填塞压迫作用、细胞毒作用及聚合时放热破坏神经末梢所致。

1. 手术适应证和禁忌证

适应证：①椎体压缩性骨折；②椎体转移瘤；③椎体血管瘤；④椎体骨髓瘤。

禁忌证：①无症状的稳定骨折；②病变椎体后壁完整性破坏；③合并椎弓根骨折；④椎体压缩超过完整高度的75%；⑤严重的出、凝血疾病。

2. 手术过程

（1）体位：患者一般俯卧于能透视的手术台，肩部和头部下方垫枕，使胸部和腹部轻度悬空，以利于呼吸更为通畅。

（2）定位：经 C 形臂 X 线透视确定治疗的病变椎体，正位片病变椎体的椎弓根投影中心所对应的背部皮肤为穿刺点，位于棘突旁约3cm处，在穿刺点做皮肤标记。

（3）麻醉：常规消毒腰背部皮肤，铺巾，用2%利多卡因于穿刺点沿穿刺路径行皮内、皮下组织、肌肉至椎弓根骨膜下浸润麻醉。

（4）手术操作方法：①经皮椎体成形术：在进针点做约1cm小切口，然后穿刺针在 C 形臂 X 线机监视下，由皮肤穿刺点向椎弓根透视影穿刺，到达椎弓根的骨性穿刺点，即左侧椎体椎弓根透影2点钟或右侧椎体椎弓根透影10点钟处的关节突后壁，穿刺针向外倾斜10°，向尾端倾斜25°，左右旋转手柄向下施压，也可持骨锤轻轻击打穿刺针尾部，使针尖穿透关节突骨皮质，经椎弓根中央向椎体中央前进。前进至影像显示侧位针尖到达椎体前中1/3交接处，正位针尖在脊柱棘突中线，调好骨水泥至黏稠的拉丝期，抽入注射器中，拔出穿刺针芯，将注射器安装于穿刺针上，在 C 形臂 X 线机动态监视下向病变椎体内注射骨水泥2~10ml，一般骨水泥不超过椎体后1/4，注射结束将针芯插入穿刺针，退至皮质内，保留20分钟至骨水泥完全固化，拔除穿刺针，缝合切口，无菌敷料贴敷。②经皮椎体后凸成形术：在进针点做约1cm小切口，然后穿刺针在 C 形臂 X 线机监视下，由皮肤穿刺点向椎弓根透视影穿刺，到达椎弓根的骨性穿刺点，即左侧椎体椎弓根透影2点钟或右侧椎体椎弓根透影10点钟处的关节突后壁，穿刺针向外倾斜10°，向尾端倾斜25°，左右旋转手柄向下施压，也可持骨锤轻轻击打穿刺针尾部，当正位透视针尖在棘突中线，侧位透视针尖至椎体后缘前方约3mm处后，抽出穿刺针针芯，置入精细钻，缓缓钻入，其深度为侧位透视钻头尖至椎体1/2处，正位透视钻头尖不超过棘突中线。取出骨钻，置入球囊，根据球囊上的放射标志物判断其位置，加压推注造影剂扩张球囊压力达344.75kPa以维持其位置，同样方法再放置对侧球囊，同时扩张两侧球囊，逐渐增大压力至球囊扩张至预计复位效果或椎体四周皮质，一般压力不超过2 068.5kPa，吸出两侧球囊内的造影剂，取出球囊。调好骨水泥至黏稠的拉丝期，透视下将骨水泥通过推注管注入椎体内球囊扩张空间处,每侧注入 2~6ml,推注完毕向推注管插入固定棒,固定 20 分钟,待骨水泥固化,先拔出推注管及固定棒,然后将穿刺针左右旋转使骨水泥与穿刺针尖之间断开,拔除穿刺针,缝合切口,无菌敷料贴敷。

（5）术后处理:术后保持仰卧 1 小时,观察患者疼痛情况、运动、感觉及生命体征,如无不适可坐起,2 小时后可下地行走,再观察 2 小时,病情平稳可出院。

（6）并发症:主要是骨水泥渗漏导致的脊髓、神经根和椎旁软组织损伤,渗漏入椎旁静脉导致肺栓塞和脑梗死,远期经骨水泥强化的椎体,其邻近椎体骨折可能性增加。

三、经皮腰椎椎弓根钉固定术

1982 年 Magerl 首先报道了经皮椎弓根钉固定技术,但是用的是外固定器,感染风险较大,而且由于力臂长,生物力学稳定性较差,1995 年 Mathews 报道了使用皮下纵行连接器的经皮椎弓根钉技术,但力臂依然较长,且固定装置表浅,容易刺激皮肤产生炎症。2001 年 Foley 等将椎弓根螺钉固定放置在筋膜下,避免了这些弊端。通过椎弓根螺钉技术撑开结合后纵韧带、椎间关节软骨及椎间盘的轴向撑开力,可使骨折有限闭合复位,恢复椎体和椎间隙高度,稳定脊柱。与传统的后路切开内固定相比,经皮椎弓根固定减少了术中出血量、椎旁肌肉的损伤、关节突关节和邻近节段的损伤,以及术后疼痛。此外,切开手术中由于椎旁肌的影响,进针点容易靠内,螺钉容易内倾,经皮手术肌纤维是被劈开而不是剥离,故而更容易选择最佳置钉通道。

1. 手术适应证和禁忌证

适应证:①胸腰椎骨折,椎体高度丢失 >50% 或者后凸畸形 >20°,无损伤平面以下神经损伤;②脊柱不稳;③Ⅱ度以内腰椎滑脱;④椎间盘退行性疾病。

禁忌证:①严重的骨质疏松症;②邻近椎体的椎弓根骨折或先天性椎弓根发育不良;③3 个以上椎体骨折;④严重肥胖可能扩张管长度不够。

2. 手术过程

（1）体位:患者俯卧于能透视的手术台。

（2）定位:经 C 形臂 X 线透视确定病变椎体的上下位椎体,在上下位椎体的椎弓根投影外上缘向外 1~2cm 处皮肤为穿刺点,在其背部皮肤做标记。

（3）麻醉:全身麻醉或局部神经阻滞麻醉。

（4）手术操作方法:在进针点做约 1.5cm 小切口,然后穿刺针在 C 形臂 X 线机监视下,由皮肤穿刺点向椎弓根透视影穿刺,到达椎弓根影的外侧缘,向内 10°~15°,缓慢旋入,侧位像穿刺针通过椎弓根中心轴与终板平行,正位像针尖不能超越椎弓根影内侧壁,相同方法将 4 枚穿刺针置入病椎上下椎的椎弓根,通过穿刺引导针置入扩张套管和保护套管,拔出扩张套管,空心丝攻沿导针扩大钉道,丝攻前端不要超出导针针尖,中空椎弓根螺钉通过导针,在保护套管内用中空螺丝刀将椎弓根螺钉拧入,影像确认螺钉位置良好,骨质疏松患者椎弓根难以锚定时可在椎弓根注入骨水泥强化后再行固定,将固定棒根据操作部位生理曲度顶弯,通过皮下肌肉隧道置于螺钉长尾槽内,拧紧固定棒上方的螺塞,用椎体撑开器进行撑开复位,复位满意在撑开状态下拧紧棒另一端的螺塞,锁紧固定棒,折断取出所有螺钉的长臂,影像确认复位情况。缝合切口,无菌敷料贴敷。

3. 术后处理　严密观察生命体征及运动、感觉等神经功能;常规抗生素使用 3~5 天预防感染;逐渐进行功能锻炼;3 个月内下地行走需配合支具。

4. 并发症　①脊髓和硬膜囊损伤：术中向内进针大于 15°，易造成脊髓和硬膜囊锐性损伤；②神经根损伤：椎弓根螺钉方向偏外侧及下方，螺钉通过椎间孔，损伤神经根；③损伤内脏和大血管：未进行侧位透视，导针穿破椎体前缘皮质，伤及内脏和大血管；④内固定断裂：术后过早负重活动或内固定物质量问题可导致内固定断裂。因此，术者应当严格掌握操作规程，掌握穿刺置顶的角度和深度，嘱患者勿过早负重活动。

四、经皮关节突螺钉固定术

经皮关节突螺钉固定术包括经皮椎板关节突螺钉固定术和经皮关节突椎弓根螺钉固定术。椎板关节突螺钉固定技术是将螺钉自上位椎体双侧棘突基底经对侧椎板、对侧下关节突固定至下位椎体上关节突、横突的固定技术，经皮关节突椎弓根螺钉固定术是将螺钉自上位椎体下关节突背侧双侧经同侧关节突关节固定至下位椎体同侧椎弓根的固定技术。King 于 1948 年首先报道采用螺钉进行腰椎关节突间固定，但由于仅经关节突间固定，其强度较差，未能获得很好的临床运用，1959 年，Boucher 进一步将螺钉固定至椎弓根，1984 年，Magerl 报道经椎弓根外固定的同时使用椎板关节突螺钉固定技术，1998 年 Humke 等首次提出经皮微创置入椎板关节突螺钉的概念，Kumar 等于 2000 年报道通过结合影像辅助于小切口置入椎板关节突螺钉技术。

1. 手术适应证和禁忌证

适应证：①脊柱退行性变需要融合以稳定前柱；②椎间重建后，后部结构的稳定；③为胸腰椎融合单侧后路内固定提供进一步的对侧固定。

禁忌证：①峡部裂滑脱或超过Ⅰ度的滑脱；②椎板、小关节和／或棘突等后方结构缺损；③前柱缺损；④严重侧凸和后凸畸形；⑤严重骨质疏松；⑥椎板和／或小关节需要完全或部分切除等广泛减压的患者。

2. 手术过程

（1）体位：患者俯卧于能透视的手术台。

（2）定位：术前在轴位 MRI 或 CT 片上根据进钉角度确定皮肤进钉点，测量进钉点距中线的距离，到手术室后，在患者腰部两侧各画一条与脊柱平行的线，该线与中线的距离即术前测量的距离，从拟融合节段上位椎体椎弓根，经过棘突基底的上 1/3，到下位椎体对侧椎弓根的外上象限画一条线。这条线与脊柱横轴的夹角即为尾倾角（将 1 根克氏针置于患者腰部，透视下辅助判断螺钉的尾倾角度），皮肤进钉点为这条尾倾线与上述脊柱旁线的交叉点。

（3）麻醉：全身麻醉或硬膜外隙麻醉。

（4）手术操作方法：①经皮椎板关节突螺钉固定术：进钉点做一皮肤小切口，将穿刺针插入，沿测量的侧倾和尾倾角度进针，直至针尖锚定于棘突基底部的头端 1/3 处，退出针芯，插入克氏针，透视引导下用电钻将克氏针经椎板和关节突关节钻向下位椎体对侧椎弓根的外上象限，沿克氏针插入扩张套管和工作套管，拔出扩张套管，沿克氏针丝攻扩孔，空心螺钉沿克氏针拧入，钉帽埋于棘突基底部，对侧同法处理，螺钉并非一定是拉力螺钉，也可能是稳定或中性螺钉，加压小关节可能使关节突关节或棘突骨折，2 枚螺钉都置入后，摄片判断螺钉位置无误，缝合切口，无菌敷料贴敷。②经皮关节突椎弓根螺钉固定术：进钉点位于正位片椎弓根垂线与拟融合节段上位椎体下终板的交汇处，侧位片判定穿刺针自关节突关节进入下位椎体椎弓根的角度。在目标椎间隙向上 2 个节段的棘突上做中线小切口，切开切口后，用电刀将棘突两侧邻近的筋膜打开，将穿刺针插入上述进钉点固定，拔出针芯，透视下将克氏针穿入关节突关节和下方的椎弓根,沿克氏针插入逐级扩张器,将外层扩张器固定于原位,沿克氏针钻孔扩孔,置入空心经关节突关节螺钉,钉尖在侧位片上应止于椎弓根和椎体的过渡区,前后位片上位于椎弓根的外下角,螺钉有一个 30° 的尾倾角和 15° 的侧倾角,X 线片证实螺钉位置满意后,移除克氏针。经同一切口置入对侧螺钉。位置满意后,缝合切口,无菌敷料贴敷。

（5）术后处理:常规抗生素预防感染,患者一般 1~2 天即可出院,慎重起见,必要时可用支具保护。

（6）并发症:临床报道有血管、神经损伤,椎板关节突骨折,椎间隙高度下降和椎间孔容积减少等并发症。

五、微创腰椎椎体融合术

腰椎椎体融合术包括前路椎间盘切除椎体间融合术（ALIF）、后路椎间盘切除椎体间融合术（PLIF）、经椎间孔椎体间融合术（TLIF）、极外侧椎体间融合术（XLIF）、斜外侧椎体间融合术（OLIF）等术式,由于其中一些术式切口大或并发症发生率较高等原因,本节仅介绍其中并发症发生率较低的几种微创手术。

1. 经椎间孔椎体间融合术　经椎间孔椎体间融合术最早由 Harms 于 1982 年报道,是通过后入路从单侧进入椎管而达到双侧椎间融合的术式,与传统后入路手术相比不需干扰中央管,减少了脑脊液漏的发生,对牵拉神经根和硬膜囊牵拉少,减少了神经损伤的概率,保留了棘上韧带、棘间韧带、对侧椎板与关节突关节。

（1）手术适应证和禁忌证

适应证:本术的适应证很广,与传统的后入路开放式手术基本相同。包括:①腰椎间盘突出症;②腰椎滑脱症;③腰椎管狭窄症;④椎间盘源性腰痛;⑤假关节形成;⑥脊柱不稳。

禁忌证:①终板破坏;②硬膜外广泛瘢痕形成;③过度肥胖。

（2）手术过程:①体位:患者一般取俯卧位或胸膝俯卧位,腋窝垫适当的软垫防止臂丛神经麻痹,其他受压点包括腿、膝盖和胸部也需要适当地予以垫子保护;②定位:在影像辅助下确定目标椎间隙,在背部做 2 条经椎弓根平行于棘突中线的纵线,沿上位椎体经椎弓根中心做 1 条水平线,于纵线和水平椎弓根线的交点外侧 1cm 处皮肤做标记;③麻醉:全身麻醉;④手术操作方法:常规消毒铺巾后沿标记处向下做约 2cm 纵向切口,穿刺针穿至横突与上关节突关节的交界处,针尖位于椎弓根外侧壁的 10 点钟或 2 点钟位置,然后将穿刺针推进 1.5~2cm,接着插入 1 枚克氏针,继续进针至椎弓根和椎体接合部,其间通过透视辅助来确保克氏针不要穿破椎弓根的内侧壁,拔出针芯,置入导丝,在下位椎体重复该步骤。置入各级管状扩张器,抵达关节突,建立手术通道,最大的扩张器定位完成后,用管状牵开器套住扩张器,并将其锁定到手术台相应位置。牵开器位于关节突关节上并且与椎间盘平行,术者可以通过放大镜或者显微镜来进行管内的观察,光源通常位于牵开器内或上方。用电刀和咬骨钳来清除关节突关节上方软组织,然后使用高速磨钻彻底切除关节突关节和椎板,当有指征时,减压的范围可向上或向对侧扩展,完全的骨减压后用弧形刮匙来松解切除黄韧带,将切除的骨质收集到收集器中咬碎以备放入椎间隙和融合器中。辨别出椎间隙,然后用各种尺寸的终板刮匙、髓核钳和弧形刮匙等清除椎间盘。用融合器试件来找到一个合适尺寸的椎体间融合器,以便使腰椎前凸得到充分恢复并使神经孔得到有效撑开,通过侧位透视确定好合适大小的融合器后,将收集好的骨组织装填入椎间融合器,将融合器轻轻地打入椎间隙,并在侧位透视的监视下使其跨越中线。丝攻扩孔,拧入椎弓根螺钉,插入合适尺寸的连接棒,调整连接棒的位置,通过扭力扳手锁紧连接棒。冲洗之后逐层关闭切口,可予以肌内注射长效局麻药来缓解术后疼痛。无菌敷料贴敷创口。

（3）术后处理:常规抗生素抗感染,术后出现肌痉挛可以通过使用肌肉松弛药来对症处理,手术当日即可进行活动,术后1~2天可出院,一般无须佩戴支具。

（4）并发症:临床报道的并发症主要包括硬膜撕裂、短暂下肢麻木、神经根损伤、局部血肿、感染等,术者应规范谨慎操作以避免发生并发症。

2. 极外侧椎体间融合术　Pimenta 于 2006 年率先报道了极外侧腰椎椎间融合术,该手术通过小切口经腹膜后腰大肌入路操作,与前入路相比减少了血管、内脏、生殖系统等并发症,与后方入路相比,此方法避免了对骨和韧带的破坏,以及牵拉神经根或马尾神经,并允许放置较大的融合器,经腰大肌入路的手术还有直接外侧腰椎椎间融合术（DLIF）和侧方腰椎椎间融合术（LLIF）,主要区别是切口位置及牵开器设计等不同。

（1）手术适应证和禁忌证

适应证:从 T_5 至 L_5 需要椎间融合的任何疾病包括退变、畸形、滑脱、肿瘤以及翻修等。

禁忌证:①受到髂嵴位置限制的 $L_5～S_1$ 病变;②合并后方骨性压迫。

（2）手术操作过程:①体位:患者侧卧于一张可弯曲、射线可透过的手术床上,膝盖略微弯曲以放松腰大肌,手术床在患者股骨大转子的位置折弯,使骨盆倾斜并远离脊柱,确保能处理位置较低的腰椎节段,肋骨远离骨盆,保证能处理位置较高的腰椎节段。在腋下及骨突等位置放置软垫,确认体位后,将患者固定在手术床上。②定位:拍摄侧位片以确认目标节段,通过 2 根克氏针垂直交叉标记,1 根沿目标椎间盘方向摆放,1 根在目标椎间盘中点后方的位置垂直于另 1 根摆放,将克氏针交叉位置做体表标记,确认侧方切口位置。③麻醉:全身麻醉。④手术操作方法:常规消毒铺巾,做初始切口前用肌电图抽动测试肌肉的功能,确保肌肉松弛药不会对肌电图的结果造成影响,可用第 2 切口帮助器械从第 1 个切口顺利到达目标间隙,第 2 切口应位于第 1 个侧方切口后方、竖脊肌外侧缘的位置,进入腹膜后隙使用双切口入路,在皮肤后外侧进行第 2 切口,用钝性剪刀和手指分离腹壁肌肉,避免损伤支配腹壁肌肉的肋下神经。用手指穿过腹壁肌肉感到阻力变小,提示已经进入到腹膜后间隙,轻柔推动并分离腹膜,使腹腔内容物将向前滑移,降低通过第 1 切口插入扩张器或撑开器时触及腹膜的可能性。腹膜完全被推向前方,通过触诊腰大肌和横突尖确定入路位置,在第 2 切口中,手指从腹膜后间隙向上平扫,以确认第 1 切口的位置,切开后钝性分离进入腹壁肌肉,用穿过第 2 切口的手指引导扩张器从第 1 切口安全地到达腰大肌的外侧边缘,侧位片确认初始扩张管处于中心线和椎间盘中后 1/3 分界点之间,通过激发试验确认腰大肌功能完整后,将扩张器穿入腰大肌,钝性分离将扩张器穿过腰大肌,慢慢将扩张器从椎间盘侧方旋转插入。影像确定扩张器在椎间隙内的位置和方向,将导针插入椎间盘的中位以引导放置手术工具的安全位置,逐级套入 2 个扩张器,牵开器沿第 3 级扩张器放入,透视确认牵开器的位置和方向,将牵开器固定于手术台,插入光源照亮手术视野。肌电图确认该区域没有感觉神经丛后,牵开器的后方放置椎间盘垫保护,牵开器叶片沿头尾方向以及腹后侧方向缓慢张开。用标准椎间盘处理工具按常规方法进行椎间隙准备,对侧的纤维环需要充分松解,以确保足够放入横跨两侧骨突环的椎间融合器,同时椎间隙可以平行撑开,处理终板时防止破坏终板,减少融合器下沉的风险。选择合适尺寸的融合器,轻轻敲进椎间隙。影像确认融合器前后位置以及和对侧椎体外侧缘的关系合适,一般融合器位置在正位片上位于

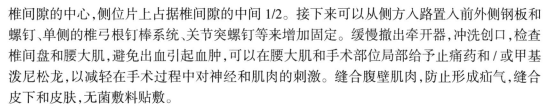

椎间隙的中心,侧位片上占据椎间隙的中间 1/2。接下来可以从侧方入路置入前外侧钢板和螺钉、单侧的椎弓根钉棒系统、关节突螺钉等来增加固定。缓慢撤出牵开器,冲洗创口,检查椎间盘和腰大肌,避免出血引起血肿,可以在腰大肌和手术部位局部给予止痛药和 / 或甲基泼尼松龙,以减轻在手术过程中对神经和肌肉的刺激。缝合腹壁肌肉,防止形成疝气,缝合皮下和皮肤,无菌敷料贴敷。

（3）术后处理:常规应用抗生素预防感染;鼓励患者术后尽可能早期运动,以利于康复;术后可出现术侧轻度屈髋功能减退以及大腿前部和腹股沟区域感觉改变,主要是因为通道激惹腰大肌和对生殖股神经等感觉神经的刺激,一般会在几周内慢慢恢复。

（4）并发症:包括大腿前部的运动、感觉缺陷,融合器沉降,椎体骨折,血管、内脏损伤及术后感染等。在手术中严格操作,不过分牵拉腰大肌,适当处理终板,注意骨质疏松的治疗可避免大部分并发症的发生。

3. 斜外侧椎体间融合术　本术最早由法国医生 Silvestre 于 2012 年报道,该手术通过腹膜后腰大肌前的解剖间隙到达椎间隙进行操作,减少了对腰大肌和腰丛神经的损伤,且术中无须电生理监测。

（1）手术适应证和禁忌证

适应证:几乎所有需要椎间融合的腰椎疾病,包括退变、畸形、滑脱、肿瘤以及翻修等。

禁忌证:重度黄韧带增生导致的严重椎管狭窄。

（2）手术过程:①体位:因在解剖结构上腹主动脉左侧及腰大肌之间的空间更大,多使用右侧卧位,特殊情况如需要矫正右侧腰椎侧凸畸形等,可采取左侧卧位。膝盖略微弯曲以放松腰大肌,手术床在患者股骨大转子的位置折弯,使骨盆倾斜并远离脊柱,确保能处理位置较低的腰椎节段。在腋下及骨突等位置放置软垫,确认体位后,将患者固定在手术床上。②定位:拍摄侧位片以确认目标节段,通过 2 根克氏针垂直交叉标记,1 根沿目标椎间盘方向摆放,1 根在目标椎间盘的中点位置垂直于另 1 根摆放,将克氏针交叉位置做体表标记。③麻醉:全身麻醉。④手术操作方法:常规消毒铺巾,在体表标记点前方 4~10cm 做 3~4cm切口,切开皮肤、皮下组织,沿腹外斜肌、腹内斜肌和腹横肌肌纤维方向行钝性分离,手指进入腹膜后间隙后,沿腹壁内侧向后触及腰大肌,用手指钝性分离腹膜和腰大肌,将腹膜和输尿管推向前方,向后牵开腰大肌,在影像透视下将导针置入目标椎间隙中部,沿导针逐级置入扩张器,牵开器沿最外侧扩张器放入,透视确认牵开器的位置和方向,将牵开器固定于手术台,插入光源照亮手术视野,缓慢张开牵开器,用标准椎间盘处理工具按常规方法进行椎间隙准备。试模选择合适尺寸的融合器,填充人工骨后轻轻敲进椎间隙。影像确认融合器位于椎间隙正中。缓慢撤出牵开器,冲洗创口,缝合腹壁肌肉,防止形成疝气,缝合皮下和皮肤,无菌敷料贴敷。

（3）术后处理:常规应用抗生素预防感染,鼓励患者术后逐步进行功能锻炼,以利于康复。

（4）并发症:较常见的并发症是终板骨折塌陷、暂时性腰大肌无力、大腿麻木及节段动脉损伤,这些多是暂时性的,能够随着时间自行缓解或消失,神经、输尿管损伤及术后感染等并发症较少见。

六、小切口腰椎人工髓核置换术

重建退变或病变椎间盘组织的生物力学特性在脊柱骨科领域一直是一个挑战,通过假体植入物来重建髓核的功能经历了设计上及外科技术上的一系列改进。1966 年 Fernstrom

报道使用不锈钢球作为人工髓核，但容易出现钢球下沉，导致椎间隙高度丢失。随后多种材料如金属弹簧、酯类聚合物、橡胶等应用于人工髓核的研制，但都未取得满意的疗效。目前临床应用最多、技术最成熟的一种假体分为两部分：水凝胶内核和聚乙烯外套。水凝胶内核是聚丙烯腈（疏水性）和聚丙烯酰胺（亲水性）的共聚体。

1. 手术适应证和禁忌证

适应证：①年满 18 岁；②$L_2 \sim S_1$ 单节段、有症状的椎间盘退变性疾病，严格保守治疗 6 个月以上无效；③腰痛伴或不伴腿痛；④影像学表现和症状、体征一致。

禁忌证：①严重的椎管、椎间孔或侧隐窝狭窄症；②脊椎滑脱超过 I 度或腰椎峡部不连；③关节突关节有退变和 / 或骨折；④手术节段有明显的施莫尔结节；⑤纤维环功能丧失；⑥椎间隙高度 <5mm；⑦严重的骨质疏松或骨软化；⑧体重指数 ≥ 30kg/m^2。

2. 手术过程

（1）体位：患者屈髋屈膝俯卧位，最大限度地暴露椎间盘后部。

（2）定位：在透视辅助下确定病变间隙。

（3）麻醉：全身麻醉或硬膜外麻醉。

（4）手术操作方法：术前通过影像学测量选择成对或者单个人工髓核植入，同时选择合适形状和高度的人工髓核。如同标准后路椎间盘切除椎体间融合术，单侧切口，分层切开，行椎板切除，开辟至少 12mm 宽的工作通路，通路切口与软骨终板平行，避免关节突关节面的损伤，神经被椎间盘突出物压迫时，仔细解除压迫。用手术刀在纤维环上切开一线形切口，最好位于椎间盘突出的部位，纤维环切口要尽可能小。在 C 形臂机监测下插入纤维环撑开器械，不要插入过深，撑开纤维环，用鹅颈钳或带角的髓核钳去除全部髓核组织，髓核去除后，将椎板撑开器置于椎板边缘，轻柔用力撑开椎间盘并保持纤维环的张力。椎间盘造影以了解全部髓核组织是否切除、软骨终板是否完整和纤维环是否破坏。试模选择合适的人工髓核。成对人工髓核植入：双个人工髓核用 2 号不可吸收聚酯纤维线连在一起，将植入引导器放入髓核腔并贴紧纤维环的前缘，组织钳夹住人工髓核的外衣，将人工髓核插入髓核腔，圆头推进器沿植入引导器推进人工髓核，使之变为横位，带足的推进器轻压前部人工髓核，使之位于髓核腔前方的深部，后部人工髓核和前部人工髓核平行植入，用打结器在后部人工髓核的后外侧缘打结。单个人工髓核植入：用组织钳夹住单个人工髓核外衣插入椎间盘，推进器把后部人工髓核推入髓核腔的中央横位，C 形臂机通过人工髓核内放射标记物观察植入位置，单个或者成对人工髓核的整体最佳位置都是位于髓核腔的中央。人工髓核植入后，注入约 10ml 生理盐水，使人工髓核水化。缝合切口，无菌敷料贴敷。

3. 术后处理 人工髓核充分水化和膨胀需要数天，在此期间患者保持仰卧或侧卧位于床上，避免脊柱用力；出院前再次拍摄 X 线片，观察人工髓核的位置；术后的 6 周内佩戴支具，避免弯腰或负重。

4. 并发症 主要包括假体移位、术后疼痛及感染等。

第二节 内镜治疗技术

随着光学与机电技术的发展，内镜下的微创手术已经在外科领域中占据了非常重要的位置，如膀胱镜、胸腔镜、腹腔镜、宫腔镜及关节镜等。内镜手术大大减少了外科手术的创伤,提高了手术的精确性,较之传统的开放手术具有明显优势。由于脊柱不像膀胱、胸腔、腹腔、宫腔和关节腔等存在明显的间隙,各种组织紧密相连,不便于放置内镜,因此脊柱内镜手术起步较晚。脊柱内镜技术主要包括椎间盘镜技术、椎间孔镜技术、腹腔镜技术和胸腔镜技术。

一、椎间盘镜技术

椎间盘镜是在传统椎板间开窗髓核摘除术的基础上,引入脊柱内镜系统的微创手术,是一种直视下的微开窗术式。借助内镜清晰探查分辨各种解剖结构,精确处理各种椎管内病变,对脊柱生物力学稳定性的干扰少,术后恢复快,手术疗效确切。1982年瑞士学者Schreiber最早将内镜技术应用在经皮髓核切除术中,1983年Hausmann报道利用改良的关节镜进行椎间盘手术,发明了一种特殊的内镜器械,称为髓核镜。1990年Leu报道了经皮椎间盘镜髓核切除术治疗腰椎间盘突出症。这个时期内镜的应用主要是在经皮穿刺的基础上进行辅助监视,椎间盘镜与器械操作必须交替使用,不能在直视下操作,由于各种并发症,椎间盘镜手术的总体效果不及传统手术。此后人们不断地对椎间盘镜加以改良,1997年Foley和Smith介绍了椎间盘镜系统,利用直径16mm的工作通道从后方入路经骶棘肌到达椎板间隙,通过带有冷光源的内镜将信号传至工作主机并在荧光屏上清晰显示影像,能够在直视下完成全部腰椎间盘髓核摘除手术操作。第一代的椎间盘镜系统存在明显的缺点,如图像质量不稳定,操作通道的工作空间有限。1999年出现了第二代椎间盘镜系统,可在内镜下和显微镜下进行操作,图像质量得到了明显改善,内镜尺寸进一步减小,操作通道的直径选择性更多,里面的操作空间更大而且费用更低,不仅可用于外侧型的椎间盘突出,还可以用于椎间盘游离和侧隐窝狭窄的患者。目前常用的椎间盘镜系统包括以下设备和器械:图像显示设备、光源系统(冷光源主机、导光索)、摄录机监视系统(摄像系统、椎间盘镜、椎间盘镜与光源系统及摄录系统的连接)及脊柱显微内镜专用器械(通道和自由臂、吸引器、枪钳、神经剥离子、刮匙、神经探钩、髓核钳等)。

1. 手术适应证和禁忌证

适应证:①游离髓核;②单节段椎间盘突出向一侧;③单节段椎间盘突出伴神经根管狭窄。

禁忌证:①合并腰椎失稳;②椎管内占位病变;③3个节段以上椎间盘突出症;④中央型或双侧压迫;⑤根管骨性狭窄;⑥椎管狭窄和严重粘连。

2. 手术过程

(1)体位:患者一般取俯卧位,屈膝屈髋使腰椎后凸,腋窝、腿、膝盖和胸部予以软垫保护。因肥胖腹部过大俯卧腰椎不能后凸,或心肺功能原因不能俯卧者,为减少体位压力、腹腔压力及硬膜外腔静脉丛的压力,取侧卧位体位,部分俯倾和侧凸,称为40°斜位。

(2)定位:影像辅助下在预定切除椎间盘椎板下缘做皮肤标记。

(3)麻醉:局部麻醉、硬膜外麻醉或全身麻醉。

(4)手术操作方法:常规消毒铺巾,在棘突旁1.5cm处,纵行切开皮肤2cm,导针沿穿刺针方向刺向病变椎间隙上部椎板。沿导针逐级置入扩张管至椎板下缘表面,固定臂固定套管,同时将其固定于床边。将主机显示器连接于包括摄像头、冷光源导线、冲洗管的内镜镜头。调整内镜头与视野的距离为10mm左右,调整内镜焦距至显示器画面清晰,调整主机白平衡并调整显示器色度、对比度和亮度。调整通道和内镜对准手术操作中心,旋转内镜至最佳视角和视野。少量生理盐水冲洗清除积血,保证术野清楚。剥离椎板和黄韧带表面软组织,切除残余软组织,用椎板咬骨钳扩大椎管,切除范围包括棘突根部、上椎板内下缘,下关节突内侧部。当突出间盘与椎板和黄韧带无间隙时,需沿突出椎间盘头侧分离,使用超薄椎板咬骨钳环行切开椎板,切开椎板后,边分离边切除外侧黄韧带,注意分离被突出间盘压扁并与黄韧带粘连的神经根,切除外侧黄韧带,显露硬膜,确定硬膜外侧缘后,找到神经根发出部位和神经根,用小棉块塞入神经根外侧止血和显露突出椎间盘,再用神经根拉钩保护,分离神经根周围粘连,发现髓核随时摘除。扩大神经根出口,显露突出椎间盘,切开后纵韧带和纤维环,切除后突的髓核组织及部分纤维环,刮除椎间残余髓核组织并彻底清洗。在切除椎间盘过程中间歇牵拉神经根。探查神经根管,根据狭窄程度扩大神经根管,分离硬膜外侧,将神经组织拉向内侧,切除残余黄韧带和增生关节突,切除肥厚或钙化的后纵韧带和纤维环,切除部分椎板下缘及椎体后上缘骨唇,向前方及外侧扩大神经根管,使神经根充分游离。彻底清洗后,向神经根周围和椎间隙注入透明质酸凝胶,拔出通道管,放置引流管,缝合腰背筋膜及皮下,可吸收线皮内缝合,无菌敷料贴敷。

3. 术后处理　术后仰卧4~6小时,12~24小时内被动翻身,之后可主动翻身,视腰腿痛恢复情况,佩戴支具下床活动,逐渐开始腰背肌训练。

4. 并发症　椎间盘镜技术与开放性手术一样也有因损伤硬膜而发生脑脊液漏,发生神经根损伤、术后神经根炎、椎管内积血、神经周围瘢痕粘连、椎间盘感染等并发症的可能。

二、椎间孔镜技术

椎间盘镜是通过管道辅助而非经皮穿刺,而椎间孔镜技术则是专门指经皮穿刺经腰椎椎间孔途径放置内镜进行椎间盘切除减压的技术,根据内镜初始工作区域的不同,分为YESS技术(也称为盘内技术)和TESSYS技术(也称为盘外技术)。1983年Kambin等首先提出可经椎间孔部位安全三角区域置入内镜行腰椎间盘切除和神经减压手术。1997年Yeung研制出YESS技术,采用经皮后外侧入路经安全三角进入椎间盘进行减压操作。2005年Hoogland在YESS技术的基础上进行扩展,设计了TESSYS技术,采用经椎间孔入路内镜结合椎间孔成形技术,直视下直接到达椎管内突出的椎间盘,理论上可以摘除任何部位的间盘突出,并且能处理侧隐窝狭窄、椎管狭窄,对神经根进行直视下直接减压。2008年Hoogland又在TESSYS的基础上,设计了Maxmore穿刺技术,由原来环锯磨切关节突改为骨钻直接磨钻关节突,以期更为直接和可靠的椎间孔成形。Maxmore技术和TESSYS技术均强调切除部分上关节突而扩大椎间孔,将工作通道放置到硬膜囊前间隙。

YESS技术和TESSYS技术都是在局麻下经后外侧入路行腰椎间盘切除,YESS技术是一种硬杆状、组合式、多管道、广角的经皮椎间孔内镜系统,使术者在广角手术视野下经单通道即可完成直视下的椎间盘切除和神经根减压。在具体手术操作技巧上,采用经安全三角进入椎间盘,由椎间盘内逐步向外切除椎间盘组织。YESS手术操作比较简单和容易掌握,但也存在适应证相对狭窄,难以摘除脱出和游离的椎间盘组织等缺点。TESSYS技术不但能处理各种类型的腰椎间盘突出或脱出,而且还能直接取出游离的椎间盘组织,还可同时行椎间孔扩大成形。由于TESSYS手术是经扩大后的椎间孔进入椎管,不但手术工作套管比较容易置入,而且不经过范围比较狭小的安全三角进入椎间盘,能够减少穿刺与置管过程中对出行神经根和背根神经节的损伤。但该技术也存在操作难度较高、学习曲线较长,易损伤椎管内血管、走行神经根和硬膜囊等缺点。本节主要对TESSYS技术进行介绍。

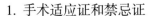

1. 手术适应证和禁忌证

适应证：①腰椎间盘突出症；②椎间孔型及侧隐窝型腰椎管狭窄症。

禁忌证：①脊柱滑脱；②脊柱肿瘤切除和脊柱感染病灶清除术；③$T_{5\sim6}$以上的胸椎疾病；④胸椎黄韧带钙化。

2. 手术过程

（1）体位：患者取侧卧位，患侧在上，髂腰部圆柱形体位垫垫高。

（2）定位：在C形臂机透视下确定病变椎间隙的体表投影，并做标记，椎间盘水平线上、脊柱后正中线旁开11cm左右为进针点。

（3）麻醉：皮肤、皮下、深筋膜和上关节突及周围逐层浸润麻醉，必要时可增加椎间孔硬膜外麻醉。

（4）器械准备：手术专用穿刺针、软组织扩张工具、椎间孔扩大工具、工作套筒、内镜、镜下各类髓核钳、镜下磨钻、镜下骨刀骨凿、冷光光源机、视频信号采集及播放系统、双极射频系统、X线透视系统，镜下无菌液态环境冲洗、吸引系统等。

（5）手术操作方法：常规消毒铺巾，穿刺定位针取与躯干矢状面成30°、与水平位成30°穿刺，侧位像显示穿刺针针尖在上关节突与下位椎体后上缘的连线范围，正位像显示针尖在上关节突外缘，置换导丝后，用尖刀切开皮肤皮下组织约8mm，沿导丝逐级插入扩张导管，沿着上关节突腹侧缘进入椎间孔，正位片示针尖达到后正中线，侧位片示针尖到达椎体后缘连线，用骨钻扩大椎间孔，置入工作套筒，经工作通道置入内镜，打开入水口和出水口，连续冲洗创面。根据术前影像学判断上关节突需要切除的范围，如果切除范围不够，可以使用动力磨钻沿黄韧带表面磨除上关节突的腹侧增生部分以扩大侧隐窝，向尾端打磨到椎弓根上缘。经过冲洗可见到上关节突的被磨削部分，清理骨碎片，随后可见黄韧带组织。切除黄韧带在椎间盘的附着部分，修整残余部分以方便显露神经根，以椎体后缘为标准切除增生的纤维环，显露神经根，向中线清理直到显露后纵韧带，向头尾端显露椎间盘上下缘，至此方可显露部分神经根。纤维环清理后可见突出的髓核组织，用髓核钳摘除。显露后纵韧带后可见后纵韧带位于硬膜囊下，与凸起的椎间盘粘连并向两侧增生，部分硬化甚至钙化，将后纵韧带从包裹物中剥离乃至部分切除。向尾端显露下位椎体约10mm，对于增生的骨赘，先使用射频清理，露出骨赘后以镜下环锯、骨凿或动力磨钻切除，同时探查神经根出口有无骨赘，一并切除，使用磨钻对终板进行减压。探查行走神经根与硬膜囊，对其周围进一步松解，术中可进行直腿抬高判断神经根滑动是否良好，以确定神经根松解术是否已经完成。神经根硬膜囊充分减压后，拔出套管，冲洗伤口，缝合切口，无菌敷料贴敷。

3. 术后处理　术后卧床2小时以止血，2小时后可以自由活动；逐渐进行康复锻炼。

4. 并发症　并发症较开放手术低，包括硬膜囊撕裂、神经根损伤、马尾神经损伤、血管损伤、感染、术后复发及脊髓高压症等。

三、腹腔镜技术

1991年Obenchain报道了第一例腹腔镜下腰椎间盘切除手术；1995年James等最先报道了腹腔镜下前路腰椎融合术，接着Zucherman等用腹膜后腹腔镜技术完成17例腰椎融合手术，1998年吕国华等首先开展腹腔镜前路腰椎BAK融合术。随着腹腔镜技术的完善和经验的积累，腹腔镜技术的应用几乎囊括了各种腰椎疾病的前路手术治疗，如腰椎骨折、结核、肿瘤、椎间盘突出症、脊柱侧弯等。腹腔镜技术目前可经腹腔和腹膜后两种入路到达腰椎,经腹膜后入路可避免分离脊柱附近的大血管造成大血管损伤。腹腔镜器械设备包括腹腔镜基本设备(镜成像系统、气腹机、冲洗吸引设备、非气腹装置)和腹腔镜手术器械(穿刺套管、软组织分离解剖器械、内镜脊柱手术器械)。腹腔镜下腰椎前路手术入路主要包括经腹腔气腹或非气腹式、经腹膜后充气式或非充气式及内镜辅助下小切口技术。本节以腹腔镜下前路腰椎椎体间融合术和腹腔镜下腰椎骨折内固定术为例进行介绍。

1. 腹腔镜下前路腰椎椎体间融合术

(1)手术适应证和禁忌证

适应证:①腰椎间盘源性疼痛,伴或不伴有椎间盘突出,经过6个月以上保守治疗无效;②椎间盘退变性病变,伴或不伴有椎间隙狭窄;③由于椎间隙高度减小引起的椎间孔狭窄;④Ⅱ度以下的腰椎滑脱症。

禁忌证:①Ⅱ度以上腰椎滑脱;②严重骨质疏松症;③心血管疾病不能做人工气腹者;④凝血机制障碍;⑤大量腹腔积液。

(2)手术过程:①术前准备:术前清洁皮肤,重点清洁脐窝,术前禁食水,灌肠,留置尿管,做好 CT、MRI 等确定腹腔大血管的位置。②体位:患者仰卧于稍右斜的可透视的手术台,腰下垫枕,头低脚高体位约30°~45°(Trendelenburg 体位),令肠管移向头端以免阻挡视野,肩托防止滑动,用束带将患者妥善固定。③麻醉:全身麻醉。④手术操作方法:以经腹腔气腹式手术为例。在腹部做4个小切口。首先做脐部切口,从此处形成气腹并置入腹腔镜。在脐下缘5~7点钟处用尖刀插入2mm后再向上挑开皮肤约10mm,以两把布巾钳在脐旁3~5cm处夹持并提起腹壁以使腹壁远离网膜及肠管。气腹针管正对脐窝穿刺入腹内充入 CO$_2$ 建立气腹。拔出气腹针,插入套管,经此插入30°镜,这样其余的套管针可以在直视下插入腹内。避开腹壁血管,在脐与耻骨联合处中点两旁各做5mm切口并插入套管,作为吸引器、牵开器进入的通道,耻骨上缘正中做15~18mm切口并插入18mm套管作为椎间盘切除和椎间融合的工作通道,工作通道建立在下腹部正中线附近,位置根据病变节段而定。接下来的操作以 L$_5$~S$_1$ 为例,用特殊抓持器械将小肠推向上腹腔,辨认腹主动脉分叉,在其下方纵行切开后腹膜,钝性分离,暴露椎间隙和骶正中血管,钳夹分离骶正中动、静脉,内镜血管拉钩向两侧牵开髂内血管。男性患者粘连于椎间隙上方的腹膜应做钝性分离,避免锐性分离和电刀烧灼,以免损伤下腹神经丛引起术后逆向射精。用1枚克氏针在脐下腹正中线经腹壁刺入将要融合的椎间隙,透视辅助调整克氏针刺入椎间盘的正中线。定出中线后,经过18mm套管在克氏针两侧插入各1枚导针,在导针引导下于中线两侧从前向后钻出2个导孔并扩大,清除椎间盘组织直到露出软骨终板,操作时侧位透视以免穿入椎管。在其中1孔中由小到大放入撑开器至椎间隙高度恢复正常,暂时不拔,对侧孔放入相同大小撑开器撑开,然后用磨钻上下对称地磨掉孔内骨皮质,丝攻攻出螺纹。取髂嵴骨松质或人工骨粒填入融合器腔内,在透视辅助下拧入椎间隙已经准备好的孔内。同法拧入另一枚融合器,透视观察融合器位置。融合器植入后,气腹压力降到10mmHg,检查有无静脉出血,用可吸收线缝合后腹膜,按插入相反顺序拔出套管,缝合伤口,无菌敷料贴敷。

(3)术后处理:密切监护生命体征;术后6小时去枕平卧;常规应用抗生素预防感染;胃肠功能恢复后可开始进流食。

(4)并发症:主要包括腹部大血管损伤导致出血、椎间盘向后突出、逆行性射精、感染等。

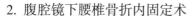

2. 腹腔镜下腰椎骨折内固定术

（1）手术适应证和禁忌证

适应证：①椎体骨折合并不完全脊髓神经损伤，影像学证实前方致压物存在，而无后方骨折块嵌入椎管；②前柱损伤严重或爆裂性骨折，后部结构未完全破坏的不完全性瘫痪；③迟发性逐渐瘫痪或陈旧性爆裂性骨折，影像学证实前方致压物存在；④疼痛性进行性后凸畸形，伴有或不伴有神经功能障碍；⑤后路手术后，仍有前方致压物存在。

禁忌证：①全身情况不佳，重要脏器功能障碍；②合并严重血气胸、多发肋骨骨折；③严重骨质疏松。

（2）手术过程：①体位：侧卧体位，手术床头、尾侧各放低 15°~20°，使手术侧得到更好显露。②麻醉：L_1 骨折行胸、腹腔镜联合手术的采取单肺通气全身麻醉，L_2 以下手术采取普通气管插管全身麻醉。③手术操作方法：以经腹膜后气腹式手术为例，本术适用于 L_2~L_4 椎体骨折，于腋后线肋脊角尾侧 4cm 处（第 12 肋尖端处）做一切口，钝性分离三层腹壁肌，切开腹横筋膜，手指分离腹膜后间隙，经切口在腹膜后间隙置入气囊，注入生理盐水 300ml 扩张腹膜后间隙。排出盐水，取出气囊，换 10mm 套管置入，放置腹腔镜。向腹膜后间隙注入 CO_2，维持气压 8~10mmHg，在原切口尾侧腋中、腋后线上再置入 2 枚套管，放置牵开、剥离器械，在腹腔镜引导下，钝性分离腹膜后脂肪，在腰大肌和腹主动脉之间的间隙进行分离达病变部位，保护好输尿管及从腰大肌内缘穿出的腰神经丛，向两侧牵开腰大肌和大血管，用钛夹结扎显露节段腰椎动脉并切断，显露手术区椎体、椎间隙。内镜监视及 X 线透视下，在欲手术切除椎体连接的椎间盘插入克氏针，选择椎间盘无血管区，将腰大肌向背侧牵开，在腰椎中央凹陷处将节段性腰动静脉游离、结扎、切断，切开椎体表面骨膜向前后方推开，充分显露椎体及其前后缘。彻底切除向后移位的骨折块和椎间盘碎片，解除硬脊膜前方的压迫。为同时进行椎间植骨、内固定，在减压的同时一并切除于骨折椎体连接的上、下椎间盘和软骨组织。椎体复位和矫形手术中可通过背侧体外推压、椎体间撑开器应用或椎体螺钉撑开器应用，完成成角畸形矫正和椎间高度的恢复，X 线监视和内镜引导下将移植骨块或融合器嵌入椎体间。采用钉棒或钉板内固定装置于椎体侧方，透视显示植骨和内固定位置良好，无活动性出血可冲洗伤口，放置引流管，逐层伤口缝合，无菌敷料贴敷。

（3）术后处理：密切监护生命体征；术后常规应用抗生素抗感染；胃肠功能恢复后可开始进流食；联合胸腔镜者术后鼓励呼吸和咳嗽，促进肺复张和呼吸功能恢复；后柱完整和前路内固定重建者术后 2 周可坐起，否则需卧床 3 个月后起床，支具保护 6 个月；定期复查，观察内固定稳定及骨融合情况。

（4）并发症：主要包括腹主动脉或下腔静脉损伤、脊髓损伤、植骨吸收及假关节形成、内固定失败等。

四、胸腔镜技术

20 世纪 90 年代初，德国医生 Rosenthal 和美国医生 Mack 等分别开始了胸腔镜技术用于脊柱疾病的治疗。开始胸腔镜仅用于诊断性活检、椎旁脓肿引流及胸椎椎间盘摘除等。发展至今，胸腔镜技术在脊柱骨科中的应用已经扩展至脊柱畸形前路松解术、神经根和脊髓减压术、肿瘤和感染切除术、脊柱骨折减压和稳定术、椎体切除术、椎体重建术、脊柱内固定术、胸椎矫形术、交感神经切断术等，与传统手术相比，胸腔镜技术具有切口小、不需要切断背部和胸壁肌肉、对呼吸功能影响小、术后并发症少等优势。但是也存在设备昂贵、不能达到脊柱后柱及对侧椎弓根等缺点。胸腔镜下脊柱骨科手术器械主要包括内镜手术器械(摄像监视系统、工作套管、镜下电凝钳、剪、牵开器、抽吸灌注系统、血管施夹器、缝合系统和双极电凝等)和脊柱操作器械(枪式咬骨钳、骨刀、刮匙、髓核钳和骨膜剥离器等)。

1. 手术适应证和禁忌证

适应证:①胸椎间盘切除;②胸腰椎骨折、结核、炎症的前路椎体切除、病灶清除、椎管减压和稳定性重建;③神经源性肿瘤或范围较局限的骨肿瘤切除;④脊柱侧凸的前路松解、固定矫形或骨骺阻滞术;⑤半椎体的切除;⑥不适合开胸手术的高危患者,如患有慢性阻塞性肺疾病、间质性纤维化、中度心功能衰竭等;⑦胸腰椎退变性椎间盘疾患术后复发的患者,应用胸腔镜可以不经过原切口瘢痕在对侧完成残余椎间盘的摘除;⑧脊柱脊髓损伤前路减压内固定;⑨交感神经切断术。

禁忌证:①患者无法耐受单肺通气;②FEV_1值小于50%;③严重的胸膜粘连;④呼吸功能不全;⑤大量脓胸;⑥既往开胸手术失败。

2. **手术过程**　以胸腔镜下胸椎间盘切除术为例。

(1)体位:患者取侧卧位,上肢屈曲外展固定,腋下垫圆枕,患者稍向前倾斜,使萎陷的肺远离脊柱前方。行下胸椎手术时采用Trendelenburg体位,病变在上胸椎和脊柱前方时采用反向Trendelenburg体位。

(2)定位:不同的病椎位置,所做的操作切口、光源切口和吸引切口有所不同。标准的"锁孔"胸腔镜手术,即在胸壁做3~4个5~10mm小孔完成手术操作。①上胸椎(T_{2-5}):取病椎相应肋间隙于腋中线处做操作切口,于操作切口低一个肋间隙的腋前线处做光源切口,低两个肋间隙的腋后线处做吸引切口;②中胸椎(T_{6-9}):取病椎相应肋间隙于腋后线处做操作切口,于操作切口高两个肋间隙的腋前线处做光源切口,于操作切口低两个肋间隙的腋中线处做吸引切口;③下胸椎(T_{10-12}):取病椎相应肋间隙于腋后线处做操作切口,于操作切口高两个肋间隙的腋中线处做光源切口,于操作切口低两个肋间隙的腋中线处做吸引切口。

(3)麻醉:患者全身麻醉诱导成功后,气管内插入双腔内套管使术侧肺萎陷,另一侧肺通气,儿童要采用术侧支气管阻塞。

(4)手术操作:操作切口:沿肋间隙做10~15mm切口,切开皮肤、皮下组织、浅筋膜,用血管钳分离前锯肌、肋间外肌、肋间内肌显露胸膜。在刺破胸膜前,麻醉改为单肺通气,仔细打开胸膜,使肺叶徐徐萎缩;光源切口:根据定位光源点做10mm长皮肤切口,选用10.5mm的胸腔镜开放式套管穿透胸壁,置入胸腔镜光源;吸引切口:根据定位的吸引器处做10mm皮肤切口,用胸腔镜开放式穿刺套管穿透胸壁,置入吸引器头,接好负压吸引器,吸引口有时可作操作口用。进入胸腔后将萎缩的肺叶向前方牵开,显露椎体、后胸壁。由右侧入路时危险的组织结构是奇静脉、交感神经干、肋间血管和胸导管,左侧入路时危险组织结构是主动脉、半奇静脉、交感神经链和肋间血管。无论哪一侧入路,均需切开胸膜,充分剥离软组织,仔细分辨奇静脉、半奇静脉、交感神经链、胸导管等,分离并牵开。沿着脊柱手术部位纵向切开胸膜,结扎切断椎横血管,将椎体暴露清楚,充分暴露前纵韧带,将其与周围大血管彻底分开,暴露清楚肋骨头,因为椎间盘的切除及椎体固定都要在肋骨头平面的前端进行,超过肋骨头向后有损伤脊髓的危险。将椎间盘及前纵韧带钝性切开,彻底切除椎间盘组织及椎体的上下终板软骨,深达对侧边缘,向后不超过肋骨头水平。刮除后,进行椎间隙植骨融合。矫正完毕后缝合胸膜,覆盖内固定物,并置胸腔引流管,缝合伤口,无菌敷料贴敷。

3. **术后处理**　密切关注生命体征和神经功能;密切关注两肺呼吸音改变,气管排痰情况及血氧饱和度情况;注意胸腔负压引流的引流量、颜色和水柱波动情况;常规应用抗生素预防感染;加强术后功能锻炼。

4. **并发症** 常见并发症包括复张性肺水肿、肺组织损伤、术后肺扩张不全、感染、乳糜胸、脊髓神经损伤及腹部脏器损伤等。

第三节 针 刀 疗 法

针刀是针灸针和手术刀的融合,其形状与针灸针类似而略粗,直径1~5mm,前端针尖部位为一与针体垂直的刀刃,宽0.8~3mm,扁葫芦形的针柄与前端的刀刃在同一平面内。因此,它将针灸针和手术刀有机结合起来,既能起到切割、剥离等手术刀的作用,又能通过针刺手法对穴位进行刺激,由于针刀针体细,像针灸针一样刺入人体,所以对人体的损伤很小。

1976年,朱汉章接诊一位手掌外伤患者,患者手掌部肌肉、筋膜广泛粘连致使手指不能自由屈伸,朱汉章用注射器针头松解开其手掌部肌肉、筋膜的粘连进行治疗,效果很好。其后,朱汉章发明了针刀这种器械,1980年江苏省卫生厅对小针刀疗法进行了临床实证检验,1984年通过了专家鉴定,"针刀疗法"诞生。2003年"针刀疗法"经国家中医药管理局认定形成了"针刀医学"。《黄帝内经》"九针"中类似于针刀的有"铍针"等,但两者有所不同,"九针"的指导理论是传统中医学的经络学说,技术操作过程是循经取穴,刺入穴位后"得气"或在局部放血排脓等,以达治疗疾病目的。"针刀"是在人体解剖学、生理学、病理学等现代医学理论指导下,进入人体后发挥"手术刀"的作用,以切、削、铲、磨、刮、凿和组织剥离等手术方式,以达治疗疾病的目的,同时"针刀"也可按中医理论进行治疗达到"循经取穴"的效果。

(一)针刀治疗疾病的基础理论

1. **闭合性手术理论** 针刀技术是在传统的开放性手术和微创手术这类技术的基础上,逐步形成的具有中医特色的小切口闭合性手术技术。闭合性手术技术以人体运动系统病变规律和解剖结构为依据,在非直视条件下通过小切口进行某些类似手术的操作,具有痛苦小、切口小、感染风险小、术后无须缝合等优点。其不足是非直视条件下操作位置准确性受到一定局限。因此,针刀闭合性手术的施术部位不包括体腔的内脏等人体深层组织器官,而是以体腔外相对层次较浅的运动系统的肌肉、肌腱、韧带、筋膜病灶为主。故针刀技术操作的前提是对运动系统解剖结构熟练掌握。

2. **慢性软组织损伤理论** 一般将人体的肌肉、肌腱、筋膜、韧带、关节囊组织等统称为软组织。软组织是人体运动系统的重要组成部分,担负一部分运动功能,所以受到各种伤害的机会较多。软组织损伤后,在多数情况下是纤维性修复,同时发生适应性改变,如筋膜和韧带的钙化等。软组织的纤维性和适应性改变可能影响人体的正常生理功能,成为致病因素,当人体软组织发生纤维性或适应性改变时,组织的力学性能会发生改变,影响运动系统,甚至运动系统以外的力学平衡。针刀治疗疾病的着眼点大部分情况下是通过对软组织病灶的干预来调整人体的力学平衡,所以说,针刀医学的基本思想之一就是重视人体软组织和人体力学平衡的重要性。

3. **骨质增生理论** 骨骼能承受骨组织的机械应变,并具有适应这些功能需要的能力。骨骼结构受应力影响,负荷增加骨增粗,负荷减少骨变细,骨折再塑过程也遵循这一定律。

软组织张力增高可刺激其在骨上的附着点形成骨赘。

4. 经络理论　包括经络、经筋和阿是穴理论。经络内属腑脏，外络肢节，沟通人体表里，行气血、通阴阳，内溉脏腑、外濡腠理，保卫机体、抗御病邪。现代生理学认为神经体液综合调节才能维持机体内外环境的稳定，以达到经络的这种调节功能，有人提出"经络与神经体液调节学说"，推论经络系统与神经体液系统的功能密切相关。针刀与普通毫针刺入穴位有类似之处，都是通过该途径进行全身调节。人体各经筋的"肌肉滑利"是正常的生理解剖状态，而周围软组织肌肉、腱膜、滑囊、筋膜出现纤维化、增生、硬化、钙化、骨化和局部结缔组肥厚等病理变化时，即"筋结瘰疬"从而出现"筋痹"时，机体运动关节的力平衡和经筋出现异常，表现为筋结牵掣、痹痛、关节活动受限等运动障碍特征。阿是穴与触发点在临床表现上有高度相似性，有学者认为触发点是阿是穴的一种重要而且普遍的表现形式，阿是穴大部分都属于肌肉触发点。"以痛为输"是治疗经筋病的基本取穴方法，亦是针刀治疗的基本定点方法之一，在经筋理论指导下，开展针刀临床工作的优势主要是循经筋确定的病灶点，较方便快捷地解决了针刀治疗的定点问题，即以解剖学为基础，以中医经筋理论为指导，通过望、问、触、按寻找筋结点（阳性病灶点），应用针刀进行解筋结以达到治疗目的，使针刀的定点技术和疗效水平得以明显提高，也使许多临床难题得以解决。

（二）针刀的治疗机制

1. 恢复人体力学平衡　针刀治疗的机制是通过松解软组织的粘连、瘢痕和挛缩，调节人体结构的力学状态，从而恢复人体的力学平衡。

2. 促进能量释放和能量补充　针刀医学的理论认为有些疾病的真正病因就是局部病灶的能量蓄积或能量缺乏所致。如有一些组织受到损伤或细菌感染后，引起循环通道阻塞和代谢物质积聚，造成局部内压很高，因此产生严重的临床症状，此时用针刀刺入病灶轻轻剥离，患者局部会出现严重的酸胀，这是能量推动代谢物质向周围辐射所产生的感觉，几分钟后患者症状基本消失。这就是针刀通过能量释放治疗疾病的原理。另外，有些损伤性疾病在修复过程中，或由于神经系统某一部分衰退所致的疾病，引起局部微循环障碍，用针刀沿着微循环通路的走向进行疏通剥离使病变部位迅速得到血流供应，也就是得到了能量和营养的补充，组织器官在修复完毕以后，功能恢复，症状基本解除。

3. 疏通体液潴留和促进体液回流　人体许多疾病是体液潴留和体液循环障碍所引起的，针刀可以迅速而准确地解决这一问题。比如类风湿关节炎关节肿胀疼痛，采用针刀将关节囊切开，关节囊内的渗出液流出排到关节囊外，症状可立即缓解。此外，由于腱鞘、筋膜、关节囊不能正常分泌滑液引起关节的屈伸运动不利而产生相应症状，用针刀对腱鞘、筋膜、关节囊的有关部位进行适当疏通、剥离，可使腱鞘、筋膜、关节囊的体液回流迅速恢复，临床症状随之消失。

4. 疏通经络，调和气血　经络闭阻不通，气血流行不畅，甚至气滞血瘀，从而引发肢体的肿胀、疼痛、麻木、痿软、拘挛或者脏腑组织功能活动失去平衡。通过针刀对软组织的整体松解，达到疏通经络、调和气血、协调脏腑、平衡阴阳的目的。

5. 促进局部微循环　有些疾病是由局部的微循环障碍所引起，针刀在局部进行纵向疏通剥离或通透剥离，可使血流得到恢复，从而达到治疗效果。

（三）针刀器具和操作方法

1. 针刀器具　针刀由针刀柄、针刀体和针刀刃三部分组成，常用针刀根据针刀体形状分为直形针刀和弧形针刀，根据针刀体直径分为Ⅰ型、Ⅱ型和Ⅲ型针刀，直径分别为

0.4~1mm、3mm和5mm，Ⅰ型直形针刀主要用于软组织行径路线粘连、瘢痕和挛缩的松解，Ⅰ型弧形针刀主要用于软组织起止点的松解；Ⅱ型针刀主要用于强直性脊柱炎、关节强直、脑瘫等疑难疾病的松解；Ⅲ型针刀主要用于股骨头坏死的针刀松解。其他还有注射针刀、刃针和激光针刀等刀具。

　　2. 针刀操作方法

　　（1）针刀进针的四步规程：①定点：在进针刀部位用记号笔做标记，局部消毒铺巾；②定向：刀口线与大血管、神经及肌腱走向平行，刀口抵住进针刀点；③加压分离：右手拇、食指捏住针刀柄，其余3指托住针刀体，刀口线抵住定点部位皮肤，使皮肤向下凹陷，将浅表的血管、神经挤到两侧，避免进针刀过程中损伤浅表血管和神经；④刺入：针刀抵住定点部位皮肤，迅速刺入，透皮后缓慢进至病变部位。

　　（2）治疗手法：针刀刺入后常用的手法包括纵行疏通法、横行剥离法、提插切割法、骨面铲剥法、通透剥离法等。①纵行疏通法：针刀刀口线与重要神经血管走行一致，针刀体以皮肤为圆心，刀刃端在体内做纵向的弧形运动，进行纵行疏通。②横行剥离法：刀口线与重要神经血管走行一致，针刀体以皮肤为圆心，刀刃端在体内做横向的弧形运动。横行剥离使粘连、瘢痕等组织在纵向松解的基础上进一步加大松解度。③提插切割法：刀口线与重要神经血管方向一致，刀刃到达病变组织，切开第1刀，然后当针刀提至病变组织外，再向下插入，切开第2刀，一般提插3刀为宜。适用于粘连面大、粘连重的病变。④骨面铲剥法：针刀到达骨面，刀刃沿骨面或者骨嵴切开与骨面连接的软组织。⑤通透剥离法：将刀锋及刀体深入至粘连组织的两层之间，在两层组织之间予以剥离。适用于腱鞘囊肿、滑囊积液、肩峰下滑囊炎、髌下脂肪垫损伤等疾病。

　　（四）适应证和禁忌证

　　适应证：①慢性软组织损伤疾病；②部分骨质增生性疾病和脊柱关节病；③神经卡压综合征；④部分慢性内脏疾病；⑤部分关节内及关节周围骨折和骨折畸形愈合；⑥关节纤维强直性疾病；⑦瘢痕挛缩；⑧常见内科、妇科、儿科、五官科、皮肤科、美容与整形外科疾病。

　　禁忌证：①有出血倾向、凝血功能异常；②施术部位有皮肤感染，深部有脓肿及全身急性感染性疾病者。

　　（五）针刀在脊柱骨科中的应用

　　针刀应用于脊柱骨科的疾病主要包括颈椎病、腰椎间盘突出症、强直性脊柱炎、脊柱相关内脏疾病等。以颈椎病和腰椎间盘突出症的针刀治疗为例。

　　1. 颈椎病的针刀治疗　　针刀治疗颈椎病是通过松解颈段软组织，调节力学平衡，消除软组织对神经、血管的卡压，从而缓解相关症状。

　　（1）针刀操作过程

　　1）体位：俯卧低头位。

　　2）定位：根据症状、触诊及影像学检查等进行定位。眩晕、头痛、耳鸣、视力模糊、失眠等头面五官症状，病变部位主要是上下项线之间、上位颈椎的后关节、C_2棘突旁、C_{1-5}横突。肩、臂、手指的疼痛麻木等上肢症状，病变部位主要是C_4~T_1后关节和横突、冈上窝、冈下窝、肩胛内上角、肩关节盂外侧和盂下、肱骨内外侧髁、腕横韧带等。

　　3）消毒：常规消毒铺巾。

　　4）麻醉：对每个治疗点进行局部浸润麻醉。

　　5）常见定位和操作：①枕部：上下项线之间由后正中线至乳突分为3等份，中内1/3交界处和中外 1/3 交界处是最常见的损伤点,常可扪及硬结、条索。从解剖上看,前者有枕大神经穿出,后者有枕小神经穿行,乳突部有耳大神经穿行。这 3 条神经卡压常可引起额、颞、枕部的疼痛。此外,上下项线之间还是椎枕肌的附着处,又邻近寰枕关节,此处组织的损伤,最易卡压、刺激椎动脉,导致椎动脉供血不足引起眩晕。这 3 个部位是治疗头痛、眩晕的首选治疗点。刀口线与人体纵轴平行,垂直于颅骨面方向刺入,纵行切割,不能横切。然后将针刀稍抬起,沿颅底骨面向寰枕关节方向稍进不超过 1cm。②颈部:由内向外分为 6 条纵线。项韧带线:即后正中线,松解项韧带,层次不一定到骨面,可横切;项韧带旁线:即后正中线旁开 1.5~2cm,此处多为斜方肌筋膜损伤,刀口线与人体纵轴平行垂直刺入,不一定到骨面,纵横切割;关节突线:后正中线旁开 3~4cm,颈部肌肉最薄弱处,刀口线与人体纵轴平行,与骨面成 45° 角斜刺,松解肌筋膜,再达关节突骨面,松解关节囊,可沿关节突的骨面向内外铲剥;关节突外侧缘线:后正中线旁开 4~6cm,当颈侧肌筋膜痉挛时,此处压痛、条索明显,斜向内侧进针,松解关节突外侧缘的肌筋膜、关节囊;横突后结节线:在环状软骨水平,胸锁乳突肌后缘可扪及 C_6 横突后结节,从乳突至 C_6 横突做一连线,在此连线上,从乳突尖往下可摸到各颈椎的横突后结节,侧位直刺进针;横突前结节线:在胸锁乳突肌前缘,侧位或仰位直刺进针。横突前、后结节需摸清定准,进皮后先松解肌筋膜,再摸索摆动进针达横突骨面后小幅度的铲切,刀口线始终与人体纵轴平行。术毕拔出针刀,局部压迫止血 3 分钟,创可贴贴敷针孔。

（2）术后手法:术后患者俯卧位,助手牵拉患者肩部,术者正对头顶,右肘关节屈曲托住患者下颌,左手前臂尺侧压在患者枕骨上,随颈部活动进行按揉,避免用力过大造成新的损伤,最后提拿两侧肩部,搓患者肩部至前臂 3 次。

（3）并发症:主要包括晕针、断针、术后疼痛、血肿、感染、周围神经损伤等。

2. 腰椎间盘突出症的针刀治疗　针刀治疗腰椎间盘突出症是通过松解胸腰段软组织的粘连、瘢痕、挛缩及坐骨神经行径路线的卡压,达到调节腰椎力学平衡及腰椎管的形态结构,恢复神经根的正常通道,解除神经压迫,从而缓解相关症状的目的。

（1）针刀操作过程

1）体位:一般患者取俯卧位,腹部置棉垫,使腰椎前凸缩小。肥胖或者腰椎间隙狭窄患者:俯卧位,骨盆牵引,重量 50kg,使腰椎小关节距离拉大,棘突间隙增宽,便于针刀操作,牵引 5 分钟后进行治疗。

2）定位:根据症状、触诊及影像学检查等进行定位,寻找有压痛、硬结条索表现的反应点。反应点多在病变部位,如棘上、棘突旁,病变部位相关处,如臀大肌骶骨附着点、臀中肌髂骨附着点、臀小肌髂骨附着点、髂嵴后缘、梨状肌体表投影区、小腿三头肌等。

3）消毒:常规消毒铺巾。

4）麻醉:对每个治疗点进行局部浸润麻醉。

5）常见定位和操作:①以反应点为治疗点:在各反应点上进针,深达反应点基部,行纵疏横剥 3~4 次,出刀,1 周松解 1 次。在行棘突旁反应点治疗时,针刀刀口线与脊柱纵轴平行,针刀斜向脊柱侧达横突副突或关节突行纵疏横行摆动。然后提起针刀,刀刃向外倾斜 45°,针尖达横突上缘,刀口线调转 90°,切开横突间韧带和横突间肌 3~4 刀。②棘突旁椎间孔治疗点:在病变部相邻椎骨上位棘突中点旁开 2cm 压痛最明显处做标记,消毒,于标记处进针。刀口线与脊柱纵轴平行,针体垂直皮肤刺入达相邻椎骨下关节突外缘,紧贴骨缘切割 2~3 刀,将神经根与椎间孔间的软组织粘连部分剥开。术毕拔出针刀,局部压迫止血 3 分

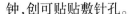

钟,创可贴贴敷针孔。

（2）术后手法：术后依次行腰部拔伸牵引法、腰部斜扳法和直腿抬高加压法。

（3）并发症：主要包括晕针、断针、术后疼痛、血肿、感染、周围神经损伤等。

随着技术的不断进步和临床需求的变化,脊柱微创技术在不断发展,微创治疗技术越来越多,本章介绍了临床上一些常见的微创技术,除此之外还有一些其他微创技术,同时也有两种或多种微创技术的联合使用,临床上可根据不同疾病特点灵活选用。

第六章 脊柱疾病的基础研究

第一节 实验动物的选择与模型建立

一、颈椎病实验动物选择与造模方法

神经根型颈椎病与脊髓型颈椎病是颈椎病较为常见的两种类型，也是目前中医药基础研究的热点。为了建立拟合度良好且可行性较高的颈椎病动物模型，以便于更准确、有效地研究颈椎病，选择动物造模时常需符合以下条件：①选用的造模动物其生理结构和功能应尽量接近人类；②对动物进行造模后引起的颈椎病病变应尽可能满足人体颈椎病发病的客观规律；③造模方法经济有效，操作过程简单易行；④模型的重复使用率好，存活率高。按亲缘关系来探讨，猿、猴等高等动物与人类关系最近，其在结构及功能层面上也是最理想的造模动物，但是从饲养条件、伦理道德问题和相对较长的建模周期方面综合考虑，一般较少用于实验研究；猪、羊、犬等动物由于体型较大，有驯养场地、费用等限制，无法进行大样本的实验研究，在动物实验中较少使用；兔、鼠之类的小型动物尽管不如大型动物的实验操作准确、方便，但从实验材料、成本、场所及驯养条件等角度综合考虑，实验可行性更高，且有利于长期观察。因此，目前最常用的颈椎病造模动物是兔和鼠。常见的实验造模方法如下。

（一）神经根型颈椎病模型

神经根型颈椎病（cervical radiculopathy，CR）的造模方法主要有瞬时物理压迫神经根、椎管插线法。

瞬时物理压迫神经根：2005 年 Hubbard 等将腰椎神经根压迫的方法运用到大鼠 CR 模型的研究中，首次通过微血管钳压迫，明确单纯机械刺激对 CR 中颈神经根的影响。手术分离大鼠颈后部肌肉及韧带，咬除部分 $C_{6/7}$ 椎板及关节突，打开硬脊膜，暴露右侧 C_7 神经根，在靠近背根神经节的神经根处分别采用 10gf（压力值）、60gf 的微血管钳压迫 15 分钟后松开，对照组根据是否打开硬脊膜又分为 2 组，均未夹钳神经根。造模手术后，通过 Von Frey 细丝刺激前爪掌面记录大鼠在不同压力时的缩足反射次数，检测机械性痛感过敏的程度，以评价大鼠造模成功。该研究发现 10gf 和 60gf 的压迫产生的缩足次数差异无显著性意义，因此认为短暂压迫颈神经根引起持续性疼痛的力度阈值 <10gf。后续 Smith 等使用该方法也验证了该模型的可靠性。模型术后 1 天即可出现明显疼痛过敏现象，并持续 7 天以上。其优点是造模周期短，压迫力度和体积均可量化，可重复性强。瞬时压迫虽可产生持续的感觉功

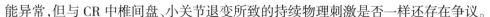

能异常,但与 CR 中椎间盘、小关节退变所致的持续物理刺激是否一样还存在争议。

椎管插线法:Sun 等采用椎管插线法对大鼠颈脊髓神经根造成持续性的挤压以建立大鼠神经根型颈椎病模型。操作方法:大鼠麻醉、固定,剃净颈部及背部周围毛发,常规消毒,在颈部 $C_4 \sim T_1$ 区做一约 3.5cm 的中线切口,逐层分离皮下组织及颈后部肌群以充分显露 $C_5 \sim C_6$ 椎板,刮净表面附着物,切除 $C_5 \sim C_6$ 及 $C_6 \sim C_7$ 的黄韧带,去除 C_6 椎板的骨膜,在 C_6 椎板下植入长 15mm、直径 0.5mm 的尼龙渔线,逐层闭合、缝合伤口,预防感染。粟胜勇等亦采用此法,在充分显露 $C_6 \sim T_2$ 椎弓板并清除周围组织的基础上,暴露脊髓,执显微外科镊将灭菌渔线沿脊髓纵向插入至 C_6、C_7、T_1 神经根腋下。此造模方法造模后大鼠周围神经异常症状出现较快,但因尼龙渔线压迫力度较弱,导致症状持续性差,故此法较适用于急性期神经根型颈椎病的研究。

朱立国等对 CR 的动物模型进行了总结,认为 CR 动物造模种类较多,按颈神经根的干预方式分类,可分为直接刺激和间接刺激两类。直接刺激是通过手术暴露肌肉、椎板后,用不同的物理或化学方式刺激相应节段的颈神经根,造成肢体感觉或运动功能的障碍;间接刺激不暴露神经根,是以手术或非手术的方式造成颈椎动静力状态的失衡,使颈椎间盘退变、椎后小关节增生,进而压迫神经根。

(二)脊髓型颈椎病模型

尽管目前脊髓型颈椎病动物模型的制作方法多样,且根据制作思路的不同而大致分为动态造模法和静态造模法两类。但各种制作方法优缺点并存,仍未有一种理想的模型制作是真正得到公认的。如何选择并完善一种合理可行、操作便捷,且造模过程能尽量模拟人类颈髓慢性受压的模型制作方法,成为推动当前脊髓型颈椎病相关研究和提高脊髓型颈椎病临床治疗的关键。

1. **拧入螺钉压迫法**　为制作脊髓型颈椎病模型最常运用的一种造模方法。通过对造模动物的颈前路或颈后路拧入螺钉或类似螺钉的不锈材料,来穿透其颈部椎体或椎板并压迫硬脊膜以形成颈椎管内占位,从而实现模型颈髓的渐进性压迫。拧入螺钉压迫法通常选用兔、鼠等小型啮齿类动物进行脊髓型颈椎病造模,所以具有一定的手术难度且对操作人员的外科技术要求较高。以上拧入螺钉压迫法造模共有的不足之处在于螺钉对模型颈髓产生的损害较重,造模成功率仍有待提升;更有学者指出螺钉压迫为非线性压迫,需要在颈髓电生理监测下的不同时间反复拧入螺钉,故造模过程中实验动物的感染率和死亡率较高。且每次螺钉拧入的方向和深度都需要进行 X 射线确认,而螺钉等金属物在 X 射线检查下又容易出现金属伪影,这明显增加了脊髓型颈椎病模型制作的难度。

2. **套管球囊压迫法**　分为弹性双套管压迫和可控球囊压迫两部分。是指将具有一定体外可控性的套管或球囊置入造模动物的颈椎体内或椎板下,通过人为调控,产生对其颈髓渐进性的压迫来实现造模。但由于多数学者认为推动内套管对于模型颈髓的压迫过程并非呈线性压迫,且套管在 X 射线下不显影、内套管缓慢推进的距离难以准确实现模型颈髓压迫的可定量分级;同时往往对造模动物产生亚急性颈髓损伤,故致死率高,已被限制广泛应用。目前,脊髓型颈椎病研究者多改用可控球囊压迫进行造模,即将一种带导管的球囊安装于造模动物的硬膜外椎板下,通过体外控制球囊体积大小以达到对模型颈髓的渐进性压迫。套管球囊压迫法的特点是通过体外控制内套管的推动距离或球囊的扩张大小,来模拟脊髓型颈椎病颈髓不同程度的压迫状态,具有可控性强、模型制作可定量分级高等优点,同时避免了重复手术对动物模型带来的急性损伤。因此,该脊髓型颈椎病模型制作一般选择犬、羊等颈部组织器官体积较大的动物作为造模对象,有助于模型制作过程中各种相关检查的进行。但是,套管球囊压迫法也存在一些不足:①所需造模动物体积要求较大,造模数量无法做到量产;②套管、球囊皆为异物,增加了造模动物感染的可能性;③球囊作为颈髓压力系统的构建和固定,仍面临着容易移位和对模型颈髓压迫不均匀等问题。

3. 膨胀材料压迫法　利用植入材料短时间吸收模型颈部组织间液后体积的迅速增大,从而压迫颈髓,完成脊髓型颈椎病的动物造模。随着科技的进步,越来越多的吸水性膨胀材料被广泛运用于颈髓压迫模型的制作中。通过利用相类似的膨胀材料(聚氨酯聚合物)对SD(Sprague Dawley)大鼠颈髓进行不同速率下的压迫,并对造模后的SD大鼠进行相关运动功能评定及对其颈髓进行相应的组织病理学观察,从而确定脊髓型颈椎病模型的建立。由于该模型制作再现性好,且材料自然膨胀,不易破坏模型的颈椎生理结构,符合脊髓型颈椎病患者的临床病变特征,已被越来越多的学者广泛应用于对脊髓型颈椎病进行行为学和解剖学等更进一步的研究。其他还有颈注射硬化剂法、植入物体压迫法、颈椎力学失衡法等。余家阔等是中国最早以长时间固定模型低头位的方式来实现脊髓型颈椎病动物造模。通过将家兔放入低头位支架中饲养3个月,保持其每天2次低头,每次低头2小时,来模拟长期低头伏案工作的颈椎病患者,从而间接造成家兔颈髓的持续性压迫。考虑到长时间固定模型低头位的造模周期较长,而王拥军等和徐如彬等则发挥主观能动性,通过取SD大鼠颈背部正中纵向切口,横向切断其颈夹肌和头、颈、寰最长肌,切除SD大鼠颈髂肋肌与头半棘肌以及切除其$C_2 \sim C_7$棘上和棘间韧带,使SD大鼠因颈部后伸无力导致其颈椎间盘发生退行性变,从而间接造成大鼠脊髓的持续性受压。

综上所述,对于脊髓型颈椎病,在造模周期、模型的可定量分级以及疾病的再现性方面,动态造模法要优于静态造模法。其中,拧入螺钉压迫法模型制作便捷、造模周期短,在造模过程中对所用仪器设备要求不高且有一定的操作可控性,故在脊髓型颈椎病动物模型的制作中最为常见。但由于螺钉对模型颈髓压迫损伤严重、致死率高,故不适用于体积较小的动物。而文中提到的膨胀材料压迫法,虽然对于模型颈髓压迫的可定量分级不易通过人为调控材料的膨胀大小来实现,且对造模技术及材料本身等问题要求条件较高,但考虑到该造模法的成功率高、再现性好以及可靠性强,如果能开发出一种可自由操控膨胀大小及膨胀方向的材料,同时该材料具有良好的生物组织相容性,且便于植入造模动物颈椎的任一节段进行膨胀压迫,将能制作出较理想的脊髓型颈椎病动物模型。

二、腰椎退行性疾病实验动物选择与造模方法

腰椎退行性疾病以椎间盘退变为基础,代表病种为腰椎间盘突出症(LDH)和腰椎管狭窄症(LSS),实验动物选择仍然以兔和鼠为主,常见的实验造模方法如下。

(一)腰椎退行性病变模型

目前中医药研究的腰椎退行性病变(intervertebral disc degeneration,IDD)动物模型主要包括椎间盘损伤模型、双后肢直立模型和动静力失稳模型。模型复制的初衷是分别模拟了导致人类腰椎IDD的常见原因——椎间盘的损伤、劳损和腰椎失稳。

1. 损伤腰椎间盘诱导腰椎IDD模型

(1)髓核损伤模型:髓核损伤方法可分为髓核抽吸和化学物质注射两种。邵辉等将16G针头平行于上下终板的方向进行穿刺,抽取约7mg髓核组织,术后4周发现椎间隙狭窄、终板钙化、骨赘形成,髓核与纤维环界限不清,纤维环层状紊乱等IDD表现;8周情况更

为严重,纤维软骨组织取代髓核组织,蛋白多糖含量明显减少。周松等认为该模型更符合椎间盘退变导致脊柱不稳,而非因脊柱不稳导致的IDD。化学方式是将木瓜凝乳蛋白酶、软骨素酶ABC、Fn-f等化学物质注入椎间盘内,使髓核细胞变性、消融,导致椎间盘退变。兔腰椎间盘退变程度随木瓜凝乳蛋白酶注射量的增加而提高。Fn-f注射入兔腰椎间盘中心后,8周时开始出现IDD组织学证据。聚集蛋白聚糖mRNA、Ⅱ型胶原mRNA表达分别于8、12周开始低于对照组。但化学物质注射剂量难以控制,模型效果不稳定,穿刺部位易形成骨赘,注入的化学物质会影响椎间盘组织的正常代谢,对药物的作用效果及后期检验指标造成干扰,可靠性欠佳。为避免化学物质干扰,有学者用0.9%氯化钠溶液注射,也取得了成功。

（2）终板损伤模型:终板是椎间盘组织代谢的通路,同时也是保护椎间盘免于自身免疫系统攻击的屏障,终板一旦受损,椎间盘组织的营养供给被切断,并暴露于免疫系统之下。以特制弧形针,进针方向与上下终板成30°~60°,在脊柱正前方进行多角度、多点位穿刺,破坏兔$L_{4\sim5}$和$L_{5\sim6}$椎间盘终板,可以成功构建兔腰椎IDD模型。并观察到以$L_{4\sim5}$和$L_{5\sim6}$为中心出现腰椎脊柱反曲畸形,该方法与切开纤维环、脊椎动静力失稳等方法相比,退变进展相对平缓。将2ml平阳霉素（2mg/ml）平均注入恒河猴$L_{5/6}$椎间盘上、下终板,也可以成功诱导出椎间盘的退变。

有学者采用阻断羊终板营养的方法成功复制IDD模型。在距上、下终板2mm处开一道2~3mm细缝,并用骨水泥进行填充,在48周内观察到进行性的髓核细胞成分丢失和软骨终板钙化,组织学检查表明封闭椎间盘内Ⅰ型胶原蛋白增加、Ⅱ型胶原蛋白减少。

（3）纤维环损伤模型:最早的纤维环损伤模型的建模方法是手术切开纤维环,虽然造成退变的效果相当显著,但对纤维环破坏太大,髓核易脱出,很快便被纤维环穿刺法取代。用18G针头对椎间盘进行3次穿刺,穿刺深约5mm,就可以成功建立兔腰椎IDD模型。结合低温等离子消融技术复制家兔模型,与单纯穿刺方式相比,退变过程更为缓慢。随着技术的不断进步,纤维环穿刺可以在透视引导下经皮完成,这不仅减少了对实验动物的损伤,也降低了感染概率,但对操作者要求更高。研究发现纤维环穿刺法比腰椎失稳法更高效,2周即可出现退变现象,而腰椎失稳组则需4周。与其他损伤模型相比,纤维环穿刺损伤程度最小,周期短,效果确切,可控性好,成功率高,是目前最为常用的模型复制方法之一。对兔腰椎间盘施行纤维环穿刺术后,在其背部附加1/10体重重物可以加速模型进展。

2. 动静失稳诱导的腰椎IDD模型　腰椎筋骨在劳损、外伤和医源性损伤时,将使腰椎发生动、静力性失稳,最终诱发腰椎IDD。为模拟以上情况下人类腰椎间盘退变的病理改变,学者们复制出了腰椎失稳模型,包括了静力失稳、动力失稳和动静力失稳模型。静力失稳模型一般是通过切除棘上、棘间韧带和关节突关节,破坏脊柱静力结构的方式来建模。动力失稳则通过剥离骶棘肌和关节突附着肌肉或切断竖脊肌,直接接破坏椎旁动力结构来复制,而动静力失稳模型则是将以上两种结构全部切除或切断来实现。

切除关节突关节、棘上韧带、棘间韧带等后部结构可以造成小鼠腰椎失稳,放射学和组织学检查结果显示与人类椎间盘退变相似。咬除SD大鼠$L_1\sim L_6$的棘突、关节突和棘上、棘间韧带,切断两侧竖脊肌后同样可以复制腰椎失稳模型。研究发现腰椎动静力失稳模型中NO含量增加及NOS活性增强会导致软骨终板退变。张鹏等在复制动静力失稳模型时,不仅横向切断家兔L_4、L_5水平两侧竖脊肌,而且切除长约0.5cm肌束以防断端愈合。研究表明,切除关节突模型更适于模拟姿势、环境因素导致的腰椎退变性疾病。将静力失稳大鼠模

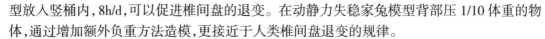

型放入竖桶内，8h/d，可以促进椎间盘的退变。在动静力失稳家兔模型背部压 1/10 体重的物体，通过增加额外负重方法造模，更接近于人类椎间盘退变的规律。

另外，还有双后肢直立诱导的腰椎 IDD 模型，1957 年 Goff 等首先发现，截去大鼠或小鼠的双前肢，可以使其腰椎承受的轴向载荷明显增加，Higuchi 等将出生 2 天 SD 大鼠的双前肢和尾部切除，将其逐渐训练成双后肢直立动物模型。最为经典的是 Cassidy 等设计的双后肢直立大鼠模型，将出生仅 18~36 小时的 100 只 Wistar 大鼠前肢结扎，共有 21 只大鼠成活。设计特殊的鼠笼，将饲料和水置于大鼠刚刚能企及的位置，并随大鼠的成长逐渐升高，强迫大鼠使用双后肢站立和行走，6 周后成功构建模型。14~18 个月龄时，影像学检查显示，所有的 21 只大鼠下腰椎发生了楔形变，其中，4 只表现为椎间盘退变，5 只出现腰骶椎间盘突出，腰椎管明显狭窄。截去 1 月龄 SD 大鼠前肢，强迫其双后肢站立，分别饲养 4、6、8 个月，可以成功复制出双后肢大鼠模型。但是在伦理上这种模型复制方法不被支持。同时，这种模型复制方法在实验动物选择上存在一定的局限性，让较大型动物维持双后肢站立行走难度很大，目前只用大鼠来复制模型。

（二）腰椎间盘突出症模型

腰椎间盘突出症是一种发病率高且严重影响中老年人健康和生活质量的疾病，目前本病发生发展的生物学机制尚不明确。要探讨治疗 LDH 药物的作用和作用机制，复制和选择与临床相符合的动物模型至关重要。由于人类 LDH 主要是自发性疾病，是长期受到应力损伤或由于椎间盘退化，椎间盘细胞内环境变化后所逐渐发展起来的。因此，运用损伤性方法建立动物模型来探讨治疗 LDH 药物疗效与机制的研究在过去十余年中并未取得十分突出的进展。不过由于要获得人类退化的椎间盘组织十分困难，同时在体外研究中也几乎不可能获得正常的人类椎间盘组织作为对照，因此，尽管存在一些限制，动物模型系统仍然是研究 LDH 不可或缺的途径。

腰椎间盘突出症的动物模型主要包括三种：腰椎间盘退变模型，单纯炎性刺激模型以及压迫型模型。由于腰椎间盘退变是导致 LDH 发病最基本的病因，所以为了科学性地模拟 LDH 患者的椎间盘退变，探索安全有效的临床治疗方法，学者们不断探索建立合理可靠的 LDH 动物模型。这里主要讲一下单纯炎性刺激模型以及压迫型模型。

1. 单纯炎性刺激模型　在退行性改变的基础上，由于椎间盘发生不同程度的变性，可能会出现髓核突出并刺激神经根引起疼痛症状，所以一部分动物模型采用髓核组织直接或间接刺激神经根的方式建立炎性痛模型。具体方法如下：有研究者将大鼠自体尾椎髓核组织手术包埋于臀部肌肉中，造成局部免疫炎症反应模型，以此建模观察血液中免疫球蛋白 IgG、IgM、IL-1b 和 IL-8 水平，结果显示模型组 IgG、IgM、IL-1b、IL-8 显著增高，证明髓核组织可以引起炎症反应。这类模型仅说明了髓核所造成的自身免疫性炎症，却脱离了髓核原来所依赖的内环境，与临床相差比较大。而选用清洁雄性 SD 大鼠，通过改良建模方式，进行左侧 L_5 椎板切除术，显露左侧 L_5 背根神经节，显微镜下使用注射针将背侧神经根与背根神经节之间的神经外膜刺破，然后使用玻璃解剖针纵向切开神经外膜，创建一个 2~3cm 的切口，之后取鼠尾髓核 5mg，覆盖在 L_5 背根神经节处，由于髓核为胶冻样物质，黏着力较强，故不需要其他固定，随后逐层缝合。结果发现这种建模方式与其他传统建模方式相比，能够减少手术创伤，并在疼痛行为学的表现上更加稳定，大鼠出现活动频繁、易激惹、马尾神经传导速度减慢等表现，表明髓核本身是引起神经根炎性刺激的主要原因之一。另外，将大鼠尾椎髓核移植到 L_5 背根神经节旁，避免产生直接压迫，由此建立模型，此模型对机械痛阈进行监测,发现机械痛阈明显降低,在疼痛行为学表现稳定。此类模型方法简单、创伤小、成功率高、重复性强、观察指标明确、对实验条件要求不高,可以成为研究髓核诱导神经性疼痛机制较为理想的实验模型。

2. 压迫型模型 传统的观点认为,突出的椎间盘组织压迫腰神经根是造成腰腿痛的主要原因。压迫型动物模型,即通过手术将植入物置于指定位置,压迫刺激动物的神经根,来模仿人类 LDH 突出髓核压迫神经根所致的腰背痛及下肢放射痛症状,从而研究疼痛发生的机制和治疗的方法。

(1)单纯压迫型:一种建模方式是选用一些自制特定的模型,通过植入来进行对神经根的压迫。王拥军等通过微型硅胶球压迫大鼠 L_5 和 C_5 神经根,建立了"慢性神经根损伤模型",通过去除硅胶球,模拟临床"手术摘除椎间盘减压法",建立了神经根损伤减压模型。之前也有人应用带有缺口的塑料管套在猪的腰神经根上作为慢性压迫模型,这些虽然可以模拟椎间盘突出神经根受压,但并非真正椎间盘组织压迫作用于神经根,与体内真实情况有所不同,存在一些不足之处。

(2)压迫与炎性刺激共存型:一种建模方法是选择椎间盘髓核等自体组织作为植入物,来对神经根进行压迫。取 SD 大鼠尾部椎间盘组织,放置在 L_5 靠近背根神经节处,直接压迫神经根,术中发现神经根充血、水肿。通过行为学、热痛阈和机械痛阈监测来确定建模的成败,以此模型来研究 LDH 的大鼠 mRNA 表达 IL-8 的水平。这类模型主要模拟的是椎管内背根神经节受压的病理解剖基础,对根性神经痛的机制进行在体研究。随着临床经验不断丰富,特别是影像学的发展,人们注意到椎间盘突出程度及对神经根造成压迫程度与患者症状并不一致。另外,研究者纠取 SD 大鼠两节尾椎间盘,包括上下终板,并用注射器将上下终板刺穿,使用 7 号手术线将尾椎间盘塑形并放入生理盐水中保存,之后,从大鼠背部正中开皮,暴露脊柱并移除终板,将尾椎间盘移植到左侧靠近 $L_{4\sim5}$ 的肌肉上。通过这种建模方式来研究 LDH 在中医刮痧治疗过程中 IL-1 的变化。目前,使用压迫与炎性刺激共存的方法进行建模,能够较贴切地模拟人类腰椎间盘突出症的发病机制。此类模型可以较好地诱导出大鼠神经行为的改变,对大鼠损伤小,更加接近于临床,为进一步探索椎间盘突出症的发病机制与防治提供了较好的动物模型。

(三)腰椎管狭窄症模型

目前多数采用大型动物如猪、兔、狗等,这些大型动物不仅价格昂贵,难以广泛大规模的建模,而且术后的饲养、护理也较大鼠困难。有学者将硅胶片植入大鼠椎管内,在三维有限元软件分析及解剖学观察下,客观评价模型制作,为临床研究提供实验动物模型。造模时,利用硅胶对硬膜囊造成压迫,观察术后大鼠的运动功能,实验组平板运动距离较对照组明显较少,对大鼠进行 CT 扫描,用软件建立有限元模型,观察椎管内受压部位密度明显增加,位置准确,说明模型制作成功。本模型制作方法的优点为:①模型制作简单,熟练的建模技术一般只需要 20 分钟左右就可完成手术操作,术后 2 天即可以参与运动等观察,恢复期短,避免因为建模时间长导致大鼠死亡。②建模所需设备简单,硅胶片的制作可以采用医用生物硅胶按比例剪裁,边缘磨钝,避免割伤神经。规格统一,减少如植骨、球囊等方法造成模型狭窄程度不一致的情况。③医用硅胶是一种相当稳定的惰性物质,无毒无味,有良好的热稳定性,化学性质稳定,除强酸强碱外不与其他物质反应,在体内不易毁损,可以反复高压灭菌,药物浸泡灭菌不会变质。具有较好的组织相容性,免疫反应小,且价格低廉。

第二节 中医药治疗脊柱疾病的基础研究

手法、中药、针刺是治疗脊柱疾病的常用中医药干预方法,国内外学者主要从改善脊柱生物力学、抗炎、镇痛及延缓椎间盘退变等角度开展研究工作,进一步丰富中医疗治疗脊柱疾病的科学内涵。

一、手法治疗脊柱疾病的作用机制研究

中医学重视整体观念,脊柱及其周围软组织形成的整体结构维持动态平衡,决定着脊柱的生理、病理。脊柱的动态平衡依赖着内、外平衡的协调,脊柱的内平衡是脊柱的骨性结构及椎间盘、韧带等维持和谐稳定的结果,属于静力平衡,外平衡是脊柱周围软组织之间的相互平衡,为动力平衡。脊柱骨、关节、椎间盘退变,静力平衡系统改变;脊柱周围软组织损伤及长期不协调姿势造成的肌肉痉挛,形成无菌性炎症,对韧带及骨关节的稳定产生影响,破坏动力平衡系统,从而出现动静力平衡失调,造成脊柱生物力学功能紊乱,导致疾病的发生。中医手法是治疗脊柱病的手段之一,临床应用广泛,疗效机制主要包括以下几个方面。

(一)恢复动静力平衡

从现代生物力学角度分析,脊柱静力性平衡的作用小于动力性平衡,失去静力性平衡,脊柱的变化比较缓慢,而失去动力性平衡,则不能维持其正常功能,再者动力性平衡可以补偿静力性平衡,因此动力性平衡较静力性平衡更为重要。

中医手法对脊柱力学平衡的调整具有重要作用,可促进营养代谢,提高肌群力量,从而恢复或增强脊柱的动静力学平衡,起到防治脊柱疾病的目的。中医在"筋骨并重"的理念下,通过理筋手法调整动力性失衡,正骨手法调整静力性失衡,"理筋正骨"手法可恢复"宗筋"主"束骨"的功能,有效纠正"筋出槽"和"骨错缝",改善动静力平衡失调关系,恢复脊柱的生物力学。手法治疗时,应遵循先理筋后正骨的原则,用按、揉、推、弹、拨等理筋手法充分放松肌肉、韧带,调理气血,改善局部微环境,再用旋转、拔伸、斜扳、整脊等正骨手法调整脊柱顺应性,从而有效促进筋骨平衡,松解受压的神经根,减轻疼痛。研究表明,整脊推拿疗法能够对患者的颈椎做出调整,改善颈椎各小关节紊乱,恢复颈椎力学平衡。通过试验观察得出,经过手法治疗后椎体、椎间盘、小关节及韧带的应力与位移均有不同程度的下降,而刚度则呈现不同程度的上升,从而调整了颈椎的静力性平衡,增强了颈椎的稳定性。通过手法可恢复腰椎的生理曲度、纠正椎体旋转、恢复小关节生物力学平衡而调整脊柱矢状位平衡,使得腰椎管狭窄症患者的椎管中央矢状径及侧隐窝矢状径增长,减轻了脊髓及神经根受压的程度。运用颈椎拔伸法治疗椎动脉型颈椎病,主要是根据应力效应分布,调整颈椎内外动力平衡,间歇用力能最大限度地改变肌肉张力,对异常位移能使内应性骨结构产生归复作用,同时能减少椎动脉受压,扩张椎动脉,增加血流量。运用"筋骨调衡"手法重建椎体及周围组织的生物力学平衡,体现了中医学"整体观念"和"微观辨证"的思想,在此基础上发挥中医正骨理筋手法的临床疗效与优势。

(二)缓解肌肉痉挛

肌肉痉挛是发生损伤后人体产生的本能保护性反应,但长期和过分的肌肉痉挛对局部

造成压迫可引起疼痛。另外,由于肌肉组织为脊柱提供外源性稳定,维持脊柱的形态及力学结构,故肌肉长时间收缩牵拉相应椎体也会影响脊柱的正常力学结构,加重脊柱的失稳和颈部酸痛。中医学"筋骨平衡"理论认为,先筋病后骨病,通过治疗"筋病"可以改善"骨病",增加脊柱外源性稳定以改善症状。

推拿手法大体可分为正骨手法和理筋手法两大类,其中理筋手法便是主要作用于肌肉,一方面理筋手法具有疏通经络、行气活血作用,可改善微循环,松解粘连,使局部水肿消退,缓解肌肉痉挛引起的不适症状。另一方面,通过放松肌肉,改善其对脊柱的异常牵拉,纠正脊柱力线达到治疗目的。临床在对颈椎病患者行触诊时,常可触及收缩发僵的颈部肌肉,异常收缩的颈部肌肉长期牵拉颈椎可影响颈椎的稳定性,进而引起颈椎小关节的轻度错位失稳、增生与退行性病变,诱发颈椎病。理筋手法能够松解长期僵硬紧张的肌肉,推扳旋提等手法也能够松解肌肉高张力,有助于恢复脊柱的外源性稳定,缓解颈部僵硬症状。研究表明,罗氏三步正骨法通过揉筋放松、牵引治疗、整理手法三步实现改善肩颈部肌肉过度收缩僵硬,减轻局部疼痛的作用。实验发现,腰椎间盘突出症患者双侧腰背伸肌存在收缩失衡现象,手法治疗可增加腰背伸肌群运动神经元的募集数量,加速缓解肌纤维疲劳,提高腰部主动肌群和拮抗肌群的协调平衡,改善外源性稳定。

(三)解除神经根的机械压迫

神经根受压是神经根型颈椎病和腰椎间盘突出症出现放射痛、肢端麻木的病理基础。手法治疗通过扩大狭窄椎间孔、促使突出髓核远离受压神经根、松解神经根与周围组织粘连等方法解除神经根所受机械压迫,从而缓解此类疾病造成的上下肢麻木、放射痛等典型症状,缓解患者痛苦。临床研究表明,颈椎旋提手法能够纠正神经根与椎间盘的位置关系,且使对侧神经根袖位移明显,有助于缓解神经根袖处的某些粘连,患者前屈位时行旋提对其下位神经根作用更为明显,能减轻神经根袖与椎管内的粘连,从而降低神经根所受的机械压迫。俯卧拔伸微调法通过顶推偏歪的棘突或横突,纠正椎间关节的位置异常,扩大椎间孔的有效孔径,从而改善神经根与压迫刺激组织(如骨赘、突出椎间盘等)之间的位置关系,达到减轻神经根受压的目的。石氏伤科推拿疗法通过被动手法治疗,多次牵拉患者的坐骨神经,使其与周围组织的粘连得以松解,减轻包容性腰椎间盘突出症神经根所受压迫。研究发现,相较于中立位与前屈位,在20°屈曲范围以内的后伸位下行颈椎拔伸旋转手法能够更好地降低髓核内压,改善髓核对神经根的压迫。

(四)调节免疫反应

研究显示,炎症反应与免疫反应广泛存在于脊柱疾病中,有研究指出,疼痛程度较重的患者,血清中的 MDA、IL-6、TNF、SOD、PGE 等物质与轻度疼痛患者的差距有统计学意义。故通过减少炎性物质的产生、抑制免疫反应可有效改善症状。研究发现推拿手法可以抑制肌肉组织内免疫应答核因子 κB(NF-κB)的产生,并增加过氧化物酶体增殖物激活受体 γ 协同刺激因子 1A(PGC-1A)的表达。抑制 NF-κB 激活可改善组织修复,减少免疫细胞对肌肉的浸润;而加强 PGC-1A 表达则可减少细胞因子产生,改善炎性微环境和营养不良肌肉的收缩功能。有学者通过仪器模拟脊柱手法对背根神经节进行压迫,发现模型大鼠体内背根神经节产生的炎性细胞因子 IL-1β 明显减少,而内源性抗炎细胞因子 IL-10 大量增加,提示脊柱手法的起效可能由此两者介导。IL-8、IL-10 在突出物中的表达水平明显多于正常髓核组织,且与患者的疼痛程度呈正相关,认为通过控制炎症反应及免疫反应,降低细胞因子与炎症介质的产生即可在一定程度上缓解疼痛,提高患者生活质量。研究发现经过仰卧位后伸旋转扳法治疗的颈椎病患者,血清内 IL-2、IL-6、TNF-α 均有明显下降,疼痛明显缓解。通过对腰椎间盘突出症患者推拿手法前后的血清蛋白质组学分析发现,两者的 α1- 酸性糖蛋白含量有显著性差异。α1- 酸性糖蛋白是一种急性反应期蛋白,可能成为用于描述无创性治疗手法效应的辅助性指标。

（五）中枢镇痛作用

疼痛是脊柱疾病的重要表现,也是患者就诊的主要原因,故缓解疼痛可以认为是治疗此类疾病的主要目标之一。研究表明疼痛中枢反应区域最精确的部位为前额叶皮质区,认为对于亚临床疼痛患者,脊柱手法治疗能够通过改变上肢传入的运动感觉并作用于前额叶皮质起到治疗效果。通过对比治疗前后患者的头颅 MRI 发现,在对颈痛患者予以胸部推拿手法治疗后,患者岛叶皮质中激活的有害刺激产生区域明显减少,岛叶被认为是产生伤害性信息并向其他部位传递的结构,其有害刺激产生区域激活的减少可能与疼痛缓解相关。通过研究大鼠背根神经节持续受压发现,造模组大鼠右侧 $L_4 \sim L_5$ 节段背根神经节神经元中 P_2X_3 受体激活明显多于空白组和假手术组,而施以模拟推拿干预的试验组大鼠 P_2X_3 受体激活数明显小于造模组,提示推拿手法可能降低神经元兴奋性,有助于提高痛阈。通过分析颈椎病患者手法治疗前后的磁共振数据发现,患有神经根型颈椎病慢性疼痛的患者经推拿治疗后,相联系的脑区发生了变化,推拿镇痛的机制可能是:通过抑制中脑导水管周围灰质（periaqueductal gray, PAG）中的伤害信息上行传导或刺激 PAG 产生镇痛信息上行至丘脑,抑制其疼痛信息传递。现阶段已有许多研究证实手法治疗能够影响中枢神经系统,但手法治疗的疗效是否与这些机制相关仍没有定论,有待进一步发掘。

大多数手法研究方向集中在改善脊柱生物力学结构上,很少有研究能够深入到蛋白、离子通道、神经系统等层面探讨手法治疗的疗效机制;更多的学者选择通过临床研究了解手法疗效,而通过动物模型探讨手法分子层面机制的研究较少,且现有的分子机制研究尚无较为清晰的思路。在未来的手法作用机制研究中,分子机制研究可作为重点方向。

二、中医药治疗脊柱疾病的抗炎作用研究

脊柱疾病最根本的原因是脊柱生物力学的改变,随着最初生物力学变化造成的机械压迫所引发的一系列急慢性炎症反应,导致颈椎退变,生物力学平衡再次被打破,进而加剧炎症反应,进入恶性循环。国内外的文献报道,脊柱疾病患者存在不同程度的炎症反应,而中医药治疗对于抑制炎症反应发挥着重要作用。

（一）对超氧化物歧化酶和脂质过氧化物的影响

血清内清除氧自由基主要依靠抗氧化系统,包括超氧化物歧化酶（SOD）、过氧化氢酶（CAT）小分子氧清除剂等。因此,SOD 的活力在一定程度上反映了机体的抗氧化能力。脂质过氧化物（LPO）是氧自由基作用在细胞生物膜上不饱和脂肪酸而形成的代谢产物,LPO 含量的多少反映了氧自由基对细胞膜性结构的氧化程度,体现了体内脂质过氧化的速度和强度。研究发现,颈椎病家兔颈部肌肉软组织发生病变后,其 SOD、NA^+-K^+-ATP 酶活性降低,中药颈康灵能提高 SOD 值,改善颈椎病家兔颈部病变肌肉软组织酶活性,改善颈椎病肌肉软组织的病变情况,起到抗氧化及抗炎镇痛作用。腰神经根压迫症大鼠的受压神经根局部组织内 SOD 活性下降,LPO 含量升高,电针治疗可提高局部组织 SOD 活性,降低 LPO 含量;表明电针疗神经根型腰突症,具有明显改善自由基代谢紊乱的作用。针灸推拿配合中药治疗神经根型颈椎病,可调节血清脂质过氧化物与 LPO 及 IL-1β 水平,改善颈椎功

能,减轻症状。

（二）对一氧化氮和白细胞介素的影响

一氧化氮（NO）作为炎症介质具有双重作用:在炎症初期可促进血管的舒张和渗出,而在一定条件下又可抑制前列腺素（PGE_2）和 IL-6 的合成,从而具有抗炎作用。当鼠神经根暴露于髓核时,检测到一氧化氮合成酶活性明显增加,应用一氧化氮合成酶抑制剂,可明显减少暴露于髓核组织中神经根水肿及髓核对神经根传导速度的影响。椎间盘的退变刺激了 NO 的产生,而 NO 的产生又加剧了椎间盘的退变,从而引起盘源性下腰痛。白细胞介素在脊柱疾病中存在高表达,其通过传递信息,激活与调节免疫细胞,介导 T、B 细胞活化、增殖与分化,在炎症反应中起重要作用。通过对大鼠神经根炎模型的研究,表明针刺以郄穴为主的穴位能降低炎症因子 NO 和 IL-6 的水平,改善模型大鼠患肢活动,促进痛觉恢复,减轻炎症反应,改善神经根变性。补肾活血方治疗无髓性损伤的慢性颈脊髓压迫,PCR 检测 TNF-α、IL-1β、IL-6 的 mRNA 表达量降低,表明补肾活血方对脊髓慢性受压所致炎症有抑制作用,并且与 NF-kappa B 通路抑制剂的效果相互叠加,共同抑制炎症反应。独活寄生汤可抑制 p38MAPK 磷酸化的水平和 IL-1 细胞因子的生成,有效控制了 IL-1、NO 等因子对椎间盘纤维环的破坏,同时还能延缓细胞凋亡。

（三）对前列腺素 E_2、磷脂酶 A_2 的影响

磷脂酶 A_2（PLA_2）是近年来受到高度重视的一种炎症损伤细胞的关键酶,PLA_2 促进细胞膜脂肪酸转化为花生四烯酸,花生四烯酸通过环氧合酶 2（COX_2）氧化成 PGG_2,被 COX_2 过氧化作用生成 PGH_2,PGH_2 在组织特异性异构酶作用下转化成具有生物活性的前列腺素 E_2（PGE_2）。PGE_2 可直接刺激神经纤维或增加神经根对其他致痛物质如缓激肽的敏感性,因而在致痛过程中起着重要作用。从细胞因子调控探讨温和灸对大鼠腰神经根受压模型的作用机制来进行研究,发现温针组比美洛昔康组、针刺组更能改善大鼠受损神经根组织的结构,降低炎性细胞因子 PGE_2、PLA_2 的表达,从而降低大鼠腰神经根受压模型中的炎症反应,起到镇痛作用。大鼠慢性脊髓压迫模型中,益气活血方能降低受损脊髓组织内 PGE_2、PLA_2 的含量,有效抑制受损脊髓组织的炎症反应,并促进其脊髓功能的恢复。手指点压环跳、委中治疗腰椎间盘突出症,发现家兔髓核组织中 PLA_2 活性、PGE_2 及 SP 的含量明显降低,起到抗炎作用。

（四）对环氧合酶 1 和环氧合酶 2 mRNA 的影响

环氧合酶（COX）被认为是在炎症条件下由前列腺素产生的关键限速酶,参与多种慢性疼痛的炎症反应以及疼痛的持续过程,包括 COX_1 和 COX_2 两种同工酶,前者为结构型,被称为管家酶或要素酶,能够产生前列腺素,且与机体正常的生理过程和保护功能有关,如维持胃肠黏膜完整性、改善肾血流、调节血小板功能等;后者为诱导型,是经刺激后迅速产生的诱导酶,由各种化学、物理和生物因子损伤诱导产生,进而催化前列腺素合成参与炎症反应。建立大鼠腰椎间盘突出症模型,通过研究发现,电针组、美洛昔康组、针药组对大鼠椎间盘组织 COX_2mRNA 的表达可能均有抑制作用;针药组和美洛昔康组对大鼠椎间盘组织 COX_1mRNA 的表达也有抑制作用;而电针组对 COX_1mRNA 的表达基本无抑制作用,与针药组、西药组比较,差异明显。说明电针治疗腰椎间盘突出症的可能作用机制是对 COX_1mRNA 表达无抑制作用,而对 COX_2mRNA 表达则起着选择性抑制作用。

（五）对肿瘤坏死因子 -α 的影响

肿瘤坏死因子 -α（TNF-α）在脊柱疾病患者中大量表达,是疾病过程中重要的炎症因

子,主要由活化的单核/巨噬细胞产生。研究发现,椎间盘突出导致严重的坐骨神经痛患者,静脉注射英夫利昔单抗(TNF-α 选择性抑制剂),观察注射后的 1 小时、2 周、3 个月,患者的疼痛水平较对照组明显降低。将 120 例腰椎间盘突出症患者随机分为两组,I组为电针组,以腰段督脉穴针刺并配合电针仪进行治疗,II组为硬外组,以腰段硬脊膜外腔神经阻滞进行治疗,结果显示I组肿瘤坏死因子 -α 明显降低,但与II组降低相似,两组 VAS 评分及临床疗效亦无显著性差异。表明针刺配合电刺激可显著降低腰椎间盘突出症 TNF-α 水平,并可以取得与硬膜外阻滞相似的临床疗效。

(六)调控相关信号通路

研究发现,芍药甘草汤对兔颈型颈椎病的治疗作用机制之一可能是通过改变兔颈椎间盘和颈后肌组织中 miR-146a、miR-155 的表达而抑制 NF-κB 信号通路释放 TNF-α、IL-1β、IL-6 等炎症因子,从而改善颈部炎症损伤,治疗颈型颈椎病。腰腿痛胶囊对 LDH 的治疗机制可能是通过抑制 p38MAPK 和 NF-κB 信号通路的激活而实现的,p38MAPK 信号通路和NF-κB 信号通路在 LDH 的发病机制中可能存在交互影响的关系。

三、中医药治疗脊柱疾病的镇痛作用研究

痛症是人类最早感受和认识的疾患,也是脊柱疾病最常见的症状。机体在接受内、外环境刺激后,致痛物质从组织中产生并释放,疼痛感受器致敏,痛觉信息传导,感觉中枢感知,最终进入意识阶段,导致疼痛。其中,致痛物质包括缓激肽、组胺、5-HT 与前列腺素等,在受到各种刺激时能兴奋伤害感受器或使其致敏。中医药在脊柱疾病镇痛方面发挥着重要作用,其作用机制包括以下几个方面:

(一)对中枢神经系统的作用

1. 提高阿片肽的水平　β- 内啡肽作为经典内源性镇痛物质,是体内产生的内源性的具有类似吗啡作用的肽类物质。它能与吗啡受体结合,产生镇痛和欣快感,广泛分布在下丘脑、脑和脊髓中,可产生很强的镇痛效应。临床研究表明,腰椎间盘突出症疼痛患者血浆 β-内啡肽含量显著低于正常人,可能因为长期慢性疼痛刺激导致囊泡内贮存的 β- 内啡肽耗竭所致。β- 内啡肽活性低下,引起 P 物质(SP)释放增加,疼痛进一步加重,形成疼痛正反馈回路。中药通过增加 β- 内啡肽治疗脊柱疾病,产生明显的镇痛效应。热敏灸联合腰大肌肌间沟神经阻滞可显著改善腰椎间盘突出症患者临床症状,疗效确切,其机制可能与提高血清β- 内啡肽水平有关。

2. 对 5- 羟色胺(5-HT)和去甲肾上腺素的影响　5- 羟色胺、去甲肾上腺素为单胺类中枢神经递质,5- 羟色胺属吲哚类化合物。在疼痛与镇痛方面,脑内去甲肾上腺素对抗吗啡镇痛,脊髓内去甲肾上腺素参与吗啡镇痛。外周 5- 羟色胺是一种致痛物质,中枢 5- 羟色胺是一种镇痛物质。5- 羟色胺直接作用于脊髓可抑制脊髓 - 丘脑束神经元的活动,产生镇痛作用,表明 5- 羟色胺是参与脊髓痛觉调制的重要递质。当针刺产生镇痛效应时,脑内 5- 羟色胺增高。建立大鼠神经根压迫模型,研究发现针刺 7~14 天后产生镇痛效应时,大鼠脑组织内 5- 羟色胺、去甲肾上腺素水平均增高,但后者与针刺干预无关,可能与造模有关;随着电针治疗 28 天后神经根损伤的修复、疼痛的减轻,5- 羟色胺及去甲肾上腺素水平逐渐下降至正常,从而表明电针可以通过对 5- 羟色胺、去甲肾上腺素的影响和良性调节作用,有效地参与镇痛及神经损伤的修复,促进神经功能的康复。

3. 对神经肽的影响　神经肽存在于中枢和外周神经系统,在全身扮演着神经激素、神

经递质、神经调质和细胞因子等多种角色，与炎性疼痛相关的神经元是包含神经肽的 NGF 依赖性小神经元，这些神经元表达 SP 及降钙素基因相关肽（CGRP）。SP 及 CGRP 有扩张血管的作用，可增加局部微循环和血浆外渗。神经源性炎症释放炎症介质（组胺、5-羟色胺、缓激肽），又反过来刺激并致敏感觉神经。因此，这些肽类除了调节神经系统的功能外，还可引起炎症反应。建立慢性根性痛大鼠模型，通过免疫组化法观察到，SP 免疫反应阳性物质在脊髓背角及 DRG 内呈上升趋势，2Hz 电针后患侧背角 SP 免疫阳性反应物表达较模型组明显降低，较正常组表达增强，说明远近配穴电针在抑制 P 物质合成方面作用更强。通过建立大鼠腰神经根压迫模型，研究发现温针组压迫区内神经根组织内一氧化氮合酶（NOS）、CGRP 的含量较模型组明显减低，与正常组相比差异无统计学意义，从而揭示温针治疗可以有效抑制炎症介质 NOS、CGRP 的释放，缓解疼痛。

（二）对外周神经系统的作用

外周物质的生成常引起脊柱疼痛，其中炎症物质引起的疼痛尤为多见，中药可通过减少炎性物质、单胺类神经递质、前列腺素（PG）、超氧阴离子等外周物质的生成，减弱对疼痛传入神经系统的刺激，达到镇痛效果。身痛逐瘀汤可能通过降低 TNF-α、IL、NO 等炎性细胞因子的表达，抑制了 p38MAPK 通路的激活，从而影响其对基质金属蛋白酶（MMP）的合成、椎间盘细胞凋亡的调控，延缓椎间盘退变的进程，减轻疼痛症状。

（三）调控相关信号通路

杜仲腰痛丸可以明显改善腰椎间盘突出症（LDH）大鼠的疼痛行为学，提高海马组织中 ERK_1、ERK_2、CREB、BDNF 的蛋白表达，推测杜仲腰痛丸可能是通过 ERK-CREB-BDNF 信号通路，发挥抑制疼痛的作用，其镇痛作用可能是杜仲腰痛丸治疗 LDH 的机制之一。TRPV4/NO 通路是调控神经根疼痛敏感状态的重要信号转导通路之一，腰椎旋转手法可能是通过调控 DRG 神经元上的 TRPV4/NO 通路，来达到迅速缓解中枢性疼痛的作用。

p38MAPK 信号转导通路与疼痛的调制密切相关，当伤害性刺激发生时，P 物质（SP）释放，刺激脊髓星形胶质细胞分泌肿瘤坏死因子-α（TNF-α），TNF-α 促进神经细胞合成神经生长因子（NGF），NGF 沿外周神经逆行运输至背根神经节（DRG），并激活胞体内的 p38MAPK，激活的 p38MAPK 能够通过调节辣椒素受体（VR_1）蛋白的翻译过程，使 VR_1 蛋白上调，VR_1 通过顺行轴浆运输至伤害感受器末梢，导致痛敏产生。研究发现，中医整复手法的镇痛效应机制可能通过 SP-TNF-α-NGF-p38MAPK-VR1 通路实现，并与 p38MAPK 的磷酸化有关，并初步提出"中医整复手法治疗椎骨错缝的镇痛机制之一是抑制了 p38MAPK 的磷酸化"。眩晕方能够对神经根型颈椎病大鼠具有明显镇痛作用，其机制可能是通过 JAK-STAT 信号通路与 SOCS 交互作用，进而减少炎症因子，从而达到镇痛作用。研究从 JAK-STAT/SOCS 负反馈调节信号通路的新思路出发，为阐明眩晕方对神经根型颈椎病镇痛作用的机制提供临床循证依据。JAK-STAT 信号传导通路与其抑制剂 SOCS 可能通过直接结合来进行相互作用。电针"四关穴"可能是通过提高 SOCS 蛋白的表达，抑制 JAK-STAT 信号传导通路来达到治疗神经根型颈椎病根性疼痛的目的。

针刀疗法调控第三腰椎横突综合征模型大鼠骨骼肌组织中 NGF、BDNF 的表达、脊髓和背根神经节内 NGF mRNA、BDNF mRNA 的表达，可能与抑制脊髓和背根神经节内 p38MAPK mRNA、CREB mRNA、P-p38MAPK、P-CREB 的表达相关，从而良性调节了血液中 SP、5-HT、β-EP 的含量，起到了镇痛的作用。针刀或电针对模型兔腰段脊髓中 SP、NOS、β-EP、ENK 和下丘脑中 SP、CCK-8、β-EP、ENK 表现出了良好的调节作用，两种治疗作用相似,二者之间未见明显差异,二者联合应用也未表现出效应的叠加。研究结果提示,针刀治疗可调节中枢疼痛相关递质的合成和分泌,降低模型兔的中枢痛觉传递和痛觉过敏,增强 EOP 的中枢镇痛作用,从而有效地发挥了中枢镇痛作用。针刀治疗可有效减轻第三腰椎横突综合征模型兔第三腰椎横突局部的炎症反应,减少局部的胶原纤维异常增生,促进组织修复,同时可通过对血浆和肌肉组织中 5-HT、NOS、β-EP 以及腰段脊髓中 SP、NOS、β-EP、ENK 和下丘脑中 SP、CCK-8、β-EP、ENK 含量的良性调节作用,从而发挥外周和中枢镇痛作用。针刀组与电针组 P-p38MAPK、P-CREB 表达与模型组比较呈降低趋势。针刀疗法影响第三腰椎横突综合征模型大鼠疼痛的机制可能与 p38MAPK/CREB 信号通路有关。

四、中医药延缓椎间盘退变的作用机制研究

椎间盘退变是脊柱疾病的基础病因之一,国内外研究表明,椎间盘的退变机制主要与椎间盘相关。研究表明,中医药治疗椎间盘退变是通过多靶点、多通路起效的,主要通过增加椎间盘营养供应、降低椎间盘内基质分解、减少炎症因子释放、抑制细胞凋亡等途径发挥治疗作用。

(一)增加椎间盘营养供应

椎间盘细胞营养成分供应的减少是椎间盘退变的一个基本原因。椎间盘是人体最大的无血管组织,其营养供给主要依赖软骨终板扩散,所以软骨终板中血管芽的数量尤为重要。随着年龄的不断增加,软骨终板逐渐钙化、厚度降低、血管数目逐渐减少,椎间盘营养供给不足。营养的缺乏会导致细胞生物学行为的改变,椎间盘得不到充足营养供应就会出现退变。终板内血管芽数量是影响椎间盘营养供应的重要因素,而血管内皮生长因子(VEGF)与其密切相关。研究表明,补肾活血方可增加软骨终板血管芽数量面积,降低 X 胶原蛋白的表达、升高骨形态发生蛋白质(BMP)的表达,减轻软骨终板钙化程度,从而提高髓核营养供应,改善椎间盘微环境,达到延缓椎间盘退变的作用。益气化瘀方通过降低 VEGF 表达量、提高 VEGF 表达率等途径增加终板内血管芽数量和面积,达到改善椎间盘营养供应的目的。颈复康颗粒通过增加椎间盘软骨终板非钙化层/钙化层厚度的比值,从而延缓椎间盘退变的进程。

(二)促进蛋白聚糖与胶原的合成

髓核中富含蛋白聚糖及 II 型胶原等组成的凝胶基质和髓核细胞,纤维环由 I 型胶原纤维和纤维环细胞构成。除此之外,III 型胶原等在髓核和纤维环中也有相应表达,它们能够维持椎间盘水分、渗透压,同时缓冲椎间盘的传导负荷。椎间盘退变过程中,持续的压力负荷会对细胞合成代谢起到抑制作用,细胞外基质蛋白聚糖的断裂和丢失会使椎间盘的抗压能力减弱,胶原的变性和减少会使椎间盘原有的弹性和伸缩力下降,椎间盘压缩,对载荷的缓冲作用减弱,进而产生相应的症状。椎间盘中的高含水蛋白聚糖是维持椎间盘渗透压和承重性的重要组成部分,对维持椎间盘的结构和功能具有重要作用,其破坏会直接影响髓核,导致椎间盘退变。因此,蛋白聚糖和胶原作为维持椎间盘完整性不可或缺的重要蛋白,其耗损往往是椎间盘退变的预兆。中药通过上调蛋白聚糖和胶原的合成,促进椎间盘修复,延缓椎间盘退变。研究证明,六味地黄丸能延缓椎间盘退变模型中糖胺多糖含量、硫酸软骨素/硫酸角质素比值、透明质酸含量的下降,进而稳定蛋白聚糖的含量,同时还能上调 II 型胶原的表达,在一定程度上延缓椎间盘退变。

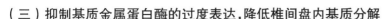

（三）抑制基质金属蛋白酶的过度表达，降低椎间盘内基质分解

基质金属蛋白酶（MMP）利用 Ca^{2+}、Zn^{2+} 作为辅助因子的肽链切酶大家族，使体内椎间盘细胞外基质（ECM）降解，这在椎间盘退变疾病中起着重要作用。基质金属蛋白酶 -3（MMP-3）的过度表达和细胞外基质中蛋白的过速降解是导致椎间盘退变的重要因素。中药能够抑制基质金属蛋白酶的过度表达，从而恢复细胞外基质合成与分解的平衡，减缓椎间盘的退变。研究发现，芪麝丸可有效降低大鼠椎间盘退变模型中 MMP-3 mRNA 的表达量，从而抑制细胞外基质降解的进程，延缓椎间盘退变。

（四）减少炎症因子释放，降低炎症反应

随着椎间盘退变的进展，退变椎间盘内促炎性细胞因子水平升高。包括肿瘤坏死因子 $-\alpha$、IL-1α、IL-1β、IL-6、IL-17、COX_2、PG 及各种趋化因子在内的细胞因子，被普遍认为是引起椎间盘退变的介质。这些介质使细胞外基质的分解代谢增加，各炎症因子之间相互协同、相互诱导，形成炎症恶性循环，损害椎间盘结构和功能，降低组织修复能力，加速椎间盘退变。研究发现，麝香中麝香酮可通过下调 IL-1β、COX_2、TNF-αmRNA 的表达而降低相应蛋白的分泌，达到抑制炎症、保护软骨终板、延缓椎间盘退变的目的。红花中的主要活性成分——羟基红花素 A 具有拮抗 IL-1β 的炎性作用、抑制椎间盘软骨终板细胞凋亡、促进其增殖的作用。而抑制细胞中的 p38MAPK 可以调控其介导的炎症因子表达，逆转 IL-1β 诱导形成的一系列炎症反应。腰腿痛胶囊可以通过抑制 p38MAPK 信号通路、激活 NF-kB 信号通路，抑制炎症反应，起到治疗椎间盘突出症的作用。身痛逐瘀汤可通过抑制椎间盘内 TNF-α、IL-1α、IL-6、MMP-3 等炎症因子的分泌，降低对细胞外基质蛋白聚糖的降解，从而延缓椎间盘退变进程。而六味地黄丸含药血清干预兔椎间盘体外退变模型髓核细胞，发现六味地黄丸能在一定程度上阻断 JNK 及 p38 通路的信号表达，从而调控炎症因子水平，降低炎症反应，起到延缓椎间盘退变的作用。

（五）抑制细胞凋亡

椎间盘活性细胞减少以及随之而来的细胞外基质合成减少和外基质组成结构变化，是导致腰椎间盘退变的因素之一，而椎间盘细胞的过度凋亡、自噬、衰老、死亡是活性细胞数量下降的重要原因。椎间盘退变很大程度上始于椎间盘细胞数量的减少，在各种因素刺激下，椎间盘细胞在复制生存一定次数后，会逐渐失去增殖的能力，从而停留在某一细胞周期。再加上对椎间盘营养供应和新陈代谢的影响，椎间盘细胞的活性逐渐降低，通过内、外源途径引起凋亡。外源性途径是通过肿瘤坏死因子受体超家族的一个亚组来介导，是死亡配体与其受体相结合，髓核细胞凋亡与 FASL-FAS 通路介导有关。而内源性途径则是由线粒体中细胞色素 C 的释放，引起应激而形成凋亡小体导致细胞凋亡，主要由 Bcl-2 家族蛋白调节，其中 Bcl-2 主要存在于细胞质和线粒体外膜，通过抑制胱天蛋白酶（caspase）的激活来调节髓核细胞的凋亡。如果通过调控内、外源途径有效地抑制椎间盘细胞的凋亡，抑或使椎间盘细胞的增殖能力增强，就可有效控制椎间盘退变进程。中药能够通过阻滞椎间盘细胞的内、外源途径抑制椎间盘细胞的凋亡，促进髓核细胞的增殖。研究发现，康颈颗粒具有抑制椎间盘细胞凋亡、延缓椎间盘退变的作用。补肾活血方可通过下调细胞凋亡关键蛋白 NLRP3 及 caspase-1 的表达量，延缓椎间盘退行性变进程。益气化瘀方可有效降低椎间盘软骨细胞中 Bax 及 caspase-8 的表达量，同时上调 Bcl-2 的表达，因此益气化瘀方延缓椎间盘退变的机制可能与其调控椎间盘细胞内相关凋亡因子有关。葛根汤可通过下调 Fas 蛋白表达量以及上调 Bcl-2 蛋白表达来抑制细胞凋亡，从而发挥延缓椎间盘退变的作用。

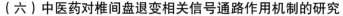

（六）中医药对椎间盘退变相关信号通路作用机制的研究

1. 对 Wnt 信号通路的作用 Wnt/β-catenin 信号通路作为机体广泛存在、极度保守的信号传导通路，参与人体多数代谢过程，调控细胞的增殖、迁移、分化、凋亡等生理病理环节，对于机体的生长发育、新陈代谢及生殖等多项生命活动起着至关重要的调节作用。Wnt/β-catenin 信号通路参与椎间盘细胞的分化及细胞外基质的合成与代谢，对椎间盘内细胞的生长、分化与代谢有重要影响，在椎间盘的形成、生长及退变中发挥作用。Wnt/β-catenin 信号通路的适当激发，对终板、纤维环成长发育及功能有重要作用，但过度表达可致椎间盘组织结构严重改变，抑制椎间盘细胞的分化、软骨的修复和细胞外基质的合成，引起细胞外基质分解代谢增加和合成代谢障碍，改变椎间盘组织的内环境，使软骨终板细胞破坏和纤维环细胞层状结构紊乱，造成髓核及纤维环营养不足、血供减少，因此该信号通路的过度活跃会加快椎间盘的退变。同时，退变的椎间盘内 Wnt、β-catenin 表达相对较高。Wnt/β-catenin 信号通路的下游有调控细胞凋亡的靶基因，该通路对细胞凋亡具有正向与负向调节的作用，在不同条件下既可推动细胞增殖，又可阻碍细胞增殖，在一定程度上对椎间盘产生影响。

基础研究证实，诸多单味中药、中药复方等通过参与调节 Wnt/β-catenin 信号通路进而调控细胞功能，从而延缓椎间盘的退变。补肾活血中药能降低退变椎间盘中过度表达的 β-catenin 含量，抑制 Wnt/β-catenin 信号通路的激活，通过介导 Wnt/β-catenin 信号通路调控髓核细胞，促进细胞外基质相关蛋白分泌，从而延缓椎间盘退变进程。此外，人参中分离出的人参皂苷 Rg1 可降低退变椎间盘的髓核细胞内 β-catenin 表达，降低 caspase-3 表达以减少凋亡，与此同时，可提高Ⅱ型胶原蛋白及蛋白聚糖的表达，提高增殖蛋白 Ki-67 的表达，促进髓核细胞的增殖，起到保护椎间盘的作用。使用独活寄生汤水提物来处理退变软骨终板细胞后发现，该方不仅能降低 β-catenin 的表达水平，还能提高 DKK-1 的表达水平，DKK-1还能抑制 Wnt 蛋白与膜受体结合，多方面抑制 Wnt/β-catenin 信号通路的激活，减缓椎间盘的退变。补肾活血方通过介导 Wnt/VEGF/MMP 信号通路延缓椎间盘退变。电针通过促进细胞 Wnt、GSK-3β、Axin 蛋白的表达抑制或延缓细胞凋亡，可能是通过抑制 Wnt/β-catenin 信号转导通路，降低椎间盘凋亡细胞的表达，达到延缓椎间盘退变的目的。

2. 对 MAPK 信号通路的作用 丝裂原激活的蛋白激酶（MAPK）是真核生物特有的信号转导酶，MAPK 主要有 4 条信号通路，即 ERK1/2 信号通路、ERK5 信号通路、JNK 信号通路、p38MAPK 信号通路，ERK1/2 和 ERK5 信号通路被激活后，可以延缓椎间盘的退变，而 JNK 和 p38 亚型 MAPK 信号通路被激活后，则加快了椎间盘的退变。p38MAPK 是 MAPK 家族中控制炎症反应最重要的成员，在椎间盘退变中发挥炎症介质浓聚作用，被激活后可以调控炎症因子合成，实验证实 p38MAPK 的激活可显著提高炎症因子含量。此外，p38MAPK 具有调控细胞凋亡的作用，退变椎间盘最大的变化在于髓核细胞的大量减少，髓核细胞的凋亡与此密切相关。细胞过度凋亡打破了椎间盘内细胞增殖的生理平衡，椎间盘活性细胞及细胞外基质合成的减少，导致椎间盘退变。再者，p38MAPK 可使基质金属蛋白酶分泌增加，加快椎间盘退变。

目前，中医药通过 MAPK 通路影响椎间盘退变的研究多集中在 p38MAPK 及 JNK 信号两条通路，研究中的用方多为补肾及活血类。六味地黄丸对 p38MAPK 及 JNK 两条信号通路均存在抑制作用，能减少信号通路相关蛋白及 mRNA 的表达，抑制 p38MAPK 信号通路的激活，减轻由 TNF-α 介导的炎症反应，减缓髓核细胞的凋亡，抑制椎间盘的退变。益气活血方可调节 p38MAPK 信号通路的磷酸化，提高髓核细胞中相关基因和蛋白的表达，促进椎间盘组织血管新生,同时对细胞外基质起到降解的作用,缩短了椎间盘重吸收时间。益气活血方可以延缓髓核细胞的凋亡,激活突出椎间盘重吸收的磷酸化过程,在椎间盘重吸收领域扮演着重要的作用。补肾活血汤对去势后大鼠椎间盘 p38MAPK 蛋白含量的研究表明,退变椎间盘经过补肾活血汤治疗后,终板软骨细胞的 p38 蛋白、p38MAPK 信号通路受到抑制,从而延缓了软骨终板的退变。身痛逐瘀汤可能通过降低 TNF-α、IL、NO 等炎性细胞因子的表达,抑制了 p38MAPK 通路的激活,从而影响其对 MMP 的合成、椎间盘细胞凋亡的调控,延缓椎间盘退变的进程。独活寄生汤可抑制 p38MAPK 磷酸化的水平和 IL-1 细胞因子的生成,有效控制 IL-1、NO 等因子对椎间盘纤维环的破坏,同时还能延缓细胞凋亡。除中药对椎间盘的退变有抑制作用外,中医传统方法如中药配合艾灸、推拿以及电针也可以介导 p38MAPK 信号通路,抑制椎间盘退变,起到有效的延缓作用。

3. 对 NF-κB 信号通路的作用 NF-κB 是与免疫球蛋白轻链基因的增强子 κB 特异性结合的核蛋白因子,在转录调控中有着广泛的作用,它可以启动众多基因的转录,而这些基因多与机体免疫应答、炎症因子表达、细胞增殖、凋亡、免疫应答及应激等有关,对细胞衰老具有重要意义。经典 NF-kB 信号通路的激活是在 IκB 激酶(IKK)介导下完成的,NF-κB 信号通路的激活与 IL-1、TNF-α、缺氧、老化和应激等因素相关,炎症因子、基质金属蛋白酶、聚集蛋白聚糖酶水平均是 NF-κB 典型的靶基因。该信号通路激活,其靶基因表达提高,基质降解酶和炎症因子合成增加,导致细胞外基质的降解,诱发细胞凋亡,加速椎间盘的退变。

目前,中药对 NF-κB 信号通路影响的研究多以补益肝肾类方药为主,效应靶点多集中在 TNF-α 及 NF-κB 蛋白。抑制 TNF-α 不仅可有效控制椎间盘内炎症反应,还能抑制 NF-κB 信号通路的激活,减少 TNF-α 进一步的合成与释放。研究表明,补肝汤通过抑制 NF-κB 蛋白及 TNF-α 的表达,降低 NF-κB 信号通路的活性。腰突颗粒可增高 II 型胶原蛋白及蛋白多糖的表达,降低 I 型胶原的表达,降低 IL-8、TNF-α 等炎症因子的表达,降低 p50、p65、IKB-α、IKK-β 的表达,抑制 NF-κB 信号转导通路的启动,延缓髓核细胞的衰老、髓核组织的退变,降低椎间盘局部炎症反应,从而延缓椎间盘的退变。三七总皂苷(PNS)能显著降低 NF-kB、IL-1β、IL-6 和 MMP-9 的表达,增加 Bcl-2 的表达。推测三七总皂苷可通过调控 NF-kB 相关的信号通路,抑制 IL-1β 等其他相关炎症因子的分泌及髓核细胞的退变,抑制椎间盘退变。独活寄生汤经由 SDF-11/CXCR4 信号轴,抑制 NF-κB 信号通路的激活,降低髓核细胞内 IL-1、TNF-α、MMP-3、MMP-13 含量,同时可增加蛋白聚糖及 II 型胶原蛋白的表达,减缓髓核细胞的退变。胡椒中有效成分胡椒碱能抑制 NF-κB 信号通路的激活及 JNK 的磷酸化,抑制炎症因子及氧化应激,同时可解除脂多糖对蛋白聚糖及 II 型胶原蛋白合成的抑制作用,有效对抗髓核细胞的退变。

4. 对哺乳动物雷帕霉素靶蛋白(mTOR)信号通路的影响 自噬是机体维持细胞稳态的一种重要作用机制。目前已有大量研究表明,自噬在椎间盘退变过程中发挥重要作用,一定程度的上调自噬水平能够延缓椎间盘退变,这也成为现阶段应对椎间盘退变的重要目标靶点之一,具有很高的研究价值及意义。在此基础上,随着信号通路研究的不断深入,椎间盘内自噬的调控方式也渐趋明朗,主要依靠 mTOR 信号通路进行调控。目前已经有多个研究结果证实,通过调控 mTOR 信号通路,能够起到调节细胞自噬并延缓椎间盘退变的目的,为临床药物的研究提供新的靶点及更为准确的研究方向。mTOR 信号通路属于丝氨酸/苏氨酸蛋白激酶,会受 PI3K/Akt、ERK、Wnt、TNF-α、IGF1、AMPK 或低氧等因素的影响而激活,进而活化其下游的 4E-BP1 和 p70S6K,在调节椎间盘细胞增殖、凋亡及营养状态方面起着重要作用。当归注射液处理大鼠髓核细胞后，mTOR 信号通路中 p-mTOR 和 p-p70S6K 的表达下调，同时 Bcl-2、LC-3 等自噬表达上调，提示该药通过抑制 mTOR 信号通路的活性促进自噬，并阻断线粒体凋亡，实现其抗细胞凋亡的作用。活血补肾方能够通过抑制椎间盘内 mTOR 信号通路的活化程度，减少 mTOR 信号通路对自噬的抑制，在一定程度上提高椎间盘内的自噬水平，从而延缓静力性失衡导致的腰椎间盘退变。

5. 对 PI3K-Akt 信号通路的作用　PI3K-Akt 信号通路主要调节细胞增殖、抗细胞凋亡、蛋白合成以及葡萄糖代谢过程。PI3K-Akt 信号通路与椎间盘退变密切相关，研究表明，身痛逐瘀汤可能通过激活此信号通路，进而调控通路相关分子蛋白的表达，延缓椎间盘的退变。

附录　脊柱疾患的疗效评价方法和标准

1. 北京大学第三医院颈椎脊髓功能状态评定法（40分）　本法用于脊髓型颈椎病患者的评估。

0	上肢功能：两侧共16分	
	0：无使用功能	
	2：勉强握食品进餐，不能系扣、写字	
	4：能持匙进餐，勉强系扣，写字扭曲	
	6：能持筷，系扣，但不灵活	
	8：基本正常	
1	下肢功能：不分左右，共12分	
	0：不能端坐站立	
	2：能端坐，但不能站立	
	4：能站立，但不能行走	
	6：扶双拐或需人费力搀扶，勉强行走	
	8：扶单拐或扶楼梯上下楼行走	
	12：基本正常	
2	括约肌功能：共6分	
	0：尿闭或大小便失禁	
	3：大小便困难或其他障碍	
	6：基本正常	
3	四肢感觉：上下肢分别评定，共4分	
	0：有麻、痛、紧、沉等感觉或痛觉减退	
	2：基本正常	
4	束带感：指躯干部，共2分	
	0：有束带感	
	2：无束带感	
	一级肢体残疾：完全能实现日常生活活动	0~10分
	二级肢体残疾：基本不能实现日常生活活动	11~20分
	三级肢体残疾：能够部分实现日常生活活动	21~30分
	四级肢体残疾：基本能实现日常活动	31~40分

治疗前后分别评分：改善率＝（术后分值－术前分值）÷术前分值×100%

摘自：王立舜，党耕町，刘忠军，等．关于颈脊髓损害功能评定标准的讨论［J］．中国脊柱脊髓杂志，1991，2：52-54.

2. 腰椎不稳定的评估标准

项　目	得　分
前柱破坏或没有功能	2
后柱破坏或没有功能	2
肋椎关节离断	1
放射线标准	4
A. 屈伸 X 线片	
1. 矢状面移位 >4.5mm 或 15%	2
2. 矢状面旋转	
$L_1 \sim L_2$、$L_2 \sim L_3$、$L_3 \sim L_4 \geqslant 15°$	2
$L_4 \sim L_5 > 20°$	2
$L_5 \sim S_5 > 25°$	2
或	
B. 平卧位 X 线片	
1. 矢状面移位 >4.5mm 或 15%	2
2. 矢状面成角 >22°	2
马尾损伤	3
预计增加负荷会有危险	1
总分≥ 5 分为不稳定	

3. JOA 下腰痛评分系统　主要用于腰椎间盘突出症、腰椎滑脱等腰椎疾患的疗效评价,正常总分为 29 分。包括 3 个主观症状(9 分),3 个临床体征(6 分),7 个日常活动(14 分)。

下腰痛 JOA 评分系统

	评分
主观症状	（最大 9 分）
下腰痛	
无	3
偶尔轻微疼痛	2
经常轻微疼痛或偶尔严重疼痛	1
经常或持续性严重疼痛	0
腿痛和 / 或麻刺感	
无	3

续表

	评分
偶尔轻微症状	2
经常轻微疼痛或偶尔严重症状	1
经常或持续性严重症状	0
步态	
正常	3
尽管能引起疼痛、麻刺感,但仍能步行超过 500m	2
由于腿痛、麻刺感,和 / 或肌肉无力行走不能超过 500m	1
由于腿痛、麻刺感,和 / 或肌肉无力行走不能超过 100m	0

临床体征　（最大6分）

	评分
直腿抬高试验（包括腘绳肌）	
正常	2
30° ~70°	1
少于 30°	0
感觉障碍	
无	2
轻微	1
明显	0
肌力下降（MRC 分级）	
正常（5）	2
轻微无力（4）	1
明显无力（3~0）	0

日常活动　（最大14分）

	受限制		
	严重	中度	无
卧位时转身	0	1	2
站立	0	1	2
洗衣服	0	1	2
向前俯身	0	1	2
坐（约 1 小时）	0	1	2
举或手持重物	0	1	2
步行	0	1	2
膀胱功能（–6 分）			
正常			0
轻度排尿困难			–3
严重排尿困难（尿失禁、潴留）			–6

摘自：Toyone T, Takahashi K, Kithara H, Yamagata M, et al. Visualization of symptomatic nerve roots. Prospective study of contrast-enhanced MRI in patients with lumbar disc herniation. J Bone Joint Surg（Br）, 1993, 75：529-533.

4. JOA 日本骨科学会腰背痛疾病治疗成绩评分标准　总分为 15 分。

---

1. 自觉症状（9 分满分）
   A. 腰痛
      3　腰痛全部消失
      2　有时轻腰痛
      1　经常腰痛
      0　经常剧烈腰痛
   B. 下肢疼痛及麻木
      3　下肢疼痛、麻木全部消失
      2　有时轻下肢痛，不麻木
      1　有时下肢痛、麻木，有时下肢痛、麻木较重
      0　有时下肢剧烈疼痛、麻木
   C. 步行能力（LMC）
      3　能完成正常步行
      2　500m 以上可能出现疼痛、麻木无力
      1　步行界限为 100~500m
      0　100m 以内
2. 客观检查（6 分满分）
   A. 直腿抬高试验
      2　正常
      1　30°~70°
      0　30° 以内
   B. 感觉
      2　正常
      1　轻度感觉障碍
      0　明显感觉障碍
   C. 肌力
      2　正常
      1　轻度肌力低下（MMT4）
      0　明显肌力低下（MMT3 以下）

---

5. 改良脊髓损伤 Barthel 指数　用于脊髓损伤康复过程中神经恢复的功能评定。

活　动	评　分
自己吃饭	10
上下轮椅	15
个人卫生（洗脸、梳头、刷牙）	5
如厕或用便桶	10
洗澡或淋浴	5
在平地上行走	15
推动手动轮椅（10）	
用电控轮椅（5）	

续表

活　动	评　分
上台阶	10
自己穿衣	10
控制膀胱	10
控制大便	10
总分	100

摘自：Mahoney FI, Barthel DW. Functional evaluation: The Barthel index. A simple index of independence useful in scoring improvement in the rehabilitation of the chronically ill［J］. Maryland State Med J, 1965, 14: 61-65.

6. Oswestry 功能障碍指数问卷表（Oswestry disability index, ODI）　该表是由 Fairbank 等专家于 1976 年开始设计的。经过大量试用问卷后于 1980 年形成了 ODI 的 1.0 版本，并在此后召开的巴黎国际腰椎研究会议上得到广泛推广。问卷简单易懂，受试者通常在 5 分钟内完成，1 分钟就能计算出分数。它由 10 个问题组成，包括疼痛程度、生活自理能力、提物、行走、坐、站立、睡眠、性生活、社会活动、旅行等 10 个方面的情况，每个问题 6 个选项，每个问题最高得分为 5 分。如果 10 个问题都做了回答，计分方法是：实际得分 /45（最高可能得分）× 100%，以此类推，得分越高表明功能障碍越严重。

说明：这个问卷的设计旨在帮助医务人员了解您的腰痛（或腿痛）对您日常生活影响。请根据您最近一天的情况，在每个项目下选择一个最符合或与您最接近的答案，并在左侧方框内打一个√

1. 疼痛的程度（腰背痛或腿痛）
   □ 无任何疼痛
   □ 有轻微的疼痛
   □ 较明显的痛（中度）
   □ 明显的痛（相当严重）
   □ 严重的痛（非常严重）
   □ 痛得不能做任何事
2. 日常生活自理能力（洗漱，穿、脱衣服等活动）
   □ 完全能自理，一点也没有腰部疼痛
   □ 完全能处理，但引起腰腿痛加重
   □ 虽能处理，由于活动时腰腿痛加重，以至于动作小心、缓慢
   □ 多数日常活动可自理，有的需要他人帮助
   □ 绝大多数日常活动需要他人帮助
   □ 穿脱衣服、洗漱困难，只能躺在床上
3. 提物
   □ 提重物时并不引起腰腿痛加重
   □ 能提重物，但腰腿痛加重
   □ 由于腰腿痛，不能将地面上的重物拿起来，但是能拿起放在合适位置上的重物，比如桌面上的重物
   □ 由于腰腿痛，不能将地面上较轻的物体拿起，但能拿起放在合适位置上较轻的物品
   □ 只能拿一点轻的东西
   □ 任何东西都提不起来或拿不动

4. 行走

　　□ 腰痛或腿痛,但一点也不妨碍走多远

　　□ 由于腰背或腿痛,最多只能走 100m

　　□ 由于腰背或腿痛,最多只能走 500m

　　□ 由于腰背或腿痛,最多只能走 100m

　　□ 只能借助拐杖或手杖行走

　　□ 不得不躺在床上,排便也只能用便盆

5. 坐

　　□ 随便多高的椅子,想坐多久,就坐多久

　　□ 只要椅子高矮合适,想坐多久,就坐多久

　　□ 由于疼痛加重,最多只能坐一个小时

　　□ 由于疼痛加重,最多只能坐半个小时

　　□ 由于疼痛加重,最多只能坐 10 分钟

　　□ 由于疼痛加重,一点也不敢坐

6. 站立

　　□ 想站多久,就站多久,疼痛不会加重

　　□ 想站多久,就站多久,但疼痛有些加重

　　□ 由于疼痛加重,最多只能站一个小时

　　□ 由于疼痛加重,最多只能站半个小时

　　□ 由于疼痛加重,最多只能站 10 分钟

　　□ 由于疼痛加重,一点也不敢站

7. 睡眠

　　□ 半夜不会被痛醒

　　□ 有时晚上会被痛醒

　　□ 由于疼痛,最多只能睡 6 个小时

　　□ 由于疼痛,最多只能睡 4 个小时

　　□ 由于疼痛,最多只能睡 2 个小时

　　□ 由于疼痛,根本无法入睡

8. 性生活

　　□ 完全正常,绝不会导致疼痛加重

　　□ 完全正常,但会导致疼痛加重

　　□ 基本正常,但会很痛

　　□ 由于疼痛,性生活严重受限

　　□ 由于疼痛,基本没有性生活

　　□ 由于疼痛,根本没有性生活

9. 社会活动

　　□ 完全正常,不会因此加重疼痛

　　□ 完全正常,但会加重疼痛

　　□ 疼痛限制剧烈活动,如运动,但其他社会活动无明显影响

　　□ 疼痛限制了正常社会活动,只能在家从事一些社会活动

　　□ 疼痛限制了正常社会活动,不能参加一些社会活动

　　□ 由于疼痛,根本不能从事任何社会活动

10. 旅行

□ 能到任何地方旅行,腰或腿部不会痛

□ 能到任何地方旅行,疼痛会加重

□ 由于疼痛,外出郊游不超过 2 小时

□ 由于疼痛,外出郊游不超过 1 小时

□ 由于疼痛,外出郊游不超过 30 分钟

□ 由于疼痛,除了到医院,根本无法外出

摘自:Firbank J, Pynsent P. The Oswestry disability index[J]. Spine, 2000, 25: 2940-2953.

7. 截瘫 Frankel 分级

A	全瘫
B	无运动功能,残留部分感觉
C	肢体有部分活动,但无实用价值
D	不全瘫,肢体有活动并有实用价值,有的患者可行走
E	基本正常或无瘫痪

摘自:Frankel HL, Hancock DO, Hyslop G. The value of postural reduction in the initial management of closed injures of the spine with paraplegia and tetraplegia. Paraplegia, 1969, 7: 179.

8. Bradford 和 McBride 截瘫分级标准(改良 Frankel 截瘫分级) 此标准是由 Bradford 和 McBride 对 Frankel 截瘫分级标准进行改良,徒手进行运动功能检查,主要检查双侧五块肌肉,包括髂腰肌、股四头肌、胫骨前肌、跨长伸肌和小腿三头肌。正常分值为 50 分。

分 级	运动功能 * (分值)	膀胱和肛门功能
A	0	瘫痪
B	0~1	瘫痪
C	2	瘫痪或功能障碍
D_1	3	瘫痪到正常
	4~5	瘫痪 **
D_2	4~5	功能障碍 **
D_3	4	正常
E	5	正常

注:* 运动功能测定采用徒手肌力检查;** 圆锥综合征包括在 D_1 或 D_2。

摘自:Bradford DS, McBride GG. Surgical management of thoracolumbar spine fractures with incomplete neurologic deficits. Clin Orthop, 1987, 218: 201-216.

9. 截瘫指数 深浅感觉完全丧失者为 2,部分存在为 1,正常肌力为 0;膀胱及直肠括约肌(大小便功能)完全丧失者为 2,部分丧失为 1,正常为 0。计算三者之和,6 分为全瘫,1~5 分为不全瘫,0 分为正常。

10. 脊髓损伤疗效评定标准(《实用骨科学》)

标准一　适用于胸腰椎脊髓损伤下肢截瘫者

分级	标　准
0级	损伤平面以下深浅感觉、肌肉运动完全丧失，大小便失去控制
I级	微小恢复，损伤平面以下，几个节段感觉或个别肌肉恢复，无功能意义
II级	部分恢复，损伤平面以下几个节段感觉恢复，部分肌肉运动恢复，但肌力不足或恢复肌肉数目不足，用拐杖行走困难
III级	大部分恢复，瘫痪的肌肉大部分恢复，或大腿部肌肉恢复，肌力在3级以上，可以站立，不用拐或用拐行走，大小便可以自主控制
IV级	基本恢复或完全恢复，损伤平面以下感觉恢复，所有瘫痪肌肉均恢复，大小便完全自主控制，但肌力可不如正常，可存在病理反射

注：以能否行走为标准，I、II级为无用恢复，III、IV级为有用恢复。

标准二　适用于完全颈脊髓损伤的病例

由于完全颈脊髓损伤的病例下肢完全瘫痪，只能根据上肢功能情况作为功能恢复的判定标准，并且主要依据颈脊髓神经根支配的肌肉功能来判定。上肢功能分为5级。

分级	标　准
0级	屈肘及伸腕、屈指功能丧失，手无感觉
I级	可屈肘和伸腕，手指无活动，手桡侧感觉存在
II级	可屈肘、伸屈腕和屈指，手桡侧感觉存在
III级	可屈肘、伸肘，屈伸腕，屈伸手指，无手内肌活动，全手有感觉
IV级	肘、腕、手指的屈伸肌及手内在肌均存在，肌力接近正常，全手有感觉

标准的应用：对胸椎以下的完全性及不完全性脊髓损伤，颈脊髓的不完全性损伤或完全性损伤下肢功能有恢复者，用标准一评定。对完全性颈脊髓损伤，双下肢瘫痪无恢复者，用标准二评定。此两项为判定脊髓损伤后神经功能恢复的标准。

主要参考书目

［1］孟和,王和鸣.中西医结合微创骨科学［M］.北京:人民卫生出版社,2015.

［2］刘尚礼,戎利民.脊柱微创外科学［M］.第2版.北京:人民卫生出版社,2017.

［3］FRANK M.PHILLIPS,ISADOR H.LIEBERMAN,DAVID W.POLLY JR.微创脊柱外科学［M］.赵杰,马辉主译.上海:上海科学技术出版社,2016.

［4］刘洪强.射频医学［M］.北京:海洋出版社,2011.

［5］侯铁胜,贺石生.脊柱微创外科技术［M］.北京:人民军医出版社,2006.

［6］ALEXANDER R.VACCARO,CHRISTOPHER M.BONO.微创脊柱外科精要［M］.吕国华,王冰主译.北京:人民军医出版社,2009.

［7］李盛华.骨伤科微创技术［M］.北京:人民卫生出版社,2009.

［8］李健.脊柱微创外科手术学［M］.北京:人民卫生出版社,2009.

［9］亚历山大·范凯罗,托德·阿尔伯特.脊柱外科手术技巧［M］.朱悦主译.第2版.沈阳:辽宁科学技术出版社,2010.

［10］孙明举.腰椎后路椎间盘镜手术学［M］.北京:人民军医出版社,2012.

［11］顾宇彤.PTES椎间孔镜技术［M］.北京:北京大学医学出版社,2019.

［12］谭军,李立钧,祝建光.脊柱外科手术器械［M］.上海:同济大学出版社,2016.

［13］张天民.针刀医学［M］.北京:人民卫生出版社,2019.

［14］侯树勋.脊柱外科学［M］.北京:人民军医出版社,2005.